LA MÈRE, L'ENFANT ET LE LAIT
EN ÉGYPTE ANCIENNE

LA MÈRE, L'ENFANT ET LE LAIT EN ÉGYPTE ANCIENNE
TRADITIONS MÉDICO-RELIGIEUSES

KUBABA

CPAF
TEXTES ET DOCUMENTS
DE LA MÉDITERRANÉE
ANTIQUE ET MÉDIÉVALE

Une étude de sénologie égyptienne
(Textes médicaux des Papyrus Ramesseum nos III et IV)

par
Richard-Alain JEAN et Anne-Marie LOYRETTE
(MAFTO-CNRS UMR 171-C2RMF)

éditée par
Sydney H. AUFRÈRE
(Centre Paul-Albert Février, UMR 6125, Université de Provence)

L'Harmattan

Reproductions de la couverture :

La déesse KUBABA (Vladimir Tchernychev)

Logo du CPAF (Morgane Aufrère, graphiste illustratrice)

Jeune femme allaitant. Ostracon de Deir el-Médîna 2339

(aquarelle de Jeanne Vandier d'Abbadie)

Directeur de publication : Michel Mazoyer

Directeur scientifique : Jorge Pérez Roy

Avec la collaboration artistique de Jean-Michel Lartigaud et de Vladimir Tchernychev.

Ce volume a été imprimé par

5-7, rue de l'École Polytechnique, 75005 Paris

http://www.librairieharmattan.com

diffusion.harmattan@wanadoo.fr

harmattan1@wanadoo.fr

ISBN : 978-2-296-13096-8

EAN : 9782296130968

Bibliothèque Kubaba (sélection)

http://kubaba.univ-paris1.fr/

Cahiers Kubaba

Barbares et civilisés dans l'Antiquité.

Monstres et Monstruosités.

Histoires de monstres à l'époque moderne et contemporaine.

Collection Kubaba

1. Série Antiquité

Dominique BRIQUEL, *Le Forum brûle.*

Jacques FREU, *Histoire politique d'Ugarit.*

——, *Histoire du Mitanni.*

——, *Suppiliuliuma et la veuve du pharaon.*

Éric PIRART, *L'Aphrodite iranienne.*

——, *L'éloge mazdéen de l'ivresse.*

——, *L'Aphrodite iranienne.*

——, *Guerriers d'Iran.*

——, *Georges Dumézil face aux héros iraniens.*

Michel MAZOYER, *Télipinu, le dieu du marécage.*

Bernard SERGENT, *L'Atlantide et la mythologie grecque.*

Claude STERKX, *Les mutilations des ennemis chez les Celtes préchrétiens.*

Les Hittites et leur histoire en quatre volumes :

Vol. 1 : Jacques FREU et Michel MAZOYER, en collaboration avec Isabelle KLOCK-FONTANILLE, *Des origines à la fin de l'Ancien Royaume Hittite.*

Vol. 2 : Jacques FREU et Michel MAZOYER, *Les débuts du Nouvel Empire Hittite.*

Vol. 3 : Jacques FREU et Michel MAZOYER, *L'apogée du Nouvel Empire Hittite.*

Vol. 4 : Jacques FREU et Michel MAZOYER, *Le déclin et la chute du Nouvel Empire Hittite.*

Sydney H. AUFRÈRE, *Thot Hermès l'Égyptien. De l'infiniment grand à l'infiniment petit.*

Michel MAZOYER (éd.), *Homère et l'Anatolie*

Michel MAZOYER et Olivier CASABONNE (éd.), *Mélanges en l'honneur du Professeur René Lebrun :*

Vol. 1 : *Antiquus Oriens.*

Vol. 2 : *Studia Anatolica et Varia.*

2. Série Monde moderne, Monde contemporain

Annie TCHERNYCHEV, *L'enseignement de l'Histoire en Russie*

Eysteinn ÁSGRÍMSSON, *Le Lys, Poème marial islandais.* Présentation et traduction de Patrick Guelpa.

3. Série Grammaire et linguistique

Stéphane DOROTHÉE, *À l'origine du signe : le latin* signum.

Adverbes et évolution linguistique en latin.

4. Série Actes

Michel MAZOYER, Jorge PÉREZ, Florence MALBRANT-LABAT, René LEBRUN (éd.),

L'arbre, symbole et réalité. Actes des premières Journées universitaires de Hérisson, Hérisson, juin 2002.

L'Homme et la nature. Histoire d'une colonisation. Actes du colloque international de Paris, décembre 2004.

L'oiseau entre ciel et terre. Actes des Deuxièmes journées universitaires de Hérisson, 2004 ? Actes des Journées universitaires de Hérisson, 18 et 19 juin 2004.

La fête, de la transgression à l'intégration. Actes du colloque sur la fête, la rencontre du sacré et du profane. Deuxième colloque international de Paris, organisé par les Cahiers Kubaba (Université de Paris I) et l'Institut catholique de Paris, décembre 2000 (2 volumes).

D'âge en âge. Actes des Troisièmes journées universitaires de Hérisson, 23-24 juin 2004.

Claire KAPPLER et Suzanne THIOLIER-MÉJEAN (éd.),

Alchimies, Occident-Orient. Actes du Colloque tenu en Sorbonne les 13, 14 et 15 décembre 2001, publiés avec le concours de l'UMR 8092 (CNRS-Paris-Sorbonne).

Sydney H. AUFRÈRE et Michel MAZOYER (éd.),

Clémence et châtiment. Actes du colloque organisé par les cahiers Kubaba (Université de Paris I) et l'Institut catholique de Paris, Institut catholique de Paris, 7-8 décembre 2006.

Remparts et fortifications. Actes des Quatrièmes Journées universitaires de Hérisson (Allier) organisées par la Ville de Hérisson et les Cahiers Kubaba (Université de Paris I – Panthéon-Sorbonne), les 20-21 juin 2008.

Marie-Françoise MAREIN, Patrick VOISIN, Julie GALLEGO (éd.), *Figures de l'étranger autour de la Méditerranée.* Actes du colloque international « À la rencontre de l'Autre ».

Série Éclectique

Élie LOBERMANN, *Sueurs ocres.*

Patrick VOISIN, *Il faut reconstruire Carthage.*

PRÉFACE

Ces pages sont nées d'une circonstance éditoriale particulière. Lorsque la première version de ce qui allait devenir le présent ouvrage fut livrée, l'importance de l'article était telle qu'une mutation vers le livre s'imposait. Il apparut qu'il serait ainsi plus facile de faire partager une matière inédite à un public plus large formé par les mondes de l'Égyptologie et de la Médecine, de la Psychologie et de l'Anthropologie. Plusieurs années furent nécessaires pour en conforter les acquis et l'inscrire dans une nouvelle perspective, afin qu'une nouvelle tapisserie fût à même d'être détachée du métier. Il reviendra à d'autres de dire si ce pari, qui s'inscrivait dans la logique d'une maïeutique née de l'estime et du travail en commun, a été gagné.

Exposer un des champs de la pensée médicale de l'Égypte ancienne réclamait plusieurs qualités essentielles : maîtriser la langue égyptienne et connaître le lexique spécialisé se rapportant à l'anatomie, au diagnostic, aux soins et à la pharmacopée de la Vallée du Nil ; avoir une vue bien précise des croyances multiples de l'Égypte pharaonique ; enfin exceller dans l'*ars medicus* même, en général, puis dans le champ plus étroit où l'on veut projeter de nouvelles lumières. En d'autres termes, ce travail à deux voix réclamait des savoirs variés et complémentaires, le tout dans une discipline aux perspectives diverses, étant bien entendu qu'on n'étudie pas ladite discipline, qu'il n'est plus possible aujourd'hui de maîtriser dans sa totalité, mais des problèmes qui intéressent la communauté scientifique.

C'est le cas de ce livre dont les auteurs ont réuni les compétences requises. Ancien correspondant de la Délégation régionale à la Recherche Clinique de l'Assistance publique – Hôpitaux de Paris, Richard-Alain JEAN, auteur du catalogue des objets égyptiens conservés au musée d'Histoire de la médecine (1999) [1], peut se prévaloir d'une expérience clinique approfondie par un séjour de plusieurs années consécutives dans les régions du Bahr el-Ghazal, du Ouaddaï, du Chari ainsi que d'une réflexion fondée sur l'observation des pratiques médicales en usage dans les zones du Nil blanc et en Égypte même. Cette formation sur le terrain, parmi des populations qui pratiquent encore des médecines traditionnelles, donne une tonalité scientifique tout à fait singulière à ce livre puisque la médecine égyptienne n'y est jamais très loin de l'observation de cas concrets concernant les soins de certaines pathologies. C'est là un de ses grands avantages puisque l'on y circule par la pensée dans des lieux qui présentent un dénominateur commun.

Anne-Marie LOYRETTE, chargée de mission au musée du Louvre, a participé aux fouilles du Ramesseum et à celles de la Vallée des Reines. La fréquentation de la région thébaine pendant de nombreuses années l'a familiarisée avec les pratiques médicales traditionnelles en usage dans les villages de Haute-Égypte. En outre, une expérience acquise auprès des collections muséographiques du Louvre a été déterminante pour l'approche de certains thèmes de ce livre, qui reposent sur l'interprétation de l'objet. N'hésitons pas à parler de l'intuition, autre nom pour l'expérience née de la diversité des approches, pour tout ce qui relève de l'obstétrique et de la biologie féminine.

Faut-il aujourd'hui préciser aux spécialistes que l'étude de la médecine dans le domaine de l'égyptologie n'a émergé que lentement après le déchiffrement de l'écriture hiéroglyphique (1822) ? Champollion, ainsi que le rappelle très justement Thierry Bardinet [2], n'a jamais eu l'occasion de tenir entre ses mains un papyrus de médecine égyptienne, en sorte que le déchiffreur ne put jamais s'atteler à l'étude de l'art des prédécesseurs nilotiques d'Hippocrate. Le hasard des découvertes y est pour beaucoup. En effet, les trouvailles de papyrus médicaux — les Papyrus Ebers et Smith — ont été postérieures à la mort de l'Inventeur [3] puisqu'elles interviennent vers 1862. Le lot proviendrait, dit-on, des magasins du Ramesseum, temple dont on sait, à présent, qu'il jouait un rôle dans l'instruction à la XIXe dynastie, au vu de la découverte d'un secteur du temple entièrement consacré à la formation de jeunes Thébains [4]. Diodore de Sicile (I, 49), dans sa description du temple d'Osymandias — translitération grecque du nom de couronnement de Ramsès II, constructeur du Ramesseum, — évoquait l'existence d'une « Maison de Vie » [5], lieu sur lequel nous allons bientôt revenir. Cependant, avant la découverte de ces chefs-d'œuvre littéraires, l'étude de la médecine égyptienne avait déjà acquis quelques modestes lettres de noblesse. Heinrich Brugsch (1827-1894) initiait les études de médecine égyptienne en rédigeant, en 1853, une notice sur le Papyrus médical de Berlin, le seul alors connu [6], avant que les collections ne s'enrichissent par la découverte de nouveaux documents. Toutefois, être égyptologue ne suffisait plus. Être un disciple d'Hippocrate et de Galien devint un pré-requis pour autant que l'équilibre dans le maniement des savoirs fût respecté. Mais ce qui était suffisant hier ne l'est plus aujourd'hui. À l'heure actuelle, on entre dans une phase d'expertise qui réclame une relecture des acquis d'hier et des convergences interdisciplinaires. Aussi, avant de poursuivre, il faut dire que la publication d'un nouveau livre scrutant un aspect spécifique de la médecine du temps des pharaons, sous l'éclairage des croyances, est et sera toujours un événement tant qu'existeront des gens, auteurs comme lecteurs, convaincus de l'importance d'un tel travail patient, qui réclame la mise au point d'une approche adaptée à la complexité des données. De façon à mieux cerner le but scientifique qu'il se propose d'atteindre, la prise en compte de l'arrière-plan culturel sur lequel se greffe la matière de ce livre est essentielle. *La mère, l'enfant et le lait en Égypte ancienne. Traditions médico-religieuses* ouvre un chapitre nouveau de l'histoire de la médecine pharaonique. Le titre, qui focalise l'objet de l'étude, annonce d'emblée que l'objectif combine sciences et croyances. Les mieux informés dans le domaine de la *médecine* auront immédiatement à l'esprit la science qui traite de l'anatomie, de la physiologie, de la prophylaxie, de la pathologie et de la thérapie ; les spécialistes des cultures antiques sauront que ce qu'on entend par ce mot s'avère un ensemble complexe de conceptions et de pratiques qu'on pourrait qualifier de médico-magico-religieuses, encore que ce terme, qui induit des interactions multiples entre ses différents composants, soit insuffisant, tout en reconnaissant paradoxalement que nos médecines, épurées du volet des croyances, en sont les héritières par le truchement des corpus hippocratique et galénique. Rappelons que, dès lors qu'on se penche sur un monde ancien, qui a opté pour des modèles bien spécifiques que lui a inspirés une culture lointainement apparentée à celles des régions péri-nilotiques de l'Afrique de l'Est et que ne recouvrent pas exactement les nôtres, loin s'en faut, il faut faire fi des catégories et des disciplines qui sembleraient a priori s'imposer pour l'étude de textes où il est question de la santé ou du dysfonctionnement de certains organes. Quoi qu'il en soit, médecine actuelle et médecine antique partagent l'idée d'un processus médical à ceci près que le médecin antique est également, pour ce qui relève des domaines de l'étiologie, de la pathogénie et de la physiopathologie, un médiateur entre le malade et les forces divines, médiateur ayant acquis la maîtrise de formules liées à son champ de prédilection puisque l'activité des médecins égyptiens se cantonnait dans des spécialités en vertu de règles strictes dont on trouve l'écho, au milieu du Ve siècle avant notre ère, chez Hérodote (II, 84) [7].

À l'ombre des « Maisons de Vie », non seulement se maintenait intact un savoir qui se transmettait de génération en génération, les lettrés recopiant des livres dont l'efficacité passait pour être grande en raison de leur ancienneté, — certains passaient pour avoir été copiés au temps jadis [8], — mais on y pratiquait déjà, pour ainsi dire, ce qu'il serait convenu de nommer des « sciences religieuses ». Ces « sciences », en acceptant de considérer la médecine, impliquaient, en tenant compte de leur hiérarchisation, l'intervention spécifique de forces spécialisées au cours du processus médical. Chaque médecin maîtrisait, pour la partie médicale et pour la partie religieuse proprement dites, une science tirée, selon Diodore de Sicile (Livre I, 82, 3), du *Livre sacré* (*hiera biblos*). (Le praticien devait appliquer, dans l'exercice de son métier, une déontologie contraignante [9] faute de quoi il risquait de payer cher les conséquences.) *Livre sacré*, il s'agit-là d'un terme général [10], qui, en admettant qu'on se focalise sur la partie se rapportant à l'administration de soins, représenterait l'équivalent du *Corpus médical* dont il sera bientôt question. Bien entendu, affronter de telles forces hostiles de la part du médecin n'était pas sans danger. Cela exigeait qu'il se protégeât, ce qui explique l'existence de formules liminaires traditionnelles au moyen desquelles le praticien se mettait à l'abri des démons assaillant le patient. Splendide dans sa forme et de surcroît intact, le Papyrus Ebers, par exemple, possédait trois formules introductives destinées à se prémunir et à assurer le succès dans trois cas différents : 1°) la mise en place de remèdes (il est question de Rê, de Neith, de Thot) ; 2°) l'enlèvement d'un bandage (dito Horus, Isis, Seth, Rê) ; 3°) la prise d'une médication (dito Horus et Seth) [11]. Se fondant sur des textes mythiques à l'autorité reconnue, le médecin s'identifiait à une divinité lettrée ou « sachante » vainqueur des forces du mal. Par analogie, en s'assimilant à Rê, Thot, Isis ou à Horus médecin, il créait une situation favorable au patient dans le combat contre les maladies d'ordinaire véhiculées par Seth, quoique ce dernier ne soit pas à prendre exclusivement en mauvaise part (ici même, p. 111). Dès qu'on admet l'idée d'un médiateur et de l'intervention de forces divines liées à l'environnement dans la lutte contre les maladies, on admet implicitement une analogie de processus entre la façon dont intervenait le médecin et celle du chamane des sociétés de chasseurs du nord de l'Europe et de l'Asie, reconnu dans le domaine funéraire [12], bien que l'un et l'autre ne soient pas entièrement superposables. Dans le cadre qui nous occupe, les formules font furtivement apparaître des thèmes ou recourent, de façon plus copieuse, à des historiettes (*historiolae*), dont le principe repose sur l'analogie de situations, — humaine et divine. L'état dans lequel est plongée la patiente est transféré, par une déclaration performative et par un jeu d'intertextualité mythologique, à une situation jadis surmontée par la Grande Magicienne et son fils Horus, acteurs principaux desdites *historiettes*, et autour desquels gravitaient d'autres dieux dont la présence s'explique eu égard à leurs spécialités. Une *historiette* de cette nature figure dans la conjuration destinée à lutter contre la mastite causée par l'infectant *bꜥꜥ* du Papyrus du Ramesseum III, B, 23-24 (p. 285-302), une autre plus courte apparaît au Papyrus Ebers 811. 95, 7-14 (p. 380).

Si l'on admet, d'une part, que les médecins pratiquaient la lecture du *Livre sacré*, et si l'on admet, d'autre part, que les ouvrages de médecine en font partie, ainsi que le souligne Clément d'Alexandrie (*Stromates* VI, livre IV, 38) (cf. *infra*), alors on peut affirmer que l'art du médecin, comme l'implique son statut, résiderait non seulement dans l'observation médicale et la prise en compte de la psychologie du malade mais aussi dans l'approche magico-religieuse, au point qu'il serait impossible de séparer textes dits médicaux et textes magiques [13]. On pourrait dire en simplifiant qu'il existe deux grandes tendances : d'une part, une médecine plutôt exempte de magie qui s'en tiendrait à la diagnose, au traitement de la pathologie et au pronostic comme le Papyrus Edwin Smith ; d'autre part, une médecine à caractère incantatoire et ritualisé comme la compilation du Papyrus Ebers. On notera toutefois que les deux textes, acquis en même temps par Edwin Smith, proviendraient d'un même fonds de lettré. Il faut donc demeurer prudent en évitant des hypothèses qui tendraient à catégoriser la médecine égyptienne en l'enfermant dans des frontières trop étroites car même dans les cas où le rôle de la magie apparaîtrait moindre, les produits en eux-mêmes utilisés dans le traitement peuvent renvoyer, par le truchement d'une intertextualité sous-jacente, aux mythes ou à la magie [14]. C'est une constante de nombreux textes scientifiques à caractère naturaliste, ainsi qu'on peut l'observer dans le cas du Papyrus ophiologique de Brooklyn [15]. Dès qu'il est question de maladies, de serpents ou de scorpions, les forces divines, moteurs des grands processus de la nature, imposent leur présence sous une forme ou une autre. Les textes qui se limitent à un discours scientifique sont rares.

Le titre principal de ce livre, qui implique les liens entre la jeune mère et le nouveau-né, connote celle qui incarne l'archétype de la mère par excellence, Isis veillant sur son Horus, la citadelle de chair et de sang et par là même sac à malice protégeant son rejeton puisque les secrets de la maternité engendrent *ipso facto* le besoin de tendre autour de l'enfant les rets de la magie, celle-ci ayant acquis le secret de la connaissance dans un affrontement contre Rê [16], avec la mission sacrée de mener son fils à l'adolescence puis à l'âge adulte afin d'en faire le successeur de son père assassiné. C'est donc dans un monde qui se situe entre maternité et magie que nous invite à entrer cet ouvrage étonnant traitant des secrets de la vie des organes féminins nourriciers, sur lequel nous allons nous pencher plus longuement. Une question demeure. L'anatomie et la biologie féminine pouvaient-elle demeurer absentes d'une tradition médicale qui remonte aux premiers règnes, puisque l'élaboration du premier corpus de médecine est attribuée au roi Athothis, successeur de Ménès, qui, selon Manéthôn (fragment 6-7a-b), fut le premier à avoir élaboré un ouvrage d'anatomie ? On peut conjecturer que non, car il est peu probable, même à ces hautes époques et sous réserve que la tradition postérieure n'eût pas enjolivé la réalité, que la femme ne faisait pas déjà l'objet d'une médecine singulière au vu de l'importance que représentait la santé de la mère et du nourrisson. Dans ses *Stromates*, Clément d'Alexandrie, au IIe siècle de notre ère, se fait l'écho du canon traditionnel des ouvrages sacerdotaux. Selon lui, on sait qu'outre les trente-six livres de culture sacerdotale formant le fonds de la connaissance indispensable et dont la conservation relevait de prêtres spécifiques, il revenait aux pastophores — prêtres chargés de porter les chapelles-tabernacles divines — de conserver pieusement six ouvrages de médecine [17] :

« Les derniers d'entre (eux) <concernent> les pastophores étant des ouvrages médicaux, au sujet de la structure du corps humain, des maladies, des organes, des remèdes, des (maladies) concernant les yeux, et le dernier au sujet des (maladies) qui concernent les femmes. » (*Stromates* VI, livre IV, 38.)

Il faut noter en chemin que, parmi les ouvrages qui forment le *Corpus médical* et qui sont parvenus jusqu'à nous, ne figure aucun traité consacré à l'anatomie [18] (Manéthôn fait pourtant bien état de l'existence d'un tel traité ; cf. *supra*), ni d'ophtalmologie à part entière — il existait pourtant des spécialistes des yeux, conformément à Hérodote (II, 82), — et encore moins de dentisterie, et ce contrairement à l'attente que suscite la lecture de ce passage de Clément d'Alexandrie. Pourtant il y a lieu de croire à la tradition médicale : des remèdes employés au Ve siècle avant notre ère reprenaient mot à mot ceux de papyrus bien plus anciens [19]. Nous aurions donc affaire à une tradition maintenue vivante. Les textes que nous possédons sont plutôt des compilations de textes, peut-être à usage privé, — mais qui peut en être sûr ? Nonobstant le contenu des listes d'ouvrages canoniques qui figuraient dans des bibliothèques sacerdotales [20], le texte de cet écrivain montre qu'après des rituels destinés aux usages sacerdotaux, des ouvrages scientifiques et seulement de médecine, voire très spécialisés, étaient d'une part conservés dans la Maison de Vie d'un temple et qu'ils étaient placés, d'autre part, sous la garde de spécialistes à charge pour eux d'en assurer la mémorisation d'après Clément d'Alexandrie. Bien que tardif, cet exemple montre, s'il en était besoin, les liens par nature étroits entre médecine, sacré et magie, d'autant que les médecins [21] étaient soumis aux règles rigoureuses que l'on sait (cf. *supra*).

C'est le dernier ouvrage pointé par ce père de l'Église — « au sujet des (maladies) qui concernent les femmes » — qui nous intéresse. C'est à la gynécologie égyptienne que se sont consacrés les auteurs depuis maintenant plusieurs années. Malheureusement, Clément d'Alexandrie est le seul auteur de langue grecque à nous renseigner sur la médecine consacrée aux femmes dans la basse vallée du Nil. Dans le vaste champ de la médecine égyptienne la gynécologie est attestée par un traité — dans le Papyrus médical de Kahoun [22] — ainsi que par des séquences de formulaires dans les Papyrus Hearst, Edwin Smith, Chester Beatty, Berlin, Londres, Carlsberg VIII, Ramesseum III, IV et V. Il semble que le Papyrus gynécologique de Brooklyn [23], au lieu de paragraphes consacrés aux maladies féminines, témoigne, conformément aux propos de Clément d'Alexandrie, de l'existence d'un traité spécialisé et structuré, à l'instar des deux rouleaux dudit Papyrus ophiologique de Brooklyn [24]. Clément ne dit pas non plus par qui est pratiqué la gynécologie qui n'a pas été seulement l'apanage des hommes au cours de l'histoire [25]. Si le nom d'un être humain a pu s'imposer dans le cadre de la gynécologie et de l'obstétrique, c'est vraisemblablement Imhotep-Imouthès. D'une part, selon Manéthôn (fragments 11-12a-b), ce dernier, qui vivait sous le règne de Tosorthros (Djoser) et était considéré comme l'équivalent d'Asclépios, avait écrit un livre de médecine. D'autre part, à l'époque ptolémaïque, on le voyait comme un intercesseur pour obtenir une naissance [26] en sorte que les enfants nés grâce à son influence portaient son nom.

Si l'obstétrique a été abordée en 1897 [27] puis en 1916 et encore un peu plus tard [28], la sénologie, elle, a été complètement délaissée. Peu de choses ont été dites sur le sein et l'allaitement d'un point de vue médical. Cependant, la problématique du lait a été à la mode dans les années cinquante et soixante, puis les axes de recherches médico-égyptologiques s'en sont ensuite détournés. C'est surtout l'aspect religieux ou magique de l'allaitement [29] et, parfois avec ses interfaces avec les cultures africaines, qui l'emporte dans la bibliographie égyptologique [30]. La bibliographie étant pratiquement muette depuis les années soixante, il convenait de revoir, sous d'autres angles, la vingtaine de pages de l'article sur l'allaitement, parues en 1955 et dues au docteur Franz Jonckheere [31], article qui semblait clore le débat [32]. Richard-Alain JEAN et Anne-Marie LOYRETTE, partant de l'examen des Papyrus Ramesseum III et IV, contemporains de la XIIIe dynastie comme le Papyrus de Kahoun, étudient de quelle façon le sein féminin, ses fonctions et ses affections, les maladies spécifiques de la mère et de l'enfant, étaient considérés par les médecins de l'Égypte antique, le tout replacé dans un tissu de croyances développées autour de l'idée de lactation, notion essentielle pour l'idée de survie. Dans un pays où la mortalité infantile est élevée, et où la mère est vulnérable, il n'est pas étonnant qu'un soin tout particulier eût porté sur le sein, sa santé ou, au contraire, sur le dysfonctionnement des glandes mammaires pouvant affecter le nourrisson dans son développement ou le menacer dans son existence même. Une tombe de Qila' el-Daba (oasis de Dakhla) probablement contemporaine des Papyrus du Ramesseum et fouillée par mes soins, avait servi, à l'exclusion d'hommes, à l'inhumation de jeunes femmes, reconnaissables à leurs élégantes nattes noires qui leur descendaient jusqu'aux reins, flanquées de leurs nourrissons. Épidémie, famine ? — la tombe offrait le spectacle d'un spectacle désolant, drame collectif susceptible, par bien des côtés, de faire écho aux scènes d'affliction de la chaussée d'Ounas à Saqqâra, qui montrent des hommes et des femmes dans un état de maigreur extrême [33]. En contemplant cette tombe, creusée à des centaines de kilomètres de la Vallée du Nil, on a le sentiment que la mort de la mère signifiait ipso facto celle du nourrisson.

La maternité est un état d'autant plus privilégié que l'accouchement se déroule dans un lieu à part, notamment dans des kiosques d'accouchement [34]. Le lien de la mère à l'enfant acquiert une portée générale et cosmique, dépassant la simple humanité en recourant à ce processus d'analogie qui permet de prendre à témoins les dieux qui ont surmonté leurs faiblesses alors qu'ils étaient dans une situation de stress émotionnel. En vertu de la grossesse et de la parturition, la femme acquiert un autre statut. Si l'on en croit les textes magiques et médicaux qui y font allusion, pendant la durée de l'allaitement, on constate que mère et enfant, isolés du reste du monde, ne font qu'un seul être. On voit bien que le lien *in utero*, lien de sang, est prolongé par la vie *ex utero*, lien de lait, en raison d'une ambiguïté sur le caractère complémentaire du sang et du lait. En d'autres termes, dans l'idée qu'en ont les Égyptiens, l'allaitement prolonge *ex utero* le nourrissage de l'enfant dans son enveloppe placentaire, où l'enfant est encore plus exposé aux dangers qui l'environnent. Cela pour dire que la gynécologie en général et la médecine du sein et des organes féminins en particulier ne forment pas un volet rationnel qui s'opposerait au volet non rationnel de la magie, en considérant le Papyrus Berlin 3027 (Livre de protection de la Mère et de l'Enfant) [35], qui contient nombre de formules magiques pour protéger la parturiente et le nouveau-né contre les effets néfastes des êtres susceptibles de perturber la gestation et le développement par le processus galactogène en dehors de l'utérus. Ces textes entretiennent des liens étroits. Si un texte médical n'est pas exempt de magie, un texte a priori magique comme le Livre de protection de la Mère et de l'Enfant, peut montrer des facettes médicales [36]. La poitrine féminine lactante, vecteur nourricier qui lie la mère et son enfant, est vue comme une zone d'interactions sensible. La considération du phénomène de la lactation et de l'allaitement du nourrisson, de la pathologie des glandes mammaires, donne accès à un univers particulier dont on relève la cohérence au sens égyptien du terme. On voit émerger en creux, sur un arrière-plan psycho-religieux, une pensée faite de la somme des interactions entre les forces naturelles et surnaturelles, dont certains aspects entrent en résonnance avec des coutumes et des croyances observées en Afrique de l'Est avec lesquelles les auteurs sont familiarisés. Et on le voit d'autant mieux que les auteurs procèdent en étayant chaque vocable du corpus médical spécialisé au moyen d'une analyse lexicologique qui permet d'avancer avec sûreté. Le matériel sémantique est là, qui permet toujours de se faire une idée précise de chaque terme. Dans un domaine, où on ne peut progresser que pas à pas, c'est une qualité rare puisque rien n'a été laissé au hasard, prix à payer pour dégager des perspectives nouvelles et une vue dans laquelle on exploite des interfaces. Chemin faisant, on voit que le caractère spécifique de la disponibilité galactogène, la montée de lait en d'autres termes, est, depuis une haute antiquité, associée par analogie au phénomène de la crue [37]. Une pareille comparaison implique que la lactation, au-delà d'un simple acte nutritionnel, est reconsidéré sous l'angle d'un processus cosmique qui renvoie à une geste divine et qui, de ce fait, interpelle les dieux comme éventuels acteurs d'une situation où se joue la survie de deux êtres étroitement liés et confrontés à la même situation qu'Isis et Horus dans les marais de Chemmis. On sera toujours étonné par la volonté de s'appuyer sur le corpus médical égyptien pour reconstituer les traces d'un véritable corpus sénologique, mais aussi par l'analyse de chaque traduction au moyen de commentaires historiques, pharmacodynamiques et théodynamiques dont la pertinence repose non seulement sur une culture d'égyptologue mais aussi sur une culture de praticien et d'historien de la médecine. Il y a des constantes dans la probation, par exemple, de la qualité de lait (p. 109-110). Les notices théodynamiques sont d'autant plus précieuses qu'elles déploient très largement les concepts de croyances en montrant dans quels recoins celles-ci vont se loger. Au-delà des mots qui désignent un produit, on voit se profiler incessamment des forces sous-jacentes qui renforcent le processus de guérison. Quelle que soit la quantité, il faut parfois veiller au détail comme l'épine de *Lates niloticus* frite dont la présence, dans un médicament destiné à provoquer la montée de lait d'une nourrice (p. 116-122), se comprend d'un point de vue pharmaceutique et théodynamique, car l'épine permet de s'assurer un transfert de la force du poisson incarnant le démiurge Neith qui porte le soleil nouveau-né d'après les textes d'Esna, sur le dos de la nourrice. Il y a lieu de croire que la durée de l'allaitement en Égypte serait elle-même fonction d'un paradigme horien qui s'est imposé à l'humanité (p. 129). Cette recommandation issue du paradigme divin, qu'induisaient la tradition et l'expérience, permettait en effet de diminuer la mortalité chez les nourrissons dues aux maladies infectieuses. Le rôle de l'hirondelle (p. 289) contre l'infectant du sein, *bââ* (b^{cc}), et la présence d'un foie d'hirondelle dans un médicament destiné à prévenir l'engorgement chez une jeune maman (p. 303-304) est difficilement décelable a priori. Ce n'est qu'au bout d'une patiente enquête sur la théodynamie de l'hirondelle (p. 307-309) que l'on parvient à comprendre de quelle manière le foie de l'oiseau en question peut prévenir l'engorgement (ce dernier peut conduire, dans certains cas, à des mastites), dans la mesure où les Égyptiens pensaient que l'hirondelle, analogue à une étoile et qui annonce l'aube et donc la défaite d'Apophis (le monstre tarit le lait de la nourrice comme il empêche le Nil de couler), était un opérateur de guérison contre l'infectant *bââ* (b^{cc}) rapporté à l'épithète de Seth, Bê. Les produits employés dans les médications connotent la présence sous-jacente de divinités dans le cadre d'un processus de guérison. C'est une façon indirecte d'évoquer une action théodynamique puisque les produits, qui ne sont pas dénués d'action spécifique, sont rendus plus efficients par leur connotation divine (cf. p. 418-424.) (On trouvera un tableau explicatif des interactions théodynamiques dans le contexte de Chemmis à la p. 421.)

C'est dire si ce livre singulier et attendu, dont on ne saurait décrire toute la richesse en quelques pages, revisite totalement à nouveaux frais le genre, en passant systématiquement en revue ce qui a trait à la poitrine féminine, à sa perception dans les représentations, à la lactation humaine et aux troubles afférents et ainsi propose un savoir précieux à l'égyptologie, à l'histoire de la médecine, à l'ethnologie. Dans ce copieux ouvrage, le premier à cette échelle, les auteurs déploient un magnifique éventail de connaissances qui viennent combler bien des lacunes, le tout étayé par une illustration originale et par de très nombreux tableaux. Signalons qu'il remet tout un champ scientifique en perspective en l'éclairant de surcroît au moyen de nouveaux concepts et surtout en portant un regard de spécialiste capable, dans tous les cas, de rapporter un type de soin à des observations faites en leur temps en Afrique du Centre et de l'Est.

Sydney H. AUFRÈRE

Notes

[1] R.-A. JEAN, *À propos des objets égyptiens conservés du musée d'Histoire de la Médecine*, Paris, 1999.

[2] Th. BARDINET, *Les papyrus médicaux de l'Égypte pharaonique*, Fayard, Paris, 1995, p. 15. Si cet ouvrage, après celui de G. LEFEBVRE (*Essai sur la médecine égyptienne de l'époque pharaonique*, Paris, 1956), a renouvelé le genre en fournissant une synthèse très attendue, on doit à W. WESTENDORF et à H. VON DEINES, l'encyclopédie de référence sur le sujet : le *Grundriss der Medizin der alten Ägypter*, Berlin, 1957-1962, et à W. WESTENDORF, l'incontournable *Handbuch der altägyptischen Medizin*, 2 vol., Brill, Leiden, 1999.

[3] BARDINET, *op. cit.*, p. 15-16.

[4] Chr. LEBLANC, « L'école du temple (*ât-sebaït*) et le *per-ankh* (maison de vie). À propos de récentes découvertes effectuées dans le contexte du Ramesseum », *Memnonia* 15, 2004, p. 93-101.

[5] Ph. DERCHAIN, « Le tombeau d'Osymandyas et la maison de la vie à Thèbes », *NAWG* 8, 1965, p. 165-171.

[6] H. BRUGSCH, « Über die medicinischen Kenntnisse der alten Ägypter und über ein alt-ägyptisches medicinisches Manuscript im Königl. Museum zu Berlin », *Allgemeine Monatsschrift für Wissenschaft und Literatur* (1853), p. 44-56. — Anticipant sur la suite, le premier article consacré explicitement à la gynécologie, en 1921, est celui du Jules GUIART (« L'obstétrique dans l'ancienne Égypte », Comptes rendus du Deuxième Congrès International d'Histoire de la Médecine, Paris, Juillet 1921, Évreux, 1922, p. 54-63) suivi par l'opuscule du Dr Dimitri JOANNIDES (*Esquisse de la gynécologie et de l'obstétrique chez les Égyptiens et les Grecs*, Schindler, Le Caire) paru en 1934. Autant dire rien.

[7] « La médecine est, chez eux, divisée en spécialités : chaque médecin soigne une maladie et une seule. Aussi le pays est-il plein de médecins, spécialistes des yeux, de

la tête, des dents, du ventre, ou encore des maladies d'origine incertaine. » Cf. Hérodote, *Œuvres complètes.* Texte présenté, traduit et annoté par A. Barguet, Gallimard, Paris, 1964, p. 173-174.

[8] On ne peut exclure la clause de style puisque l'ancienneté d'un texte est censée en renforcer l'efficience comme on le constate, par exemple, dans les textes funéraires, notamment dans le Livre des Morts qui évoque l'efficacité de Formules découvertes dans les ruines de monuments anciens. Le Papyrus Ebers, par exemple, qui comporte des paragraphes se rapportant à la gynécologie, aurait été copié sous le règne d'Amenhotep Ier ; le Papyrus Edwin Smith aurait été recopié à partir d'une copie de l'époque hyksôs, et sa source remonterait plus loin encore. Voir S. SAUNERON, *Un traité égyptien d'ophiologie, Bibliothèque générale* XI, Le Caire, 1989, p. 60-61.

[9] Voir l'analyse fournie sur Diodore de Sicile I, 82 par S.H. AUFRÈRE, « Médecine et guérison dans les religions de l'Égypte ancienne. Note à propos du passage de Diodore Livre I, § LXXXII », dans J.-M. MARCONOT (éd.), *Représentation des maladies et de la guérison dans les textes de la Bible.* 1er-2 décembre 2000, Université Paul Valéry, Montpellier, 2002, p. 87-106.

[10] ID., « Manéthôn de Sebennytos, médiateur de la culture sacerdotale du *Livre sacré :* vers de nouveaux axes de recherche », dans B. LEGRAS (éd.), *Transferts culturels et droits dans le monde grec et hellénistique.* IIèmes Rencontres internationales sur les transferts culturels dans l'Antiquité méditerranéenne, Reims, 14-17 mai 2008, à paraître aux Presses de la Sorbonne.

[11] BARDINET, *op. cit.*, p. 39-48. Voir aussi Y. KOENIG, *Magie et magiciens dans l'Égypte ancienne*, Paris, 1981, p. 63-66. (Les médecins-magiciens.) L'auteur reconnaît (p. 63) : « Il n'y a aucune différence quant au fond et même à la forme entre la démarche du magicien et celle du médecin. »

[12] Voir W. HELCK, « Shamane und Zauberer », dans *Mélanges Adolphe Gutbub*, Montpellier, 1984, p. 103-108. Voir aussi T. DUQUESNE, *Jackal at the Shaman's Gate. A study of Anubis Lord of Ro-Setawe, with the conjuration to chthonic deities (PGM XXIII; pOxy 412). Text, translation, and commentary. And an annotated bibliography of the Anubis archetype* (Oxfordshire Communications in Egyptology, 3), Thames, Darengo, 1991.

[13] La publication de Chr. LEITZ (*Magical and Medical Papyri of the New Kingdom* (*HPBM* 7), London, 1999) en est un exemple frappant. Mais voir aussi *supra*, n. 11.

[14] Voir, par exemple, dans les recettes d'onguents liturgiques ou dans les produits employés pour la momification : S.H. AUFRÈRE, *Thot Hermès. De l'Infiniment grand à l'infiniment petit*, Paris, 2007, p. 181-224. Les Papyrus du Ramesseum font ainsi apparaître trois conjurations (ici même, p. 267-283) pour les seins, lesquelles font intervenir des produits eux-mêmes ayant une charge mythologique.

[15] SAUNERON, *op. cit.*

[16] Voir S.H. AUFRÈRE, « La sénescence de Rê. La salive, le serpent, le rire et le bâton dans les textes cosmogoniques et magiques de l'Égypte ancienne », dans B. BAKHOUCHE (éd.), *L'ancienneté chez les Anciens. II : Mythologie et religion* (Actes du colloque international des 22, 23 et 24 novembre 2001), Université Paul Valéry), Montpellier, 2002, p. 321-339.

[17] Voir, pour mémoire, H.N. SALLAM, « L'ancienne école de médecine d'Alexandrie », *Gynécol. Obstétr. Fertil.* 30, 2001, p. 1-8, et notamment p. 3-4 (au détail près qu'aucun papyrus égyptien ne figura dans la Bibliothèque d'Alexandrie).

[18] Voir cependant G. LEFEBVRE, *Tableau des parties du corps humain mentionnées par les Égyptiens*, *CASAE* 17, Le Caire, 1952.

[19] Dans son article, F. POOLE (« 'Cumin, set milk, honey' : an ancient Egyptian medicine container (Naples 828) », *JEA* 87, 2001, p. 175-180) montre que la même séquence d'une formule contre la toux sur un vase daté des Ve-IVe siècles figurait déjà dans le Papyrus médical de Berlin, un document rédigé sept siècles plus tôt.

[20] On renverra à l'ouvrage de S. SCHOTT, *Bücher und Bibliotheken im Alten Ägypten*, Wiesbaden, 1990. Voir aussi V. WESSETZKY, « Die Bücherliste des Tempels von Edfu und Imhotep », *GöttMiz* 83, 1984, p. 85-89 ; E. SCHOTT, « Bücher und Bibliotheken im alten Ägypten », *GöttMiz* 1, 1972, p. 24-26 ; *ibid.* 25, 1977, p. 73-80 ; A. GRIMM, « Altägyptische Tempelliteratur. Zur Gliederung und Funktion der Bücherkataloge von Edfu und et-Tôd » dans S. SCHOSKE (éd.), *Akten des vierten Internationalen Ägyptologen-Kongresses München*, 1985, t. III 3, p. 159-169.

[21] Le livre de Fr. JONCKHEERE, *Les Médecins de l'Égypte pharaonique. Essai de prosopographie*, Bruxelles, 1958, qui livre les noms de quatre-vingts médecins, — ce qui est peu, — fait le lien (p. 126-131) entre médecine et magie. On verra aussi Fr. VON KÄNEL, *Les prêtres-ouâb de Sekhmet et les conjurateurs de Serket*, *Bibl. de l'EPHE* sciences religieuses. LXXXVII, Paris, 1984.

[22] Il s'agit de vingt-cinq paragraphes (cf. BARDINET, *op. cit.*, p. 221-225) que Th. BARDINET (*op. cit.*, p. 221) identifie bien comme « Traité de gynécologie du papyrus médical de Kahun ». Voir aussi M. COLLIER, S. QUIRKE, *The UCL Lahun Papyri : Religious, Literary, Legal, Mathematical and Medical*, Oxford, 2004, p. 58-64.

[23] Une édition de ce papyrus est en préparation, sous la direction de J.-P. CORTEGGIANNI (Ifao, Le Caire).

[24] S. SAUNERON, *Un traité égyptien d'ophiologie*, *Bibliothèque générale* XI, Le Caire, 1989. Le papyrus était formé de deux rouleaux indépendants (p. IX) consacrés à deux parties différentes et consistant en deux traités reconnaissables comme tels : un premier livre formé de 38 chapitres concernant l'aspect descriptif et anatomique des serpents ; un second livre qui présente la partie thérapeutique, en d'autres termes un antidotaire. On peut dire que ce sont deux livres physiquement jumeaux et constituant un tandem sur le plan intellectuel. Voir une nouvelle traduction de ce texte dans BARDINET, *op. cit.*, p. 523-545.

[25] D. COLE (« The Role of Women in the Medical Practice of Ancient Egypt », *DiscEgypt* 9, 1987, p. 25-29) fait valoir qu'il existait des femmes spécialisées en obstétrique et en gynécologie.

[26] S.H. AUFRÈRE, « Imhotep et Djoser dans la région de la Cataracte : de Memphis à Éléphantine », *BIFAO* 104, 2004, p. 1-20.

[27] F. VON OEFELE, « Der Papyrus Westcar als Quelle für das Studium altägyptischer Gynäkologie », *Ärztliche Rundschau* 7, 1897, p. 594 ; ID., « Die nicht-pathologische Gynäkologie der alten Ägypter », *Wiener klinische Wochenschrift* 7, 1894, p. 789-

790, 800-801, 804, 823-824, 836-837, 847-848, 860-861. Voir aussi M. STOL, « Felix von Oefele and Babylonian Medicine », *Janus* 72, n°s 1-3, 1985, 3, p. 7-16.

[28] F. REINHARD, « Gynäkologie und Geburtshilfe der altägyptischen Papyri », *AGM* 9, 1916, p. 315-344 ; 10, 1917, p. 124-161 ; D.C. JOANNIDES, *Esquisse de la gynécologie et de l'obstétrique chez les Égyptiens et les Grecs*, Le Caire, 1934.

[29] Le point de départ est l'intérêt pour les vases anthropomorphes représentant une mère tenant son enfant sur son giron : J. SAINTE FARE GARNOT, « Deux vases égyptiens représentant une femme tenant un enfant sur ses genoux », dans *Mélanges d'archéologie et d'histoire offerts à Charles Picard à l'occasion de son 65e anniversaire* (= *Revue archéologique*, Paris, vol. 29-32), Paris, 1949, II, p. 905-916 ; Chr. DESROCHES-NOBLECOURT, « Pots anthropomorphes et recettes magico-médicales dans l'Égypte ancienne », *RdE* 9, 1952, p. 49-67. En dernier lieu : Fr. DAUMAS, « Une fiole pharmaceutique égyptienne en terre cuite », *BSEG* 4, 1980, p. 27-32.

[30] Voir W. VYCICHL, « L'Allaitement divin du Pharaon expliqué par une coutume africaine », *Genève-Afrique/Geneva-Africa* (= *Acta Africana* 5), Genève, 1966, p. 261-265.

[31] Fr. JONCKHEERE, « Un chapitre de pédiatrie égyptienne : l'allaitement », *Æsculape*, 36e année, oct. 1955, p. 203-223. Un autre article P. MORICE, P. JOSSET, J.-Cl. COLAU (« La gynécologie et l'obstétrique en Égypte antique », *Journal de gynécologie obstétrique et biologie de la reproduction* 23, n° 2, 1994, p. 131-136) fait une courte présentation du sujet. Ce sont encore aujourd'hui les mêmes informations que l'on retrouve un peu partout dans la bibliographie de l'histoire de la médecine : H. SELIN (éd.), *Medicine across cultures. History and practice of medicine in non-Western Cultures*, Kluwer Academic Publisher, Dordrecht, 2003, p. 27-29.

[32] Même Th. BARDINET (*op. cit.*, p. 221-229), qui évoque le traité de gynécologie du papyrus médical de Kahoun, n'y accorde qu'une faible place dans son exposé (p. 226).

[33] Ét. DRIOTON, « Une représentation de la famine sur un bas-relief égyptien de la Ve dynastie », *BIdE* 25, 1943, p. 45-54 ; J. VERCOUTTER, « Les "Affamés" d'Ounas et le changement climatique de la fin de l'Ancien Empire », dans P. POSENER-KRIEGER (éd.), *Mélanges Gamal Eddin Mokhtar*, Le Caire, 1985 II, p. 327-337.

[34] J. VANDIER D'ABBADIE, « Deux ostraca figurés », *BIFAO* 56, 1957, p. 21-34. Voir aussi ID., *Ostraca figurés de Deir el Médineh n°s 2256 à 2722*, *DFIFAO* II/2, Le Caire, 1937, n°s 2335-2346 ; ID., *op. cit.*, *n°s 2734 à 3053*, *DFIFAO* II/4, Le Caire, 1959, n°s 2858-2867. Les représentations sont comprises comme scènes de gynécée.

[35] A. ERMAN, *Zaubersprüche für Mutter und Kind : aus dem Papyrus 3027 des Berliner Museums*, Berlin, 1901. En dernier lieu, voir N. YAMAZAKI, *Zaubersprüche für Mutter und Kind: Papyrus Berlin 3027*, Berlin, 2003.

[36] Voir, par exemple, BARDINET, *op. cit.*, p. 477-478.

[37] J. LECLANT, « Le rôle du lait et de l'allaitement d'après les Textes des Pyramides », *JNES* 10, 1951, p. 123-127.

INTRODUCTION

Après « La reproduction »[1], « La contraception »[2], « La gynécologie (1) »[3], nous aborderons dans cet ouvrage la « Gynécologie (2) », avec la « Sénologie ».

Les périmètres d'activités concédés par les autorités égyptiennes aux unités successives du CNRS avec lesquelles nous sommes liés comprenant des monuments commandés par Ramsès II nous ont incité à commencer notre étude à partir du pméd. du Ramesseum. Comme une étude aussi serrée des textes médicaux parallèles s'est tout de suite imposée, nous avons choisi de n'explorer pour le moment que la partie concernant la gynécologie tout en constatant que parfois, comme nous allons le voir dans cette publication, les Égyptiens avaient déjà bien compris que certaines maladies étaient transmissibles de la mère à l'enfant, de l'enfant à la mère et que cette dernière pouvait aussi délivrer des substances médicamenteuses à son nourrisson par l'intermédiaire de son lait.

LE PAPYRUS DU RAMESSEUM (pRamesseum) nous livre en effet quelques précieux éléments au sujet de la poitrine féminine, de sa fonction, de sa pathologie et des répercutions. Aussi, nous nous devions de les aborder de manière comparative dans le contexte de notre étude consacrée à la médecine de la femme, de la mère et de l'enfant. Après les rappels anatomiques (Ire partie) et physiologiques (IIe partie), nous aborderons l'observation clinique en sénologie (IIIe partie), puis la pathologie, dont le contexte de la maladie *b*^cc^ de la mère et de l'enfant (IVe partie). Tout au long de ce travail, les options thérapeutiques discernées seront décrites et envisagées à travers une recherche historique et pharmacodynamique. Les aspects religieux seront évoqués conjointement.

Dans la première partie, nous étudierons l'anatomie du tronc (chap. I), du buste de la femme (chap. II), puis de la poitrine (chap. III). Nous isolerons pour cela les termes anatomiques correspondants des grandes listes, des textes médicaux, ou encore de la mythologie. Nous verrons que bien des éléments étaient déjà nommés et donc connus. Nous tenterons également de signaler d'autres concepts figurant sur les monuments ou visibles dans es collections publiques.

Dans la deuxième partie, nous chercherons à comprendre la perception physiologique que pouvaient avoir les anciens Égyptiens et ce que cela pouvait entraîner. Aussi nous évoluerons à partir des notions du « sein amant » et du « sein fleur » (chap. IV), du « sein fruit » et du « sein racine » (chap. V), vers la production du lait et sa bonne dispensation (chap. VI), les hypogalacties et leurs résolutions (chap. VII), la disponibilité galactogène et les propriétés du précieux liquide (chap. VIII), y compris comme produit officinal (chap. IX), ayant même des facultés pronostiques (chap. X), en rapport avec le sang de la mère sous ses différentes formes (chap. XI), la symbolique placentaire et nourricière (chap. XII), l'allaitement royal et divin (chap. XIII) jusqu'à ses réminiscences postérieures sur les « seins des saintes » (chap. XIV). Ce parcours physiologique nous permettra de situer la poitrine féminine dans son environnement humain, sensible et biologique. Les rapports qui seront établis par exemple entre certains végétaux et la sécurité de l'allaitement éclaireront plusieurs textes importants. Des relations envisagées du lait maternel avec les divinités, découleront certains pouvoirs qui lui seront attribués. Nous pourrons ainsi apprécier des liens transversaux inattendus et probablement précurseurs. Il semblerait, nous le montrerons, que le pragmatisme égyptien, initialement et paradoxalement contenu dans plusieurs récits mythologiques, ait été dévié par de nouvelles conceptions religieuses postérieures moins justes dans leurs analyses.

Dans la troisième partie, nous nous attacherons à discerner la clinique sénologique telle que les praticiens de ces époques pouvaient l'appréhender. Nous la diviserons selon nos conceptions traditionnelles pour essayer de ne pas omettre trop de choses importantes et aussi de l'établir en fonction d'une biologie féminine qui n'a, bien entendu, pas varié depuis. Les constantes biologiques sont stables, seules leurs appréciations changent. Les cliniciens de ces époques étaient sûrement en mesure d'estimer beaucoup de choses au moment de l'observation. La poitrine des femmes n'avait à souffrir d'aucun tabou. L'interrogatoire et l'examen devaient se passer assez librement. Les signes fonctionnels, les signes généraux et l'examen des seins seront donc abordés selon l'observation clinique classique dont étaient capables, nous le pensons, les médecins pharaoniques qui sont nos devanciers (chap. XV), avec, à la suite, l'observation du sein telle qu'ils la pratiquaient au moment de la grossesse et ce d'après plusieurs textes (chap. XVI).

Dans la quatrième partie, nous examinerons la pathologie du sein au travers plusieurs textes du pRamesseum et décrivant trois petites conjurations (chap. XVII), une plus importante (chap. XVIII), ainsi que d'autres textes du pEbers et du pBerlin (chap. XIX-XXIV). Tous ces textes mettent en œuvre des propositions thérapeutiques ou prophylactiques selon des épisodes physiopathologiques successifs et évolutifs vécus par la mère et où tout le champ d'application d'une famille de maladies génériques *b*ˁˁ semble prendre naissance et résumer la plus grande partie de la sénologie.

Cette dernière pathologie recouvre en fait plusieurs maladies atteignant à la fois la mère et l'enfant, dont les modèles sont Isis et Horus dans le contexte protecteur des marais de Chemmis (chap. XXV). Nous terminerons ce volume par une section chirurgicale appropriée exposant quelques possibilités compatibles avec des connaissances qui nous sont, hélas également et pour le moment ! parvenues incomplètes (chap. XXVI).

Un addendum sur les sangsues a aussi été intégré dans la mesure où une étude de la « Matière médicale » restera toujours sous-entendue. Les protagonistes et les organes-cibles devront alors êtres assimilés au divin pour guérir. Nous continuerons donc notre démarche de recherche à partir des « substances réclamées » dans les formulations comprenant, certes des médications, mais aussi des actes magiques avec leurs supports oraux, humains, animaux, végétaux et minéraux, d'autant que ces « actifs » peuvent assez souvent être efficaces, soit d'une façon pharmacologique, même quand ils seront préconisés par une magie, soit d'une façon psychosensible par le biais des croyances et donc de la théologie. Elles seront de toute façon « dynamiques ». Pour ces deux raisons, nous avons créé, depuis déjà un certain temps, des rubriques traitant de la « pharmacodynamie » et de la « théodynamie ».

Nous commencerons toujours par évoquer la théodynamie dans la mesure où les intervenants ne peuvent se situer que par rapport à la divinité salvatrice qui « conseille » le traitement. Isis est considérée comme la Grande Magicienne et Doctoresse Propharmacienne puisant dans la nature les médecines de toutes sortes et les paroles expérimentées à l'occasion des péripéties qu'elle a elle-même réussi à surmonter. Elle a reçu son enseignement de Rê et des déesses ayant enfanté avant elle. Son expérience est grande. Elle est irremplaçable. La déesse intervient sous toutes ses formes et assimilations. Isis-Hathor en tant que fille du créateur et mère de son héritier, « valide », en quelque sorte, pour les femmes, ses sœurs, le cours de la création à la croisée du normal et du pathologique, du bien et du mal, et cela avec le concours « animé » des autres dieux. Le dieu Seth, comme nous l'avons déjà indiqué dans d'autres travaux, jouera le mauvais rôle. Il sera perçu comme la principale étiologie démoniaque s'immisçant volontairement partout pour tenter de faire échouer les besoins de santé de la mère et de l'enfant à l'image des luttes mythologiques. Horus recevant, à son tour, toutes les justifications. Le contexte théologique sert ici de support au contexte médical.

Nous évoquerons toujours ensuite la pharmacodynamie selon les connaissances que nous en avons habituellement et cela pour étayer ou non les perspectives des traitements prescrits. Une pharmacognosie plus précise et référencée peut, à certain moment, être ajoutée afin d'élucider une certaine possibilité thérapeutique d'une façon encore plus précise, ou encore par exemple, d'aider à diriger une discussion déterminative d'une taxonomie.

Le dispositif d'aide à la décision discriminative d'un ancien schéma médicinal sera accompagné entre temps d'une étude historique comparative débutant dès l'ancienne Égypte, se continuant dans l'antiquité avec les auteurs anciens classiques antérieurs et postérieurs à l'apparition du christianisme, jusqu'aux périodes arabe, puis médiévale, pré-moderne et moderne. Ces indications ne seront pas, bien entendu, exhaustives. Nous nous limiterons, dans le cadre de cet ouvrage, à ne donner que les grandes lignes d'un suivi de consommation à des fins médicales de la drogue envisagée et seulement quand cela sera utile à la compréhension de notre problématique. Le résultat de cette enquête sera néanmoins assez révélateur d'une suite logique de la pensée médicale, et cela est important, — en Occident.

Nous conclurons à chaque fois que cela sera possible par un commentaire restreint faisant une synthèse des éléments positifs ou dangereux. Parfois, nous tiendrons encore compte des facteurs théologiques quand ces derniers pourront avoir une influence indubitable sur le traitement ou les suites cliniques.

Ajoutons que nous avons délibérément pris le parti de réaliser un apparat critique à la fois suffisant pour ne pas alourdir inutilement la lecture, mais plus conséquent à certains endroits afin de permettre une appréciation directe d'un maximum de notions linguistiques, théologiques et médicales. De la même façon, nous avons traduit en français l'anglais, l'allemand et les langues orientales livrées en caractères latins translittérés afin de faciliter l'approche de l'histoire de la médecine égyptienne qui a trop souvent été réservée à un petit nombre.

Nous avons en effet pu constater l'indigence relative à l'Égypte ancienne dans nombre d'ouvrages spécialisés et d'enseignements universitaires consacrés à l'histoire de la médecine. Cela provient du fait que les auteurs et les enseignants s'intéressant au sujet, bien qu'habituellement très rompus aux histoires des médecines grecques et latines, et cela jusque dans les moindres détails, n'ont pas été sensibilisés par leurs formateurs ; — par exemple, jusqu'à investir plus durablement dans des langues et des cultures plus anciennes. Et ainsi, ce qui va de pair, l'oubli s'est constitué pour l'époque pharaonique et provoque maintenant une importante perte de substance historique en comparaison avec les autres domaines bien étudiés que sont, entres autres, les médecines arabe, indienne ou chinoise. Les bonnes volontés ont dû travailler, autant que cela était possible, à partir de traductions le plus souvent accessibles dans des langues étrangères et réalisées par des égyptologues dont la préoccupation majeure consistait plus à livrer des textes à leurs confrères spécialistes de cette époque que de contenter des médecins désireux d'obtenir des informations plus cliniciennes, biologiques et pharmacologiques. Ce phénomène a pu également provoquer quelques lacunes dans l'étude de plusieurs passages théologiques, c'est-à-dire à des moments où médecine et religion sont si intimement imbriquées que la seconde ne peut être comprise qu'à la lumière de la première. Tout comme l'art de la médecine, l'égyptologie est une discipline difficile et longue à acquérir. De plus, l'expérience nécessaire à leur application à dissuader d'aucuns à persévérer durablement dans ces deux domaines et il faut rendre ici hommage à ceux qui se sont risqués à cet exercice et ont apporté leur contribution. Pour participer à cet effort, nous avons résolu de publier de temps à autre des études essayant de joindre à la fois le support littéraire vécu dans un contexte archéologique éprouvé par des années de recherche et une lecture approfondie des textes dans un souci de traduction clinique compatible avec une réalité de terrain perçue dans des lieux où des pratiques médicales ancestrales pouvaient être à certains égards comparables bien que situées à des millénaires de distance. Il ne faut en effet comparer que ce qui est comparable. Nos expériences conjointes, se limitant très heureusement aux secteurs africains du nord-est, du centre et du centre-est, — bien entendu à l'Égypte avec de larges débords ouest et sud-ouest, suivant ainsi les anciennes pistes terrestres, — avec une prédilection affirmée pour les sites que la modernité peine à atteindre, nous prédisposaient à entreprendre ces investigations. Il faut aussi mentionner spécialement les acteurs, religieux ou civils, qui ont su en leur temps apporter leur soutien aux populations déshéritées et nous convaincre de les y aider modestement, trop modestement, si l'on se réfère à ce qu'eux-mêmes et ceux que nous avons soignés nous ont apporté en retour.

Résumé. — Ce travail correspond à l'édition d'une partie des recherches menées par les auteurs depuis de nombreuses années et qui avaient débuté par une étude approfondie des textes médicaux du pRamesseum. Les premiers éléments, et qui ne sont pas repris ici, ont déjà été publiés partiellement dans les *Memnonia* consacrés aux travaux réalisés par le CNRS et le Louvre sur les sites archéologiques égyptiens dirigés par Christian B. Leblanc, et, plus complètement, dans *l'Encyclopédie Religieuse de l'Univers Végétal* dirigée par Sydney H. Aufrère à l'Université Montpellier III. Considérées dans leur ensemble, ces études recouvrent maintenant pratiquement la totalité de la notion gynécologique pharaonique telle que nous avons pu l'aborder au travers des écrits qui nous sont parvenus, les objets dito — entre autres les momies, — conservés au Louvre et dans différents musées, ainsi que sur les monuments égyptiens. Ainsi ont été successivement abordées la reproduction, la contraception, les maladies des jambes de la femme, une partie de la pharmacopée en gynécologie, et, dans cet ouvrage, les maladies du sein telles que pouvaient les concevoir les médecins égyptiens. La spécificité physiologique de cet organe introduit également quelques éléments de pédiatrie qui font de ce livre la première partie d'un traité de « la médecine de la mère et de l'enfant en Égypte ancienne ». L'anatomie et la physiologie introduisent à l'étude de la sénologie clinique et pathologique en tenant compte également des raisonnements théologiques sans lesquels on ne peut comprendre la médecine égyptienne. Comme dans les publications précédentes, le suivi de la pharmacopée a été établi à titre comparatif et jusqu'à la période moderne afin de rendre compte de l'efficacité ou non des traitements médicaux et chirurgicaux envisagés aux époques pharaoniques.

Les polices employées pour l'égyptien hiéroglyphique sont MacScribe, et, en ce qui concerne le grec et le copte : Ifao N Copte, Ifao Grecunicode, disponibles sur le site de l'Ifao.

Notes

[1] R.-A. JEAN, A.-M. LOYRETTE, « À propos des textes médicaux des Papyrus du Ramesseum n°s III et IV, I : la reproduction», dans S.H. AUFRÈRE (éd.), *Encyclopédie religieuse de l'Univers végétal* [*ERUV* II], Montpellier, 2001, p. 537-564.

[2] ID., « À propos des textes médicaux des papyrus du Ramesseum n° III et IV », *Memnonia*, XII-XIII, 2001/2002, p. 82-115 ; ID., « À propos des textes médicaux des Papyrus du Ramesseum n°s III et IV, I : la contraception », dans S.H. AUFRÈRE (éd.), *Encyclopédie religieuse de l'Univers végétal* [*ERUV* II], Montpellier, 2001, p. 564-592.

[3] ID., « À propos des textes médicaux des Papyrus du Ramesseum n°s III et IV, II : la gynécologie (1) », dans S.H. AUFRÈRE (éd.), *Encyclopédie religieuse de l'Univers végétal* [*ERUV* III], Montpellier, 2003, p. 351-487, avec un résumé concernant la méthodologie d'une étude du Papyrus du Ramesseum III A 7-8, *Memnonia*, XV, 2004, p. 67-91.

CHAPITRE I

ANATOMIE DE LA FEMME

Nous avons déjà commencé à évoquer l'anatomie féminine à propos de la reproduction [1] et de la gynécologie [2]. Nous décrirons maintenant la poitrine dans son environnement anatomo-clinique régional, c'est-à-dire avec les éléments de la partie supéro-externe du buste dont la ceinture scapulaire et le cou, pouvant être le siège de différentes manifestations symptomatiques à l'occasion de la pathologie des glandes mammaires. Nous donnerons également les termes utilisés dans la plupart des listes anatomiques. Comme pour certaines expressions utilisées dans la langue française [3], les anciennes dénominations égyptiennes peuvent parfois sembler manquer de précision. En réalité, il faut bien chercher à les restituer dans leur contexte scripturaire, en particulier médical. Seule une analyse poussée de la paléosémiologie comparée à la nôtre moderne peut amener à proposer des acceptions techniques convenables. En effet, dans la mesure où le concept même de sémiologie en tant que discipline est pratiquement inexistant dans les pays de culture médicale anglo-saxonne, des cliniciens consultés à l'occasion de déchiffrements n'ont pas toujours dû signaler tous les éléments propres à cette problématique utile à la précision des traductions. Car, il s'agit bien là de restituer un genre littéraire, en l'occurrence médical, en tenant compte d'autres signes — ceux-là psycho-religieux — qui pouvaient interférer à ces périodes. Et l'on connaît la proximité médecine – magie – religion dans la culture pharaonique (*cf.* JEAN 1999). Tout cela doit s'exercer à condition toutefois de persister à ne comparer que ce qui est comparable dans le domaine des médecines, et en s'attachant à l'axe intangible de la clinique humaine. Cet axe se trouve, enrichi, non pas des particularismes géographiques ou historiques trop éloignés de la médecine moderne occidentale, mais par des manières de formuler issues de sensibilités émanant de la culture étudiée et déchiffrable par une exégèse médicale appropriée. Il est en effet possible de poser un postulat en terme de définition exégétique : « Ce que pouvait bien vouloir dire notre confrère ne peut être si différent de ce que nous percevrions aujourd'hui dans le domaine de la clinique objective. » Nous avons pu expérimenter sur le terrain cette façon de communiquer avec des praticiens locaux. Même s'il s'agissait alors de se confronter avec des traditions orales africaines, nous avons toujours mieux compris, en appliquant ce principe, ce que voulait vraiment exprimer notre confrère soignant. Nous avons probablement évité là quelques graves problèmes de compréhension. À l'inverse, d'autres témoignages montrent hélas ! qu'une superposition mal comprise des cultures médicales sont parfois à l'origine de la stagnation sanitaire de régions entières de pays en voie de développement.

1.1. LE TRONC

Il ne sera ici question que de la partie supérieure du tronc. À cet endroit, hormis les glandes mammaires, les bases anatomiques du tronc haut sont normalement communes aux deux sexes. Aussi nous commencerons par étudier le thorax en général dans ce premier chapitre, puis, la ceinture scapulaire, le bras, le dos dans sa partie haute et la région cou-poitrine dans un deuxième chapitre. Toutes ces zones peuvent en effet être affectées, et à divers degrés, par la pathologie du sein. Nous réserverons notre troisième chapitre au sein lui-même.

1.2. LE THORAX

Le coffre thoracique. — La partie supérieure du tronc correspond pour les Égyptiens à un , , *hnw* (*hn*), « coffre », où est situé, par exemple, le cœur : *jb〃k m hn* [4] *〃f* « ton cœur est dans son coffre » [5]. Les déterminatifs utilisés avec ce mot peuvent effectivement représenter un coffre (et var.) [6], mais aussi un coffre-sarcophage (et var.) [7], voir un naos-tabernacle [8], [9], un plan de construction [10]. Un autre mot générique, *ꜥfḏt*, pour coffre, peut employer comme déterminatif une chapelle en bois [11]. L'expression *rꜣ jb* (var. *rꜣ n jb*) peut aussi signifier thorax [12], mais pas exclusivement [13]. En fait, le « coffre thoracique » correspond à un sanctuaire où bat le cœur et où la personnalité s'exprime. Le signe D 378 représente bien une cage thoracique en vue dorsale (*Dendara* X, 88, 3 ; 89,14 [14] ; selon *Hieroglyphica*), et peut-être aussi antérieure (selon *JSesh*). Rappelons ici le copte ⲙⲉⲥⲧϩⲏⲧ *SB* [15] « poitrine » (στῆθος, θώραξ), littéralement la « corbeille du cœur ».

La poitrine. — Au niveau de la partie haute du *hn* « coffre thoracique » se trouve la poitrine au sens large : *qꜣbt* [16] (pSmith 39. 13,3), var. *qbyt* (pChester Beatty, VIII, 7,6) [17]. Le copte donne, entre autres formes, ⲉⲕⲓⲃⲉ, ⲕⲓⲃⲉ *S*, « poitrine » (de l'homme en général, de la femme comme signe de beauté, et, du bœuf), voir aussi le mot ⲡⲉⲣⲕⲓⲃⲉ *S* « poitrine », issus probablement de ⲡⲉⲣ = *pr* « maison » et donc littéralement « cage thoracique » [18].

Nous pouvons également donner quelques synonymes avec (var. en *Pyr.* 534, 1175, 1179) *bꜥnt* [19] (Sarcophage du Caire, CGC

28123)[20], et, (pSmith 32. 11,2), var. (pHearst 30. 2,16), (pEbers 183. 35,15) *šnbt*[21]. Voir aussi la forme ( ) *šnꜥ*[22]. P. Lacau propose de voir dans le mot *šnꜥ* une allusion à un endroit fermé, comme une prison, un atelier ou une cabine de bateau *šnꜥ* (*Pyr.* 1209) et de le comparer à notre image « cage thoracique »[23]. Cette partie est capable d'avoir du volume : « le faucon à large poitrine » (*Pyr.* 1048 c).

Le gril costal. — La côte est symbolisée par les signes (F 42) et probablement (Aa 15) et autres signes apparentés, tous regroupés dans les hiéroglyphes représentant des parties d'animaux mammifères[24]. Les sept premières côtes (vraies côtes) *ḥnw*[25] : *ḥnw nw qꜣbt wnn mn m qꜣbt* « les côtes du sternum (*qꜣbt*) qui sont fixées au sternum (*qꜣbt*) » (pSmith 43. 15,4, glose A), sont différenciées des fausses côtes (8e, 9e, 10e) et des côtes flottantes (11e et 12e). Les dix premières côtes semblent être nommées *ḏrww*[26] (pmag. Vatican, 17)[27], var. *ḏrwy* (*LitanSol.* 32,34), et distinguées : *ḏrww ḥr wnmy* « gril costal de droite », et, *ḏrww jꜣby* « gril costal de gauche » (pmag. Turin, 12)[28]. Un autre vocable servant à nommer l'ensemble des côtes est (*Pyr.*, 81 d), (pHearst 15. 1,15) *sprw*, sing. *spr*[29]. Le copte a gardé le terme ⲥⲡⲓⲣ[30]. Voir aussi le mot *jmw* « côtes », sing. *jm*[31], il représente le flanc avec les côtes comprises, c'est-à-dire le « côté du gril costal », par exemple à gauche (pHearst 28. 2,12). Les deux régions costales sont appelées *šwty*[32] (duel) « les deux côtés du thorax » (pSmith 43. 15,1).

Le sternum. — Le sternum en son entier est désigné par l'homonyme de « poitrine », *qꜣbt*[33] (pSmith 40. 13,17, glose A). Dans la mesure où le peut représenter soit un *l* soit un *r* du sémitique, l'hypothèse de P. Lacau concernant les radicaux sémitiques *qrb* pour la notion externe (flan) et *qlb* pour la notion interne (au cœur) est tout à fait probable[34]. Nous montrerons qu'il est important de prendre en compte cette notion pour bien discerner les répercutions cliniques (*cf. infra*). Nous retrouverons la partie haute du sternum avec le manubrium que nous avons placé en tête du sous-chapitre 2.1. consacré à la ceinture scapulaire. L'appendice xiphoïde était peut-être indiqué par un mot pouvant désigner une « épine »[35] (*cf.* fig. 1).

1.3. LES ORGANES INTRA-THORACIQUES

Il nous faut au moins déjà citer ici les organes intra-thoraciques, même rapidement, car nous aurons en effet à y revenir.

Le diaphragme. — Les organes intra-thoraciques sont situés au-dessus du *ntnt* [36] « diaphragme » inséré sur le bord inférieur du thorax. Ce sont très probablement les tendons intermédiaires de ce dernier, qui, se réunissant en une membrane tendineuse centrale blanche, le « centre phrénique », ont fait désigner par les Égyptiens ce solide tissu du même mot que la *ntnt* « dure-mère » (pSmith, 2, 24), en prenant toutefois le déterminatif (F 51) dans une bonne *Liste anatomique* (pBerlin 3027, Sp. E, IV,5) [37]. La coupole diaphragmatique est effondrée totalement ou partiellement par l'opérateur au moment de la momification. La paroi supérieure du médiastin correspondant à l'orifice supérieur du thorax doit être signifiée par l'expression *r3-jb* « la bouche du cœur » haute.

Les viscères médiastinaux. — Situés dans les médiastins antérieur et moyen, les « viscères médiastinaux » pouvant sans doute être appelés *bśkw* [38], sont composés des vestiges du thymus nommé *śḫn* [39] en avant et en haut, puis, des entrelacs des gros vaisseaux *mtw* et du cœur.

Le cœur. — Le cœur est en effet considéré par les textes médicaux comme ayant sa « place » normale « au centre du tractus pulmonaire » (pEbers 855k. 101, 5-8), et sa pointe est bien perçue à gauche (pEbers 855 n. 101,12). Un ensemble cardiaque et vasculaire pourrait bien être représenté partiellement par le signe générique (F 35) [40]. Il pourrait alors montrer schématiquement une veine cave seule [41] (comme avec le signe F 35 A) [42], ou avec des ramifications, surtout quand il comporte deux traits supérieurs [43]. Ces traits pourraient bien aussi symboliser « pour mémoire » les quatre *mtw* d'abouchement, dont deux auriculaires et deux ventriculaires, ce qui n'est pas absurde à concevoir selon un découpage profond de l'organe principal (des schémas basiques modernes et pédagogiques le font bien !). Le muscle cardiaque lui-même, *ḥ3ty* [44], c'est-à-dire le myocarde, est assez bien figuré par le signe (F 34) [45], logogramme de *jb* [46] « cœur », et où sont symbolisées les oreillettes, de gros vaisseaux ainsi que les coronaires. Nous retrouverons en copte les expressions : ϩⲏⲧ *SB* [47] « cœur » comme partie du corps, puis aussi « sens, intelligence », et ⲩⲃ *O* [48] « cœur ». En ce qui concerne ce dernier terme, notons également l'akkadien *libbu* « cœur, ventre, intérieur » [49], l'hébreu *lebbâ, leb* [50], et l'arabe *lubb* « cœur », et aussi « noyau », « esprit, intelligence, âme … » [51].

Certaines représentations hiéroglyphiques pourraient peut-être bien laisser voir le péricarde (F 132 B-C), et deux autres, ses deux feuillets interne et externe (F 132 et 132 A). Ces figurations peuvent en effet correspondre à une facile manœuvre de dissection péricardique antérieure en « ailes », ce qui à ces époques est tout à fait possible dans la mesure où des dissections humaines à visées anatomiques ont été autorisées à titre transitoire par le roi. Après Ptolémée II Philadelphe (265-247 av. J.-C.) et l'extinction de l'École d'Alexandrie, cette pratique demeurera interdite pour des raisons religieuses jusqu'au XVe siècle [52]. Il n'y avait ensuite aucune raison ne pas tirer de ces observations quelques conclusions symboliques à la manière des anciens et de ne pas les retranscrire dans des graphies savantes.

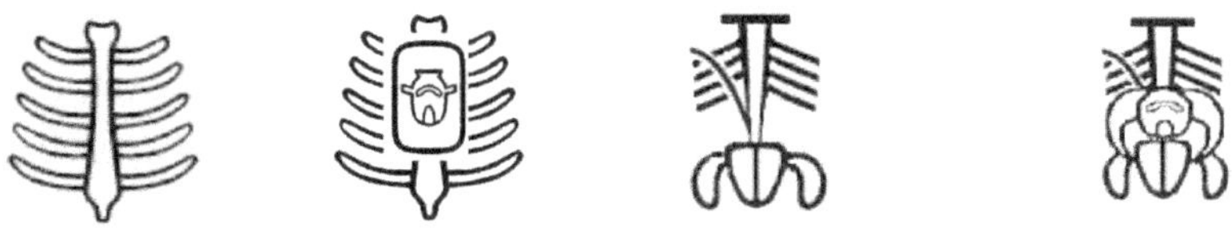

a. Cage thoracique de face, signe D378 selon *JSesh*. | b. Synthèse du « cœur en sa place », signes F131 / D378. | c. Synthèse pulmonaire des signes F36C / F36A / F36B. | d. Synthèse cardio-pulmonaire des signes F132A / F36C / F36A / F36B.

Fig. 1. Essais de synthèses artificielles de quelques signes anatomiques (Dessins selon *JSesh*).

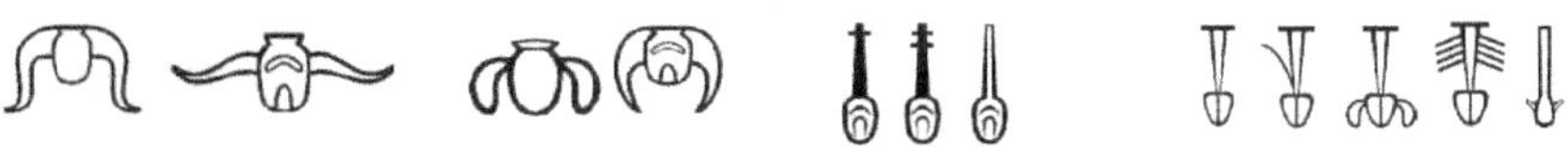

F132B - F132C. F132 - F132A. F35 - F35A. F36-F36A-F36C-F36B-F172.

Fig. 2. Quelques signes hiéroglyphiques anatomiques (Dessins selon *JSesh*).

Les Égyptiens avaient également observé de la graisse, *ʿḏ* [53], en situation péricardique et médiastinale (pEbers 855 n. 101, 13b).

Pendant la procédure de momification, le cœur est prélevé, traité, puis, réintroduit dans le thorax du défunt.

Les gros conduits. — Situés dans le médiastin postérieur, on trouvera l'œsophage en arrière et la trachée-artère en avant. Ils peuvent être nommés [54] *ḥtyt* [55] (*Urk*. IV, 482,12) et *ḫbb* [56] (pSmith 28. 9,19). Un très important vaisseau *mt* et conduisant bien un liquide (*mw*) est nommé *šspw* [57] « le récepteur » [58] (pEbers 855 c. 99,19). Notons simplement ici que l'aorte (un gros *mt* vide) (cf. *supra* n. 41) passera progressivement en arrière de l'œsophage.

Les poumons. — Le bloc trachée-poumon est montré par le signe générique (F 36) [59] se terminant probablement en haut par une schématisation du larynx et pouvant représenter un anneau cartilagineux surdimensionné par rapport à la section de la trachée elle-même, ce qui n'est pas illogique. Ce signe montre un poumon droit et un poumon gauche tous deux rétractés. Certaines représentations pourraient bien laisser voir la plèvre (F 36 A) et l'une d'elles ses deux feuillets interne et externe (F 36 C). Les poumons sont appelés 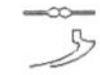 (*Pyr.*) 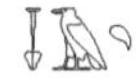 *smꜣ* [60] puis, 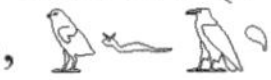 (et graphie 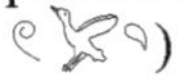) *wfꜣ* [61]. Le souffle pulmonaire étant nécessaire pour parler (*wfꜣ*), le mot pourrait être construit sur ce verbe. Le copte donne ⲟⲩⲟϥ *S*, ⲟⲩⲟⲃ *B*, « poumon » [62].

Les textes nous indiquent que « deux *mtw* sont sous elles (les clavicules), l'un à droite et l'autre à gauche de la gorge et du larynx. Ils alimentent les poumons » (pSmith 34. 12, 1-2). Il est facile de reconnaître ici les deux bronches souches reliant les poumons à la trachée. Un autre papyrus nous dit encore, « qu'il y a quatre *mtw* pour le poumon (*smꜣ*) », « ce sont eux qui leur donnent du liquide (*mw*) et de l'air (*ṯꜣ*) » (pEbers 854 m. 100,10). Cette tétrade assez précise doit correspondre à la bronche souche, à l'artère pulmonaire et aux deux veines pulmonaires supérieure et inférieure se regroupant au niveau du hile. Un signe F 172 [63] semble montrer un lobe pulmonaire et deux conduits *mtw*.

Durant la procédure de la momification, les poumons sont prélevés, traités, et, déposés dans un vase canope dédié à la divinité protectrice Hâpy, l'un des quatre fils d'Horus et auquel ils sont assimilés du vivant même de leur propriétaire.

1.4. ASPECTS PHYSIOLOGIQUES

Nous n'aborderons pas ici la physiologie du système cardio-respiratoire avec les différents problèmes que cela pose quant à la vision biologique égyptienne, mais nous signalerons cependant quelques points ayant trait aux particularismes féminins.

Le cœur et l'utérus. — Le cœur est un muscle décrivant des mouvements involontaires, et, dans la mesure où il réagit aux émotions, il est aussi considéré comme un « lieu de conscience active », régulant, en quelque sorte, la vie organique et la vie sociale.

Les Égyptiennes ont perçu en elles un autre organe doué d'une certaine indépendance, l'utérus. En effet, ces contractions ont pu être assimilées d'une certaine façon (bien que sur une autre « rythmique ») à celles du muscle cardiaque. Aussi nous croyons pouvoir discerner que ces femmes pouvaient avoir également, comme avec leur cœur dans l'anthropologie pharaonique et la littérature qui en découle, une espèce de dialogue avec leur muscle matriciel. Il se meut en liberté, mais, il réagit aussi à ce qui peut correspondre à des états d'âme, des moments de la vie, des sollicitations émotionnelles. De lui s'échappe aussi du sang. Plus ou moins volontairement, il donne la vie. Il est le lieu où naît un « autre cœur ». Il produit par le fait même un autre « lieu de conscience active » devant Maât. Il participe donc aussi de la vie organique et sociale.

Nous aurons encore ici l'occasion d'aborder plusieurs fois en leur lieu ce sujet et avec les conséquences psychanalytiques.

Les poumons. — Il n'est pas non plus impossible que la « montée aérienne », soulevant les côtés et augmentant le volume thoracique, ait été comparée à la « montée laiteuse », soulevant la poitrine et augmentant le volume des seins, comme, également, à la « montée de la crue », soulevant les eaux et débordant des berges. L'amplitude respiratoire, la disponibilité galactogène, la fonction sanguine féminine et la générosité de la crue étant liées aux phénomènes biologico-divins, dépendant des humeurs des filles du soleil et finalement d'Isis-Hathor avec les répercutions ontologiques, pronostiques vitales et pharmacodynamiques attendues.

L'air, le lait, le sang et l'eau de la crue étant dispensateurs de vie, nous en reparlerons ici bien à propos.

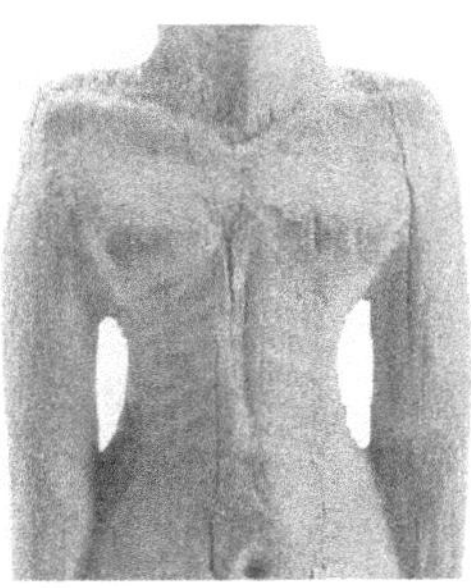

Fig. 3. Thorax de face (Kestner-Museum, 1955.153) [64].

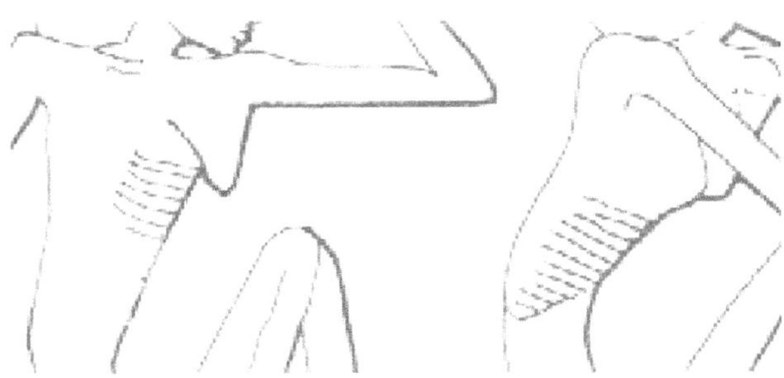

Fig. 4. Thorax de profil (V^e dyn. Saqqâra, Chaussée d'Ounas, scène de famine, détails, reconstitutions) [65].

1.5. MUMIOLOGIE

Pour des exemples de thorax évidés, paquets canopes, cœur en place, cœur et poumons en place, diaphragme effondré ou non, nous renvoyons aux travaux d'André et de Christiane MACKE-RIBET : *Ta Set Neferou, une nécropole de Thèbes-Ouest et son histoire*, V, Le Caire, 2002, p. 52-61, 88-94, et plus spécialement aux planches I D, II A C, VI A C, XI D, et XII A B C D (légendes p. 423-426).

Pour d'autres investigations, voir encore : M.J. RAVEN, W.K. TACONIS, *Egyptian Mummies. Radiological atlas of the collections in the National Mu-*

seum of Antiquities in Leiden, Turnhout, 2005, p. 85, 89, 93, 97, 102, 106, 110, 114, 117, 126, 130, 136, 139, 143, 149, 153, 156, 160-161, 164, 169, 172, 177, 181, 189, 202, puis, 193-194, 198, et 186 pour des enfants.

Notes

[1] JEAN, LOYRETTE, dans *ERUV* II, 2001, p. 537-592 (p. 539-556).

[2] JEAN, LOYRETTE, dans *ERUV* III, 2005, p. 351-487.

[3] Nous avons déjà abordé ces imprécisions (pratiquement communes à toutes les langues anciennes et modernes) à propos de la jambe et du pied (*cf.* JEAN, LOYRETTE, dans *ERUV* III, 2005, p. 353-354), nous le vérifierons encore cette fois avec par exemple les notions d'épaule et de bras.

[4] *Wb* II, 491, 9 - 492, 4. *Alex.* 77.2505, 78.2498, 79.1829 « coffre ». *Hannig-Wb* I, 18986 « *hnw* (*hn*), Truhe, (coffre), Kasten (caisse, coffre) ». Comparer à ϩⲏⲛⲉ *S* : *KoptHWb*, 376. VYCICHL 1983, p. 304 « panier d'osier adapté à un char ».

• Pour *hn* = « thorax », voir : *Wb* II, 492, 2 (*Belegst.*) ; LEFEBVRE 1952, § 24 p. 24. R.A. CAMINOS, *A Tale of Woe. From a Hieratic Papyrus in the A.S. Pushkin Museum of Fine Arts in Moscow (Papyrus Pushkin 127)*, Oxford, 1977, 19 + n. 6-7 pl. 4, 12, « thorax » ; WALKER 1996, p. 271 « casket of the chest, thorax ». On peut donc traduire par « coffre thoracique ».

• Pour *hn* = « boîte crânienne », voir : *Wb* II, 492,4 (*Belegst.*), et *Hannig-Wb* I, 19004 « Schädelkasten ». Ce dernier mot doit dériver de *hnw*, vase (*Pyr.* 422), bientôt confondu avec le pot à bière et mesure de capacité *hnw*, *hjn* (0,48 l), puis la cruche , enfin « pot, récipient » (*Wb* II, 493, 2-14. *Alex.* 77. 2506, 78.2500, 79.1830. *Hannig-Wb* I, 19019). ERICHSEN 1954, p. 277, dém. *hn* « Art Krug (espèce de cruche) ». SANDER-TRENEL 1979, p. 140, hébreu *hỉn* « mesure pour les liquides », soit environ 6 litres 06 (TRINQUET 1973, p. 315, n. 4). *KoptHWb*, 377. VYCICHL 1983, p. 304 : ϩⲓⲛ *SB* « récipient, coupe, tasse, mesure de liquides » ; les LXX donnent ἑίν = ⲉⲓⲛ (ἵν : *The Septuagint Version*, Zondervan, 1978, p. 195). WALKER 1996, p. 271 *hn* / *hn n tp* « casket of the head, calvarium (crâne) ».

• WALKER 1996, p. 271 *hn n ḥt* « casket of the torso, body cavity ». Probablement aussi « estomac » comme désignation populaire (*Dend.* IV, 84 ; LEFEBVRE 1952, § 39 p. 35), comparer avec notre expression populaire « avoir de l'estomac ».

[5] Par comparaison avec la locution française « avoir du coffre », voir l'expression *hnhn* « douces paroles, berceuse (?) » (*Wb* II, 496, 2. *Alex.* 77.2513), 78.2506 « bercer, dans : *ḫnw n hnhn* » ; l'interjection *hꜣ* (*Wb* II, 471, 1-9. *Alex.* 77.2456), et, plus puissamment, le substantif *hj* « acclamation, jubilation » (*Wb* II, 483, 1-13. *Alex.* 77.2481), puis *hnw* « jubilation, ovation » (*Wb* II, 493, 17-23. *Alex.* 77.2507) avec le commentaire « en tant que rite », c'est-à-dire en se manifestant bruyamment, 78.2502 « *m hnw* : en liesse » et noter « *m hnw* : dans l'affliction (en poussant de hauts cris) », 79.1832. *Wb* II, 493, 15-16. *Alex.* 78.2501, 79.1831 « acclamer, se réjouir ». *Hannig-Wb* I, 19021, « jubeln, jauchzen, (exulter-jubiler) ». *Wb* II, 493, 1. *Hannig-Wb* I, 19018, *hnjnj* « jauchzen, jubeln (exulter- jubiler) » ; voir aussi 19022,

19028 et 19029. Pour le rapport avec le « *cista mystica* » d'Isis, nous renvoyons à *Alex.* 79.1829. Celui-ci produit bien des sons. Voir le latin *cista* (panier d'osier cylindrique), mot provenant du grec κίστη « panier, corbeille » (CHANTRAINE, 1968, p. 535-536).

[6] *Cat. Ifao* 1907-1930, 2596 b ; *Hieroglyphica* 2000, Q 5, Q 38.

[7] *Cat. Ifao* 1983, 344,1 ; *Hieroglyphica* 2000, Q 6, Q 6 A.

[8] *Cat. Ifao* 1983, 307,10 ; *Hieroglyphica* 2000, O 20.

[9] *Cat. Ifao* 1983, 304,2 ; *Hieroglyphica* 2000, O 18.

[10] *Cat. Ifao* 1983, 280,1 ; *Hieroglyphica* 2000, O 1.

[11] *Cat. Ifao* 1983, 344,1 ; *Hieroglyphica* 2000, O 167, O 167 A, O 167 B (*Dend.* X, 44,1 ; 33,4). Voir aussi *mꜣht* (*Dend.* X, 114,6) ; CAUVILLE 2001, p. 171.

[12] WALKER 1996, p. 127-146, 271 « chest, thorax ».

[13] On parle alors de « l'intérieur *jb* » (BARDINET 1995, p. 71), ou de tout autre orifice interne comme l'entrée de l'estomac, ou comme le museau de tanche du col de l'utérus (JEAN, LOYRETTE, *ERUV* II, 2001, p. 554).

[14] CAUVILLE 1997, III, p. 661, *ḏd* « épine dorsale ».

[15] *KoptHWb*, p. 520, ⲙⲉⲥⲑⲏⲧ pour ⲙⲉⲥⲧ-ϩⲏⲧ ; VYCICHL 1983, p. 123, ⲙⲉⲥⲧϩⲏⲧ *SB*, ⲙⲉⲥⲧⲛϩⲏⲧ *S*, ⲙⲉⲥⲧⲉⲛϩⲏⲧ *B* « poitrine » (στῆθος, θώραξ), littéralement la « corbeille du cœur ». Mot composé de *msty* (*cf. infra* : 4.3. pBerlin 3027.7, 1-3, n. d), et de ϩⲏⲧ « cœur ». Désigne aussi (*B*) le « ventre » (du serpent en Gen. 3,14 « tu marcheras sur ton ventre »).

[16] *Wb* V, 11, 2-8. *Alex.* 77.4354, 78. 4244, 79.3100 « la poitrine » ; HANNIG 1995, p. 240, « Brustkorb, (cage thoracique) » ; WALKER 1996, p. 276 « breastbone, sternum ».

[17] A. GARDINER, *Hieratic Papyri in the British Museum, Third Series, Chester Beatty gift*, London, 1935, pl. 41-42.

[18] *KoptHWb*, 33. VYCICHL 1983, p. 40, ⲉⲕⲓⲃⲉ, ⲕⲓⲃⲉ *S*, ⲕⲓϥⲓ *B*°, ⲕⲓⲃⲓ *F* « poitrine (de l'homme en général, de la femme comme signe de beauté, du bœuf) » ; voir aussi *KoptHWb*, 151. VYCICHL 1983, p. 163, ⲡⲉⲣⲕⲓⲃⲉ *S* « poitrine », de probablement ⲡⲉⲣ = 𓉐 *pr* « maison » et donc littéralement « cage thoracique ».

[19] LACAU 1970, § 173 p. 69-70 ; *Hannig-Wb* I, 9645, « Hals (cou) » ; WALKER 1996, p. 268 « front of neck ».

[20] LACAU 1970, § 173 p. 69.

[21] *Wb* IV, 512,10 - 513,71 ; LEFEBVRE 1952, p. § 24 p. 25 ; LACAU 1970, § 173 p. 69-70. *Alex.* 77.4238 « poitrine», 78.4158 « gorge, cou, poitrine ; *jmj-šnbt* 'le cœur' », 79.3041 « gorge, cou, poitrine ; *jmj-šnbt* 'collier' ». *Hannig-Wb* I, 33244, « Brust (poitrine), Oberkörper (buste) » ; WALKER 1996, p. 276 « front of chest ».

[22] *Wb* IV, 506,14 ; LACAU 1970, § 173 p. 69-70 ; *Alex.* 78.4150 « la poitrine, le thorax » ; HANNIG 1995, p. 828, « die Brust, der Oberkörper » ; WALKER 1996, p. 294 « bosom ».

[23] LACAU 1970, § 174 p. 70.

[24] *Cat. Ifao* 1983, 168,18-13, puis 475, 10 - 476, 2 ; *ValPhon.*, I, p. 282, 571 - 285,615 ; *Hieroglyphica* 2000, F42, voir aussi les signes T103, T138, F42A, F42A-B, F43, F41A-C, T103A, puis Aa14-15.

[25] *Wb* III, 109,11 ; LEFEBVRE 1952, p. § 26 p. 26 ; HANNIG 1995, p 538, « Rippen, (côtes) » ; WALKER 1996, p. 272 « ribs attached to the breastbone ». — Peut-être s'agit-il d'une expression provenant d'une comparaison avec un végétal (du groupe *ḥn, ḥnj-tꜣ*), comme pour nos « côtes de bettes ».

[26] *Wb* V, 602, 1-20 ; LEFEBVRE 1952, § 26 p. 27 ; LACAU 1970, § 180-181 p. 71-72 ; *Alex.* 77.5259, 78.4951, 79.3671 « les côtes soudées (comme pièce de boucherie) » ; *Hannig-Wb* I, 40250, « hinter und seitliche Rippengegend (région costale latéro-postérieure), Seite (côté) » ; WALKER 1996, p. 279 « side of chest, the lower 10 ribs ».

[27] O. MARUCCHI, *Le Papyrus magique du Vatican. Monumenta papyracea Ægyptia Bibliothecae Vaticanae*, 36, Roma, 1891 (éd. A. ERMAN, *ZÄS* 31, 1893, p. 119).

[28] W. PLEYTE, F. ROSSI, *Le Papyrus de Turin*, Leiden, I, 1869, II, 1876 (éd. A. ERMAN, *ZÄS* 31, 1893, p. 123).

[29] *Wb* IV, 101, 10-15 ; LEFEBVRE 1952, p. 26, § 26 ; LACAU 1970, § 182 p. 72. *Alex.* 77.3531, 78.3464 « côte » ; *Hannig-Wb* I, 27439, « Rippe, (côte) » ; WALKER 1996, p. 275 « rib ».

[30] *KoptHWb*, 193 ; VYCICHL 1983, p. 194, dém. *spr* « côte », ⲥⲡⲓⲣ *S*, ⲥⲫⲓⲣ *B*, ⲥⲡⲓⲗ *F* « côte », pl. ⲥⲡⲓⲣⲟⲟⲩⲉ *S*, ⲥⲫⲓⲣⲱⲟⲩⲓ *B*, ⲥⲡⲓⲗⲁⲩⲉⲓ *F*.

[31] *Wb* I, 77, 16-17 ; LEFEBVRE 1952, § 26 p. 27 ; LACAU 1970, § 176 p. 70. *Alex.* 77.0281 « côte, côté » ; HANNIG 1995, p 47, « *Seite (côté) » ; « Rippe (côte) » ; *Hannig-Wb* I, 1654, « *Seite (côté) » ; WALKER 1996, p. 266 « side of ribs ».

[32] *Wb* IV, 425, 16 (*šwt*) ; LEFEBVRE 1952, § 26 p. 27. *Grundriss* I, p. 62. HANNIG 1995, p. 808, « *≈j* die beiden Seiten (les deux côtés : flancs) » ; WALKER 1996, p. 276 «  *šwt* side of chest, half or rib-cage ».

[33] LEFEBVRE 1952, § 24 p. 24 ; LACAU 1970, § 193 p. 76 ; WALKER 1996, p. 276 « breastbone, sternum ».

[34] LACAU 1970, § 194-196 p. 77.

[35] Nous aurons l'occasion d'en donner la raison.

[36] B. EBBELL, « Altägyptische anatomische Namen », *Acta Orientalia* 15, 1937, p. 304 ; *Wb* II, 356,12 ; LEFEBVRE 1952, § 29 p. 27 « diaphragme », et, § 11 p. 13 « dure-mère » ; LACAU 1970, § 63, n. 4 p. 31 ; *Alex.* 77.2250 « membrane (enveloppant le cerveau), dure-mère » ; WALKER 1996, p. 271 et 303 « diaphragm » ; HANNIG 1995, p 442, « Membran, 'Haut' (peau), Fell (toison) ; Zwerchfell (diaphragme), Hirnhaut (méninges) ».

[37] YAMAZAKI 2003, p. 18 et 20 « Zwerchfell (diaphragme) ».

[38] *Wb* I, 477, 10-11 ; LEFEBVRE 1952, § 35 p. 32 ; LACAU 1970, § 238 p. 91 n. 5 ; *Alex.* 77.1319 (« le coeur » en tant que viscères), 79.0935 (« viscères » ; *ꜥnḫ m bśkw* - nom d'un démon) ; pluriel *bśkw* 78.1370 (« viscères », aussi « cervelle ? ») ; WALKER 1996, p. 268 « internal organ, viscus » ; *Hannig-Wb* I & II,1 - 10106 « Eingeweide » (entrailles). Avec les déterminatifs : , , , et 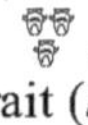, au pluriel. Il devait s'agir originellement du « paquet cardiovasculaire » extrait (*bsj*) par une lame avec effusion lors d'un abattage ou d'un sacrifice, puis, lors de la procédure de momification, avec émission d'humeurs séro-sanguignolantes et cail-

loteuses. Le signe 𓄣 F 34 et son assimilation au mot *jb* dans des formulations figurant sur des ouchebtis plaident aussi en faveur de cette interprétation.

[39] EBBELL, *op. cit.*, p. 302 « thymus » ; *Wb* III, 470, 14 - 471, 2 ; LEFEBVRE 1952, § 22 p. 23 « thymus » ; *Alex.* 77.3813, 78.3764 « enveloppe graisseuse des rognons (?) » ; WALKER 1996, p. 275 « thyroid gland (?) » ; *Hannig-Wb* I & II, 2 - 29773 « Nierenfett, Nierentalg ; Bauchspeicheldrüse, Pankreas » (graisse des rognons ; pancréas). Son nom doit provenir de sa situation anatomique médiane semblant réunir (*śḫn*) en sa partie basse les deux côtés du thorax, ainsi que dans sa partie haute le cou au thorax. Le pEbers 860. 105, 1-8 doit concerner un kyste du thymus (voire un kyste hydatique thymique devenu heureusement rare). De taille plus importante chez le jeune, cet organe peut bien figurer dans les listes d'offrandes dans la mesure où les « ris » de veau d'agneau ou de chevreau peuvent être des plats très appréciés, et encore de nos jours.

[40] *Cat. Ifao* 1983, 164,13. *ValPhon.*, I, p. 277, 451, avec les valeurs *jb*, *nfr* et *ḥꜣty*. *Hieroglyphica* 2000, F35.

[41] La crosse aortique n'étant pas représentée ici, peut-être parce qu'elle est vide à la dissection. Plus tard les Grecs croiront qu'elle charrie de l'air.

[42] *Hieroglyphica* 2000, F35A.

[43] *Cat. Ifao* 1983, 164,10 et 11, puis 12 et 14 ; *ValPhon.* I, p. 277, 453 et 455, puis 456 et 457, avec les valeurs *nfr* et *nfrw*. *Hieroglyphica* 2000, F 35.

[44] *Wb* III, 26-27,19 ; LEFEBVRE 1952, § 34 p. 31 ; LACAU 1970, § 237- 245 p. 91-94 ; *Alex.*, 77.2579 (« le cœur », le « muscle cardiaque proprement dit », et aussi : comme siège du sentiment), 78.2566, 79.1883 (dans les scènes de boucherie) ; BARDINET 1992, p. 39-49 ; WALKER 1996, p. 147-169, 179-186 et 272 « 1. heart, 2. central chest, mediastinum, 3. mind » ; *Hannig-Wb* I & II,1 - 19536 « Herz » (cœur), « Herzmuskel » (muscle cardiaque) ; CAUVILLE 1997, III, p. 356 « le cœur », et aussi : le siège des sentiments ; ERICHSEN 1954, p. 289, dém. *ḥꜣ.t(y)* « cœur ».

[45] *Cat. Ifao* 1983, 164,1-3. *ValPhon.*, I, p. 276, 433-437 ; *Hieroglyphica* 2000, F34.

[46] *Wb* I, 59,10 - 60,11 ; LEFEBVRE 1952, § 34 p. 31 ; LACAU 1970, § 237- 245 p. 91- 94 ; *Alex.* 77.0215, 78.0241 (« cœur », organe du mort, et aussi : siège de la pensée et du sentiment), 79.0155 (avec le sens « estomac ») ; BARDINET 1992, p. 41-49 ; WALKER 1996, p. 147, 169-186, 265 « 1. mind, person, self, own, 2. heart » ; *Hannig-Wb* I & II,1 - 1318 « Herz » ; CAUVILLE 1997, III, p. 32 « le cœur », et aussi : « le cœur », comme amulette ; *PtoLex.* p. 58 « heart » ; ERICHSEN 1954, p. 26, dém. *jb* « cœur ».

[47] *KoptHWb* p. 394 ; VYCICHL 1983, p. 314-315, ϩⲏⲧ *SB* 1. « cœur » comme partie du corps, 2. « sens, intelligence », ϩⲧⲏ *S*, ϩⲑⲏ *B*, ϩⲉⲧⲉ *S°AL*, ϩⲉϯ *F* « cœur ».

[48] *KoptHWb* p. 264 ; VYCICHL 1983, p. 243, ⲩⲃ *O* « cœur ».

[49] LABAT 1976, n° 384 p. 177 et n° 424 p. 193 ; VYCICHL 1983, p. 243.

[50] SANDER, TRENEL, 1979, p. 314-315 ; VYCICHL 1983, p. 243.

[51] REIG 1983, col. 4338 ; VYCICHL 1983, p. 243.

[52] H. VON STADEN, *Herophilus. The Art of Medicine in Early Alexandrie*, Cambridge, 1989.

[53] / / *ʿd* : *Wb* I, 239, 8-16 ; *Alex.* 77.0788, 78.0831, 79.0567 « graisse animale, suif » ; *Hannig-Wb* I & II,1 - 6237 « Fett » (graisse) ; *PtoLex.* p. 186 « pieces of fat » ; CAUVILLE 1997, III, p. 100 « graisse » ; ERICHSEN 1954, p. 74, dém. *ʿt* « graisse » ; *KoptHWb* p. 295 ; VYCICHL 1983, p. 251, ⲱⲧ *SB*, « graisse ». LEFEBVRE 1956, p. 36 « masse grasse du cœur ». WESTENDORF 1999, II, p. 696 « Fettmassse ».

[54] Ces termes font partie d'un certain nombre de dénominations se rapportant tous à un des passages internes du cou. Ils peuvent être synonymes. Seul un examen attentif du contexte clinique des textes médicaux, ou physiologique des autres textes, en fournira, à chaque fois, la juste traduction (*cf.* ici même, chap. 2, 4).

[55] *Wb* III, 181, 4-15 ; LEFEBVRE 1952, § 22 p. 22 ; LACAU 1970, § 170 p. 67 ; *Alex.* 77.2877 « gorge », 78.2854 « gosier » ; WALKER 1996, p. 273 « windpipe, trachea » ; *Hannig-Wb* I & II,x - 22082 « Kehle » (gorge ; gosier) ; *PtoLex.* p. 685 « throat » (gorge) ; CAUVILLE 1997, III, p. 401-402 « gorge ». Voir *Urk.* IV, 482,12 pour « l'œsophage » mis en rapport avec la soif. Il s'agit là d'un contexte physiologique. Nous avons tous fait l'expérience d'une « fausse route » de boisson passée par erreur dans la trachée et aussitôt expulsée avec violence.

[56] B. EBBELL, « Altägyptische anatomische Namen », *Acta Orientalia* 15, 1937, p. 299. *Wb* IV, 439, 3-4. LEFEBVRE 1952, § 22 p. 23 « trachée-artère ». LACAU 1970, § 170 p. 67. *Alex.* 77.4143 « gorge ». HANNIG 1995, p 813, « Luftröhre, (trachée-artère) / Speiseröhre (oesophage) ». WALKER 1996, p. 276 « gullet, oesophagus ». *KoptHWb* 335. VYCICHL 1983, p. 256, ϣⲃⲱⲃⲓ *B* « gorge », ϣⲟⲩⲱⲃⲉ *S°* « trachée-artère », « gorge (antilope) ». Voir le pSmith 28. 9,19 pour la « trachée ». — L'œsophage se trouve en effet dans le plan profond.

[57] *šspw* : *Wb* IV, 535,1 ; *Alex.* 77.4287 (comme nom d'une artère du cœur) ; HANNIG 1995, p. 836 « Empfänger (*e. Arterie des Herzens*) » (destinataire, récepteur) ; *KoptHWb* p. 561 ϣⲟϣⲡⲓ « Magen » (estomac). Ce mot dérive du verbe *šsp* : *Wb* IV, 530,1 - 533,18 ; *Alex.* 77.4283, 78.4186 (« saisir, tenir », « recevoir, prendre », « accueillir » quelqu'un…), 79.3062 (« accepter, prendre en charge ») ; *Hannig-Wb* I & II,2 - 33451 ; *PtoLex.* p. 1028 « to receiv, accept, take possession ». Arabe *šaḏaf, yašḏuf* « recevoir, atteindre ». Voir aussi la forme *šp* . ERICHSEN 1954, p. 500, dém. *šp* « recevoir » ; *KoptHWb* p. 321 ; VYCICHL 1983, p. 268, ϣⲱⲡ *SB*, « recevoir, supporter, acheter ». — Ce vaisseau étant perçu comme « celui qui reçoit » peut être une très importante artère recevant le sang du cœur *jb*, et donc l'aorte. La phrase suivante indique que c'est celui-là qui alimente le cœur *ḥȝty*, il pourrait donc s'agir aussi d'une artère myocardique — ou bien, pour la seconde proposition (99, 19b) des veines caves qui apportent le sang au cœur. Cependant, cela irait à l'encontre de son nom même, et nous aurons l'occasion de voir que les Égyptiens avaient peut-être bien observé certains éléments de la physiologie cardiorespiratoire. Et puis donc, les autres parties du *jb*, à la valeur plus large, semblent indirectement être irriguées à partir de ce vaisseau si important, ce qui est un argument en faveur de l'aorte. Les autres arguments sont cliniques.

58 pEbers 855 c. 99, 18-19 : 18  19 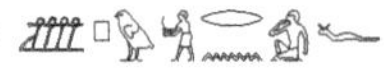 18 *mt* 19 *šśpw rn*‧*f* « un vaisseau dont le nom est 'le récepteur' », lit. « un vaisseau, ' le récepteur ' est son nom ».

59 *Cat. Ifao* 1983, 165,1-14. *ValPhon.*, I, p. 277-279, n° 459-491. *Hieroglyphica* 2000, F36-F36A-C.

60 *Wb* III, 445,15 - 446,2 ; LEFEBVRE 1952, § 33 p. 30-31 ; LACAU 1970, § 63 n. 2 p. 31 et § 246 p. 949-95 ; *Alex.* 78.3513 « les poumons » ; WALKER 1996, p. 275 « respiratory tract » (tractus respiratoire) ; *Hannig-Wb* I & II,2 - 27770 « Lunge » (poumon) ; CAUVILLE 1997, III, p. 489 graphie  « les poumons » (*Dendara. Chapelles osirienne*, 160, 9).

61 *Wb* I, 306,3 ; LEFEBVRE 1952, § 33 p. 31 ; LACAU 1970, § 63 n. 2 p. 31 et § 246 p. 949-95 ; *Alex.* 77.0909 « les poumons » ; WALKER 1996, p. 268 « lung, lungs » (poumons) ; *Hannig-Wb* II, 1 - 7404 « Lunge » ; CAUVILLE 1997, III, p. 118 « les poumons » ; ERICHSEN 1954, p. 87, dém. *wf* « poumon ». Le souffle pulmonaire est nécessaire pour parler (*wfꜣ*), le mot doit être construit sur ce verbe.

62 *KoptHWb* p. 283 ; VYCICHL 1983, p. 241, ⲟⲩⲟϥ *S*, ⲟⲩⲟⲃ *B*, « poumon ».

63 *Hieroglyphica* 2000, F172.

64 Détail de face, statue en pied, bois, époque ptolémaïque, Kestner-Museum, 1955.153. Voir par exemple : Chr.E. LOEBEN, dans catalogue *Ägyptische Mumien. Unsterblichkeit im Land der Pharaonen. Württemberg, 6 octobre 2007 - 24 mars 2008*, Stuttgart, 2007, n° 62, p. 62-63.

65 V^{e} dyn. Saqqâra, Chaussée d'Ounas, scène de famine, détails, reconstitution synthétique (manques remplis, ombre costale et clavicule ajoutées comme sur modèles voisins). Voir par exemple : Chr. ZIEGLER, dans *Catalogue des stèles, peintures et reliefs égyptiens de l'Ancien Empire et de la Première période Intermédiaire, vers 2686-2040 avant J.-C.*, Paris, 1990, n° 2, p. 49 ; A. LABROUSSE, A. MOUSSA, *La chaussée du complexe funéraire du roi Ounas*, Le Caire, 2002, fig. 117 et 118 p. 175.

CHAPITRE II

LE BUSTE DE LA FEMME

De ses représentations plus trapues de l'Ancien Empire (épouse d'Izi, Louvre, 14399) [1], jusqu'aux formes les plus élancées de la période amarnienne, et dont le très célèbre buste de Néfertiti (Berlin, 21 300) [2] donne sûrement l'un des meilleurs exemples, le buste de la femme a toujours, semble-t-il, été bien représenté avec tous ses détails anatomiques superficiels, même si ceux-ci ne sont pas toujours nommés dans la littérature. C'est le cas des salières bien dessinées dans beaucoup d'endroits, ou encore des sterno-cléido-mastoïdiens dont les points d'insertion ont été bien vus par les artistes (Sépa, Louvre E A 36) [3], en véritables pionniers des schémas anatomiques.

2.1 La ceinture scapulaire

Le manubrium. — Le *ḥntꜣ* [4] « manubrium », est très bien distingué dans l'expression *ḥntꜣ n qꜣbt* « manubrium du sternum » (pSmith 40. 13,17a, glose A). Il est décrit comme *qs ḥry n qꜣbt* « os supérieur du sternum » (pSmith 34. 11,23), ou encore par *tp ḥry n qꜣbt*, « extrémité supérieure du sternum » (pSmith 40. 13,17b, glose A).

Les clavicules. — Les clavicules s'appellent , *bbwy* [5] (pSmith 34. 11,18), et la région susclaviculaire *bbyt* [6] (pSmith 34. 12,1). Les épiphyses claviculaires *tp n bbwy* « tête des clavicules » (pSmith 34. 11,18), constituent, en dedans, l'articulation manubrio-claviculaire : *tpw sn m qs ḥry n qꜣbt* « leurs têtes (sont fixées) dans l'os supérieur du sternum » (pSmith 34. 11, 23).

Les omoplates. — L'omoplate *mšʿqt* [7] adopte volontiers le déterminatif [8] du rasoir *ḫʿq* (pSmith 36. 12,11), *mḫʿqt* [9] à partir du Nouvel Empire. Il existe peut-être aussi un ancien mot *zḫn* [10] pour désigner une omoplate.

Les épaules. — L'épaule est représentée par le signe , (*Pyr.* 1014, 299), duel (*Pyr.* 135) se lit (*Pyr.* 326), *rmn* [11], duel (pBerlin 3027, E, 4, 3) (*Pyr.* 1309 a) *rmnwy*. Cependant, le terme technique utilisé pour l'épaule est plutôt *qʿḥ* [12] (pSmith 8. 4,8), duel. (pSmith 19. 7,16) ou (pSmith 30. 25) *qʿḥwy*. L'articulation de l'épaule peut encore se dire : *bw-rmn* [13], et *g3ḥ* [14] (*Urk.* VI 83,11). Pour ce dernier terme, il reste le copte ϭⲁϩ *S* « épaule », et aussi ϭⲉⲗϩ *S*, ϭⲁⲗϩ *S°* probablement « dos », (*) « partie postérieure de l'épaule », « épaule ».

Les textes nous indiquent que « deux *mtw* sont pour l'épaule droite et deux pour l'épaule gauche » (pEbers 854 f. 99, 19-21). On peut tout naturellement penser à l'artère et à la veine sous-clavière. Puis, plus loin, à l'artère et à la veine axillaire.

2.2. LE BRAS

La partie supérieure du bras peut se nommer *g3b* [15] (pSmith 35. 12,7), var. courante (pSmith 35. 12,7), (pLondres 17,7), duel *g3bwy* (pBerlin 3027, E, 4,3) ; forme féminine *g3bt*, var. (pBerlin 163f, 15,10) apparue à la XIXe dyn. avec la forme *gb3* « bras », *g3bt* et *g3ybt* (= phon. *gybt*) « bras » à la XXe dyn. ; autre féminin duel. *gbdy* (= *gbty* - *g*[*3*]*bty*) à Basse Époque (*Urk.* II, 13,8). Les formes coptes ϭⲃⲟⲉⲓ *S* ⲁⲫⲟⲓ *B* « bras » et « jambe (d'animaux) » proviennent de *gby* [16].

La partie supérieure du bras (humérus) peut aussi se nommer par extension (*cf. supra*), *rmn* ou *qʿḥ* (*BD* 172,23, au duel), puis l'avant-bras (radius et cubitus) *ʿ* [17] (pSmith 47. 16,20), duel. (et var.) *ʿwy* (pSmith 31. 10,13). Encore par extension, le bras en entier peut également être désigné par les termes *qʿḥ* (*CT* V,103) ou *ʿ*.

Les membres supérieurs humains peuvent aussi être désignés par le mot *ḫpš* [18] (*Pyr.* 316c), duel (var. …) *ḫpšwy*, plur. *ḫpšw* (*Pyr.* 405b). Certaines listes anatomiques distinguent naturellement le *ḫpš wnmy* « bras droit », du *ḫpš smḥy* « bras gauche » (pmag. Vatican, 13). Voir le copte ϣⲱⲡϣ *SB* « bras, épaule » [19].

La partie interne du bras pourrait se dire *ḫry-ḫpš* [20]. L'aisselle, initialement représentée aussi par le signe (*Pyr.* 2171), s'écrira plus tard *ḥṯṯt* [21] (pSmith 47. 16,16 -17, 1 …).

Les textes nous indiquent que « six *mtw* mènent aux bras : trois à droite, trois à gauche, puis mènent aux doigts » (pEbers 584g. 100, 5-6). Il s'agit probablement là d'un schéma vasculaire montrant les deux veines puis l'artère humérales, c'est-à-dire les trois plus gros vaisseaux restant visibles chez un sujet écorché, jusqu'au paquet vasculo-nerveux principal facilement accessible sous la peau dans la région antérieure du bras. Les veines superficielles sont bien visibles. Nous savons aussi que les ganglions lymphatiques ont été perçus par les cliniciens.

Les Égyptiens établissaient un lien entre le cœur et l'épaule gauche (pEbers 854 f. 100, 2-5 / 191. 37, 10-17), le cœur et le bras gauche (pLouvre 3284, VI, 6-7), sans doute pour des raisons cliniques entre les deux derniers doigts de la main gauche, puis, plus précisément, avec l'annulaire de la main gauche. Les médecins alexandrins reprendront cette observation. Nous renvoyons pour cela à : S. AUFRÈRE, « le cœur, l'annulaire gauche, Sekhmet et les maladies cardiaques », *BIFAO* 36, 1985, p. 21-34.

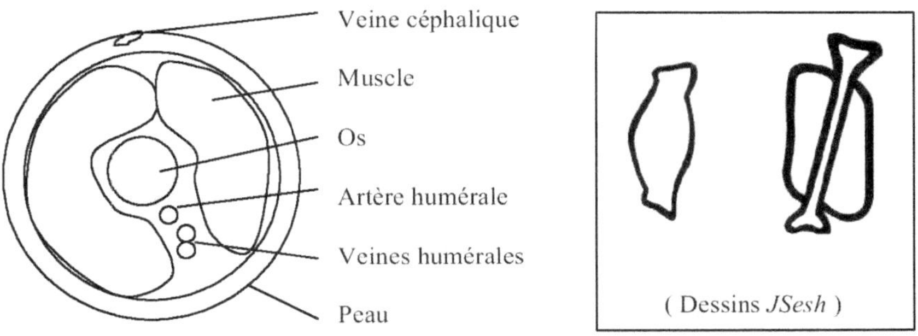

Fig. 5. Coupe horizontale de la partie moyenne du bras, et signes de modèles animaux : muscle isolé (F147) et membre sectionné en coupe verticale (F44).

2.3. LE DOS

La colonne vertébrale peut être symbolisée par des signes comme (F 37), (F 38), (F 39), (F40), (F 41) et apparentés, tous regroupés dans les hiéroglyphes représentant des parties de mammifères [22]. Voir aussi le signe F139 pour une vertèbre seule [23] et les signes D157 et D 157 pour une partie de rachis et pouvant être classés dans les représentations humaines. Deux mots désignant initialement la colonne vertébrale ont vu leur sens évoluer pour prendre celui général de « dos », ce sont *psḏ* [24] (*Pyr.* 517) ou *pzd* (pSmith 7. 3,11) et *ꜣt*, ou *jꜣt* [25], (pEbers 836. 97,11 : pour un poisson), il reste la forme pronominale copte ϩⲓⲱⲱ⸗ « sur le dos de... » [26].

Un autre ancien terme pour « dos » : *sꜣ* [27] (*Pyr.* 135a), peut encore être reconnu dans des textes médicaux. Il est utilisé par exemple pour désigner la nageoire qui est sur le dos d'un synodonte (pBerlin 71. 6,11), dans des expressions comme *sꜣ n ḏrt* « dos de la main » (pSmith 20. 8, 2), *sꜣ n jrty* « dos des yeux = paupières » (pEbers 60, 6), ou encore pour indiquer la partie cutanée externe d'un éclat crânien (pSmith 8. 4, 6).

Vertèbres : F139 F40 D157 D158 D378 (*JSesh*)	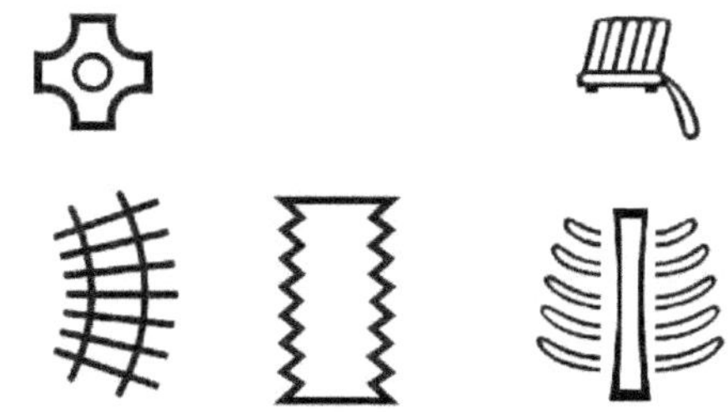	Cage thoracique : F40 (Section animale avec rachis et mœlle s'en échappant) D378 (vue postérieure *Hieroglyphica*)

Fig. 6. Signes hiéroglyphiques présentant des éléments anatomiques du dos (Dessins selon *Jsesh* ou *Hieroglyphica.*)

2.4. LA RÉGION COU-POITRINE

Le cou est très anciennement désigné par le mot *wsrt* [28] (*Pyr.* 286). La partie antérieure du cou *ḫʿm* [29] (pSmith 28. 9,18) var. *ḫʿmw* (pSmith 28. 9,22) s'oppose normalement à la partie postérieure du cou *nḥbt* [30] « un cou, ce qui fait sept vertèbres » (O. Gardiner r.4), désignant aussi par extension une région intermédiaire entre la tête et le tronc comme les parties molles situées en arrière du rachis cervical, ou « nuque » (pSmith 3. 2,1 : glose C). Le copte a conservé ⲛⲁϩⲃ *S* ⲛⲁϩⲃⲓ *B* « nuque », « épaule (* partie proximale ?) » [31].

Au niveau de la partie antérieure du cou *ḫḫ* (*Pyr.* 1213) se trouve la gorge, le gosier *ḫḫ* [32] (*Sinouhé* r, 47), copte ϧⲁϧ *B* « cou, gorge » [33], avec ces équivalents et des mots pouvant désigner, comme nous l'avons déjà indiqué, l'œsophage et la trachée : *šbb* [34] (pSmith 28. 9,19), copte ϣⲃⲱⲃⲓ *B* [35], *ḥtyt* [36] (*Pyr.* 270), *ḥtyt* (*Urk.* IV, 482,12), (pSmith 34. 11,23), *wšm* [37] (XIXe dyn.), *šȝšȝyt* [38] (pEbers 859. 104,14), var. *šȝšȝt* (pSmith 34. 12,1). Ces termes font partie d'un certain nombre de dénominations anatomiques se rapportant tous à un des passages internes du cou, ou à une projection superficielle ce qui explique qu'ils désignent le plus souvent une partie aérienne, souvent traduite par « gorge ». Cependant, ces mots peuvent être synonymes. En effet, le « gosier », qui est, lui, une partie interne, forme une sorte d'entonnoir se terminant en bas avec la « voie » aérienne inférieure en avant, et la « voie » digestive en arrière. Peut-être faudrait-il chercher là des étymologies [39]. Seul un examen attentif du contexte clinique des textes médicaux, ou physiologique des autres textes, en fournira, à chaque fois, la juste traduction.

Les Égyptiens avaient peut-être donné le nom vague de *ḥʿw* (chairs)[40] au « 'corps' thyroïde ». Cette région est limitée en bas par le manubrium (*cf. supra*), avec lequel elle organise une dépression bien décrite par la clinique, puis par le reste du sternum avec, chez la femme, le sillon intermammaire ou giron-poitrine (*cf. infra*).

Les textes nous indiquent que « quatre *mtw* sont pour les deux oreilles » (pEbers 854 f), c'est-à-dire aussi qu'ils se dirigent, de part et d'autre, sous les apophyses mastoïdiennes. Il s'agit de l'artère carotide interne provenant plus bas de la carotide primitive, qui, avec la veine jugulaire interne, sont les plus gros vaisseaux vus en coupes supérieure et inférieure du cou et allant en cette direction. Nous noterons pour finir que seuls, et très logiquement ici, les très gros conduits ont été pris en compte dans les papyrus médicaux qui nous sont parvenus.

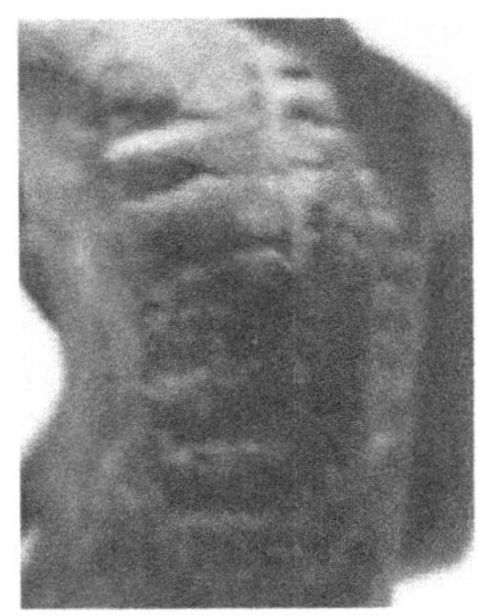

Fig. 7. Terre cuite, Vleeshuis d'Anvers.

2.5. Muséologie anatomique

Les anciens Égyptiens avaient une bonne perception de l'ossature en général. Ainsi les parties osseuses affleurant sous la peau sont assez bien représentées chez des sujets dénutris ou âgés. Hormis les célèbres représentations décharnées des bas-reliefs de famine, comme ceux de la chaussée d'Ounas et de Sahourê montrant des bédouins des deux sexes[41], nous pouvons également remarquer une petite statuette en terre cuite montrée au Museum Vleeshuis d'Anvers (Ve dyn.[42] ; *ci-contre*, fig. 7) et une autre, squelettique, en bois et conservée au Kestner Museum de Hanovre (Époque ptolémaïque, 1955.153[43] ; *cf. supra*, fig. 3 et 4). Ce phénomène est encore bien décrit sur différentes petites statuettes en terre cuite dont une du Louvre (E 7704 bis)[44], figurant une meunière amaigrie dont les côtes, la colonne vertébrale, les apophyses épineuses, les omoplates et les clavicules sont aussi très bien dessinées sous une peau tendue et avec assez de justesse.

2.6. Anatomie symbolique

La région cou-poitrine, dont nous reparlerons à propos de la poitrine elle-même au chapitre suivant (3.4), devait correspondre à un « giron supérieur » par rapport au « sein maternel » se situant en portion moyenne et abdomino-pelvienne suivi en bas de son « abouchement vulvaire inférieur ».

Ainsi, le sillon intermammaire pourrait bien correspondre également à une « ouverture vers la vie » où s'épanouit un enfant tel que peuvent nous le montrer quelques signes hiéroglyphiques présentant des bras ouverts où il se blottit. Nous examinerons encore, dans un autre chapitre, « le sein amant, le sein-fleur, le sein-fruit et le sein-racine » (*cf. infra*, chap. IV). En effet, il existe probablement aussi un lien entre le « giron-poitrine » et le lotus donnant naissance à l'enfant-dieu. Cet endroit correspond à la « place » naturelle de l'enfant nourri au sein après avoir été, nous le verrons, lié de lait de sang et de sperme dans la matrice interne. Ici simplement le lieu est ouvert, mais il n'en constitue pas moins une unité anatomique maternelle réelle. Cette situation privilégiée provient de la conception physiologique d'un sang interne maternel « blanchi » en lait externalisé par la poitrine et nécessitant donc un passage physique dans le même sens, mais, cette fois, par voie haute thoracique. Une sorte de cordon fonctionnel continue ainsi à réunir l'enfant à sa mère, et, à ses seins, ces derniers remplaçant maintenant, d'une certaine façon, le placenta. Nous aborderons plus loin également le lien existant entre le lait et le placenta (*cf. infra*, chap. XI-XII).

C204	D195	D332	D175	A279	F113 : collier menat
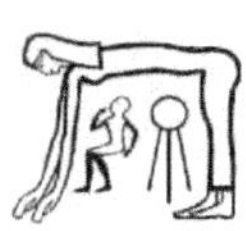	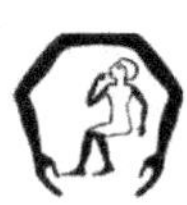	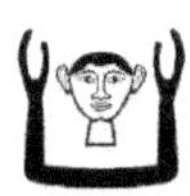	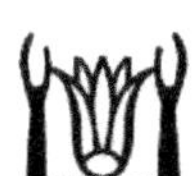	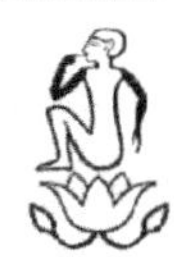	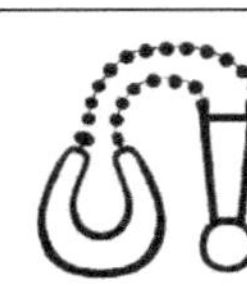

Fig. 8. Signes hiéroglyphiques en rapport avec le « giron supérieur » (Dessins selon *Jsesh*).

Destiné à être suspendu au cou d'une mère divine, le collier *menât* montre alors en avant une large lèvre béante située entre les deux seins avec, parfois, leurs répondants en arrière figurés par Chou et Tefnout en haut du contrepoids se terminant très souvent par une rosace, surface fertile d'un lotus, d'où peut pareillement émerger un enfant. Ces rosaces sont visiblement dessinées sur les seins, et, sur le contrepoids du collier tenu par la dame Manana (XVIIIe dyn. Musée égyptien du Caire, JE 87911) [45]. Ces deux ouvertures semblent « transfixiantes » et percer la mère au cœur de sa poitrine afin qu'elle puisse l'accueillir en son sein. Ce trajet peut être comparable à celui emprunté par le soleil dans le corps de Nout. Il émergera à l'aurore entre deux montagnes pouvant sans doute aussi être comparées aux deux seins maternels bordant le « giron-poitrine ». Cette échancrure thoracique antérieure livrera ensuite, comme lors d'un deuxième accouchement, un enfant mature au moment du sevrage. La plaie ne sera pas pour autant close pour l'assimilation divine à l'utérus de Nout qui se chargera à nouveau de la maturation avant la renaissance du défunt. Le rejeton mort retournera donc en son sein douillet afin d'éclore à nouveau mais pour son éternité, à l'image souhaitée du souverain divinisé. Pour un nouvel accueil par Hathor en son sein par cet « autre passage du dieu » (corridor 8), on peut admirer les bas-reliefs de la tombe de Sethy Ier dans la Vallée des Rois (KV17). L'un est conservé au Louvre (B7), l'autre à Florence (2468). La déesse offre la partie « charnue » du collier *menat* qu'elle porte à son cou. L'extrémité du contrepoids en rosace est formée de quatre lotus et de boucles de quatre signes *ankh* croisés. Ce « passage supérieur vital » est donc accessible dans les deux sens et « à l'imitation du dieu ». Un peu de la même façon que le soleil est avalé par la déesse (voie orale haute), le défunt replongera dans le « giron divin » (voie intermammaire) pour y être nourri, refaire sa nouvelle croissance en son sein sépulcral (voie moyenne) et réapparaître au matin de sa nouvelle vie (voie basse). Nous y reviendrons (*cf. infra*, chap. IV-V). Ce parcours nocturne est une espérance humaine symbolisée par les entrailles semblant s'ouvrir au centre la poitrine maternelle comme un signe supplémentaire de vie. Pour une image comparable en chrétienté, et montrant une forme d'utérus solaire transfixiant un thorax féminin, il faut admirer les versions de la Vierge du Signe ou *Platytera* « Celle qui est plus large que les Cieux », comme par exemple la très belle icône conservée au Cloître des Femmes de Zverinov Novgorod (Znanménie du IXe siècle).

Pour plusieurs auteurs modernes, l'image de l'Enfant Sauveur est simplement portée en « médaillon » par la Marie Mère de Jésus, et donc « superposée ». Cependant, cette hypothèse de « superficialité » ne correspond pas à la raison profonde iconique byzantine pour laquelle la Sainte Image représente le message divin rapporté par un verset biblique précis et où il est bien question d'une jeune fille « enceinte » qui doit « enfanter d'un fils » (Isaïe 7,14 ; Mathieu 1,23). L'enfant n'étant pas encore né, pas encore allaité aux deux seins maternels, il se trouve donc bien en situation « interne », mais au triple confluent de la poitrine, de l'utérus, et du ciel. Ce lieu singulier constitue bien en quelque sorte un « étage spatio-temporel divin ».

D'autres auteurs ne désirent pas comparer Marie à une déesse, fut-elle mère d'un dieu. Certes il ne faut comparer que ce qui est comparable et nous aborderons cette problématique à propos des notions virginales qui ne peuvent en aucune façon être confondues. Ainsi, sur ce point et sur d'autres que nous aborderons à l'occasion, il n'y a, nous semble-t-il, aucune ambiguïté possible. Il devient donc concevable de faire de la théologie historique comparée sans se risquer à des comparaisons injustifiées.

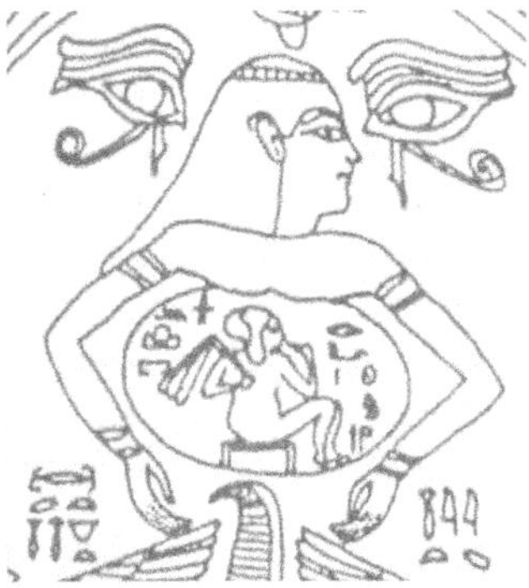

Fig. 9. Nout avec en giron-poitrine « Rê le grand dieu qui est dans l'horizon » (IIIe PI, Musée égyptien du Caire).

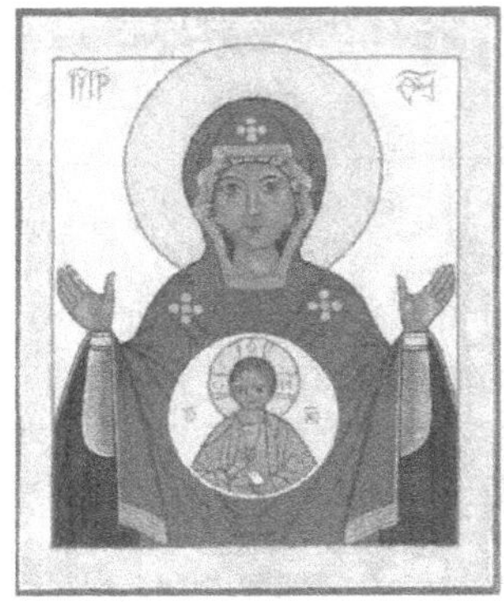

Fig. 10. Vierge du Signe ou *Platytera* « Celle qui est plus large que les Cieux », (Collection particulière).

Le rapprochement de cette représentation symbolique avec celle de Nout est justifié par son aspect solaire, sa situation à la fois céleste et *in corporis*, sa projection externe intermammaire, et enfin son message fondamental de salut [46]. Dès avant la rédaction des écrits bibliques constitués, la sensibilité livre déjà des traces de messages explicites.

Notes

[1] Chr. ZIEGLER, *Les statues égyptiennes de l'Ancien Empire*, Paris, 1997, n° 27, p. 28, 96-99.

[2] D. WILDUNG, *Ägyptisches Museum*, Berlin, 1991, n° 50, p. 96-97.

[3] ZIEGLER, *op. cit.* 1997, n° 39, p. 141-144. Il vaut mieux en effet citer ici un personnage masculin dont la perruque autorise la vision des points d'insertion. Les attaches supérieures de Néfertiti étant par trop délicates.

[4] LEFEBVRE 1952, p. § 24 p. 24 ; HANNIG 1995, p. 543, « Brustbein (sternum) » ; WALKER 1996, p. 272 « breastbone, sternum ».

[5] *Wb* I, 455, 3 ; LEFEBVRE 1952, p. § 26 p. 27 ; LACAU 1970, § 172 p. 67; HANNIG 1995, p. 251, « Schlüsselbein, (clavicule) » ; WALKER 1996, p. 268 « collarbones, clavicles ».

[6] *Wb* I, 455,4 ; LEFEBVRE 1952, § 26 p. 27 ; LACAU 1970, § 172 p. 67 ; HANNIG 1995, p 251, « Schlüsselbeinregion, (région claviculaire) » ; WALKER 1996, p. 268 « supraclavicular fossae i.e. the hollows above the collarbones ».

[7] *Wb* II, 157 : 133, 9 ; LEFEBVRE 1952, p. 27 § 27. LACAU 1970, § 250 p. 95, § 265 p. 102 ; HANNIG 1995, p. 368, *mšʿqt* cf. *mẖʿqt* « Schulterblatt (omoplate),

Rasiermesser, (rasoir à grande lame) » ; WALKER 1996, p. 270 « shoulder-blade, scapula ».

[8] JEAN 1999, p. 69 (dernier signe) + note 247. Constater par analogie, le mot français « omoplate » pris au grec ὠμοπλάτη (omoplate) littéralement « palette de l'épaule » (CHANTRAINE 1968, p. 1301) ; l'expression anglaise « shoulder-blade » pour « omoplate » ; puis, allemande : « Schulterblatt » de Shulter-épaule et Blatt-feuille, pour feuille = lame, voir aussi la formule « Blatt einer Säge » (lame).

[9] *Wb* II, 133, 8. LACAU 1970, § 250 p. 95, § 265. *Alex*. 77.1849, 79.1331 « rasoir». HANNIG 1995, p. 358, *mḫ*ʿ*qt* (*mš*ʿ*qt*) « Rasiermesser, (rasoir à grande lame), Schulterblatt (omoplate) ». JEAN 1999, p. 69-73. *Hannig-Wb* I, 13716, *mḫ*ʿ*qt* (*mš*ʿ*qt*) « Rasiermesser, (rasoir à grande lame) ».

[10] *Wb* III, 470, 14-471, 2. LACAU 1970, § 250 p. 95, § 265 p. 102. *Alex*. 77.3813, 78.3764 « enveloppe graisseuse des rognons (?) ». *Hannig-Wb* I, 29773, *sḫn* (*zḫn*) « *Nierenfett (enveloppe graisseuse des rognons), Nierentalg (suif de graisse de rognons), *Bauchspeicheldrüse (pancréas) » ; WALKER 1996, p. 275 : *sḫn* « ? thyroid gland ».

[11] *Wb* II, 418, 1-16 ; LEFEBVRE 1952, p. 28 § 30 ; LACAU 1970, § 272-274 p. 104-105. *Alex*. 77.2374, 78.2393, « épaule», 79.1744 « parfois aussi, bras : *rmn Gb* (le bras de Geb), *rmn Ḥr* (le bras d'Horus) ». *Hannig-Wb* I, 177791 « Oberarm, (partie supérieure du bras), Schulter (épaule) ». WALKER 1996, p. 271 « schoulder, trapezius muscle ».

[12] *Wb* V, 19, 6-14; LEFEBVRE 1952, p. 28 § 30. LACAU 1970, § 284 p. 108 « le bras de l'épaule au coude » ; *Alex*. 77.4370, 78.4259 « bras, épaule ». HANNIG 1995, p. 852, « Schulter (épaule), *Ellenbeuge (pli du coude) »; WALKER 1996, p. 277 « angle of schoulder, schoulder joint, whole arm from shoulder joint downwards ».

[13] *Alex*. 79.0882.

[14] *Alex*. 77.4614. *KoptHWb*, 454. VYCICHL 1983, p. 339, ϭⲗϩ *S* « épaule », aussi ϭⲉⲗϩ *S*, ϭⲗⲗϩ *S*° probablement « dos, épaule ».

[15] *Wb* V, 163, 4-12 ; 164, 1-5 et 154, 1-5. LEFEBVRE 1952, § 50 p. 44-45. *Alex*. 77.4629 *gbꜣ* « bras » ; 78.4430 *gꜣbt* « bras ». HANNIG 1995, p. 894, *gꜣbt*/*g*ʿ*b*/*gbꜣ* « Arm, (bras) ». WALKER 1996, p. 277 : *gbꜣ* « upper arm, humerus ». *KoptHWb*, 446. ERICHSEN 1954, 577, dém. *gb.t* « bras ».

[16] VYCICHL 1983, p. 336, ϭⲃⲟⲉⲓ *S* ⲁⲫⲟⲓ *B* « bras » et « jambe (d'animaux) ».

[17] *Wb* I, 156,1 - 157,10. LEFEBVRE 1952, § 51 p. 45. LACAU 1970, § 286 p. 109. *Alex*. 77.0540, 78.0594, 79.0397 « bras, main ». *Alex*. 79.0399 : « le bras (surnom du démiurge) », dans certains cas, ʿ « doit peut-être se lire *ḫpš* ». *Hannig-Wb* I, 4473, « Arm, (bras), Hand (main), Unterarm mit and (avant-bras avec la main) ». WALKER 1996, p. 266 « 1) Whole forearm including hand, 2) hand ». ERICHSEN 1954, p. 51-52, dém. ʿ « Glied, Körperteil (membre, partie du corps) », ʿ-*wy* « die beiden Arme (les deux bras) ».

[18] *Wb* III, 268,10 - 269,19. LEFEBVRE 1952, § 49 p. 44. LACAU 1970, § 324 p. 123. *Alex*. 77.3057, 78.2996, 79.2189 « le bras ». *Alex*. 79.2190 : « le bras (surnom du démiurge) », dans certains cas, *ḫpš* « peut se lire ʿ ». *Hannig-Wb* I, 23304, « Kraftarm, Schlagarm, 'Bizeps' ». WALKER 1996, p. 273 « arm, foreleg – encompasses the entire foreleg as well as the shoulder girdle [scapula + attached

muscles] ». Voir *ḫpš* pour le modèle animal : *Wb* III, 268, 4-8 ; *Alex.* 77.3056, 78.2995, 79.2188. ERICHSEN, p. 504 dém. *špś* « bras, jambe de devant ».

[19] *KoptHWb* 323. VYCICHL 1983, p. 269, ϣⲱⲡϣ *SB*, ϣⲱⲃϣ *B*, ϩⲱⲡϣ *A*, « bras, épaule ».

[20] G. ANDREU, S. CAUVILLE, « Vocabulaire absent du Wörterbuch (I) », *RdE* 29, 1977, p. 11 : « partie interne du bras » ; *Alex.* 77.3056 ; 77.3057 « la partie inférieure du bras ».

[21] *Wb* III, 204, 15-17 ; LEFEBVRE 1952, § 30 p. 28 ; LACAU 1970, § 276-278 p. 106-107, § 414, p. 152 ; *Alex.* 77.2923, 78.2893 « les aisselles » ; HANNIG 1995, p. 572, « Achsel, (aisselle) » ; WALKER 1996, p. 273 « armpit ».

[22] *Cat. IFAO* 1983, 165,15 - 168,5, puis 168,6. *ValPhon.*, I, p. 279,497 - 282,565, puis 283,573. *Hieroglyphica* 2000, F42, voir aussi les signes T103, T138, F42A, F42A-B, F43, F41A-C, T103A, Aa14-15, puis F41 ; F139 pour une vertèbre seule.

[23] *Hieroglyphica* 2000, F139.

[24] SPELEERS 1923, II,38. *Wb* I, 556, 1-9. LEFEBVRE 1952, § 31 p. 28. LACAU 1970, § 189-190 p. 75-76. *Alex.* 77.1497, 78.1522, 79.1044 « le dos ». *Hannig-Wb* I, 11389, « Rücken, (dos), Rückenpartie, Rückgrat (épine dorsale) ». WALKER 1996, p. 269, *psd/psḏ* « back of chest, upper back ».

[25] *Wb* I, 26, 3-6. LEFEBVRE 1952, § 31 p. 29. LACAU 1970, § 191-192 p. 76. *Alex.* 77.0112 « dos ». *Hannig-Wb* I, 647, « Rückgrat, Rücken ». WALKER 1996, p. 265 « spinal column, spine ». ERICHSEN 1954, p. 12, dém. *ꜣt⸗f* « dos ».

[26] *KoptHWb* 289. VYCICHL 1983, p. 248, ⲱⲱ⸗ *SALF*, ⲟⲟ⸗ *A*, ⲱⲧ⸗ *B*, ⲱⲱⲧ⸗ *F* « dos », employé uniquement dans la préposition ϩⲓⲱⲱ⸗ *S*, etc. « sur », titt. *ḥr jꜣt⸗* « sur le dos de ».

[27] *Wb* IV, 8,14-10,3. LEFEBVRE 1952, § 31 p. 30. LACAU 1970, § 16 et 18 p. 8-9. *Alex.* 77.3322, 79.2395 « le dos». *Hannig-Wb* I, 25711, « Rücken ». WALKER 1996, p. 274 « top of animal, back of human». ERICHSEN 1954, p. 404, dém. *šꜣ* « dos ». *KoptHWb* 178. VYCICHL 1983, p. 185, ⲥⲟⲓ *SB*.

[28] *Wb* I, 360, 1-2 ; LACAU 1970, § 162-164 p. 64-65. *Alex.* 79.0748 « cou ». *Hannig-Wb* I, 8312, « Hals, (cou), Nacken (nuque) ». WALKER 1996, p. 268 « posterior neck, colum of the neck ».

[29] *Wb* III, 243, 19-20 ; LEFEBVRE 1952, § 22 p. 21-22 ; LACAU 1970, § 170 p. 67. *Alex.* 77.3016 « le cou ». HANNIG 1995, p 587, avec le det.  ; *Hannig-Wb* I, 22942, « 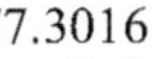 *ḫʿm* (*ḫmʿ*) Hals (cou), Vorderhals (cou antérieur) » ; WALKER 1996, p. 273 « front of neck ».

[30] *Wb* II, 292, 9-16 ; LEFEBVRE 1952, § 23 p. 23-24 ; LACAU 1970, § 165-168 p. 65-66. *Alex.* 77.2156 « cou, nuque » ; HANNIG 1995, p 422. *Hannig-Wb* I, 16071, « 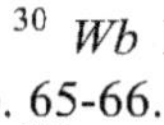 *nḥbt*, der Hals, (du cou), der Nacken (de la nuque) » ; WALKER 1996, p. 271 « posterior neck». ERICHSEN 1954, p. 223, dém. *nḥbt* « nuque, cou ».

[31] *KoptHWb* 135 ; VYCICHL 1983, p. 151, ⲛⲁϩⲃ *S*, ⲛⲁϩⲃⲓ *B* : 1) « nuque », 2) « épaule ».

[32] *Wb* III, 331, 3-10 ; LEFEBVRE 1952, § 22 p. 22 ; LACAU 1970, § 170-172 p. 67 ; *Alex.* 77.3166, 78.3120 « cou » ; *Hannig-Wb* I, 24314, « Hals, (cou) » ; WALKER 1996, p. 274 « neck (whole neck), throat ».

[33] *KoptHWb* 406. VYCICHL 1983, p. 320, ⲍⲁⲍ *S* « cou » = ϧⲁϧ *B* « cou, gorge ».

[34] EBBELL, *op. cit.*, p. 299 ; *Wb* IV, 439, 3-4 ; LEFEBVRE 1952, § 22 p. 23 « trachée-artère » ; LACAU 1970, § 170 p. 67 ; *Alex.* 77.4143 « gorge » ; HANNIG 1995, p. 813, « Luftröhre, (trachée-artère) / Speiseröhre (œsophage) » ; WALKER 1996, p. 276 « gullet, oesophagus ». Voir le P. Smith 28. 9,19 pour la « trachée ». L'œsophage se trouve en effet dans le plan profond.

[35] *KoptHWb* 335. VYCICHL 1983, p. 256, ϣⲃⲱⲃⲓ *B* « gorge », ϣⲟⲩⲱⲃⲉ *S°* « trachée-artère », « gorge (antilope) ».

[36] *Wb* III, 181,4-15. LEFEBVRE 1952, § 22 p. 22. LACAU 1970, § 170 p. 67. *Alex.* 77. 2877 *ḥtjt* « gorge », 78.2854 *ḥtjt* « gorge, gosier ». *Hannig-Wb* I, 22082, *ḥtyt* , « Kehle, (gorge) ». WALKER 1996, p. 273 *ḥtyt* « windpipe, trachea ».

[37] *Wb* I, 373,11. LEFEBVRE 1952, § 22 p. 22. LACAU 1970, § 170 p. 67. HANNIG 1995, p 221, « Schlund (gorge, gosier) ». WALKER 1996, p. 268 « throat ».

[38] *Wb* IV, 413, 6-9 ; LEFEBVRE 1952, § 22 p. 22 ; LACAU 1970, § 172 p. 67 ; *Alex.* 78.4045 « gorge » ; HANNIG 1995, p 804, « Vorderhals (mit Schlüsselbeinregion) » ; WALKER 1996, p. 276 « upper chest. Correspond to the region of the chest and shoulders covered by a typical broad collar » ; ERICHSEN 1954, p. 328, dém. *ẖẖ* « cou ».

[39] Voir par ex. : *ẖẖ* « aplanir, niveler » (un chemin ?) ; *šp* « s'écouler » (un ruisseau ?) ; *ḥtpt* « vulve, vagin » ; *wš* « (place, espace, voie) libre, vide » ; *š* « lac, bassin » …

[40] EBBELL, *op. cit.* p. 300.

[41] A. LABROUSSE, A. MOUSSA, *La chaussée du complexe funéraire du roi Ounas*, Le Caire, 2002, p. 85-86, avec bibliographie, et, fig. 117-118.

[42] Catalogue de l'Exposition temporaire du Museum Vleeshuis, Anvers, 1996, *Catalogue additionnel, Parcours chronologique*, objet n° 64, p. 1.

[43] Chr.E. LOEBEN, dans D. VON RECKLINGHAUSEN, *Ägyptische Mumien, Württemberg, 6 oct. 2007 - 24 mars 2008*, Stuttgart, 2007, n° 52, p. 62-63.

[44] Chr. ZIEGLER, *Les statues égyptiennes de l'Ancien Empire*, Paris, 1997, n° 76, p. 239-240, p. 38.

[45] M. SALEH, H. SOUROUZIAN, *Catalogue officiel du Musée Égyptien du Caire*, Mainz, 1987, n° 152.

[46] Message d'espérance porté en une femme, ce « Signe » ne peut-il pas correspondre à une idée selon laquelle « l'espoir est une lumière mise au cœur des hommes » répondant plus tard à un énoncé plus construit et théologal telle que celui qui est indiqué par la phrase : « c'est une loi inscrite par Dieu au cœur de l'homme » (Vatican II, *Gaudium et spes,* 16) : *Concile Œcuménique Vatican II*, « *Gaudium et spes* », éd. Texte bilingue latin et français du Centurion, Paris, 16, p. 227.

CHAPITRE III

L'ANATOMIE DU SEIN

La glande mammaire est limitée par une enveloppe cutanée et une enveloppe adipeuse. Il comprend des annexes et une vascularisation. Nous en aborderons également ici la mumiologie comme témoignage direct humain historique ainsi que la muséologie anatomique afin d'observer l'évolution de la perception du sein dans l'art égyptien.

3.1. La glande mammaire

Représenté par les hiéroglyphes , , et var.[1], le premier nom égyptien du sein (la glande mammaire [2]) est *mnḏ*[3] (*Pyr.* 118a), (pRamesseum III. B, 14[4], det. en III B, 23-34), duel *mnḏwy* (*Pyr.* 734b), devenu *mnḏ* / *mnd* (pRamesseum IV D, ii 2-3-4) var. (pHarris 500, 1,5a), duel *mnḏwy* (*Urk.* II, 34,14) var. (pEbers 809. 95,4), *mnḏt* (pMed. Berlin 14. 2,1) sans définition de sexe. Le sein d'un homme est également appelé *mnḏ* / *mnd* (pEbers 194. 38,11). Les textes distinguent le sein gauche — sous lequel est placé le cœur — du sein droit (pEbers 855 n. 101,12). Le copte a gardé le mot ⲙⲛⲟⲧ *S*, ⲙⲛⲟϯ *B*, pour désigner la « poitrine »[5].

L'expression duelle *bnty*[6] désigne parfois également les seins d'une femme, (*Dend.* III, 74c), et en clinique, la glande mammaire elle même accessible à la palpation (, pEbers 808bis. 95, 1-3). Le mot *šnʿ*[7] désigne aussi le sein (pRamesseum III. B, 25 et 30). Le vocable *drw* que nous avons déjà cité à propos des dix premières côtes (*cf. supra*) peut aussi donner *drw=f*, lit. « les deux côtés de sa poitrine » et être traduit par la poitrine (pectoraux) d'un homme (pChester Beatty I r° 17,5-6) et probablement aussi les seins d'une femme[8]. Le mot *qꜣbt* peut indiquer la poitrine au sens large (*cf. supra*) mais aussi désigner les seins d'une

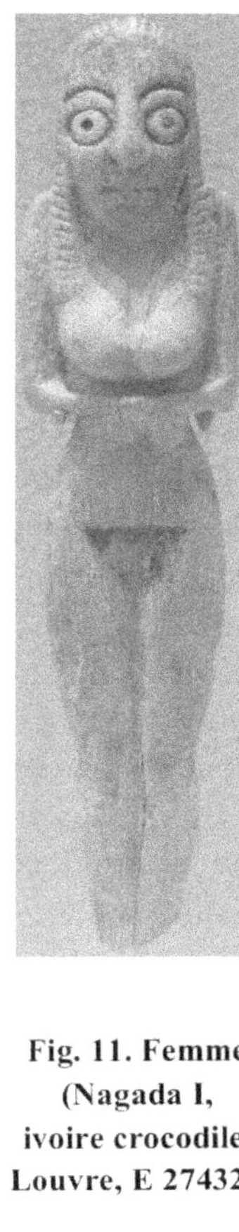

Fig. 11. Femme (Nagada I, ivoire crocodile, Louvre, E 27432).

femme (pKahun 26. 3,13), var. (pBerlin vs. 196. 1,9). De même *qby.t* (pChester Beatty I, 1,4) ou *qb* « poitrine » (Stèle Louvre C100, 1.4) [9]. Pour « mamelle », le copte donne ⲕⲓⲃⲉ, ⲉⲕⲓⲃⲉ, *S*, ⲕⲓⲃⲓ, ⲉⲕⲓⲃⲓ, *F*, ainsi que les formes ⲕⲉⲓⲃⲉ *S*, *A* et ⲕⲓϥⲓ *B°* [10] (*cf. supra*, p. 30).

À l'image des détails propres aux figures de prospérité et de fécondité, la poitrine féminine, produisant et retenant le liquide nourricier, pointe, s'amplifie jusqu'à déborder du corps, et pend sur le thorax. Voir par exemple la personnification du « liquide donnant toute vie et pouvoir » représentée comme une femme enceinte dans une procession sur un calcaire provenant de la pyramide de Sahourê (Ägyptische Museum de Berlin, 21784 ; PORTER-MOSS, III, part. 1, 1974, p. 330). Le sein est donc bien dès cette époque considéré comme une « excroissance de vie ».

3.2. L'ENVELOPPE CUTANÉE

Le peau elle-même se nomme , graphie *jnm* [11] (pSmith 21, 3-6 det. ; pEbers 714. 87, 3-4 det. ; pHearst 153. 10, 14-15 det.). Le copte donne ⲁⲛⲟⲙ *B*, « peau du corps, cuir » [12].

Les téguments changent de teinte pour adopter une carnation (*jnm*) [13] plus foncée à l'approche des pointes des seins.

Le mamelon entouré de l'aréole doit se nommer , var. *bnty* [14] (pEbers 877. 110,4), sans définition de sexe, voir également pour un homme (LEGRAIN, *Statues*, III, 80, n° 42232h).

La zone aréolaire pigmentée du sein peut être assez bien marquée dans l'art, telle qu'elle est figurée sur la stèle de Nitptah de la XIIe dyn. (Musée égyptien du Caire, JE 45625) [15] ou sur un flacon à onguent de la XVIIIe dyn. (Musée égyptien du Caire, JE 34403) [16]. Les tubercules de *Morgagni* peuvent être présentés par des points évoquant bien les petites élevures sébacées circulaires. Voir par exemple la stèle d'Antef de la XIIe dyn. (Musée égyptien du Caire, CG 20561) [17], ou encore un ostracon de Deir el-Médîna (cat. Ifao n° 3779, 1 et 2) [18]. Parfois, les petits reliefs ne sont pas figurés à la partie inférieure chez la jeune fille (tombe de Nakht), ce qui est normal, ces derniers pourraient bien ainsi différencier les tubercules de *Morgani* des tubercules de *Montgomery* sous-aréolaires bien visibles chez une femme fécondée telle probablement l'épouse même de Nakht (TT 52) à Cheikh Abd-el-Qournah (XVIIIe dyn.). Dans la tombe d'Amenemhat (TT 82), tubercules circulaires, pigmentations aréolaires et tétons sont bien visibles [19]. Pour l'Égypte romaine, voir par exemple le masque-plastron d'une défunte en Hathor, conservé au musée du Louvre (AF 13203) [20].

Le bustier féminin pouvait en effet être orné de motifs concentriques comme ceux représentés sur la poitrine de la femme de Sekedhou dans un groupe familial de la Ve dyn. trouvé à Saqqâra et conservé au Musée égyptien du Caire (n° CG 101). Cette représentation aréolaire coïncide avec des représentations solaires (du style : N 5 ; O 50 ; N 8). Des motifs concentriques d'où naissent des cascades se retrouvent sur les seins de la déesse Nout (sarcophage de Padiimenipet, Louvre, E 13016) [21]. Voir aussi un masque-plastron de femme d'époque romaine (Louvre, N 2878 a) [22].

Le bout de sein se différencie par l'expression *tp n mnḏwy* [23] « téton » (*Pyr.* 1282a). Il est généralement bien individualisé dans les représentations féminines, comme celui que nous dévoile une porteuse d'offrandes figurant sur le bas-relief du mastaba d'Akhethetep (Louvre, E 10958) [24].

3.3. L'ENVELOPPE ADIPEUSE

Limitée par son *ḥꜥ* [25] « revêtement externe » (*ḥꜥw*, téguments, pSmith 47. 16,16 - 17,15 concernant une plaie de l'aisselle), c'est-à-dire par *jnm n ḥꜥ* « la peau du corps » (pEbers 863. 106,4), les parties molles signalées comme *ḥꜥw* (*jwf* / *ḥꜥw*) [26], contiennent un tissu conjonctif riche en lipocytes pouvant être appelé *ḏdꜣ* [27] *n jwf* [28] litt. de la « graisse de chair » représentant le tissu adipeux modelant ici les seins.

Ces tissus évoluent avec le temps, modifiant sensiblement les formes. Les trois âges de la vie féminine sont assez bien figurés dans une scène de pleureuses de la tombe de Ramosé (TT. 55). Ils s'échelonnent de la petite fille à l'adolescente aux seins naissants, de la jeune fille nubile à la femme mûre aux seins fermes et ronds, jusqu'à la poitrine vénérable de la femme âgée aux seins involués. Dans ce dernier cas, il s'agit d'une régression post-ménopausique du soutien conjonctif et adipeux comme du tissu palléal et du système excréteur galactophore.

3.4. ANNEXES ET VASCULARISATION

Le giron-poitrine *qnj* [29], dont la forme pronominale demeure avec le copte ⲕⲟⲩⲛ⸗ *SB* « sein, giron » est à localiser à cet endroit. Remarquer le hiéroglyphe de valeur *qnj* [30] (D 195). P. Lacau nous indique que ce mot est une métathèse du verbe *jnq* « serrer dans ses bras » et donc marquant un passage de dehors en dedans. Nous avons déjà évoqué deux radicaux sémitiques opposés (*qlb* / *qrb*) [31] à propos du sternum *qꜣbt* (*cf. supra*). En somme, l'ossature est bien externe (*qꜣb* : *qlb*) par rapport à la portion interne (*qꜣb* : *qrb*) de la poitrine. Cela correspond à la partie superficielle d'une région profonde. Il doit s'agir ici d'un passage virtuel au cœur de la poitrine *qꜣbt* indiquant le sein médian, c'est-à-dire le sillon intermammaire (*cf. supra* : 2.6, Anatomie symbolique).

Les plis des seins droit et gauche sont mentionnés par la locution *ḫry mnd wnmy jꜣby*, litt. « partie inférieure du sein droit et du gauche » (pBerlin 142. 12,3).

À travers le *ššmt* « système conducteur »[32] des hommes (*rmṯt*), tirant le souffle (de vie) jusqu'au cœur *ḥꜣty* (pBerlin, 163b), « deux conduits *mtw* sont pour les deux seins *mndty* » (pBerlin, 163c). Une telle description peut correspondre aux trajets de l'artère mammaire externe et de la branche thoracique de l'artère scapulaire inférieure, branche de l'axillaire[33].

Enfin, le réseau veineux sous-cutané et le tronc collecteur lymphatique aboutissant aux ganglions des groupes mammaire externe et axillaire ont dû être perçus par le clinicien (pKahun 26. 3, 12-14 ; pBerlin 196. vs. 1, 9-11). Ces vaisseaux sont visibles dans la *štw*[34] « partie superficielle » du sein *mnḏ* (pEbers 856c. 103, 3-5).

Souvent pris pour des « grains de beauté », les seins surnuméraires ne sont pas si rares. Asymétriques et incomplètes, ces mamelles siègent habituellement sur une ligne allant de l'aisselle au pubis. Dans la mythologie, nous connaissons les nombreux seins d'Artémis d'Éphèse. Nous reparlerons de *Guen Trimammis*, *sancta Alba* (sainte Blanche), soit « sainte Blanche aux trois mamelles » (*cf. infra* : 13.6.10, Le lait des autres déesses, et, fig. 48 et 49). Notons que certains ex-voto pouvaient représenter quatre seins (Alésia)[35].

3.5. MUMIOLOGIE

Normalement, les seins se trouvent rétractés par les procédures de momification. Dans tous les cas, ils sont vidés de leur substance. Les seins peu volumineux n'apparaissent pratiquement plus. C'est par exemple le cas des momies de la reine Ahmès-Néfertary (Musée égyptien du Caire, CGC 61055)[36] et de deux femmes inconnues : CGC 61070[37] et CGC 61082[38]. On peut également observer les deux mamelons de la momie de Gatseshy (musée de l'Homme de Paris, MH 23731)[39], sous la forme de papules noirâtres de 1 cm de diamètre très aplatis.

Un peu plus importants, ils peuvent aussi rester bien visibles, mais plats, comme le montre la poitrine harmonieuse d'une autre femme inconnue (Musée égyptien du Caire, CGC 61056)[40].

Par contre, les seins de la momie de la reine Ahmès-Inhapi (CGC 61053)[41] et de la Dame Raï, nourrice d'Ahmès-Néfertary (CGC 61054)[42], devaient être plus importants et pendants. Ceux de Maâtkaré, probablement morte en couches (CGC 61088)[43], devaient être volumineux, comme ceux de la momie n° 2 - 73 de la Vallée des Reines[44]. Voir encore les seins volumineux d'une femme inconnue de quarante-cinq ans qui a dû être très corpulente (momie d'époque romaine, Aïn el-Labakha, AL 25.1.13) [45].

Quelques momies féminines reproduisent la forme des seins à l'aide de bourrages de tissus remodelant des poitrines honorables, comme celle de Taïouhert (CGC 61091) [46] ou celle de Hénouttaoui (CGC 61090) [47] toutes deux retrouvées à Deir el-Bahari. On admirera la très délicate et harmonieuse poitrine sculptée sur le cartonnage thébain de Tjaiastenimu (BM Londres, 20744) [48]. À voir encore, un bustier funéraire en cartonnage peint aux seins découverts à la façon d'Isis-Aphrodite du IIe siècle apr. J.-C. (BM de Londres, EA 29476) [49]. La momie d'époque romaine n° 48 découverte dans la tombe 23 de la Vallée des Reines possédait, enfoncées dans le bitume, trois pastilles dorées, rondes et de 10 mm de diamètre réparties autour des mamelons. Deux à gauche, l'une à 3 cm au-dessus du mamelon et l'autre sous-mamelonnaire en regard de la neuvième côte. Une à droite, sous le mamelon [50].

3.6. MUSÉOLOGIE ANATOMIQUE

Dans l'art égyptien, les seins sont bien représentés, et cela dès l'Ancien Empire. Ainsi, les petits seins naissants de l'adolescente figurée debout au pied de Nykarê son père (Ve dyn., Metropolitan Museum de New York, inv. Rogers Fund – 52.19) [51] préfigurent déjà la poitrine idéalement ronde et large de sa mère. Les seins bien proportionnés d'Hétousen, de sa fille et de la danseuse sont bien représentés sur les parois de la tombe de Nounéter à Gîza (IVe-Ve dyn., Kunst. Museum de Vienne, ÄS 8028) [52]. Voir encore la rondeur du sein d'une jeune femme au lotus (VIe dyn., Louvre E 10 971) [53]. Plus tard par exemple deux ostraca provenant de Deir el-Médîna [54]. Soit vus de face, les seins d'une « femme au luth » (Musée égyptien du Caire, CCG 3000, JE 63805) [55], soit vus de profil, ceux d'une « danseuse acrobatique » (Musée égyptien de Turin, 7052). Pour une représentation réussie des seins, en trois dimensions, on peut admirer les statues de deux femmes nues, en bois (XVIIIe dyn., Musée égyptien du Caire, CG 774 = JE 21527) [56] et en ivoire (XXIIe dyn., Louvre E 27 429) [57]. Les seins pourront être protubérants à l'époque lagide (IIe-IIIe siècles av. J.-C., MRAH de Bruxelles, E 3073) [58], pointus et horizontaux comme ceux d'Arsinoé II (IIIe siècle av. J.-C., HUAM de Cambridge-Massachussetts, 1983.96)[59]. Le sein de la déesse Isis peut être droit (exemple précédent), ou suivre le poids de sa chair comme sur le premier pylône de Philae où elle est représentée sous sa forme d'Hathor (Ier siècle av. J.-C) [60]. Les formes rejoindront ensuite le réalisme canonique grec, puis romain, comme ce buste de femme en terre cuite (Walters Art Gallery de Baltimore) [61].

Les artisans égyptiens savaient façonner les âges de la vie. Pour des seins avachis d'une femme mûre, on remarquera les seins usés de la maigre silhouette de Hathornéferhetep figurée sur un bas-relief du mastaba de Khâbaousokar, (IIIe dyn., Musée égyptien du Caire, CG 1386) [62], effondrés et pointes vers le bas (CG 1387). Pour une femme âgée du peuple, observer la poitrine flasque, aux larges mamelons incisés retombant sur le thorax creux, d'un modèle de meunière au repos (IVe-V^e dyn., Louvre, E 7704 bis) [63]. Les différences liées à l'âge sont saisissantes entre les deux meunières représentées de part et d'autre de la fausse-porte d'Itefnen et de Peretim (V^e-VIe dyn., Musée égyptien du Caire, JE 56994) [64]. Voir encore les seins pendants d'une représentation de la prêtresse Héré-Oubekhet sur un papyrus provenant de Deir el-Médîna (XXIe dyn., Musée égyptien du Caire, CCG 133, 14-7/35-6) [65].

Nous nous reporterons également à des représentations étrangères comme ceux des femmes nubiennes porteuses d'enfants de la tombe de Neferhotep de la (XVIIIe dyn.). Le cheminement anatomophysiologique féminin est également bien visible dans une scène montrant une jeune fille à peine nubile aux petits seins en formation par rapport à ceux de sa plantureuse mère et figurant sur une coupe gravée en bronze provenant de Karanog (tombe 187, IIIe siècle apr. J.-C., UPMAA de Philadelphie, E 7156) [66]. Les seins pendants de la candace (*kandakè*) Amanitoré sont bien visibles sur le reposoir de barque méroïtique du roi Natakamani provenant de Wad Ban Naga au Soudan (Ägyptisches Museum de Berlin, 7261) [67]. Voir encore les seins ballants du corps d'une statue-Ba féminine méroïtique découverte à Faras (Musée national de Khartoum, 5186) [68]. Les hanches larges, les cuisses pleines et la poitrine tombante devaient correspondre au canon idéal de la beauté méroïtique aboutie.

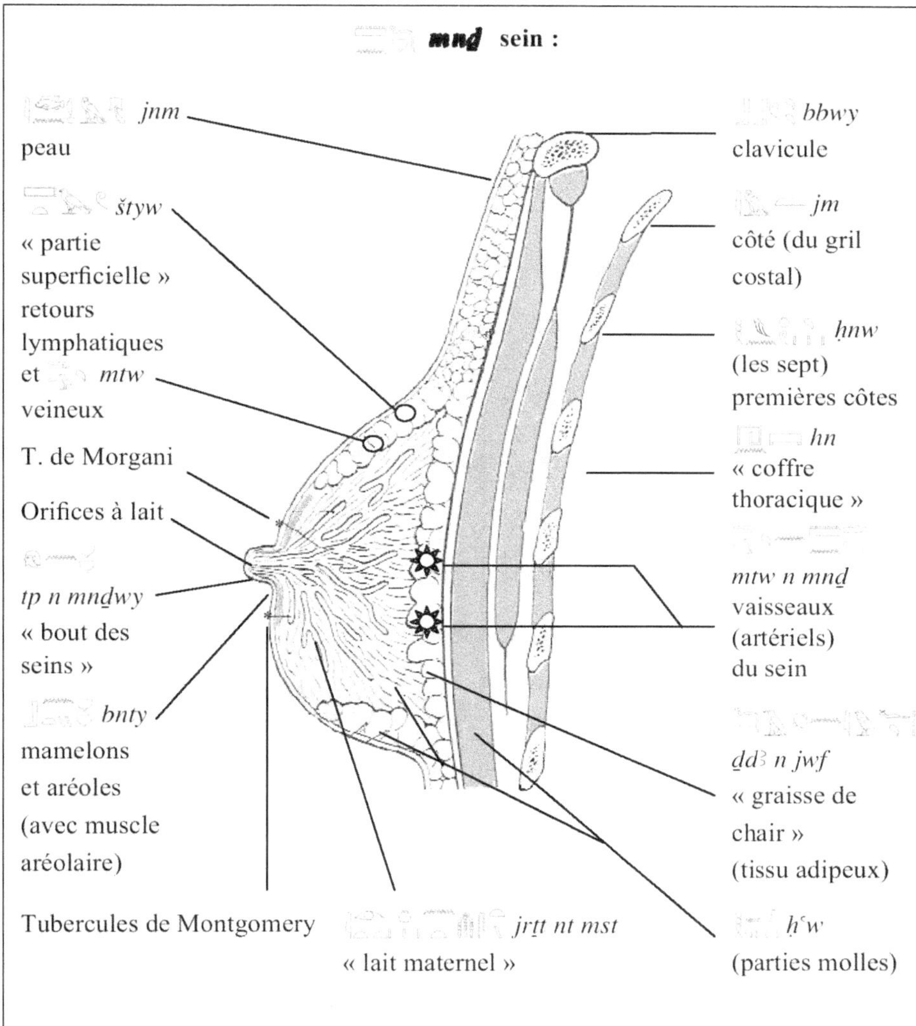

Fig. 12. La poitrine *qꜢbt* de la femme : le sein et ses rapports. Coupe verticale et antéro-postérieure.

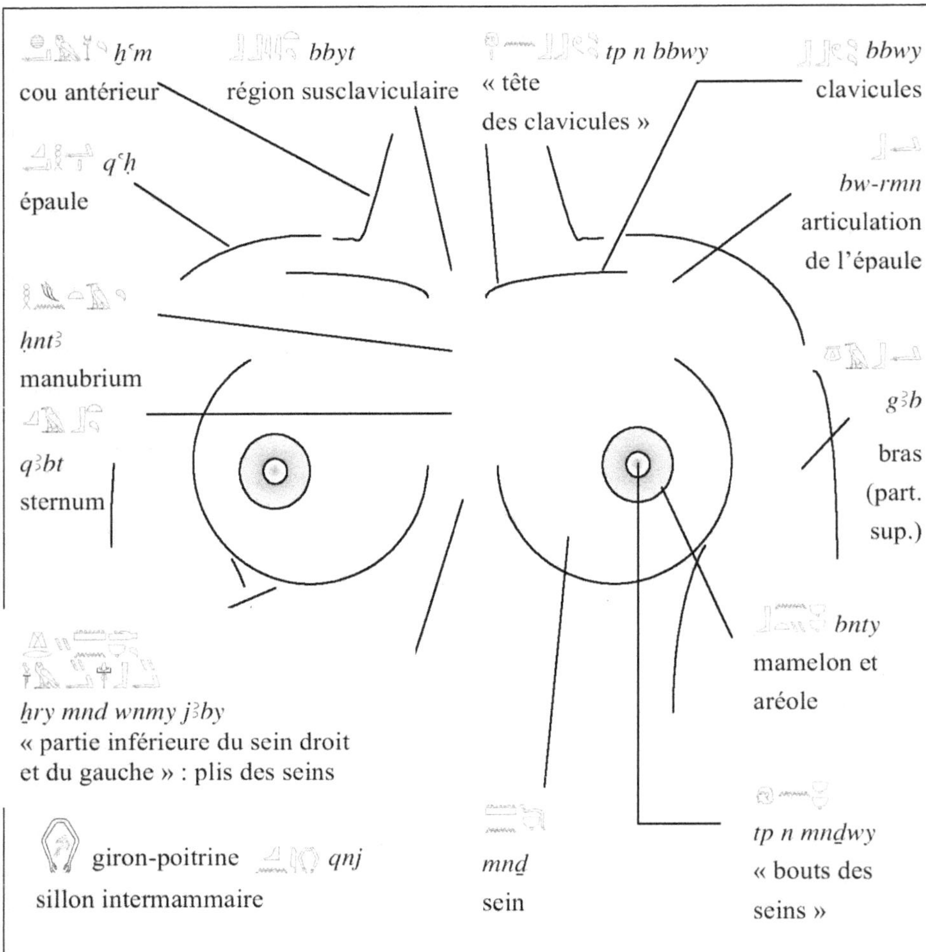

Fig. 13. La poitrine *qꜣbt* de la femme : le sein et ses rapports. Face.

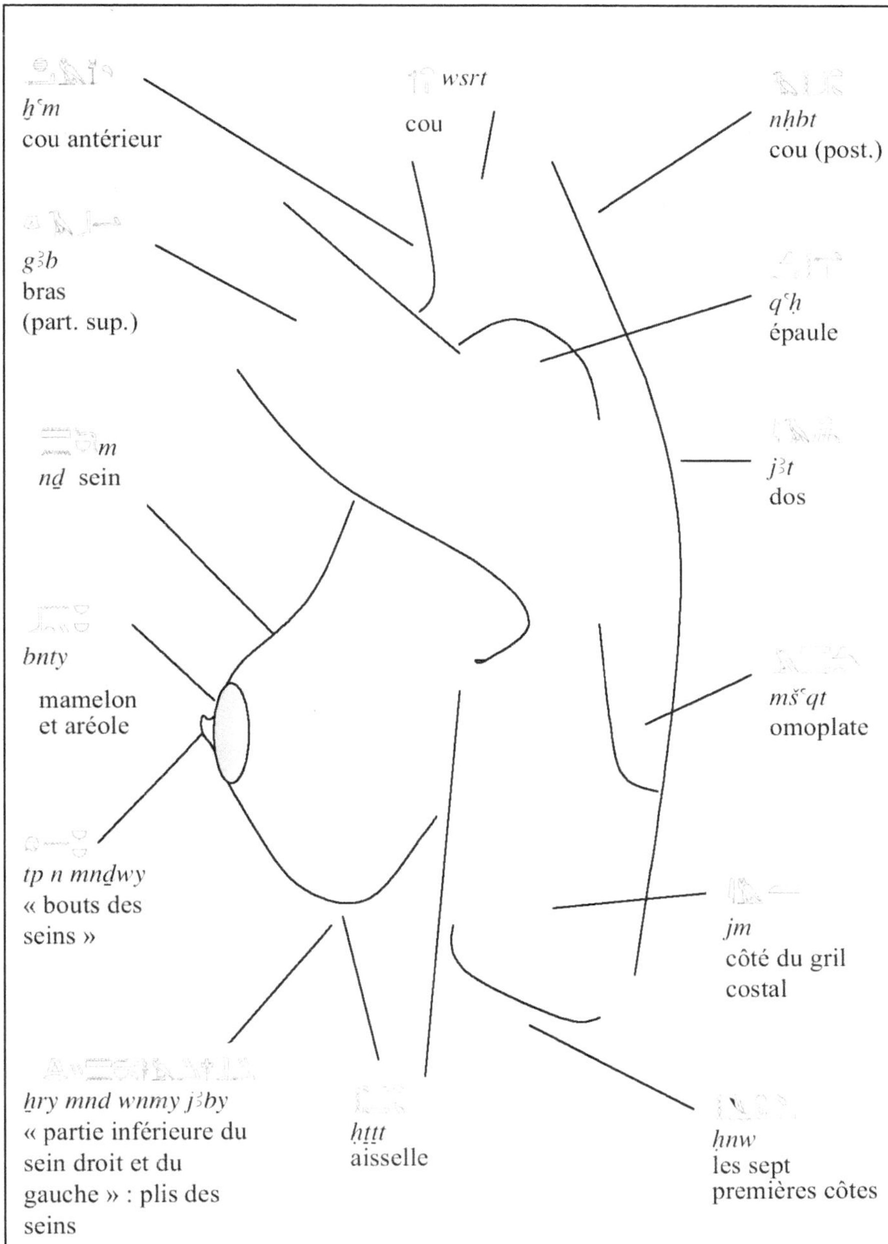

Fig. 14. La poitrine q3bt de la femme : le sein et ses rapports. Profil.

Notes

[1] Signe *Ifao* 102,12 et var. 102,13 ; MEEKS 1994, p. 9 col. 2 : 23, 24, 25. *Hieroglyphica* D27, D27A, voir aussi les signes D318 et D149.

[2] C'est-à-dire, par extension du « sein » qui est à distinguer en anatomie du « sein » au sens premier : sillon intermammaire.

[3] *Wb* II, 92, 11 - 93, 8 ; LEFEBVRE 1952, § 25 p. 25-26 ; LACAU 1970, § 178-179 p. 71. *Alex.* 77.1754 « sein, poitrine », 78.1761 « mais aussi mamelle, pis (de la vache) » ; HANNIG 1995, p. 343, *mnḏ (mnd)*. *Hannig-Wb* I & II - 13159, *mnḏ (mnd)* « Brust (poitrine), *Hautfläche bei Mann und Frau* » ; WALKER 1996, p. 269, *mnd/mnḏ* « breast, nipple » ; TAKÁCS III, 2008, p. 343-348.

[4] Au sujet d'une déesse mammifère : « La vache Hésat [met] sa mamelle dans ta bouche » (*cf. infra* : 13.6, LA LACTATION DIVINE).

[5] *KoptHWb* p. 96 ; VYCICHL 1983, p. 117, ⲙⲛⲟⲧ *B*, ⲙⲛⲟϯ *B*, « poitrine ».

[6] *Wb* I, 458,1. *Grundriss.* I, 247-248 ; LEFEBVRE 1952, § 25 p. 26 ; LACAU 1970, § 179 p. 71 « mamelons ». *Alex.* 77.1244 « seins». HANNIG 1995, p 252, « Brustwarzen, (tétons, mamelons) *Mann, Frau* ». WALKER 1996, p. 268 « breasts, or nipples ».

[7] *Cf. supra* : 1.1.1. *Le thorax*, et note afférente. Cette acception doit provenir de  *šnj* : *Wb* IV, 489,1 - 491,5. *Alex.* 77.4201 « être rond » ; *Hannig-Wb* I, 33025, « rund sein, * oval sein, (être rond, être ovale) ». Voir aussi le mot 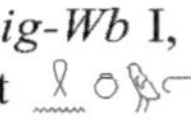 *šnw* : *Wb* IV, 491,6 - 493,7. *Alex.* 77.4202 « circonférence, cercle » ; HANNIG 1995, p. 825 « Ring, Kreis (anneau, cercle, circonférence) ». Comparer à *šnbt* « poitrine » (*cf. supra*).

[8] MATHIEU 1996, Collection du Papyrus Chester Beatty I (r° 17, 5-6) : *sw (ḥr) jn(.t) jwn n ḏr.w<·f>* « il offrait les charmes de sa poitrine » (note 364 p. 108 et 139 p. 51). *Cf. infra* : Physiologie.

[9] MATHIEU 1996, p. 26 et note 34 p. 36, pl. I.

[10] LEFEBVRE 1952, p. § 24 p. 24 ; LACAU 1970, § 193 p. 76 (+ note 5). *KoptHWb* 57, 33. VYCICHL 1983, p. 40.

[11] *Wb* I, 96, 14-20 ; LEFEBVRE 1952, § 8 p. 9 ; *Alex.* 77.0338, 78.0367, 79.0257 « peau, fourrure », 79.0257 ; HANNIG 1995, p. 77 (3) « Hautfarbe (teint, carnation) ; Färbung *Himmel* (couleur *du ciel*) ; Gestalt (aspect) » ; *Hannig-Wb Hannig-Wb* I, 2831, (1) « Haut : *Mensch*, *Tier* (peau : d'être humain, d'animal) » ; WALKER 1996, p. 266 « skin (peau) » ; ERICHSEN 1954, p. 5, dém. *jnm* « peau ».

[12] *KoptHWb*, p. 8. VYCICHL 1983, p. 12-13, ⲁⲛⲟⲙ *B*, « peau du corps, cuir ».

[13] Sens développé par V. LORET à propos de la couleur de la turquoise (« La turquoise chez les anciens Égyptiens », *Kêmi* 1, 1928, p. 110-113). *Wb* I, 96, 19-20. *Alex.* 79.0257 « aspect » ; AUFRÈRE 1991, I, p. 134, 312, II, p. 492-494, 577 ; HANNIG 1995, p. 77 (3) « Hautfarbe (teint, carnation) ; Färbung *Himmel* (couleur *du ciel*) ; Gestalt (aspect) » ; WALKER 1996, p. 266 (2) « appearance (surface appearance) ».

[14] *Wb* I, 458,1 ; LEFEBVRE 1952, § 25 p. 26 ; LACAU 1970, § 179 p. 71 ; *Alex.* 77.1244 ; HANNIG 1995, p 252, 1) « Brustwarzen (tétons) » ; WALKER 1996, p. 268 « breasts, or nipples ».

[15] PORTER-MOSS, I, 1960-1964, p. 618.

[16] Cl. VANDERSLEYEN (éd.), *Das alte Ägypten,* Berlin, 1975, p. 358, pl. 351b.

[17] PORTER-MOSS V, 1937, p. 58.

[18] J. VANDIER D'ABBADIE, *Catalogue des ostraca figurés de Deir el-Médineh*, fasc. 4, Le Caire, 1959, n° 2868, p. 189-190, pl. CXXII et CXXIII. Sur cet ostracon, des points de tatouage les soulignant en renforcent l'aspect érotique.

[19] A. MEKHITARIAN, *La peinture égyptienne*, Genève, 1978, p. 40 gauche.

[20] M.-F. AUBERT, R. CORTOPASSI, G. NACHTERGAEL, V. ASENSI AMORÓS, P. DÉTIENNE, S. PAGÈS-CAMAGNA, A.-S. LE HÔ, *Portraits funéraires de l'Égypte romaine. Cartonnages, linceuls et bois*. Musée du Louvre - Éditions Khéops, Paris, 2008, n° 7 p. 90-91.

[21] Fr.-R. HERBIN, *Padiimenipet fils de Sôter. Histoire d'une famille dans l'Égypte romaine*, 2002, p. 37, fig. 32.

[22] M.-F. AUBERT, R. CORTOPASSI, G. NACHTERGAEL, V. ASENSI AMORÓS, P. DÉTIENNE, S. PAGÈS-CAMAGNA, A.-S. LE HÔ, *op. cit.* 2008, p. 96-98, n° 10.

[23] LEFEBVRE 1952, § 25 p. 26. WALKER 1996, p. 278 « tip of the breast, nipple ».

[24] Chr. ZIEGLER, *Le mastaba d'Akhethetep*, Paris, 1993, p. 21.

[25] *Wb* III, 37,5 - 39,13 ; LEFEBVRE 1952, § 3 p. 4-6. LACAU 1970, § 18 p. 9, § 375 p. 138. *Alex.* 77.2607, 78.2591, 79.1899 « corps, membres, chairs », « viande (de boucherie) ». *Hannig-Wb* I, 19722, « Körper, Leib (corps) », 19737 « Fleisch (chair) ». BARDINET 1995, p. 516-517 « revêtement externe ». WALKER 1996, p. 272 « body ; self ; body surface, skin ». ERICHSEN 1954, p. 292, dém. *ḥ*ʿ « corps, même ». *KoptHWb* 563. VYCICHL 1983, p. 287, ϩωω *S*, ϩω *B*, ϩουου *A*, « même » (ex : ϩωω⸗ϥ « lui-même »).

[26] H. BREASTED 1930, p. 418.

[27] *Wb* V, 631, 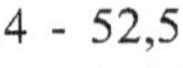 *ḏdꜣ* « fett », 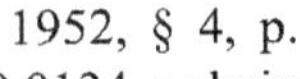 « fettes Fleisch » ; 632, 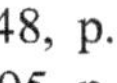 *ḏdꜣ* « das Fette », 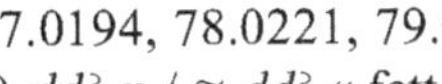 « das Fette vom Fleisch ». HANNIG 1995, p. 1018, 1019, *ḏdꜣ* « Fette (graisse) » ≈ *n jwf* « das Fette vom Fleisch, (graisse de chair) ». *Hannig-Wb* I, 40528, *ḏdꜣ* « Fette (graisse) ». Ces formes doivent provenir du verbe 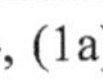 / 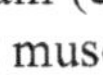 *ḏdꜣ* : *Wb* V, 631,10 - 632,3. *Alex.* 77.5293 « nourrir, faire grossir ». *KoptHWb* 435. VYCICHL 1983, p. 332, ϫⲁⲧⲉ *S*, « mûrir ».

[28] *Wb* I, 51, 14 - 52,5 ; LEFEBVRE 1952, § 4, p. 6 « chairs, vagin », § 48, p. 43 « vagin » ; *Alex.* 77.0194, 78.0221, 79.0134 « chairs, viande » ; HANNIG 1995, p. 34 (3) « Vagina », (4) *ḏdꜣ n* / ≈ *ḏdꜣ* « fette Fleisch, (chair grasse) » ; *Hannig-Wb* I, (1) 1149 « Fleisch (chair) *Mensch, Tier (Humaine, animale)* » , (2) 1150 « Körper, Leib (corps), Leichnam (cadavre) » ; WALKER 1996, p. 33-50, 265 (1) « meat, flesh, soft tissues », (1a) « muscles », (1b) « internal organs » ; *KoptHWb*, 16 ; VYCICHL 1983, p. 21 : ⲁϥ *SB*, ⲁⲁϥ *SF*, ⲉϥ *AOL* : 1. « chair », 2. « viande ».

[29] *Wb* V, 50,13 - 51,7. LACAU 1970, § 270 p. 103. *Alex.* 77.4412 « le giron », 79.3145 « les bras, le giron ». HANNIG 1995, p. 859. WALKER 1996, p. 277 « bosom ». *KoptHWb* 65. ERICHSEN 1954, p. 538, dém. *qn* « sein ».VYCICHL 1983,

p. 82, uniquement sous forme présuffixale : ⲕⲟⲩⲛ⸗ *SB* « 1) sein, 2) giron, 3) parties sexuelles (de l'homme) ».

[30] MEEKS 1994, p. 2 col. 2. *Hieroglyphica* D195.

[31] Voir aussi par ex. pour l'akkadien : LABAT 1976, *qilpu* « peau, écaille, écorce » (74) et *qerbu* « milieu, intérieur, sein ; entrailles » (384) ; pour l'hébreu : SANDER-TRENEL 1979, *qèrèb* 1) « l'intérieur du corps, ventre, entrailles, sein », 2) « l'intérieur, le cœur, la pensée » (653).

[32] BARDINET 1992, p. 126 ; 1995, p. 115 ; HANNIG 1995, p. 764, « Leitung, (canalisation) / *d. Gefäßsystems (système vasculaire)* ».

[33] L'artère mammaire interne, branche sous-clavière de l'acromio-thoracique est moins facile à percevoir à cause de son trajet profond.

[34] Ecrit 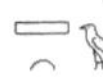 : *« m štyw n mnd*f »*. *Wb* IV, 556,9. LEFEBVRE 1952, § 7, p. 9 « plexus veineux » ; BARDINET 1992, p. 127-128, 212 ; 1995, p. 363.

[35] G. COULON, *Les Gallo-romains*, II, Paris, 1994, p. 55. La multiplication des thèmes iconographiques devait rendre l'objet encore plus efficace.

[36] SMITH 1912, p. 13-14, pl. VII.

[37] *Ibid.*, p. 38-39, pl. LXVII.

[38] *Ibid.*, p. 81-82, pl. LXVII.

[39] T. VERGEZ-ABADIE, *Intérêt et limites de l'étude des momies dans la connaissance de la médecine de l'Ancienne Egypte*, Thèse de Médecine, Faculté de Médecine de Cochin Port-Royal, Paris, 1985, p. 69.

[40] SMITH 1912, p. 14-15, pl. IX.

[41] *Ibid.*, p. 8-11, pl. IV, fig. 2.

[42] *Ibid.*, p. 11-12, pl. VI, fig. 1 et 2.

[43] *Ibid.*, p. 98-101, pl. LXXII.

[44] A. MACKE, C. MACKE-RIBET, *Rapport sur l'étude des restes humains effectuées dans quatre tombes de la Vallée des Reines*, CNRS UA 1064 - CEDAE, t. I, vol. 1, mars 1986 - avril 1986, p. 23, cl. 2 p. 24, 7 et 9 p. 29.

[45] B.A. IBRAHIM, Fr. DUNAND, J.-L LICHTENBERG, M. HUSSEIN, « Le matériel archéologique et les restes humains de la nécropole d'Aïn el-Labakha (oasis de Kharga) », Paris, 2008, p. 67.

[46] SMITH 1912, p. 105, pl. LXXVII.

[47] *Ibid.*, p. 101-104, pl. LXXV, LXXVI.

[48] C. ANDREWS, *Egyptian Mummies of British Museum*, London, 1984, p. 44, n° 46.

[49] G. GRIMM, *Die Römischen Mumienmasken aus Ägypten*, Wiesbaden, 1974, p. 15, 36, 94-95, pl. 111,1. M.F. AUBERT, R. CORTOPASSI, *Portraits de l'Egypte Romaine*, Musée du Louvre, Paris, 5 octobre 1998 – 4 janvier 1999, n° 29, p. 72 et cliché p. 75. Buste funéraire à rapprocher de la figurine n° 102, p. 156.

[50] A. MACKE, C. MACKE-RIBET, *Rapport sur l'étude des restes humains effectuées dans les tombes 51, 21, 65, 31, 39,23 de la Vallée des Reines*, CNRS UA 1064 - CEDAE, tome 5, novembre 1990 – novembre 1991, p. 150, clichés 23 et 24 p. 151. A. MACKE, C. MACKE-RIBET, J. CONNAN, « Momification, chimie des baumes, anthropologie, paléopathologie », *Ta Set Neferou*, V, Le Caire, 2002, p. 107-111.

[51] N.E. SCOTT, « Two Statues Group of The Vth Dynasty », *BMMA* 11, n° 4, 1952, p. 116-122 ; Chr. ZIEGLER, cat. : *L'Art égyptien au temps des pyramides*, Paris, 1999, n° 124, p. 291-293.

[52] H. JUNKER, *Gîza. Bericht über die von der Akademie der Wissenschaften in Wien auf gemeinsame Kosten mit Dr. Wilhelm Pelizaeus unternommenen Grabungen auf dem Friedhof des Alten Reiches bei den Pyramiden von Gîza*, X, Vienne-Leipzig, 1951, p. 113-136, pl. XVIII, fig. 44-46.

[53] Chr. ZIEGLER, cat. : *Stèles, peintures et reliefs égyptiens de l'Ancien Empire*, Paris, 1990, n° 53, p. 276-279.

[54] Faciles à consulter dans : H. PECK, *Dessins Égyptiens*, Londres, 1980, pl. VI, VII pour ces deux ostraca, puis V, 17-20 et 22 pour le papyrus de la prêtresse Héré-Oubekhet.

[55] J. VANDIER D'ABBADIE, *Catalogue des ostraca figurés de Deir el-Médineh*, fasc. 2, Le Caire, 1937, n° 2390, p. 81, pl. LXIII. Voir également : fasc. 4, 1959, n° 2868, p. 189, pl. CXXII.

[56] L. BORCHARDT, *Statuen und Statuetten von Königen und Privatleuten* (CG), III, Berlin, 1930, p. 85-86.

[57] Chr. ZIEGLER, *Le Louvre, Les antiquités égyptiennes*, Paris, 1990, p. 74. G. ANDREU, M.-H. RUTSCHOWSCAYA, Chr. ZIEGLER, *L'Égypte ancienne au Louvre*, Paris, 1997, n° 89, p. 181-182.

[58] M. CHAUVEAU : Cat. *La gloire d'Alexandrie*, musée du Petit-Palais, Paris, mai - juillet 1998, n° 124, p. 176.

[59] *Ibid.*, n° 42, p. 81. Voir aussi dans le même catalogue, la plaque en argent doré (Brooklyn Museum de New York, 44120) : F. QUEYREL, n° 80, p. 146.

[60] S. SAUNERON, H. STIERLIN, *Edfou et Philae. Derniers temples d'Égypte*, Paris, 1975, p. 130, 128 et 138.

[61] C. ALDRED, Fr. DAUMAS, Chr. DESROCHES-NOBLECOURT, J. LECLANT, *L'Égypte du crépuscule*, col. *Univers des formes* : *Les Pharaons*, vol. III, Paris, 1980, n° 334, p. 297.

[62] PORTER-MOSS, 1978, 2, p. 449.

[63] Chr. ZIEGLER, *Les statues égyptiennes de l'Ancien Empire*, Paris, 1997, n° 76, p. 239-240, p. 38.

[64] N. CHERPION, « La fausse-porte d'Itefnen et de Peretim au musée du Caire », *BIFAO* 82, 1982, p. 127-144, pl. XVI, XVII B et XVIII.

[65] Al. PIANKOFF, B. RAMBOVA, *Egyptian Religious, Texts and Representations*, III, *Mythological Papyri*, I/II, pl. B, D. Kheritwebechet.

[66] D. WILDUNG, *Soudan, Royaumes sur le Nil*, IMA, Paris, 5 février - 31 août 1997, n° 453 p. 382.

[67] *Ägyptisches Museum*, Berlin, 1991, n° 160 p. 262.

[68] K.-H. PRIESE, cat. : *Soudan, Royaumes sur le Nil*, IMA, Paris, 5 février - 31 août 1997, n° 307, p. 290.

CHAPITRE IV

LE SEIN-AMANT – LE SEIN-FLEUR

Dans la perspective égyptienne du maintien de la vie, et donc de la biologie, la physiologie s'insère ici au travers de l'expérience journalière de la mère dans son environnement familial et naturel. Ainsi, certains points de repère seront, dans un premier temps, observés sur celle-ci comme sujet d'expérience, puis, dans la nature, auprès des animaux, des plantes et même des dieux. Ces éléments de découverte aideront, par déductions successives, les praticiens et l'entourage à mettre en œuvre plusieurs techniques appropriées afin de favoriser par exemple une bonne lactation, une bonne tolérance pour le nourrisson, et au besoin de chercher à rectifier une hypogalactie ou encore à tenter d'améliorer la disponibilité galactogène (*cf. infra*, chap. VI à VIII). Le lait se verra ensuite attribuées d'autres fonctions thérapeutiques et pronostiques en compagnie du sang et du placenta (*cf. infra*, chap. VIII, 3 à XII). Enfin, la « geste » de l'allaitement prendra elle-même une valeur théologique. En effet, une des particularités de l'apprentissage de la physiologie pharaonique est qu'elle s'inspire encore de la mythologie. Cependant, la force de ces devanciers est d'avoir réussi parfois à s'en affranchir en s'appuyant tout simplement sur le bon sens.

Nous aborderons dans ce chapitre et le suivant, plusieurs de ces observations naturelles, en tentant de montrer ici quelques aspects de différentes notions humaines et végétales que pouvaient culturellement percevoir les égyptiens, comme « le sein-amant », « le sein-fleur », « le sein-fruit » et « le sein-racine ».

4.1. LE SEIN-AMANT

L'appétence de l'enfant pour le sein de sa mère participe de la fécondité du couple à l'image de la nature engendrant par étapes florales et fructifères avant d'aboutir à enraciner ses rejetons.

Ainsi, dans la poésie amoureuse égyptienne [1], le rédacteur n'hésite pas à représenter la « sœur-amante » sous les traits d'une *mater lactans*.

4.1.1. pHarris 500 R° (pBM 10060) - extrait

1,4c 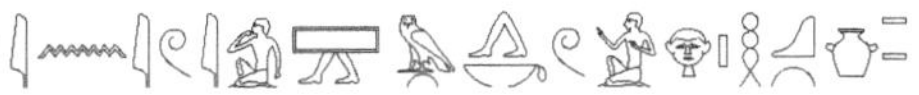

1,5a 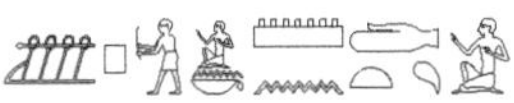

1,5b 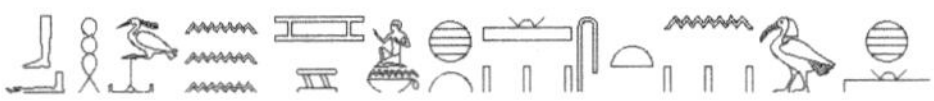

1,4c Partirais-tu pour de la bière ?
1,5a Alors que je peux te donner mon sein (a)
1,5b Il regorge (b) d'abondance pour toi.

Et le texte continue : « un jour à m'enlacer
est bénéfique plus que cent mille terres ! »

Notes. — (a) *šspj nk mndj*, litt. *je prendrai pour toi mon sein* [2].

(b) 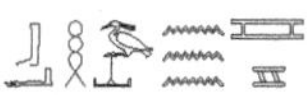 *bꜥḥ* : *Wb* I, 448, 1-6. *Alex.* 77.1226 « flot, inondation». *Hannig-Wb* I & II, 9653, *bꜥḥw* « Wasserfülle (eau abondante), Überschwemmung (inondation) ». *KoptHWb*, 284. VYCICHL 1983, p. 241, ⲟⲩⲟϩⲓ écrit ⲃⲟⲩⲟϩⲓ *B°* « fossé», comparer à l'arabe *baḥr* « fleuve, mer ». Voir également *bꜥḥ* : *Wb* I, 448, 10. *Alex.* 78.1300 « abondance » ; ainsi que *bꜥḥj* : *Wb* I, 448, 11 - 449,25. *Alex.* 77.1228 (« inonder », « avoir abondance de bien »), 78.1298, 79.0876 (« recouvrir d'eau », « remplir à ras bords », « regorger de victuailles, pourvoir en abondance »). Notons la notion de « contenant » *bꜥḥ* : *Wb* I, 450, 1 et 4. *Alex.* 78.1301 (« bassin d'irrigation, terre irriguée, vignoble », « le titre de *ḥrj bꜥḥ* sur les étiquettes de jarres »). TAKACS 2001, p. 170. Cette expression est donc en rapport avec l'inondation. Le sein est ici considéré comme un contenant rempli : il est mature.

Commentaire. — L'expression employée en 1,5b évoque plus un sein nourricier « inondé » (de lait) que le sein d'une jeune fille vierge, même nubile, car le jeu amoureux préfigure déjà une certaine fertilité. La « sœur » deviendra « mère ». L'amante se double d'une personnification de la terre féconde à la manière d'une déesse-mère offrant sa propre substance. Dans le Cantique des Cantiques (8,10b) finalement la Sulamite dit : « mes seins sont comme des tours », par opposition à ceux qui sont « non formés » de la « petite sœur » même des frères concupiscents (8,8), en réalité elle-même auparavant, c'est-à-dire avant que la forteresse ne se rende en vue des épousailles. On peut illustrer ces textes d'un fragment de peinture provenant d'une tombe thébaine montrant une femme ou une déesse présentant un sein soutenu par la main d'un grand jeune homme s'y abreuvant délicieusement (Ägyptisches Museum de Berlin, n° 18534 ; *cf. infra* : fig. 15).

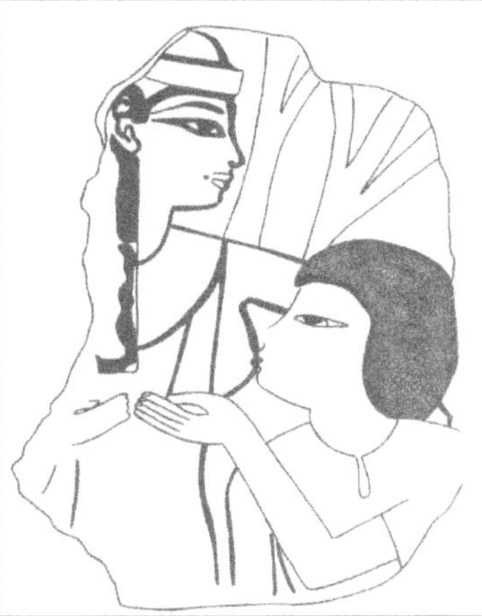

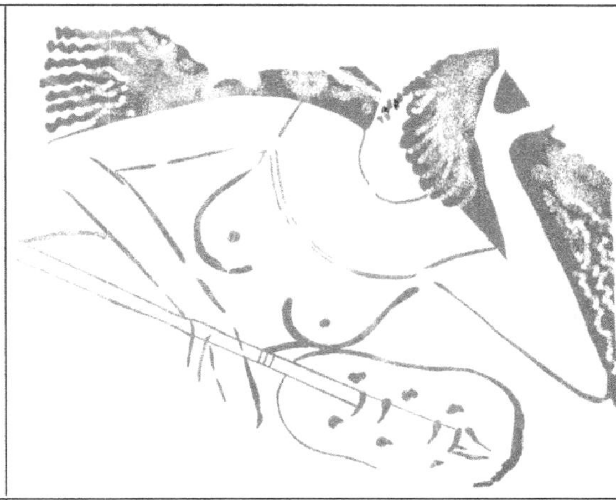

Fig. 15. Peinture Thébaine (Berlin, ÄM 18534).	**Fig. 16. Musicienne nue (Ostracon, Le Caire, Musée égyptien, JE 63805)** [3].

4.1.2. Le sein-désir et le sein-désiré

Le « désir » de la « sœur » la pousse à se montrer à son « frère », nue, dans une robe échancrée de lin fin, mouillée d'eau et de parfums, de façon à mouler visiblement sa « perfection » (vase de Deir el-Médîna 7-11) [4], et cela, pour ravir son cœur (vase de Deir el-Médîna, 14) [5].

Ainsi, la « poitrine resplendissante » de « l'unique », « la plus belle de toutes » (pChester Beatty I, 1,4 ; 1,1) [6], est-elle exposée au regard de l'amant dont le cœur s'en trouve bouleversé.

Ses seins sont vus par lui « bien droits sur sa poitrine » (Louvre, Stèle C 100, 1,4). Ils seront comparés à des grenades (pTurin 1996, 1, 1) [7], à des fruits envoûtant de mandragore (pHarris 500, r°, 1, 11b) [8], offerts, « comme les charmes de tout son corps » (vase de Deir el-Médîna, 1, 19) [9] « dans la main d'un homme » (vase de Deir el-Médîna, 1, 5) [10] se trouvant par ce fait « comblé » de grâces (oGardiner 339, 6) [11] devant un tel « giron emplis de fruits de perséa » (pHarris 500, r°, 3, 13) [12].

Ces métaphores ne sont pas simplement destinées à évoquer des images érotiques, mais rappellent l'abondance perçue par l'enfant au sein de sa mère et réveille subconsciemment l'instinct fils-père poussant l'ancien enfant à revenir près du sein fécond. Il peut dès lors s'attacher à sa promise, en être « malade » (oNash 12, 5) [13] et demander au prêtre-médecin un peu ironiquement : « es-tu porteur de lait ? » (oNash 12, 2), dans l'espérance de se voir guéri par le piège tendu en retour par lui-même à l'aguicheuse personne (oNash 12, 4), puis, de goûter à nouveau une autre femme que sa mère, puisqu'il s'agit maintenant de celle qui deviendra son épouse et qui s'en trouvera, à son heure, « enceinte dans sa maison » (oDeir el-Médîna 1650 v° x+3) [14]. Chacun ayant, cette fois, son cœur heureux en sa place (vase de Deir el-Médîna, 10 pour elle, et, 14 pour lui) [15].

Le texte ne cite pas l'intervenant par hasard. Il est considéré comme un témoin et un éventuel bon messager dans une perspective d'offrande d'un geste engageant à la fois le passé et le futur d'une transmission lactée de vie. Nous étudierons plus loin l'importance du lait dans la maternité en cherchant à comprendre les théories élaborées et transmises par les prêtres et les médecins dans les « Maisons de Vie » encore situées à l'ombre des temples.

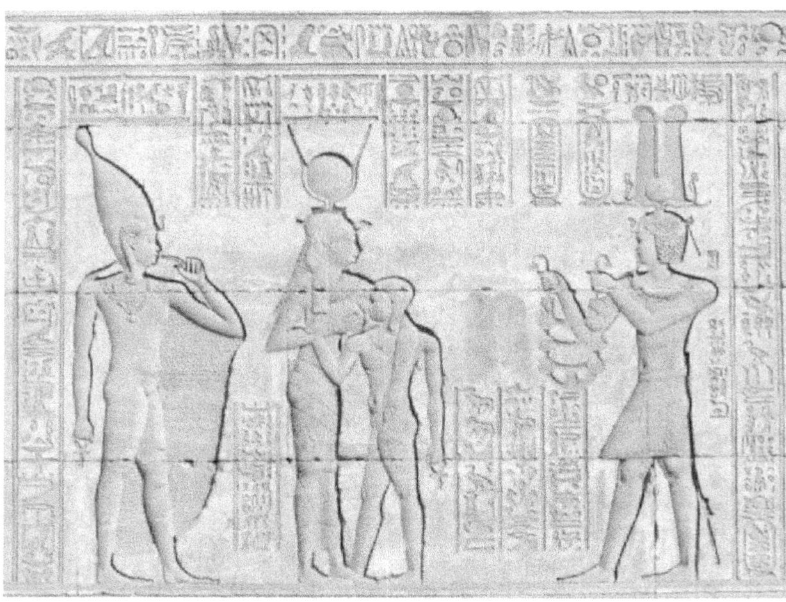

Fig. 17. Mammisi de Dendara. Entrecolonnement Sud. Hathor allaitant de jeune Ihy.

4.2. LE SEIN-FLEUR

Nous pouvons observer différents motifs floraux s'épanouir sur les mamelons de plusieurs représentations féminines. Pour des déesses, voir par exemple les statues de Sekhmet (XVIIIe dyn., Kunsthistorisches Museum de Vienne, ÄS 77, ÄS 78) [16], de Neith (XVIIIe dyn., Musée Borély de

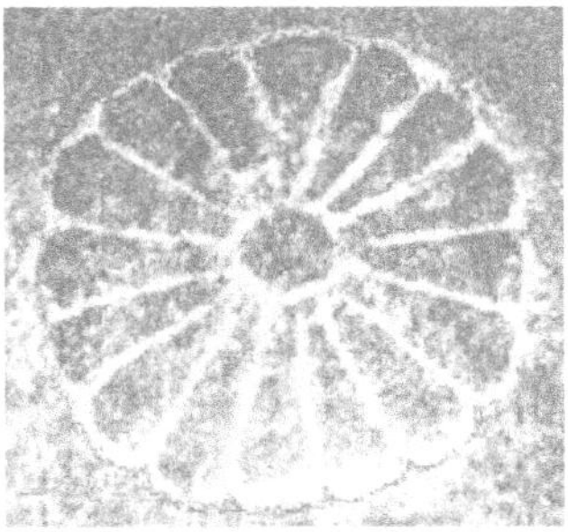

Fig. 18. Rosace du bout des seins (Sekhmet, Louvre).

Marseille, 206)[17], ou encore d'Isis-Hathor (XVIIIe dyn., Musée égyptien de Turin, 694)[18]. Pour des femmes de la XVIIIe à la XXIe dyn.[19], remarquer la poitrine de Tiaa, mère de Thoutmôsis IV (Musée égyptien du Caire, JE 36336 = CG 42080). Les seins de Manana, « chanteuse de Bastet » épouse de Khâemouaset sous Amenhotep III (Musée égyptien, Le Caire, JE 87911)[20], portent le même ornement que celui figuré sur sa *menât*. Voir encore la statue de la reine Merit-Amon, fille, puis grande épouse royale de Ramsès II (Musée égyptien du Caire, JE 31413 = CG 600) ; la *menât* de celle qui fut aussi « chanteuse d'Hathor » est également décorée d'un symbole comparable. Pour l'Époque Romaine, voir le cercueil de Sensaos trouvé à Thèbes (TT 32, Rijksmuseum van Oudheden d'Amsterdam, AMM 8)[21], et encore un cartonnage stuqué peint et doré provenant d'Akhmîn (Allard Pierson Museum d'Amsterdam, 723)[22]. Ces fleurons du bout des seins sont difficiles à identifier car ils résultent de stylisations très poussées avec des tailles différentes selon les modèles. Il s'agit peut-être tout simplement d'une des plus anciennes allégories de la « femme-fleur », si l'on considère le hiéroglyphe (M42) et surtout ses dérivés (M86, 86C, 86B, 86A, 87) comme un signe-mot « fleur »[23], avec pour ces derniers, par exemple, les valeurs 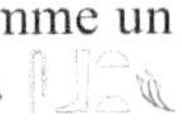 *sbtt*[24] ou 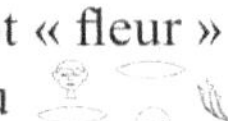 *ḥrrt*[25]. *Ḥrrt* est aussi le nom d'une déesse en rapport avec Bastet[26]. Les grands modèles sont sans doute représentatifs d'un *Nymphaea*, et probablement aussi d'un *Cyperus*. Les modèles de taille moyenne adoptent la forme astérisée d'une Compositae Giseke comme le chrysanthème (*Chrysanthemum coronarium* L.)[27], d'une autre Asteraceae[28], ou du laiteron (*Sonchus*)[29]. Les petits modèles adoptent ce style également, avec l'aspect d'un petit aster bleu ou blanc (*Aster Tripolium* L.), ou d'une pâquerette. Ainsi sont parés les seins représentés sur trois sarcophages de la XXIe dyn. : celui de la chanteuse d'Amon Tenamon conservé au Musée Borély de Marseille (n° 253/1)[30], et deux autres provenant de Deir el-Bahari conservés au musée de Munich (n° 57c)[31] et celui de Nesikhonsou, montré au Van Het Museum Vleeshuis d'Envers (n° AV 88.1)[32].

Des paillettes en or dont certaines reproduisaient des petites rosettes (CC n° 46gg) avaient dû être fixées sur des vêtements de Toutânkhamon. Le roi possédait aussi une bague gravée des mêmes dessins (CC n° 621). Finalement ces petites rosaces se retrouvent assez souvent dans les motifs figurés sur différents objets du trésor. Sur le char, mêlés à des lys stylisés, et encore sur le fourreau d'une dague (CC n° 256dd, JE 61584B) — ces représentations sont probablement d'origine syro-égéenne. Les fleurs laissant le sein très largement visible en dessous (alors que les autres représentations le couvrent), pourraient être des pâquerettes (*Bellis* spp.) non attestées en Égypte et donc provenir d'une influence étrangère. Or, *Bellis sylvestris* Cyrillo est probablement représentée en 31 E 58 du « jardin botanique » de Thoutmôsis III situé dans l'Akhmenou du temple d'Amon-Rê de Karnak (BEAUX 1990, p. 108). Cette fleur est commune en Méditerranée orientale (Palestine, Syrie). *Aster Trifolium* L. est une autre candidate possible, mais bien que sa présence dans les régions salines du pourtour méditerranéen, Afrique comprise, est sûre, elle n'est pas encore attestée dans la littérature concernant les époques pharaoniques. Des motifs en bronze doré, qualifiés de marguerites, de 4,7 cm de diamètre par H. Carter, parsemaient aussi le drap mortuaire de Toutânkhamon (CC n°209). Ce linge était comparé par J.H. Breasted à une « nuit étoilée ». Dans la mesure où un chrysanthème unique pouvait avoir une signification solaire, faut-il se représenter une pluie de fleurs ressemblant à des marguerites (*Leucanthemum* spp.) non attestées en Égypte comme une figuration de la voûte d'un ciel dépassant les limites du pays ?

4.2.1. Le sein-lotus

Comme nous venons de le voir, la *menât* pouvait porter une rosette. Ce signe est généralement interprété comme la vue en plan d'une fleur de lotus. Pour d'autres vues en section, voir par exemple celle qui est figurée sur un hippopotame de faïence (n° JE 21366, Musée égyptien du Caire) [33]. La symbolique du lotus *sšn* d'où surgit le dieu enfant [34] (à partir de la Troisième Période Intermédiaire) [35], rappelle bien une fleur surgissant d'elle même comme dans le phénomène de prolifération axillaire montré au « jardin botanique » de Thoutmôsis III situé dans l'Akhmenou du temple d'Amon-Rê de Karnak [36]. Les Égyptiens connaissaient bien leur milieu et cela ne pouvait pas leur échapper, comme le montrent les signes hiéroglyphiques M 96 et var. (M 84, M 93, M 94, M 95, M 240, M 240A). Certains bouquets cherchent également à figurer artificiellement le phénomène. La nature contemplative de théologiens avides de solutions spirituelles les portait à rechercher et à interpréter des manifestations singulières comme signes du divin. D'autant plus que ce phénomène naturel représente une bonne image d'un sujet renaissant de lui-même. Dans ce cas précis, une fleur accouche bien d'une autre fleur (N. BEAUX 1990, 32W2,2…// fig. 14a p. 157), ou même d'un sujet entier (32E2,3, 31W39 // fig. 14b p. 157). Cette observation se retrouve aussi reproduite sur une coupe en faïence bleue de la XXe dyn. (Rijksmuseum van Oudheden de Leyde, n° AD 14). Il semble donc logique de faire figurer la transposition du corps — donc de la poitrine d'Hathor — sur le bustier féminin et *Nymphaea cœrulea* Sav. [37] ; elle semble là s'imposer. C'est le cas des représentations figurées sur les deux cercueils d'Ii-Neferti, épouse de Sennedjem (TT 1. Metropolitan Museum of Art de New York, 86.1.5 a-c) [38]. Voir aussi les deux lotus et tétins bleus en relief et aux corolles montrées au deux-tiers apparaissant sur un sarcophage du Nouvel Empire appartenant à une collection privée de New York [39]. Ils doivent représenter les coupes d'un autre lotus placé sur son espace inter-mammaire pouvant être interprété, celui-là, comme un triangle pubien d'où paraît la vie. Les trois organes participent ainsi à la même scène osirienne sous-jacente en figurant le giron divin s'ouvrant symboliquement de la poitrine à l'espace inter-vulvaire. L'anatomie féminine en totalité est ainsi représentative de la puissance divine procurant l'éternité (*cf. aussi supra*, ch. 2.6, Anatomie symbolique).

Nymphaea cœrulea Sav. est bien attesté en Égypte (DE VARTAVAN, ASENSI AMORÓS 1997, p. 181-183 ; GERMER 2008, p. 108, 123, 306f. BOULOS I, 1999, p. 152-153, fig. 29,5-6 p. 154). Voir maintenant : S.H. AUFRÈRE, *Biblio.flore - ERUV* IV, 2005, n°s 46 ; 74 ; 114 ; 134.

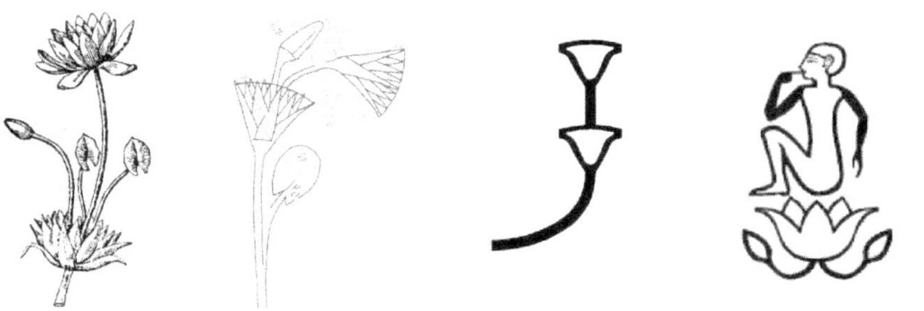

Naturel 31W39 Signe M 96 Mythologique (A 279)

Fig. 19. Phénomène naturel de prolifération et reproductions égyptiennes (N. BEAUX, 1990, p. 157. Signes selon *JSesh*).

4.2.2. Le sein-ombelle

Des rosettes figurent également sur certains talismans d'heureuse maternité. Pour J. Bulté [40], en s'appuyant sur L. Keimer [41], « ce décor de rosace semble être, comme le *ouadj* qui sert de base à la majorité de nos figurines, la représentation de *Cyperus papyrus* L. [42] vu d'en haut, dont le motif décore bon nombre d'objets de

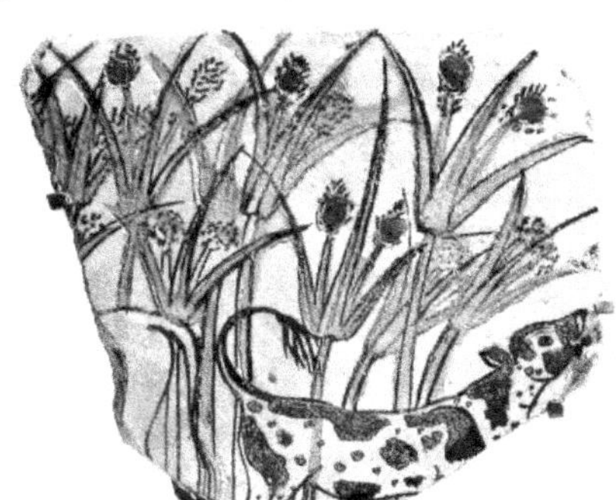

Fig. 20. Veau courant dans les papyrus (Louvre E 17357).

toilette en lien avec la fête du Nouvel An et de la naissance ». La vignette illustrant la Formule 186 du Livre des Morts ramesside d'Ani conservé au British Museum (n° 10 470) [43] nous montre Methyer, forme d'Hathor, surgissant de la montagne thébaine et d'un fourré de papyrus. La *menât* de la déesse comporte une rosace, et, la dernière ombelle à droite est vue de dessus. Une décoration florale équivalente se retrouve au niveau de la poitrine du sarcophage d'Isis enterrée dans la tombe de Sennedjem (Musée égyptien du Caire, n° JE 27309) [44]. Il s'agit là tout au moins d'un compromis entre papyrus (jaune, vert et orangé dans la section) / et / lotus (bleu en périphérie) / ou / stylisation du pourtour de l'ombelle. Le téton en relief est conforme à la représentation en plan d'une Cyperacée du pd'Ani.

Notons que c'est encore à une Cyperacée — *Cyperus esculentus* L.— qu'un bon lait doit être comparé dans les textes médicaux (*cf. infra*, 6.3.1). Plusieurs sortes d'ombelles pouvaient alors être pressenties comme appartenant à des végétaux de formes très voisines, et la plus belle faire référence à une Cypéracée. En effet, les Égyptiens avaient plusieurs mots pour désigner des Cyperaceae. Il est tout à fait possible qu'ils aient déjà plus ou moins confusément établi un lien entre plusieurs d'entre elles à partir de rapports unissant certaines d'entre elles (habitat, rhizome, tige trigone, ombelle plus ou moins fournie). Par exemple, les bases des tiges de *Cyperus papyrus* L. et de *Cyperus alopecuroides* Rottb. pouvaient être mâchées, les tubercules de *Cyperus esculentus* L. étaient consommés ; *Cyperus longus* L. pouvait entrer dans la composition de parfums… Théophraste (*Plantes*. IV, 8,2) [45] en réunit intuitivement trois espèces : le πάπυρος, le σάρι, et le μναύσιον avec sa racine μαλιναθάλλη « amande de terre » (*Plantes*. IV, 8,12) [46].

Cyperus papyrus est évidemment très bien attesté en Égypte (DE VARTAVAN, ASENSI AMORÓS 1997, p. 96-100 ; 92-102 ; GERMER 2008, p. 78, 80, 116, 249 et suiv. ; BOULOS, IV, 2005, p. 376 ; 349-397, 371, 397, fig. 114 p. 375), les autres Cyperaceae aussi.

Voir maintenant : S.H. AUFRÈRE, *Biblio.flore - ERUV* IV, 2005, n°s 24 ; 59 ; 74 ; 77 ; 81 ; 107 ; 126 ; 128.

Notes

[1] VERNUS 1992, p. 74 ; MATHIEU 1996, p. 57, 248 et planche 8 ; Ph. DERCHAIN, « Femme, deux notules. II : Quand elles écrivaient », *BSEG* 23, 1999, p. 27.

[2] VERNUS 1992, « giron ». MATHIEU 1996, « bras ». DERCHAIN, *op. cit.*, « sein ».

[3] Voir par ex. : A. MINAULT-GOUT, *Carnets de pierre*, Paris, 2002, fig. 35 p. 51.

[4] VERNUS 1992, p. 88 ; MATHIEU 1996, p. 98 et planche 17-21.

[5] VERNUS 1992, p. 89 ; MATHIEU 1996, p. 99 et pl. 17-21.

[6] VERNUS 1992, p. 63 ; MATHIEU 1996, p. 26 et pl. 1.

[7] VERNUS 1992, p. 82 ; MATHIEU 1996, p. 84 et pl. 15.
[8] VERNUS 1992, p. 75 ; MATHIEU 1996, p. 57 et pl. 8.
[9] VERNUS 1992, p. 90 ; MATHIEU 1996, p. 100 et pl. 17-21.
[10] VERNUS 1992, p. 87 ; MATHIEU 1996, p. 97 et pl. 17-21.
[11] MATHIEU 1996, p. 116 et pl. 27.
[12] VERNUS 1992, p. 77 ; MATHIEU 1996, p. 59 et pl. 10.
[13] VERNUS 1992, p. 94 ; MATHIEU 1996, p. 115 et pl. 26.
[14] MATHIEU 1996, p. 119 et pl. 29.
[15] VERNUS 1992, p. 88 ; MATHIEU 1996, p. 98 et 99, pl. 17-21.
[16] W. SEIPEL, cat. : *Gott Mensch Pharao*, Künstlerhaus, Vienne, 25 mai - 4 octobre 1992, n° 95 et 96, p. 264-265.
[17] M. NELSON, *Catalogue des Antiquités Égyptiennes. Le Musée Borély et Clot-Bey*, Marseilles, 1978, n° 2, p. 21.
[18] E. SCAMUZZI, *L'Art égyptien au Musée de Turin*, Turin, 1966, pl. XXXIV.
[19] Pour les exemples que nous avons relevés. Le bustier féminin pouvait aussi être orné de deux motifs concentriques comme ceux représentés sur la poitrine de la femme de Sekedkaou dans un groupe familial de la Ve dyn. trouvé à Saqqâra et conservé au Musée égyptien du Caire (n° CG 101).
[20] M. SALEH, H. SOUROUZIAN, *Catalogue Officiel du Musée égyptien du Caire*, Mainz, 1987, n° 152.
[21] M.J. RAVEN, *De Dodencultus van het Oude Égypte - Rijksmuseum van Oudheden*, Amsterdam, 1992, n° 33, p. 80-82. Sur le cartonnage d'une autre momie romaine (n° 35, p. 84-86), les deux motifs floraux ont été décalés vers le haut et vers le bas pour laisser passer la main de la jeune femme en dehors de sa toge-linceul.
[22] Cat : R.A. LUSINGH, *Egypte, Geschenk van de Nijl*, Allard Pierson Museum, Amsterdam, 1992, n° 153, p. 181. Cat. Expo. : H. WILLEMS, *Les Empereurs du Nil*, Louvain-Paris, 2000, n° 141, p. 230.
[23] *Hieroglyphica*, p. 2 M - 1.
[24] *Wb* IV, 96, 5-6. *ValPhon.*, 2, p. 430. S. CAUVILLE, *Dendara. Le fond hiéroglyphique au temps de Cléopâtre*, Cybèle, Paris, 2001, p. 144-145.
[25] *Wb* III, 149, 8-18. *Alex.* 77.2817, 78.2788 « fleur », 79.2953. HANNIG 1995, p. 556. ERICHSEN 1954, p. 326, dém. *ḥrry* « Blume». *KoptHWb*, 388. VYCICHL 1983, p. 310, ϩⲣⲏⲣⲉ *S*, ϩⲣⲏⲣⲓ *B* « fleur ».
[26] *Wb* III, 150, 4. *Alex.* 78.2789. *DCT*, p. 351.
[27] BARAKAT BAUM 1992, p. 26-28, 31, 35-36 ; DE VARTAVAN, ASENSI AMORÓS 1997, p. 75-77. Attestée depuis la Ire dyn.
[28] Attestées en Égypte Ancienne depuis le prédynastique : DE VARTAVAN, ASENSI AMORÓS 1997, p. 45, 82-83 ; DE VARTAVAN, ASENSI AMORÓS 1999, p. 35 « Compositae indet subsp. liguliflorae ».
[29] DE VARTAVAN, ASENSI AMORÓS 1999, p. 241. Compositae peut-être attesté au Prédynastique. Il pourait s'agir de *Sonchus arvensis* L. ou du *S. asper* L.
[30] NELSON, *op. cit.* 1978, n° 311, p. 80-81.
[31] S. SCHOSKE, D. WILDUNG, *Ägyptische Kunst München*, München, 1986, n° 61 p. 87.

[32] J. QUAEGEBEUR, cat. *Égypte Onomwonden*, Antwerpen, 1995, p. 88-92, pl. 1 et jaquette.

[33] M. SALEH, H. SOUROUZIAN, *Catalogue Officiel du Musée Egyptien du Caire*, Ph. von Zabern, Mainz, 1987, n° 83.

[34] C'est-à-dire Nefertoum. Pour l'interprétation de la Formule 81 du Livre des Morts, nous renvoyons à : Fr. SERVAJEAN, *Les formules de transformations du Livre des Morts à la lumière d'une théorie de la performativité, XVIIIe-XXe dynastie*, Le Caire, 2003, p. 83-90.

[35] M.-L. RYHINER, *L'offrande du Lotus dans les temples égyptiens de l'époque tardive*, *Rites Egyptiens* 6, Bruxelles, 1986, p. 20.

[36] BEAUX 1990, p. 154-157.

[37] M.-L. RYHINER, *op. cit.* 1986, p. 1-2 ; n. 1 p. 1. DE VARTAVAN, ASENSI AMORÓS 1997, p. 181-182 ; L. BOULOS, *Flora of Egypt*, Le Caire, I, 1999, p. 152-153 ; n° 6 planche 29, p. 154. GERMER 2008, p. 108 ; 123 ; 306-307.

[38] A. MAHMOUD, « Ii-neferti, a Poor Woman », *MDAIK* 55, 1999, p. 315-323, pl. 50.

[39] Reproduction photographique de Werner Forman dans : L. MANNICHE, *Sacred Luxuries. Fragrance, Aromatherapy and Cosmetics in Ancient Egypt*, London, 1999, p. 107.

[40] BULTÉ 1991, p. 101.

[41] L. KEIMER, *BIE* 37, 1956, 216, fig. 3, p. 246, fig. 39.

[42] DE VARTAVAN, ASENSI AMORÓS 1997, p. 96-100. NICHOLSON, SCHAW 2000, p. 227, 228, 229, 255, 258, 594. L. BOULOS, *Flora of Egypt*, Le Caire, IV, 2005, p. 460 ; GERMER 2008, p. 78, 80, 116, 249-251.

[43] R.O. FAULKNER, *The Ancient Egyptian Book of the Dead,* The British Museum Press, London, 1985, p. 187.

[44] SALEH, SOUROUZIAN, *op. cit.*, n° 218.

[45] THÉOPHRASTE, *Recherche sur les plantes*, IV (éd. S. AMIGUES, tome II, livres III-IV, Les Belles Lettres, Paris, 1989, p. 88).

[46] *Ibid.*, p. 92.

CHAPITRE V

LE SEIN-FRUIT – LE SEIN-RACINE

La femme-fleur offre son sein désormais épanoui en un fruit lourd et généreux pour que les générations s'y abreuvent de vie et s'enracinent sur terre avec force et santé.

5.1. LE SEIN-FRUIT

De fait, la généreuse poitrine féminine est souvent associée ou comparée dans les poèmes amoureux égyptiens aux fruits du perséa, de la mandragore et du grenadier. Notons que dans le Cantique des Cantiques, les seins sont encore comparés à des grappes de raisin (7, 8a et 9c) ou à des régimes de dattes (7, 9b). Des talismans d'heureuse maternité nous montrent aussi des personnages présentant un sein ou un fruit identifiés à une noix de palmier-doum.

5.1.1. Le fruit du Perséa

Toujours dans le pHarris (3,12b-13a) [1] la sœur presse sur son cœur — sur son « sein-giron » — des fruits du 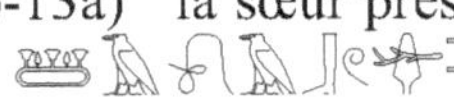 *šwꜣb* [2], *Mimusops laurifolia* (Forsk) Friis [3] ou perséa, à l'intention du frère : *Jw qnjj mḥ(w) m šwbw* litt. « mon espace inter mammaire [4] sera garni de fruits du perséa ». Cet arbre probablement originaire d'Éthiopie donne des fruits jaunes, ovoïdes au sommet pointu, gélatineux et doux. Pour les désigner, l'expression *jꜣrrt n šwꜣb* peut être retrouvée sur des ostraca ramessides. Notons que le nom du raisin, *jꜣrrt*, prend ici par extension métonymique le sens de « baie », « fruit »[5] . Un phénomène tératologique décrit sur une paroi du « Jardin botanique » de Thoutmôsis III, nous montre des fruits identifiés comme ceux du perséa et sculptés doubles ou multiples [6]. Certains de ceux-ci font clairement penser à des paires de seins (31SW86, 31SE30, 31SW95,43, 90, 321E8 … *cf. infra*, fig. 21). Cela n'a pas dû échapper aux Égyptiens qui connaissaient bien cette espèce qu'ils cultivaient depuis l'Ancien Empire.

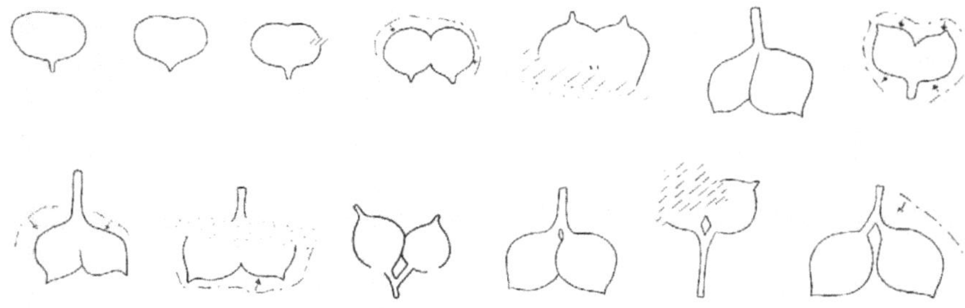

Fig. 21. Fruits seinoformes de *Mimusops laurifolia* (Forsk.) Friis, Temple de Karnak, « Jardin botanique » de Thoutmôsis III. (BEAUX 1990, p. 159).

Dans le conte des deux frères, une femme sera fécondée par un éclat de bois de perséa (pd'Orbiney 18,4-5) [7]. Il s'agit généralement là d'une puissance de fertilisation dévolue à Isis (pour Osiris) et à Hathor (facilitatrice). Une Hathor du perséa avait un culte à Thèbes sous le règne de Merenptah (pBologne 1094, XI, 1-2). Cette déesse est encore représentée versant de « l'eau de vie » sur un défunt du haut du perséa. Comme la nature sempervirente du perséa lui assure une permanence solaire revivificatrice et osirienne [8], elle lui donne aussi pouvoir sur le temps rythmé par Thot qui le mesure et le régularise, ce qui peut expliquer son association avec Khonsou dans le pPouchkine (127 v° B). Cet aspect lunaire peut-il avoir un lien avec les mois des femmes, dans la mesure ou sa maturité annonce la plénitude de l'inondation et rejoint ainsi l'aspect solaire ? Syncrétisme aidant, pour Plutarque (*De Iside.* 68, 378 D), le perséa sera consacré à Isis « parce que son fruit ressemble à un cœur et sa feuille à une langue ».

L'intérieur du perséa (sève laiteuse) [9] est utilisé cuit dans une médication comprenant du lait de sycomore et destinée à traiter des formes cicatricielles dues aux brûlures (pMed. de Londres 45. 11, 11-12 [57. 15, 11-12]). Hippocrate (*Maladies des femmes*, I, 90) recommande les feuilles pilées du perséa contre les affections vulvaires. Pour Dioscoride (1, 29), en poudrage à sec, elles arrêtent le sang. Galien (VIII) et Ibn al-Baytar (2005) reprennent Dioscoride.

Mimusops laurifolia (Forsk) Friis (M. *schimperi* Hochst.) est attesté de la IIIe dyn. à la période copte. Cette Sapotacée n'est plus retrouvée en Égypte moderne que dans les jardins botaniques. (DE VARTAVAN, ASENSI AMORÓS 1997, p. 173-176 ; GERMER 2008, p. 130, 300f.)

Voir maintenant : AUFRÈRE, *Biblio.flore* = *ERUV* IV, 2005, n°s 49 ; 76 ; 79 ; 111 ; 119.

Des fruits provenant de Thèbes sont exposés au musée de Berlin (n° 7008 ; *ANCH*, Cat. n°171, p. 236).

La distinction entre le fruit du perséa [10] et celui de la mandragore n'est pas toujours aisée [11]. En effet quand celui-ci est isolé, sa stylisation ne rend pas précisément la taille réelle des sépales qui sont très petits chez *Mimusops laurifolia* et plus importants chez *Mandragora officinarum* [12].

5.1.2. Le fruit de la Mandragore

Si la distinction entre le fruit du perséa et celui de la mandragore n'est pas toujours facile, en revanche, une mandragore en pied est plus facile à reconnaître dans les représentations égyptiennes. Voir par exemple la plante dessinée avec ses pédicelles fructifères dans la tombe de Sennedjem (TT 1), la tombe d'Ipoui (TT 217, au pied du premier chadouf de droite), ou sur une plaque en ivoire peinte du couvercle d'un coffre de Toutânkhamon (Musée égyptien du Caire, n° JE 61477). Voir encore les représentations « en nids d'oiseaux remplis d'œufs », dues à la retombée des fruits sur le sol, les pédicelles étant fanés. Ou bien des évocations mixtes dans la tombe de Nebamon (British Museum, n° 37983). Le fruit de la mandragore entre aussi dans la composition d'un collier de fleurs fraîches découvert par Carter dans la tombe de Toutânkhamon [13].

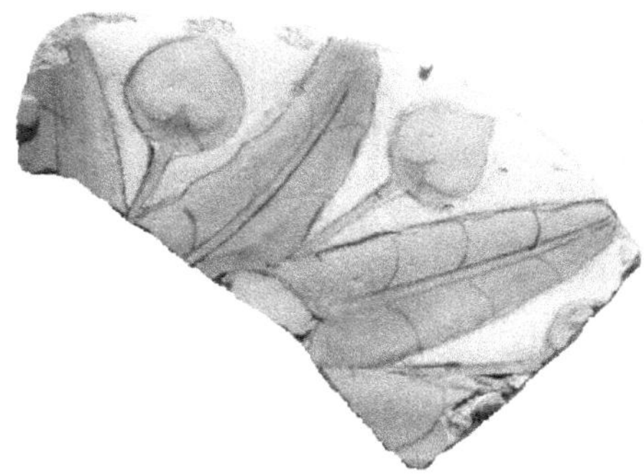

Fig. 22. Mandragore (NY, Brooklyn Museum 52.148.2).

Mandragora officinarum L. est attestée en Égypte (DE VARTAVAN, ASENSI AMORÓS 1997, p. 168 ; GERMER 2008, p. 293f-294).

Voir maintenant : AUFRÈRE, *Biblio.flore - ERUV*, IV, 2005, n°s 15 ; 25 ; 27 ; 37 ; 40 ; 41 ; 47 ; 55 ; 100 ; 116.

Un peu plus loin dans le même texte du pHarris, les seins de la belle sont bien comparés à des *rrm(w)t* [14] (1,11b) [15] mandragores, *Mandragora officinarum* L. [16]. L'attente du « frère » est très claire. Le texte du vase de Deir al-Medîna (2e gr., l. 18-19) est suggestif : (Lui) « Je lui apporterais [une coupe] de mandragore [...] qui serait dans ma main pour qu'elle les respire : c'est dire qu'elle m'offrirait les charmes de tout son corps[17] ! » De fait, l'amant attend bien de son aimée qu'elle lui offre sa chair. B. Mathieu rapproche cette expression à celle de la Collection du pChester Beatty I (r° 17, 5-6) : *sw (ḥr) jn(.t) jwn n ḏr.w<=f>* « il offrait les charmes de sa poitrine » (note 364 p. 108 et 139 p. 51). La mandragore est donc bien là un symbole érotique préludant l'union charnelle. La réponse de la « sœur » a été sans équivoque. Le texte du même support indique (1er gr. 1. 1-5c) : (Elle) « Ton amour s'est mêlé [à mon corps] (3c-4) ... , Il est comme une mandragore dans la main d'un homme » [18]. L'amante a déposé son sein dans la main de l'aimé en se « livrant » à lui. Cela peut être illustré par la position inhabituelle de la main de Mémi dont la paume ouverte repose sur le sein de Sabou, figurée sur un groupe de la IVe dyn et conservé au Metropolitan Museum of Art de New York (n° 48.111) [19]. Plusieurs scènes entre époux nous montrent l'un d'eux tenant un bouquet comportant des mandragores. Meritaton offre à Semenkhkarê d'en humer l'arôme (Ägyptisches Museum Berlin, n° 15000). Sur une fraction de la paroi extérieure gauche du naos même (Musée égyptien du Caire, n° Cat. Carter 108 = JE 61481) dans lequel a été retrouvé un pendentif représentant Ouret-Hekaou allaitant Toutânkhamon (*cf. infra*), le roi portant un tel bouquet verse un liquide dans la main de son épouse. Voir à ce sujet la très intéressante interprétation de Chr. Desroches Noblecourt pour qui cela représente une « union mystique du défunt Toutânkhamon qui transmet ' la semence ' à son épouse jouant le rôle de la déesse » [20]. Des scènes de banquet avec concert nous montrent des jeunes femmes respirant l'arôme de mandragores [21] comme dans la tombe de Nakht (TT 52), la tombe de Nebamon (TT 90) conservée au British Museum de Londres (n° BM 37986), ou encore un autre fragment thébain conservé au Römer-Pelizäus Museum d'Hildesheim (n° 1027). En Palestine, on attribuait à ces fruits des propriétés aphrodisiaques et prolifiques (Genèse 30, 14-18). Le nom hébreu de ces fruits *dûdâ'îm* rappelle *dôdîm* « l'amour » [22] et les « caresses » (Cant. 7, 14). Notons que cette dernière notion, avec le mot *dôdékâ* (de *dûd*) [23], a été traduit par « seins » dans la LXX et la Vulgate (μαστοί / *ubera*). Dans le monde grec, la déesse Aphrodite est parfois accompagnée de l'épiclèse μανδραγώρτις. Cette plante, entre autres Solanaceae, était consommée avant les Bacchanales.

Le *Corpus hippocratique* (VIII, 160) propose un pessaire énergétique composé de « suc de mandragore et de concombre sauvage », notons que cela est à « appliquer avec du lait de femme » ; plus loin, un autre pessaire contenant cette fois-ci de la racine de mandragore, amène plus vite les règles [24]. Théophraste (IX, 8,8) indique qu'on utilisait la mandragore « pour les plaisirs de l'amour ». Selon Dioscoride (4,75), elle est localement emménagogue. Elle passait également pour ocytocique. Le même auteur dit aussi que Κιρκαία [25] « la plante de Circé » (4,75 § 1) pouvait servir à élaborer des philtres (sans précision, comme Théophraste IX, 9,1). Il sera recopié par Pline l'Ancien (L. XXVI, XC / 156-157) : les graines de mandragore (*semen mandragorae*) en potion détergent l'utérus, et, prises avec du soufre vif, « arrête les règles trop abondantes » ; le suc en pessaire « fait venir les règles et sortir les fœtus morts ». Pour Maïmonide (216), *lāᶜba*, la racine de mandragore, c'est l'*al-ᶜarūsa* la « jeune mariée » [26]. P. Koemoth [27] nous rappelle, à propos d'un manuscrit illustré du XVᵉ siècle, que la mandragore avait à cette époque la réputation de pouvoir rendre une femme enceinte sans rapports physiques. Cela conduit l'auteur à faire d'Isis une quasi-préfiguration de l'Immaculée Conception.

Cette Solanacée, avec la belladone (*Atropa belladona*), la stramoine (*Datura stramonium*) et la jusquiame noire (*Hyoscyamus niger*), est connue pour son activité sur le système nerveux autonome et le système nerveux central en raison des alcaloïdes dérivés du tropane qu'elle contient [28] (hyoscyamine, scopolamine, atropine). Son alcoolature de racine figure encore chez Valnet [29], contre les règles douloureuses (action antispasmodique). L'action anticholinergique de la scopolamine pouvait aussi aider à combattre les nausées et les vomissements gravidiques survenant classiquement au cours du premier trimestre de la grossesse, surtout chez la primipare. La scopolamine est actuellement utilisée en *patch*, c'est-à-dire localement, fixé derrière l'oreille pour lutter contre le mal des transports [30]. Elle aurait également des propriétés antitumorales [31].

Quant aux effets « magiques » des philtres et onguents, ils s'expliqueraient dans la mesure où la scopolamine serait capable de rendre une femme droguée docile et entièrement soumise en raison de son pouvoir psychotrope « envoûtant ». Par exemple, dans une prescription du *Kâma Sûtra* (VII), c'est la scopolamine du Datura qui, absorbée par la muqueuse vaginale, « permet d'envoûter et d'asservir les partenaires ». Remarquons à ce sujet l'analogie avec le passage transvaginal des extraits de plantes par l'intermédiaire des manches à balais des sorcières : cet engin graissé étant destiné en fait à introduire une dose efficace mais non létale de scopolamine lipophile (l'atropine, plus toxique, passait alors moins facilement) ; cela permettait au psychotrope de « tourner leurs âmes » en provoquant des hallucinations accompagnées de sensations de lévitations (d'où la croyance). On sait par ailleurs, qu'un des motifs d'accusation dans le procès pour cause de sorcellerie et pour l'instruction duquel Jeanne d'Arc dut subir un examen gynécologique, était d'avoir attaché à sa cuisse gauche une racine de mandragore. Si cela est vrai, on peut dire à sa décharge que sainte Hildegarde de Bingen recommandait bien à la femme cette racine, contre toute attente, pour réduire les « ardeurs en son corps » et pareillement à l'homme qui « a perdu toute retenue » (*Le Livre des Subtilités des Créatures divines*, LVI).

La Bible (Hab. 2, 15) cite un effet comparable obtenu à l'aide de vin et de poison : « Malheur à qui fait boire son prochain, à qui mêle son poison au point de l'enivrer pour jouir du spectacle de sa nudité ! » Il s'agit bien là d'un phénomène pharmacologique de levée d'inhibition [32]. Le texte continue : « ... Bois à ton tour et exhibe ton prépuce... » Notons le parallélisme synonymique « venin-poison » (TRINQUET 1973, p. 2028n, n. 15), comme pour l'égyptien « sperme-poison » (JEAN, LOYRETTE, dans *ERUV* II 2001, p. 545). Plus tard, la mandragore sera réputée nourrie du sperme des pendus [33].

5.1.3. Le fruit du Grenadier

Dans un autre poème amoureux égyptien (pTurin 1996, 1,1d) [34], les seins sont comparés aux *qꜣj[w]* [35] fruits, du *jnhmn* [36] grenadier *Punica granatum* L. [37]. L'appellation sémitique [38] dérive probablement d'un emprunt caucasien très ancien. Si l'introduction du grenadier est antérieure à Thoutmôsis III, sa culture a sans doute pris son essor après son retour de Palestine. Son « Jardin botanique » montre par exemple des grenades par paire, les fruits ayant en commun une surface plane les faisant ressembler à des seins [39]. On peut illustrer le goût des dames pour ce fruit succulent dans la représentation du jardin du harem de Aÿ de la tombe thébaine (n° 49) de Neferhotep [40].

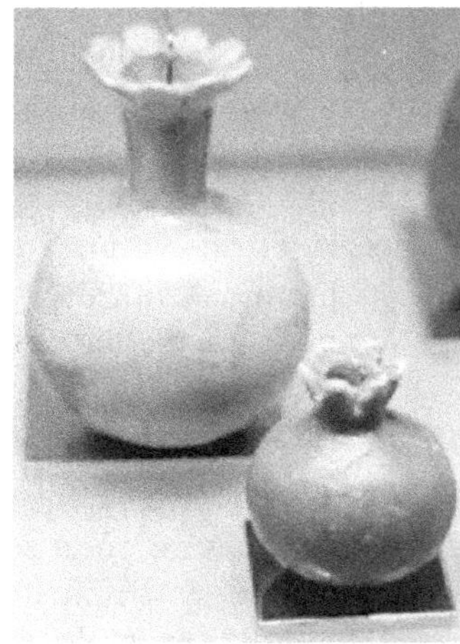

Fig. 23. Flacons en forme de grenades (NY - MET).

Cette Punicacée serait déjà attestée isolément à la XIIe dyn., — ce qui ne serait pas étonnant du fait de la proximité de la Syrie-Palestine où des restes datant de 3000 à 2000 av. J.-C. ont été retrouvés. Le grenadier *Punica granatum* L. est donc bien attesté en Égypte (DE VARTAVAN, ASENSI AMORÓS 1997, p. 218-219 ; GERMER 2008, p. 30, 329f).

Voir maintenant : AUFRÈRE, *Biblio.flore - ERUV* IV, 2005, n°s 27 ; 29 ; 30 ; 31 ; 37 ; 51 ; 55 ; 86 ; 105 ; 137.

Des fruits provenant de Thèbes et de Deir el-Médîna sont exposés au musée de Berlin (n° 6998 et 21530 ; *ANCH*, Cat. n°170, p. 236).

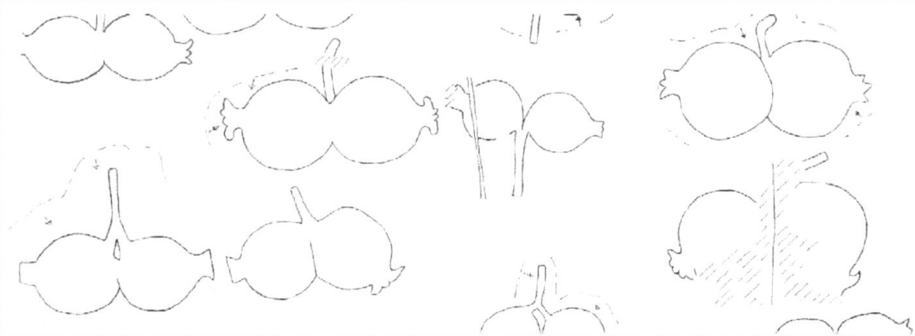

Fig. 24. Fruits seinoformes de *Punica granatum* L., Temple de Karnak, « Jardin botanique » de Thoutmôsis III (BEAUX 1990, p. 197).

Avec les mandragores (7,14), les grenadiers (*rimmôn*) figurent dans le Cantique des Cantiques (4,3 ; 4,13 ; 6,7 ; 6,11 ; 7,13 ; 8,2). En 4,13, le mot *šelâḥaykh* pourrait représenter la pulpe vaginale : voir la formulation utilisant le mot *šalâ* en 5,4 dans le même esprit érotique que celle usant de l'expression « (trou de la) serrure » employée dans le pChester-Beatty I r° (16,9 - 17,13 ; *cf.* : JEAN, LOYRETTE, dans *ERUV* II, 2001, p. 550-551). En Aram, cette plante sacrée était un symbole de fertilité. *Rîmmôn* (II Rois 5,18 ; Zach 12,11), ou *Ramman* est un des noms du dieu syrien du tonnerre et de la pluie et de la végétation Hadad. Ce dieu avait Atargatis pour épouse (en araméen : *'Atar'aeh*, c'est-à-dire comprenant une forme aramaïsée du nom de la déesse *'Anat*). Certains rites pratiqués dans leur sanctuaire de Manbog [41] étaient à caractère sexuel [42]. Cette ville correspondant aujourd'hui à Membidj est situé au nord-est d'Alep et à une vingtaine de kilomètres à l'ouest de l'Euphrate. Ânat deviendra en Égypte et à l'étranger une forme d'Hathor. Voir par exemple la base calcaire de Fia au sud de Tripoli sur le devant de laquelle figure un personnage debout devant une déesse à la coiffure d'Isis-Hathor devant représenter Atargatis [43]. Ramsès II lui-même est parfois qualifié d' « enfant d'Anat » [44]. Il appellera sa fille aînée *Bnt-ʿntj* « la fille (de la déesse) Anat », il l'épousera, et elle deviendra « grande épouse royale » [45]. Le roi donnera encore le nom de *Mhr-ʿntj* « rejeton d'Anat » à l'un de ces fils [46]. À Philæ (2804), Anat deviendra une Isis avec pour fils Horus [47]. Astarté, déesse guerrière, guérisseuse et de l'amour, assimilée à Hathor, l' « Aphrodite étrangère » d'Hérodote (2, 12), était honorée avec Ba'al à Memphis dès l'époque d'Amenhotep II [48]. Un des fils de Ramsès II portait aussi un nom le plaçant sous la protection d'Astarté avec *ʿštrt-ḥr-wnm.f* « Astarté-est-sur-sa-droite » [49]. Astarté-Hathor était encore vénérée à Edfou (XIII, 521) [50]. Aphrodite pré-homérique est sûrement d'origine orientale. Des statuettes syriennes la montrent portant ses mains à sa poitrine comme pour inonder le monde de son lait. À Chypre, elle aurait planté des grenadiers (Athénée 3,84c). Les Grecs conserveront la notion de sa superbe poitrine (*Iliade*, 3,397 ; 14,214) [51]. L'onguent d'Aphrodite d'or (*Odyssée* 8, 339-342) se nomme κάλλος « beauté » (*Odyssée* 18,192). Rappelons qu'avant l'époque tardive où Hathor peut recevoir la semence divine et enfanter (dans le contexte des « deux mères », au mammisi de Dendara : Isis sur les parois de gauche et Hathor sur les parois de droite, conception et naissance) [52], Hathor était la Dame de l'amour, protectrice des femmes et des naissances qu'elle stimulait. Elle suscitait la conception et surveillait la bonne marche de l'enfantement et de l'allaitement. Ainsi, les documents grecs d'Égypte appellent Aphroditopolis la ville de Pathyris, l'ancienne Per-Hathor « Maison d'Hathor » (Gébelein). Ils désignent aussi comme « temple d'Aphrodite » le temple d'Hathor de Deir el-Médîna. Un chant d'amour actuel de Haute-Égypte proclame encore : « tes grenades sont mûres, ô (toi qui est belle comme) la lune [53]. »

Comme la grenade était un attribut d'Aphrodite, elle est aussi un attribut d'Héra en Grèce antique. Perséphone est séduite malgré elle après avoir consommé de force un grain de grenade (Hymne homérique à Déméter). Dans l'*Odyssée*, Athéna rend à Pénélope endormie (18,158) la beauté de la jeunesse grâce à l'onguent d'Aphrodite (18,192). Le teint d'ivoire retrouvé est tout à fait compatible avec l'effet astringent de la fleur et de l'écorce du fruit du grenadier. Quant au soutien-gorge de la déesse, il semble « aphrodisiaque », au point de faire chavirer les esprits des plus sages (*Iliade*, 14,214). Tous ces enchantements ne sont-t-ils pas dignes de la mandragore et des grenades dans un contexte érotique oriental dans lequel la poitrine féminine est exaltée. À Rome, les branches de grenadier servaient à tresser des couronnes pour les mariées. Dans une poésie galante persane, nous pouvons également lire : « Ses joues sont comme la fleur du grenadier, et ses lèvres comme du sirop de grenade ; de sa poitrine d'argent poussent deux grenades[54]. » Une devinette turque plaisante pose la fiancée comme « une rose pas encore sentie et une grenade pas encore ouverte » [55]. Au Gabon, ce fruit symbolise encore la fécondité maternelle.

Les propriétés vermifuges du grenadier étaient déjà connues des anciens Égyptiens (pEbers 50. 16, 15-18 ; 63. 19, 19-22 ; pBerlin 6. 1, 4-5 ; 10. 1, 7-9). Selon le pRylands 531 (53, 1.26) les graines de grenade auraient une action abortive. Nous les retrouvons en compagnie d'acacia, de gomme, dans la formulation macérée [56] de l'ostracon grec thébain n° 2185 (inv. 1418) de la Bibliothèque Bodléenne [57]. Dioscoride (1,126) indique les graines de grenade en bain de siège contre les hémorragies féminines. Soranos d'Ephèse (I, 20,80) rapporte une formulation contraceptive locale contenant des boutons de fleurs de grenadier (κυτίνος [58]), et précise plus loin (I, 20,90) que cela peut entraîner un avortement. Ibn al-Baytar rapporte que

Le Chérif préconise l'écorce de grenade en bain de siège contre les hémorragies féminines (1058). Selon Razès, les fleurs « sont utiles contre les écoulements utérins » (494 et 1058). Encore pour Razès, le fruit « procure des érections » (1058). Au mois de Paophi, mois des grenades, l'almanach copte annonce le réveil des passions sensuelles [59], — est-ce en raison de l'ancienne fête d'Opet ?

Le grenadier est riche en tanin et en acide citrique. Les effets œstrogéniques de l'huile de ses graines [60] doit s'exercer sur le tractus génital féminin pour ménager un certain confort ainsi que sur les glandes mammaires en provoquant une prolifération du tissu conjonctif intra-canaliculaire et la multiplication des canaux galactophores. Les fleurs sont encore citées par Valnet contre les métrorragies et les leucorrhées [61] (action astringente). Cette plante pourrait aussi être douée d'une action antivirale [62].

5.1.4. Le fruit du palmier doum

Les *genitalia* apposés par la nature sur le fruit 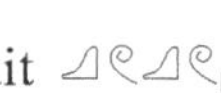 *qwqw* [63] de l'arbre *mꜣmꜣ* [64], *Hyphaene thebaica* (Del.) Mart. [65], dont l'aspect dioïque [66] de base rappelle la forme en "Y" du tractus génital féminin (*cf.* JEAN, LOYRETTE 2001, p. 552-553), font de cet ensemble un candidat exemplaire de complémentarité pour figurer un symbole de fécondité. C'est l'arbre de Min (Formule 124 du *Livre des Morts*) et de Thouéris [67]. Rappelons qu'en tant que déesse tutélaire des morts, Thouéris « 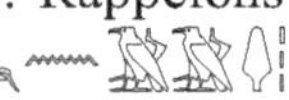 *ṯꜣ-wrt n mꜣmꜣ* » peut, bien entendu, résider auprès des doums revivificateurs [68]. À Thèbes-Ouest à l'époque ramesside, il existait un culte de Thouéris des palmiers-doum [69]. Enfin, le palmier-doum fait partie des arbres sacrés du temple d'Hathor à Dendara (VI 154,6). Ce palmier est également en étroite relation avec Thot [70] et le dieu Bès. Dans la mesure où Béset n'atteint pas la popularité du dieu Bès, ce dernier doit lui-même combiner les caractères mâles et femelles et en assumer toutes les responsabilités. Un groupe de faïence égyptienne du Catalogue Hilton Price (II, 1908, p. 39, pl. XI, n° 4326) est composé d'un Bès assis nourrissant un enfant tel une Isis *lactans*. Des talismans d'heureuse maternité étudiés par J. Bulté [71] nous montrent ce dieu malicieux tenant une noix *doum* assimilable à un sein. Les jeunes femmes représentées [72] tiennent soit un sein (doc. 106), soit un fruit identifié à une noix *doum* (doc. 106 *bis* - 116). Des cercopithèques assurent aussi un rôle. L'auteur établit le lien entre ces singes [73], les noix *doum* et les poitrines nourricières. Ce fruit contient un albumen solidifié d'origine divine qui permettra à Thot de se renouveler lui-même [74]. En réalité, la graine *ẖꜣnnt* et son liquide *mw* (pSallier I. 8, 5a) ne sont accessibles qu'à l'hypostase de la divinité. Quant au commun des mortels, il doit se contenter de sucer le péricarpe. Depuis, les *mamans* donnent du fruit de l'ancien *mama* aux nourrissons « pour faire percer les dents ». Pouvons-nous voir dans cette coutume la réminiscence d'une ancienne tradition ? Cette grosse drupe fauve et lisse contient un mésocarpe spongieux-fibreux comestible sucrée, très aromatique (un peu comme du pain d'épice au gingembre) mais certains le rejettent après l'avoir mâché comme une friandise. Son endocarpe renferme une graine très dure, blanche et énorme dont la forme trigone rappelle un sein. La cavité interne triangulaire contient un liquide lactescent. Effectivement, une coupe médiane peut assez bien représenter ce qu'il est possible d'imaginer de l'intérieur d'une glande mammaire [75]. L'albumen solidifié peut être réduit en farine pour faire une sorte de pain (*Plantes*, II, 6,10 ; *Pline*, XIII, 47). Le noyau est encore utilisé comme ivoire végétal pour sculpter, par exemple, des grains de chapelet [76].

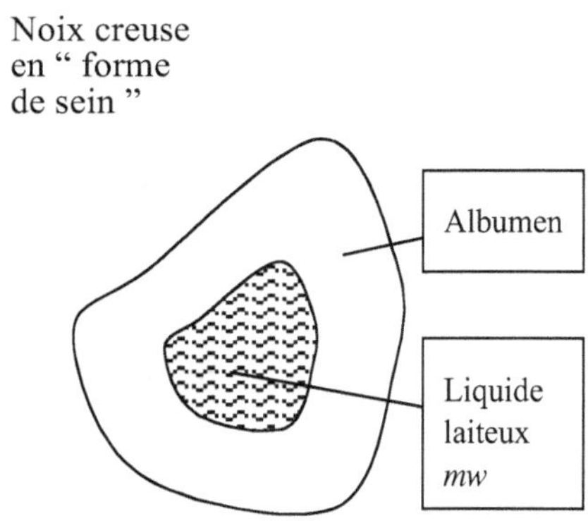

Fig. 25. Coupe d'un noyau de noix doum *Hyphaene thebaica* (Del.) Mart.

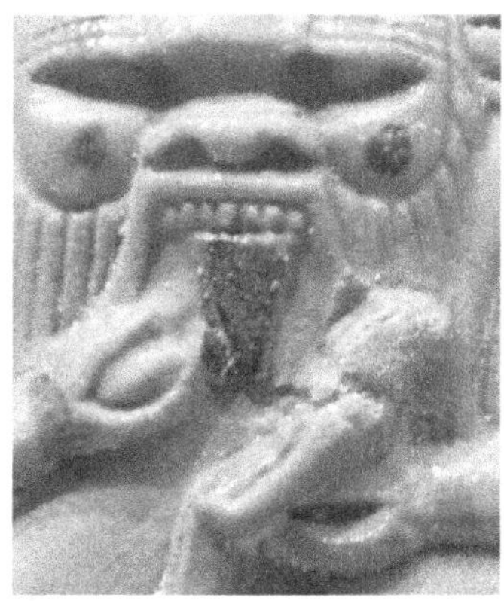

Fig. 26. Bès « nourrissant un nouveau-né » (Louvre E3090).

N. BAUM (1988, p. 243) rappelle que « les palmiers-doum croissent sur des dunes ou des collines, avec un tapis herbacé comprenant des Cyperaceae, une plante *šẖt* et des mandragores ».

Cette plante de la famille des Palmae est attestée à partir du paléolitique. Pour *Hyphaenae thebaica* (Del.) Mart. (DE VARTAVAN, ASENSI AMORÓS 1997, p. 134-138 ; GERMER 2008, p. 273f. BOULOS, IV, 2005, p. 104-105 et pl. 30 p. 105). Voir maintenant : AUFRÈRE, *Biblio.flore - ERUV* IV, 2005, n°s 77 ; 81 ; 111 ; 133. — Des fruits provenant de Deir el-Médîna sont exposés au musée de Berlin (n° 21535 ; *ANCH*, Cat. n° 167, p. 235).

Pour Ibn al-Baytar (2158), il n'est pas bon à Alexandrie, mais selon le « Livre des Expériences », l'écorce bouillie du fruit-doum est utile contre l'incontinence urinaire.

Une miniature de la fin du IXe siècle provenant du monastère de Saint-Michel au Fayoum représente Marie allaitant Jésus (Pierpont Morgan Library de New York). Étant habillée à la manière d'une nonne et portant un camail, Marie semble approcher de la bouche de l'enfant un fruit triangulaire comparable substitutif de son sein. Voir encore une huile sur chêne peinte par un artiste du Nord et d'inspiration florentine du XVIIe (Collection particulière). La récente restauration de l'œuvre a montré que le fruit triangulaire ne possède pas de queue. Les peintres originaires du Nord de l'Europe pouvaient se déplacer d'Écoles en Écoles et leur art en était par conséquent inspiré. Les florentins voyageaient eux aussi, et souvent plus au Sud. Ils ont pu ainsi reproduire le fruit original vu sur de mêmes scènes inspirées de l'Égypte chrétienne. Plus tard, d'autres images en Europe comporteront des poires ou des pommes (émail peint, Maître MP, Limoges 1540-1560, musée du Louvre). Curieusement, la queue des fruits se trouve souvent évoquée au pôle opposé, ce qui peut correspondre à une représentation d'un fruit plus « exotique », comme une noix de palmier doum (voir encore : ivoire, 1200-1250, Metropolitan Museum of Art). Dürer place correctement la queue (huile, Galerie des Offices de Florence, 1526). La plus ancienne représentation de la scène de l'allaitement de Jésus se trouve dans la catacombe de sainte Pricille à Rome. Elle date probablement du IIe siècle. L'étoile brillant au-dessus de sa tête est sans doute celle qui a dû guider les bergers, mais elle rappelle aussi une représentation courante de l'étoile luisant au-dessus de la tête d'Isis-Sothis bien connue à cette époque dans le monde romain. Voir encore Isis allaitant Harpocrate (peinture murale de Karanis au Fayoum et datant du IIIe siècle) [77].

5.2. LE SEIN-RACINE

Indirectement, le sein peut être comparé au doux rhizome de souchet comestible, *w'ḥ*, *Cyperus esculentus* L., dans la mesure ou le produit de son concassage doit fleurer la même senteur qu'un bon lait, et cela dans une détermination qualitative décrite dans le papyrus Ebers (*cf. infra*, 6.3.1. / pEbers 796. 94, 8-10). Le rhizome de souchet comestible voisine également avec un « lait de femme ayant mis au monde un enfant mâle » assimilé au lait même d'Isis ayant enfanté Horus qui déclare vouloir éteindre le feu pour son fils avec le lait guérisseur provenant de l'intérieur de ses seins, afin de soigner une brûlure (pLondres 46. 14, 8-14). Nous savons aussi que des pains *t3 n w'ḥ* pouvaient être préparés avec la farine de ces petits tubercules subglobuleux, oléagineux et sucrés [78]. Or J. Bulté [79] signale une particularité de certains talismans d'heureuse maternité. Plusieurs d'entre eux exhibent un objet circulaire aplati pouvant être souligné d'une rosace. Ainsi décorées, ces choses sont portées par Bès (doc. 59) ou un singe (doc.

71-76), eux-mêmes pouvant être juchés sur des figurines féminines (doc. 115-118). L'auteur propose une interprétation filiale solaire de ce symbole figuré sur un pain ou un tambourin. Peut-être pouvons-nous les rapprocher des pains de souchet comestible, devenant alors des pains frappés au sceau du *Cyperus* répondant de l'innocuité du bon lait qu'il garantit d'une manière apotropaïque (cf. *infra* 6.3.1). Cela rappelle le symbole floral porté sur les mamelons de certaines représentations féminines (*cf. supra*).

Rappelons que plusieurs Cyperaceae (au moins les C. *longus* L., C. *rotundus* L., C. *articulatus* L.) entraient dans la composition des parfums et onguents en Égypte, dont le fameux *kyphi* [80]. — Pour les Cyperaceae, *cf. infra*, 4.2.2. Voir maintenant : AUFRÈRE, *Biblio.flore*, *ERUV* IV, 2005, n°s 47 ; 54 ; 119 ; 125 ; et, p. 147 selon les espèces. Des tubercules provenant de Thèbes sont exposés au musée de Berlin (n° 7006 ; *ANCH*, Cat. n°164, p. 234).

5.2.1. Le Souchet comestible

Le rhizome du « souchet comestible » [81], *Cyperus esculentus* L. [82], est utilisé dans nombre de formulations médicales égyptiennes anciennes, par ex. sous forme d'huile en compagnie d'autres graisses, 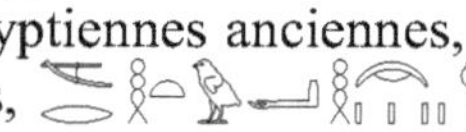 *mrḥt wꜥḥ*, dans un décontracturant musculaire (pRamesseum, V. n° III n). Cette identification « grasse » n'est pas neutre (elle rappelle la graisse du lait divin) [83]. Le souchet est très employé dans le traitement des brûlures (pEbers 482bis. 67, 17-22, d ; 484. 68, 1-3 ; 497. 68,20 - 69,1). Cette plante passait pour un excellent cicatrisant, 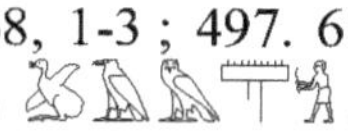 *ṯꜣm* [84] « pour faire se recouvrir » une surface brûlée (pEbers 483. 67, 22 - 68,1). Justement d'ailleurs dans notre contexte, pour cicatriser une brûlure, où le lait de la déesse Isis, le « liquide guérisseur qui est à l'intérieur de (ses) seins », semble pouvoir être 'remplacé' par une puissante formulation comprenant entre autres choses, de l'extrait d'acacia (arbre des déesses Thouéris, Sekhmet, puis de Neith [85]), du rhizome de souchet comestible et du « lait d'une femme ayant mis au monde un enfant mâle » (pLondres 46. 14, 8-14). Remarquons au passage que le pis *mnpḥ* correspond au deuxième interdit du 5e nome de Haute-Égypte (*Edfou* I, 338,15), où un autre acacia, l'arbre *ksbt* (*Acacia tortilis*) était sacré à l'époque ptolémaïque (*Edfou* I, 338,14). Ce pis « peut évoquer l'aspect protecteur et nourricier d'Isis deuillante représentée sous la forme d'une vache, à Coptos », probablement Hésat (AUFRÈRE 1997, p. 78-79 ; p. 101 et 104 pour le pis en 1er interdit dans un nome inconnu. Pour l'arbre *šnḏt* (*Acacia nilotica*) qui était sacré dans d'autres nomes, se reporter à : BAUM 1988, p. 305-312).

Le rhizome du souchet comestible est également utilisé pour soigner diverses affections de l'utérus (pKahoun 3. 1, 8-12 ; 13. 2, 11-18. pEbers 819. 96, 4-5 ; 820. 96, 5-7 ; 833. 97, 1-7), et l'incontinence urinaire féminine (pKahoun 10. 2, 1-5). Chez l'enfant, il agit également contre l'incontinence urinaire (pEbers 276. 50, 5,6 = 281. 50, 11-13). Puis, il est actif pour repousser la pathologie *b33*, dans une formulation comportant l'extrémité d'une tige de papyrus et encore du « lait d'une femme ayant mis au monde un enfant mâle » (pBerlin 3027, J. 7, 3-5). Pour Dioscoride (I,4) la racine du souchet, qui échauffe, provoque l'urine ; elle est bonne pour les piqûres de scorpion, pour la nature des femmes et provoque le flux menstruel. Pour Ibn Massah al-Basry dans Ibn al-Baytar (559-560), « il seconde activement la sécrétion spermatique ». Prosper Alpin (*ME*, 310 : chap. XIII) rapporte que les Égyptiens mettent du souchet dans une thériaque préparée contre les piqûres de scorpions. Rapporté par le même auteur le souchet comestible « réchauffe une sexualité trop froide » (*HN*, 130 : chap. XI) ; « on en exprime le lait pour le donner à ceux qui toussent ou qui souffrent d'inflammation urinaire » (*HN*, 175). Pour Nicolas Lemery (1699, p. 251), leurs racines « excitent l'urine et les mois aux femmes ; elles résistent au venin, elles chassent les vents ». Pour Abdelrazzaq Muhammad Ibn Hamadush (319), le *habb el'azziz* active la sécrétion du sperme, d'urine, et du lait ; c'est aussi un aphrodisiaque. Pour Guibourt (1836, p. 593) cette racine est « propre, dit-on, à exciter l'appétit vénérien ». *Cyperus esculentus* L. passe dans le Maghreb pour galactogène, spermatogène et aphrodisiaque, il est donc servi comme tel à la table des commerçants aisés [86]. D'une part, les Égyptiens cultivent ce souchet alimentaire et en donnent aux nourrices pour augmenter leur lait. D'autre part, « les femmes du peuple en font une grande consommation pour acquérir de l'embonpoint » [87]. En Somalie, la racine séchée, écrasée et emballée dans du coton forme un ovule vaginal apaisant [88]. En Afrique du Nord, l'huile est considérée comme émolliente pour les seins des femmes allaitant [89]. Le souchet comestible entre également dans une préparation africaine destinée à améliorer la lactation [90]. En Guinée, les feuilles sont appliquées en compresses contre la migraine [91]. Cette plante est encore utilisée contre les parasites externes dans la pharmacopée malgache [92].

5.2.2. Le Souchet officinal

Les Égyptiens utilisaient aussi sans doute également *Cyperus rotundus* L. [93], dont les formes sont très voisines et à tubercules noirâtres ovoïdes-oblongs. Les textes médicaux emploient encore les expressions 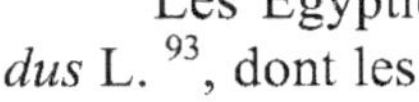 *gyw* [94] *n sẖt* « souchet des oasis » qui doit être différent du « souchet comestible » puisqu'il est cité par un autre mot dans des formules identiques contre les brûlures (pEbers 484. 68, 1-3 ; 497. 68,20 - 69,1 corrigée [95]). Il sert encore par exemple à préparer une médication pour soigner les abcès fistuleux (pChester Beatty n° VI, 5. 4, 1-10).

On trouve aussi dans d'autres préparations, du « souchet de la rive » (ex : pEbers 193. 3-10 b ; 201. 40, 10-14), du « souchet du jardin » (ex :

pEbers 193. 3-10 b ; 201. 40, 10-14), et du souchet de sol *rapenet* (589. 75, 10-14) correspondant peut-être au *Cyperus longus* L. [96].

Pour Dioscoride (1,4) le *cypira* guérit les blessures de scorpions, « convient dans les refroidissements et obstructions de la matrice et provoque les règles ». Il agit sur les ulcères de la bouche et les ulcères rongeants. Pour Pline (*HN* XXI, 115-118) le *cyperos* est épilatoire, il cicatrise les ulcères de la bouche et des parties génitales. Il soigne les morsures de serpents et les piqûres de scorpions. Cette plante produit des effets sur la matrice. Il indique encore (*HN* 12, 43 ; 13,13, 18) que le *cypexrus* est utilisé en parfumerie. Soranos indique que certaines sages-femmes badigeonnent les seins de souchet mêlé à du vin safrané (II, 3, 40). Oribase parle encore de ses pouvoirs stimulants, desséchants et astringents (*Coll. med.* XV, 1, 10 : Daremberg II, p. 654-655). Voir aussi Maïmonide (274). Ibn al-Baytar dit que pour Razès (1186), il « embellit le teint ». Pour Prosper Alpin (*Plantes*. 112), ces « boules de la taille d'une grosse olive » sont utilisées par les Égyptiens « pour guérir les ulcères de la bouche et des parties honteuses ». Réduites en poudre, elles sont bonnes pour l'utérus. Elles constituent un remède assez commun contre les aménorrhées. C'est probablement le souchet entrant dans la confection de la thériaque utilisée contre les piqûres de scorpion (*Med.* 310). Pour Abdelrazzaq (811), le souchet odorant est emménagogue et diurétique ; il consolide aussi les « ulcères lents ». La racine du souchet rond fait partie de la formule des eaux thériacales générales, impériales, prophylactiques, de l'huile de scorpion et des torchisques cyceos. Pour F.-J. Cazin (*Plantes Med.* p. 1017), elle possède à un degré plus marqué des qualités du souchet long, dont une action emménagogue. Ducros (1930, p. 125) indique qu'il est vendu dans les bazars du Caire comme stomachique et emménagogue. En Afrique du Nord, les rhizomes sont utilisés dans une foule de problèmes digestifs [97]. Au Soudan la racine sert à lutter contre les fièvres et les problèmes gastro-intestinaux de l'enfant [98]. Au Kenya, la racine mâchée est crachée sur le patient, elle est aussi utilisée contre les coliques [99]. Le rhizome est encore utilisé en dermatologie dans la pharmacopée malgache [100].

Les tubercules de *Cyperus rotundus* possèdent en outre une certaine activité anti-paludique conférée par une molécule sesquiterpénique [101].

D'autre part, les parties aériennes, et le rhizome de *Cyperus articulatus* L. sont respectivement utilisés au Congo-Brazzaville contre les fièvres, et les rhumatismes [102]. Les feuilles mâchées sont, dit-on, utiles contre la migraine au Kenya. Au Tchad et en République Centrafricaine, l'infusion de rhizome aide à traiter les problèmes gastro-intestinaux de l'enfant [103].

Cyperus esculentus L., *rotundus* L., et *longus* L. a été réinscrit à la Pharmacopée Française en 1976. Il ne figure plus en 2005 (X^e^ édition).

Nous renvoyons également à : M. MORFIN-ERROUX, « Du lait-blanc à l'orgeat de souchet », dans I. RÉGEN et Fr. SERVAJEAN (éd.), *Verba manent. Recueil d'études dédiées à Dimitri Meeks*, *Cenim* 2, Montpellier, 2009, p. 125-135, article paru au moment où nous mettons cet ouvrage sous presse.

Notes

1 VERNUS 1992, p. 77. MATHIEU 1996, p. 59, 248 et pl. 10.

2 *Wb* IV, 435, 10-14. *Alex.* 77.4129 « le perséa (*Mimusops schimperi* Hochst) », 79.2953. GERMER 1979, 122 et 2002, p. 112, 128, 131. CHARPENTIER 1981, 1078 « Mimusops schimperi Hochst » ; MANICHE 1989, p. 121-122. HANNIG 1995, p. 811, « Perseabaum-Früchte » ; ERICHSEN 1954, p. 495-496, dém. *šwb* « Perseabaum» ; *KoptHWb*, 335 ; VYCICHL 1983, p. 274, ϣⲟⲩⲏⲃ *S*, ϣⲃⲉ *B* et neuf variantes, « perséa ».

3 BAUM 1988, p. 87-90 ; 1992, p. 72. DE VARTAVAN, ASENSI AMORÓS 1997, p. 173-176. Sapotacée représentée majoritairement par *Mimusops laurifolia* (Forsk) Friis (M. *schimperi* Hochst.) attesté de la IIIe dyn. à la période copte. Il n'est plus retrouvé en Égypte moderne que dans les jardins botaniques. Voir aussi : NICHOLSON, SCHAW 2000, p. 342, 625-626. Voir également : S. AMIGUES, « Sur le perséa d'Égypte », *Hommage à François Daumas,* Montpellier, 1986, p. 25-31 ; *Théophraste,* II (livres III et IV), Belles Lettres, 1989, note 6 p. 205-207 ; « Les plantes associées aux dieux égyptiens dans la littérature gréco-latine », dans *ERUV* II, Montpellier, 2001, p. 429-431 ; GERMER 2008, p. 130, 300-301.

4 *Cf. supra*, II. Anatomie du sein : Le sillon intermammaire.

5 BAUM 1988, p. 89, avec références.

6 BEAUX 1990, p. 158 et fig. 1 p. 159.

7 A.H. GARDINER, *Late-Egyptian Stories*, *BiAe* I, Bruxelles, 1932, p. 28 ; G. LEFEBVRE, *Romans et contes égyptiens de l'époque pharaonique*, Paris, 1949, p. 151.

8 Voir à ce sujet : BAUM 1988, p. 90 ; KOEMOTH 1994, p. 279-282.

9 GERMER 2002, p. 133.

10 Voir à ce sujet : M.A. BEAUVERIE, « Description illustrée des végétaux antiques du Musée égyptien du Louvre », *BIFAO* 35, 1935, p. 133-134.

11 GERMER 2002, p. 132.

12 BEAUX 1990, p. 158 et fig. 2 et 3 p. 160.

13 P.E. NEWBERRY, « Report on the floral wreaths found in the coffins of Tut-Ankh-Amen », dans H. CARTER (éd.), *The Tomb of Tutankhamen*, 2, London, 1927, p. 192.

14 *Wb* II, 439, 14-16. CHARPENTIER 1981, 689 « *Mandragora officinalis* L ». MANICHE 1989, p. 117-119. HANNIG 1995, p. 473, « *Mandragora officinarum* ». GERMER 1985, p. 148 et 2002, p 128, 133, 143f.

[15] VERNUS 1992, p. 75. MATHIEU 1996, p. 57, le mot figure bien en 1,11b : *cf.* planche 8. B. MATHIEU, « L'univers végétal dans les chants d'amour égyptiens », dans *ERUV* I, Montpellier, 1999, p. 101.

[16] DE VARTAVAN, ASENSI AMORÓS 1997, p. 168. Cette plante de la famille des Solanaceae est attestée à la XVIIIe dyn. Voir aussi : NICHOLSON, SCHAW 2000, p. 625-626. GERMER 2008, p. 293-294.

[17] MATHIEU 1996, p. 100. P. VERNUS (1992, p. 90) traduit par : « la carnation de tout son corps ».

[18] VERNUS 1992, p. 87. MATHIEU 1996, p. 97.

[19] Catalogue : *L'art égyptien au temps des pyramides*, Réunion des Musées Nationaux, Paris, 1999, n° 84 p. 243.

[20] Chr. DESROCHES NOBLECOURT, M. NELSON, F. HASSANEIN, M. KURTZ, M. DUC, *La tombe aux vignes*, Fondation Kodak-Pathé, Vincennes, 1984, p. 8 et 77.

[21] Pour Hilary WILSON : « ... the sniffing of the fruit may be the ancient Egyptian equivalent of smoking ' pot ' » (*Egyptian Food and Drink*, Londres, 1988, p. 32). Voir Pline XXV, XCIV / 150.

[22] SANDER-TRENEL 1979, p. 117 et 118.

[23] Avec le pronom masculin de la seconde personne, donc au sens subjectif : l'amour que donne le « chéri » (1,13), c'est-à-dire par jeux de mots « les caresses » (voir en 1,4, hébreu : « nous prisons tes caresses », LXX : « nous souvenant de tes seins »).

[24] Voir aussi VIII, 382. Pour *Mandragora femina*, se reporter à : H.F. KÄSTNER, « Ps-Dioscoride, *De herbis feminis* », Hermes, 31, 1896, p. 578-636 ; 32, 1897, p. 160.

[25] BAILLY, p. 1094. De τὸ κιρκαῖον « la plante de Circé » : CHANTRAINE, p. 534. Dioscoride (3,129 ; 6,16) utilise également ce nom pour désigner le *Vincetoxicum officinale* Moench, le dompte-venin. Voir aussi Pline I, 25, 94 (*Mandragoras siue Circeion*), XXV, XCIV / 147 « *Circaeon* ». Pour la mandragore, voir : J. BOUQUET, *Figures de la Mandragore, plante démoniaque,* Chiron, Paris, 1936 ; L. KEIMER, *BIE* 32, p. 351 ; P. DERCHAIN, « Le lotus, la mandragore et le perséa », *CdE* 50, n° 100, 1975, p. 65-86 (77-78) ; W. WESTENDORF, *LÄ* I, p. 337.

[26] MAÏMONIDE (éd. M. MEYERHOF 1940, § 216 p. 108).

[27] P. KOEMOTH, « Isis, les arbres et la mandragore d'après un manuscrit illustré du XVe siècle », *BSEG* 23, 1999, 63-76 ; 75-76.

[28] BRUNETON 2001, p. 82.

[29] J. VALNET, *Phytothérapie*, 6e édition, Vigot, Paris, 2003, p. 435-436.

[30] Par exemple : SCOPODERM TTS ® des laboratoires CIBA-GEIGY.

[31] N.J. VOGELZANG, D. RAGHAVAN, B.J. KENNEDY, *Am J Med,* 72, 1982, p. 136-144.

[32] Pour la même interprétation : G. PASSELECQ, F. POSWICK, *Table pastorales de la Bible*, Paris, 1974, « Aphrodisiaque », p. 59.

[33] Voir par ex. : J.M. PELT, *Drogues et plantes magiques*, Paris, 1983, p. 212.

[34] VERNUS 1992, p. 83 ; MATHIEU 1996, p. 84 : *cf.* pl. 15 ; B. MATHIEU, « L'univers végétal dans les chants d'amour égyptiens », dans *ERUV* I, 1999, p. 101.

[35] *Wb* V, 6, 10. *CD*, p. 245. HANNIG 1995, p. 848, « *Körner (als Vogelfutter), (comme des graines pour les oiseaux) ». Voir *qꜢꜢ* : *Wb* V, 5, 9-12 ; GERMER 1979, 369. *Alex.* 79.3095. CHARPENTIER 1981, n° 1171 p. 710 ; *Hannig-Wb* I, 33914.

[36] *Wb* I, 98, 13-15. *Alex.* 77.0346, 79.0262 « grenadier (*Punica granatum*) » ; GERMER 1979, 56 ; 2002, p 13, 25, 37, 56, 139 ; CHARPENTIER 1981, n° 151 p. 90 ; MANICHE 1989, p. 139-141 ; HANNIG 1995, p. 78 ; VYCICHL 1983, p. 24, ⲃⲱ ⲛϩⲉⲣⲙⲁⲛ *S.*

[37] BOULOS 1983, p. 149. N. BAUM 1988, p. 1, 149-154 ; 1992, p. 69. DE VARTAVAN, ASENSI AMORÓS 1997, p. 218-219. Pour le grenadier, voir aussi : Fr. DAUMAS, « Früchte », *LÄ* II, 1977, col. 346 ; NICHOLSON, SCHAW 2000, p. 624-625. GERMER 2008, p. 30, 329-330.

[38] P. LACAU, *Recueil d'études égyptologiques dédiés à la mémoire de J.-F. Champollion*, Paris, 1922, p. 725-726. Voir également l'article de R. GIVEON, « Nakhman — A Personal Name with the Plant Determinative », *RdE* 28, 1976. Pour la grenade, le néo-babylonien et le néo-assyrien donnent *nurmû* (LABAT 1976, 75 p. 71), l'hébreu *rimmon* (SANDER TRENEL 1979, p. 687), l'arabe *rommāna* (BOUTROS 2000, p. 131), le berbère *t-armin-t* ou *armoun* (LORET 1892, 131 p. 76) et l'arménien *nowrn*.

[39] BEAUX 1990, p. 197, fig 1.

[40] N. DE GARIS DAVIES, *The Tomb of Nefer-Hotep at Thebes*, New York, 1933 (Reprinted by Arno Press, 1973) pl. XIV et p. 23-26.

[41] Hiérapolis.

[42] H. SEYRIG, « les dieux de Hiérapolis », *Syria*, 1960, p. 233-251.

[43] R. DUSSAUD, « Un monument du culte syrien et d'époque perse », *Revue d'Histoire des Religions*, 34, 2, 1913, p. 62-68.

[44] G. LEFEBVRE, « Une version abrégée de la "stèle du mariage" », *ASAE* 25, 1925, n. 37 « enfant d'Anta ». Sur les sept variantes graphiques relevées dans la tombe n° 71 de la Vallée des reines, voir : Chr. LEBLANC, « Isis-nofret, Grande Épouse de Ramsès II, la reine, sa famille et Nofertari », *BIFAO* 93, 1993, p. 324, fig. 2.

[45] Chr. LEBLANC, *Nefertari « L'aimée-de-Mout »,* Paris, 1999, p. 185-206.

[46] Chr. LEBLANC, M. MOHAMED FEKRI, « Les Enfants de Ramsès II, au Ramesseum », *Memnonia*, I, 1991, p. 100-104, pl. XV-XXII.

[47] C. HUSSON, *L'offrande du miroir dans les temples égyptiens de l'époque gréco-romaine*, CNRS, Institut V. Loret, Université Lyon II, Lyon, 1977, p. 105 (Dendara) et 240-241 (Philæ).

[48] R. STADELMANN, *Syrisch-palästinensische Gottheiten in Ägypten*, 1967, p. 32-34, 104, 106-108.

[49] LEBLANC, MOHAMED FEKRI, *op. cit.*, p. 100-104, pl. XV-XXII ; Chr. LEBLANC, *op. cit.*, p. 202 note 4 et p. 300.

[50] M. DE ROCHEMONTEIX, E. CHASSINAT, *Le Temple d'Edfou* I-XIV, Le Caire, 1897-1934.

[51] Voir aussi Antiphane (*Anthologie palatine*, 6, 88).

[52] DAUMAS 1958, p. 397 ; 1977, col. 466 et suiv., dans le contexte des « deux mères » : Isis sur les parois de gauche et Hathor sur les parois de droite, p. 348 et suiv., conception et naissance.

[53] N.H. HENEIN, *Mari Girgis, Village de Haute-Égypte*, Le Caire, 2001, p. 284.

[54] FIRDOUSI, *Poèmes*, cité par : HUAS, « Notes prises pendant un voyage en Syrie », *Journal Asiatique*, Paris, 1879, p. 77.

[55] S. EYUBOGLU, *Siirle Fransizca*, Istanbul, 1964, relu pour nous par Monsieur le Professeur Docteur I. Uzel (1990).

[56] Or l'acide lactique produit est un puissant spermicide prescrit par dans formulation du pEbers 783. 93, 6-8 (JEAN, LOYRETTE, *ERUV* II, 2001, p. 573-577). (*Cf.* aussi *infra* 17.2.1. Pharmacodynamie p. 278.)

[57] Cl. PRÉAUX, « Les prescriptions médicales des ostraca grecs de la Bibliothèque Bodléenne », *CdE* 31, n° 61, janvier 1956, p. 143-144.

[58] CHANTRAINE 1968, κυτίνος « bouton de la fleur du grenadier », p. 603.

[59] C.W. WASSEF, *Pratiques rituelles et alimentaires des coptes*, Le Caire, 1988, p. 44.

[60] E. HEFTMANN, R.D. BENNETT, *Phytochemistry* 5, 1966, p. 1337-1339 ; P.D.G. DEAN, D. EXLEY, T.W. GOODWIN, *Phytochemistry* 10, 1971, p. 2215-2216 ; TANAKA TAKASHI, NONAKA GENICHIRO, NISHIOKA ITSUO, *Chem Pharm Bull* 34, 1986, p. 656-663.

[61] J. VALNET, *Phytothérapie*, 6e éd., Vigot, Paris, 2003, p. 373-374.

[62] F. MOUHAJIR, J.B. HUDSON, M. REJDALI, G.H.N. TOWERS, *Pharm Biol*, 39, 2001, p. 364-374.

[63] *Wb* V, 21, 14-15 ; *Alex.* 77.4378, 78.4264 « noix de doum » ; CHARPENTIER 1981, 1190 « le fruit du palmier doum (*Hyphaene thebaica* Mart.) » ; BAUM 1988, p. 106-120 ; 1992, p. 66 ; HANNIG 1995, p. 853, « Nüsse, bes. der Dumpalm (noix de palmier doum) » ; ERICHSEN 1954, 569,1 dém. *kk* « noix du palmier doum ». *KoptHWb* 59 ; VYCICHL 1983, p. 74, ⲕⲟⲩⲕ, ϭⲟⲩϭ *S*, « noix du palmier doum » ; CHANTRAINE 1968, p. 573, grec κούκεον, fruit du κοῦκι « palmier doum », p. 552, κόϊξ. Latin *cuci*, et *coïx* du grec κόϊξ. — Il s'agit bien des fruits du palmier doum (*cf. Pine.* XIII, 38 et 62) ; S. AMIGUES, « Les plantes associées aux dieux égyptiens dans la littérature gréco-latine », dans *ERUV* II, 2001, p. 411. Touareg *kūka* (Père J. DE FOUCAULT, *Dictionnaire touareg-français*, Paris, 1952, p. 775). *Alex.*77.1614 (*) les noix doums peuvent aussi se dire 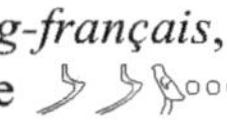 *mꜣmꜣw*.

[64] *Wb* II, 29, 7-8. *Alex.* 77.1613 « le palmier doum (Hyphaene thebaica) ». CHARPENTIER 1981, 495 « palmier doum, Hyphaene thebaica Mart. », 1190. GERMER 1985, p. 234-236. MANNICHE 1989, p. 108-109. *Hannig-Wb* I, 12268, « Dumpalme, Hyphaene thebaica ». ERICHSEN 1954, 157,10 dém. *mm*, « palmier doum », 569,1 dém. *bny kwk* « palmier à noix » ; CRUM, 100b « palmier doum ». VYCICHL 1983, p. 74, ⲃⲛⲛⲉ ⲛⲕⲟⲩⲕ « palmier doum ». Théophraste, (τὸ) κουκιοφόρον « l'(arbre) porteur de *qouqi* » (*Plantes.* IV, 2, 7).

[65] BAUM 1988, p. 106-120, 243, 284-287 ; DE VARTAVAN, ASENSI AMORÓS 1997, p. 134-137. Voir aussi : NICHOLSON, SCHAW 2000, p. 620-621 ; L. BOULOS, *Flora of Egypt*, Le Caire, IV, 2005, p. 104-106 ; GERMER 2008, p. 273-274.

66 Par exemple dans les tombes thébaines 63, 81, 87, 96A, 100, 216 … et conformément à son hiéroglyphe M54A (*Wb* II, 29,7 ; *Hieroglyphica* p. 1 M-1). Comparer au signe F45 (*Hieroglyphica* p. 1 F-1) et au signe Y (R.-A. JEAN, *Complément à la fonte hiéroglyphique présentée au Vème Congrès du Caire en 1988* ; JEAN, LOYRETTE 2001, fig. 2d, p. 592). Voir également les signes F182 (*Hieroglyphica* p. 1 F-3), et le signe N 14, 2 (S. SAUNERON, *L'écriture figurative dans les textes d'Esna* (*Esna* VIII), Le Caire, 1982, p. 73).

67 BAUM 1988, p. 284-28.

68 J. ČERNÝ, « Le culte d'Aménophis Ier chez les ouvriers de la nécropole thébaine », *BIFAO* 27, 1927, p. 161 et n. 3 (avec la stèle de Dorpat). L. HABACHI, *Tavole d'offerta, are e bacili da libagione. Cat. Del Museo Egizio di Torino*, 2e série, vol. II (22001-22067), 34 n° 22029.

69 BAUM 1988, p. 286.

70 *Ibid.*, p. 118-120.

71 BULTÉ 1991, p. 80, 96-97.

72 *Ibid.*, p. 83, 104.

73 *Ibid.*, p. 96-97, 99-100.

74 Voir à ce sujet : G. SANTOLINI, « Thot, le babouin et le palmier doum », *Mélanges Adolphe Gutbub*, Montpellier, 1984, 211-218.

75 Pour une reproduction photographique, voir par ex. : H.N. BARAKAT, N. BAUM, *La végétation antique de Douch*, Le Caire, 1992, cliché 69b p. 66.

76 M. DELILE, « Description du palmier doum de la Haute Égypte ou *Cucifera thebaica* », dans : *Description de l'Égypte, Histoire Naturelle,* I, Paris, 1809, p. 55.

77 Fr. DUNAND, *Isis, Mère des Dieux*, Paris, 2000, p. 164-165.

78 *Wb* I, 289, 3. CHARPENTIER 1981, 319.

79 BULTÉ 1991, p. 81, 100, 101 et note 146, 104.

80 S.H. AUFRÈRE, « Parfums et onguents liturgiques du laboratoire d'Edfou : composition, codes végétaux et minéraux dans l'Égypte ancienne », dans *Parfums d'Orient*, *Res Orientales* XI, Peeters, Leuven, 1998, tabl. 2, p. 57, 6 et 7 p. 59, 9 p. 62 ; ID., « Nature et emploi des parfums et onguents liturgiques », p. 144-151 ; N. BAUM, « Les matières aromatiques », p. 29, dans M.-Chr. GRASSE (éd.), *L'Égypte, parfums d'histoire*, Paris, 2003.

81 Voir aussi : Théophraste (*Plantes.* IV, 8,12) : μαλιναθάλλη. Pline (*Hist. Nat.* XXI, 88) : *anthalium*. Ibn al-Baytar, 1120. Maïmonide, 161.

82 DE VARTAVAN, ASENSI AMORÓS 1997, p. 94-95. Plante attestée en Égypte dès l'époque prédynastique.

83 Nous verrons que le gras représente un « liant » consubstantiel au divin.

84 Voir les mots *t3m* : *Wb* V, 354, 15-18 ; *Alex.* 77.4896 « voile, bandage » ; *Hannig-Wb* I, 37771 « Schleier (voile) » ; et *t3m* : *Wb* V, 354, 12-14 ; *Alex.* 78.4637 « être voilé, en parlant des yeux » ; *Hannig-Wb* I, 37765 « verhüllen (voiler) ». Le pSmith C 41. 14,9 utilise la locution : *t3m* (*wbnw* plaie …) qui n'est pas (*nn*) close (par son revêtement naturel), c'est à dire « dénudée », « à vif ». Au contraire, le pEbers 522. 70, 11-20 d, emploie

l'expression positive : « si elle se recouvre » avec le même sens de « cicatriser » que dans notre exemple utilisant la forme 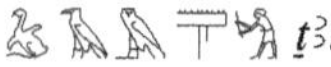 *ṯꜣm* (pEbers 483. 67,22 - 68,1).

[85] El-Sayed 1982, I, p. 28-29.

[86] J. Bellakhdar, *La pharmacopée marocaine traditionnelle*, Coll. Médecine arabe et savoirs populaires, Ibis Press, Paris, 1997, p. 13.

[87] C.W. Wassef 1971, p. 359.

[88] G. Samuelsson, M.H. Faraha, et coll., « Inventory of plants used in traditional medicine in Somalia », *Labiatae Journal of Ethnopharmacology*, 37, 1, 1992, p. 47-70.

[89] L. Boulos, *Medicinal plants of North Africa*, Algonac (Michigan), 1983, alphabétique.

[90] D. Traoré, *Médecine et magie africaines*, Paris, 1965, p. 358.

[91] H.M. Burkill, *The useful plants of West Tropical Africa*, Royal Botanic Garden, Kew (UK), 1985, p. 616.

[92] R. Pernet, G. Meyer, *Pharmacopée de Madagascar*, Publication de l'Institut de Recherche Scientifique, Tananarive, 1957, p. 86.

[93] de Vartavan, Asensi Amorós 1997, p.100-101. Cyperacée attestée à partir du paléolithique.

[94] *Wb* V, 157 - 158,11 ; *Alex.* 77.4618 « le cyperus, *Cyperus esculentus* », 79.3274 « une plante » ; Hannig 1995, p. 896, « Nußgras (*Cyperus rotundus*) » ; Erichsen 1954, 531, dém. *qj* ; *KoptHWb*, p. 58, ⲕⲓⲱⲟⲩ *S* ; Darby, Ghalioungui, Grivetti, 1977, II, p. 649. Germer 1979, 339. Charpentier 1981, 1285 « Souchet odorant : *Cyperus esculentus* L. », 207, 1182, 1284 ; Maniche 1989, p. 98. Nicholson, Schaw 2000, p. 363-637.

[95] Nous reviendrons sur ces deux passages issus d'une formulation antérieure.

[96] de Vartavan, Asensi Amorós 1997, p. 96. Plante au moins attestée à partir de la Ve dyn jusqu'à la période thébaine.

[97] L. Boulos, *Medicinal plants of North Africa*, Algonac (Michigan), 1983, alphabétique.

[98] F.F. Bebawi, L. Neugebohrn, *A review of plants of Northern Sudan with special reference to their uses*, Rossdorf (D), 1991, fiche « ralla ».

[99] J.O. Kokwaro, *Medicinal plants of East Africa*, Kampala, 1976, p. 368.

[100] R. Pernet, G. Meyer, *Pharmacopée de Madagascar*, Publication de l'Institut de Recherche Scientifique, Tananarive, 1957, p. 86.

[101] C. Thebtaranonth, Y. Thebtaranonth, S. Yuthavong, « Antimalarial sesquiterpenes from tubers of *Cyperus rotundus* : structure of 10,12-peroxycalamenene, a sesquiterpene endoperoxide », *Phytochemistry*, 40, 1, sept. 1995, p. 125-128.

[102] A.J.P. Diafouka, *Analyse des usages des plantes médicinales dans quatre régions de Congo-Brazzaville*, Thèse de Doctorat, Faculté des sciences, Bruxelles, 1997, p. 431.

[103] R. Sillans, dans : *Documents Officiels du PHARMEL*, 2, Fort-Lamy, 1953, ref. HP 10. Voir aussi : A.-M. Vergiat, « Plantes magiques et médicinales des féticheurs de l'Oubangui », *Journ Agric Trop et Bot Appl*, 17, 1970, p. 60-71 ; 171-199 ; 295-339 ; Père D. Lapierre, communication personnelle, N'Djamena, 1995.

CHAPITRE VI

LE LAIT DE LA FEMME

Le lait en général est le plus souvent appelé *jrṯt* [1] « lait », comme dans l'expression : *jrṯt rmṯ* « le lait humain » (pEbers 30. 10,12 ; 569. 74, 2-3 ; 720. 87,15 ; 734. 88, 16-17 ; : pBerlin 116. 10,1 ; 163h. 16,8 ; : 167. 17,9 ; 172. 18,5 ; : pChester Beatty VI. 2. 2,4 ; 11. 5,13-6,1 ; pChester Beatty VX. 9 ; : pChester Beatty VI. 13a. 6,6). Se dit encore du lait préparé par la nourrice (pEbers 273. 50,1). Nous avons en copte : ⲉⲣⲱⲧⲉ *S*, ⲉⲣⲱϯ *BF*, ⲁⲣⲱϯ *F°*, « lait » [2].

6.1. LE LAIT GÉNÉRATEUR

Comme l'indique le pJumilhac (12, 24b) [3], les parties molles de l'embryon sont fournies par le lait de sa mère, tandis que ses os sont fournis par le sperme osseux de son père [4], et cela donc *in utero*, dès avant la croissance envisagée de l'enfant alimenté au sein. Remarquons que, traité ici en parallèle direct avec la production paternelle, le lait est perçu dans ce texte comme une « semence-composant » maternelle. Il existe de même un lien puissant entre le lait, le placenta et le sang. (Nous y reviendrons souvent.)

6.2. LA PRODUCTION DU LAIT ET SA DISPENSATION

Le lait produit par la femme pour les besoins de l'enfant peut être dispensé par la mère, ou, par une nourrice. Cette dernière fonction pourra prendre une valeur honorifique et être accordée à un homme.

6.2.1. Le lait maternel

Le lait maternel ( )* *« jrṯt nt mst … »* est produit par une « femme ayant mis au monde un enfant … » (un garçon *ṯ3y* en pEbers 109. 26,1 …), — c'est-à-dire par une *mst* « mère ».

Nous pouvons définir fondamentalement plusieurs origines de la notion de « mère ». Ici la *mst* ou « femme qui a enfanté » et qui est donc capable de produire du lait (au sens mammifère). Puis, la génitrice *mt(st)* =>

mst et (*jdt*) lus *mwt* (au sens de puissance héréditaire), voir aussi le déterminatif . La protectrice , , , *mwt* (celle qui garde et qui élève), voir aussi les déterminatifs , . Et enfin, la nourricière / , lu *mwt* (celle qui donne à boire : , et à manger :).

Le lait peut également être produit par une *mnꜥt* [5] « nourrice » adjointe à la mère, figurée également avec le déterminatif parlant : et var. Ce mot provient de *mnꜥ* [6] « allaiter (un enfant) ». Le copte donne : ⲙⲟⲟⲛⲉ *S*, ⲙⲟⲛⲓ *B*, « nourrice » [7].

Pour les autres noms de la nourrice civile, nous avons : *ḫnmt* [8] (ou avec un dét. de « surveillance » : , et à la période grecque), — la forme *ḫnmtt* [9] (ou avec le det.) est plus rare ; — *ḫnmt* [10] ; , , avec les formes et pour *ꜣṯyt* [11] ; et encore *rnnt* [12].

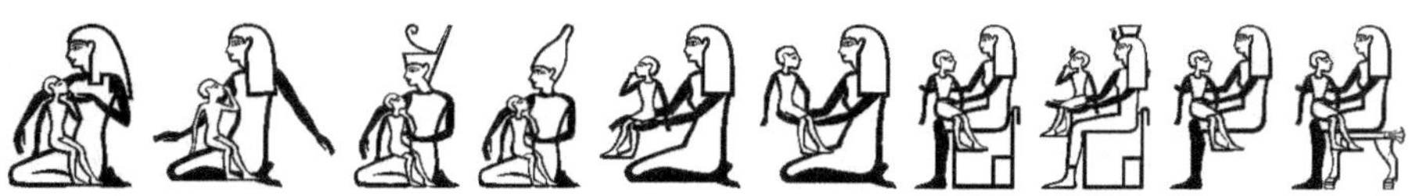

Fig. 27. Nourrices allaitantes ou non allaitantes :
signes B5-B5A-B5B-B5C-B5E-B5D-B6-B6C-B6A-B6B (selon *JSesh*).

L'allaitement se dit également / *snq* / *znq* [13] « sucer, téter, allaiter » (en pRam. III. B, 25). Il faut aussi remarquer un nom tardif du lait avec le mot *mnq-w* [14] (devant provenir de *maynūq.ū* « ce qui est sucé ») [15]. Voir aussi la forme *ssnq* (*Pyr.* 531). Pour le sémitique, remarquer l'akkadien *enēqu* ; l'hébreu *yānaq*, « sucer, têter », causatif *hēnēḳ* « allaiter » (hébreu moderne : *hanāqāh* « allaitement »). Arabe *nāqa* (*-āt*) « chamelle » pl. *ꜣaynuq* , primitivement « chamelle laitière » *yanāq* (*-āt*). Le copte a conservé les formes : ⲥⲱⲛⲕ *SB*, ⲥⲱⲙⲕ, ⲥⲱⲙⲅ *S*, « sucer, boire ». Voir aussi : ⲧⲥⲛⲕⲟ, ⲧⲥⲙⲕⲟ *S*, ⲧⲥⲛⲕⲉ- *L*, ⲧⲥⲛⲕⲟ *S*, « allaiter » (°*dy.t snq-ā* « faire que… suce ») [16].

Voir encore le mot *hr* [17] « allaiter, traire ». Ce mot est utilisé par ex. dans le pJumilhac XIX. 13,3 [18]. Le copte donne : ϩⲱⲣ *SB*, ϩⲣ- *S*, ϩⲟⲣ⸗ *S*, « traire » [19]. L'expression *jmḥ* [20] signifie également « téter » et « absorber du lait » (Edfou, Esna).

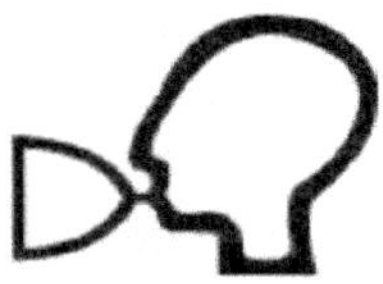

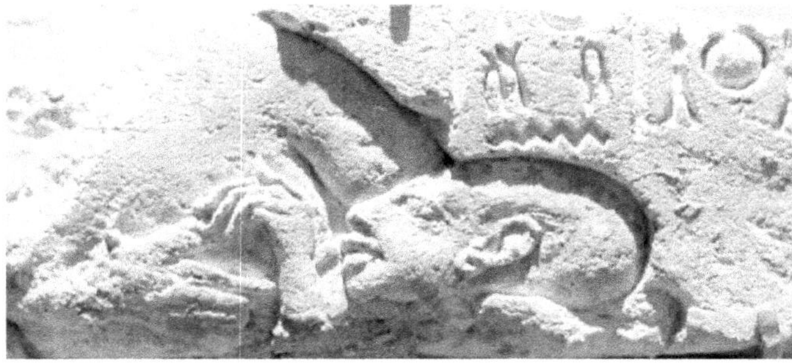

Fig. 28. Signe D149 (selon *JSesh*).

Fig. 29. Enfant princier au sein (Amarna, New York, Brooklyn Museum 37.405).

6.2.2. Les positions de l'allaitement

Pour les représentations de l'allaitement, des costumes et des coiffures des nourrices, nous renvoyons en général à l'article de : Fl. MARUÉJOL, « La nourrice : un thème iconographique », *ASAE* 69, 1983, p. 311-319. On se reportera encore à quelques ostraca ramessides : Deir el-Médîna, Paris, Louvre, inv. E 25333 (AMG, 22, p. 36) ; Deir el-Médîna, Paris ; Louvre, inv. E 25318 (AMG, 24, p. 39) ; Deir el-Médîna, Londres, British Museum, inv. EA 8506 (AMG, 23, p. 38) ; Deir el-Médîna, Le Caire, Cat. Ifao n° 2858 (AMG, 25, p. 40). Pour des figurines de femmes allaitant debout, on remarquera dès l'époque prédynastique, de petites sculptures en ivoire montrant une femme portant un enfant à sa poitrine (Ägyptisches Museum de Berlin, 17600) [21], sans compter des terres cuites de « bonne mise au monde » datant de l'époque gréco-romaine (musée d'Archéologie méditerranéenne de Marseille, 91-1-96) et du Ve/VIIe siècle (musée des Beaux-Arts de Lyon, G 175) [22]. Pour une déesse, voir par exemple « Isis la Mère », allaitant debout gravée sur une égide (Cuivre, col. K, XXVIe dyn.) [23]. Pour des figurines de femmes allaitant assises, voir par exemple un très pittoresque calcaire peint montrant une nourrice assise sur le sol avec un genou relevé et tendant son sein droit à une petite fille, tandis qu'un autre bambin lui suce le sein gauche tiré en arrière sous le bras (MMA de New York, 26.7.1405, Ancien Empire) [24]. Pour une représentation sur bas-relief, on remarquera une femme allaitant un enfant maintenu entre ses genoux redressés, tout en cuisant du pain, dans la tombe de Niânkhkhoum et de Khnoumhetep (Ancien Empire, Saqqâra) [25]. Voir encore pour la Ve dyn. à Saqqâra [26], une représentation plus classique, quasiment hiéroglyphique et figurée à l'arrière d'un bateau. Les statuettes profanes sont finalement assez rares ; on remarquera donc un bel exemplaire en cuivre datant de la XIIe dyn., conservé à Berlin (Ägyptisches Museum, 14078) et un autre à New

York (Brooklyn Museum, 43.137). Un petit calcaire peint nous montre une femme allaitant pendant qu'elle se fait coiffer (MMA de New York, 22.235, XIIe dyn.). Certains vases anthropomorphes destinés à recevoir du lait représentaient une femme assise sur ses talons donnant le sein (Louvre, AF 1660). Une stèle émouvante montre encore une maman disparue continuant à exercer sa fonction nourricière dans l'autre monde (Musée égyptien du Caire, CG 34125, XVIIIe dyn.) [27]. Pour des déesses, voir les terres cuites d'*Isis lactans*, vêtues d'une longue tunique plissée, coiffées d'un symbole et assises sur un siège à haut dossier (musée d'Archéologie méditerranéenne de Marseille, n° 1236 ; voir aussi les n° 91-1-94 et 91-1-87) [28]. Elles sont à comparer en Europe aux exemplaires de la *Dea nutrix*, vêtus d'une longue tunique plissée, portant chignon et assis dans des fauteuils en osier à haut dossier (musée du Berry, 865.241.2) [29]. (Ce thème est universel.)

6.2.3. Les autres rôles des nourrices

Les nourrices prenaient soin des enfants dont elles avaient la charge. Elles pouvaient détenir à cet effet diverses cornes à bec ou à cuilleron, ainsi que des ivoires magiques. C'est ce que montre une peinture sur stuc de la tombe de Sobeknakht à Elkab (XIIIe dyn.) [30]. Voir aussi une scène de la tombe de Djehoutihotep à El-Bercheh (Moyen Empire) [31], où une nourrice tient dans sa main gauche un ivoire magique et dans sa main droite un coffret. En pratique, les médecins devaient leur demander de tirer le fameux « lait d'une femme ayant mis au monde un garçon », puis de le répartir dans des vases anthropomorphes, tel que celui représentant une nourrice portant un enfant mâle (Louvre, AF. 1.660), ou encore détenant sur ses genoux une corne à bec (Louvre, E. 11.276) provenant d'un bovidé (Louvre, E. 14468 bis, E. 337 b, ou votive, en terre cuite vernissée bleue, AF 1.669). Les cornes à cuilleron (Musée égyptien du Caire, JE 63753) contenaient des onguents pouvant également servir à oindre et masser la mère, les seins douloureux, ainsi que les nourrissons. Notons qu'une main est sculptée sous le cuilleron en bois de cette corne. Les motifs des cuillerons étant hathoriques (Ägyptische Kunst München, n° ÄS 4858), nous pouvons probablement y voir ici une main protectrice de la déesse, relayée par la nourrice (devenant ainsi pratiquement une main d'Hathor — dans l'exercice plénier de sa profession). En effet, cette fonction était très bien considérée. Les « ivoires magiques » réalisés dans des canines d'hippopotames [32], comme ceux qui ont été découverts par Quibell sous le magasin du Ramesseum, étaient destinés à protéger la mère et l'enfant. Émanant de la piété populaire, ils étaient gravés de figures fantasmagoriques aux origines parfois très anciennes [33] (Louvre, E 3614 et MMA.NY 26.7.1288). Ces monstres gravés, comme le griffon, la panthère à long cou, le serpent ailé, une divinité léonine, un autre hippopotame femelle, la grenouille, le crocodile, la tortue … pouvaient varier selon les endroits où l'objet avait été fabriqué. Le génie Âha « le Combattant » sous forme de Bès dont il est l'ancêtre, avec parfois sa contrepartie féminine, figure souvent et centre parfois ces défilés extraordinaires et menaçants. Sur certains nous lisons les formules : « je suis venu afin de protéger (*stp s3*) la maîtresse de maison N », ou plus simplement : « protection pour le jour », « protection pour la nuit » (MMA.NY, 30.8.218). Notons à propos d'un bol verseur ayant sans doute servi à faire boire du lait à des nourrissons et daté du Moyen Empire [34], que certains de ces « protecteurs » — répartis de part et d'autre de trois Âha — se dirigent vers le goulot et accompagnent donc le liquide s'en échappant de toutes leurs protections. Deux récipients similaires ont été découverts dans des tombes d'enfants à Thèbes et à Licht [35]. Un vase anthropomorphe (MMA.NY, 25.7.42 ; fig. 30) nous montre une nurse préparant deux rouleaux, pouvant aussi figurer une poupée d'enfant mâle affaibli (Horus-Enfant-Malade ?), qui lui permettront sans doute de bien caler le petit durant les soins. Nous avons en effet encore vu quelque chose de semblable sur les rives du Nil blanc. Cette sorte de longue poupée, pour être pliée en son milieu, était formée de deux paquets de fibres végétales roulés en longueur et réunis à une extrémité. Ce double rouleau était utilisé plié en 'V', la pointe vers le haut soutenant la nuque du bébé et posé sur des planchettes légèrement inclinées vers les pieds, ou encore plus simplement posé sur les cuisses de la mère accroupie sur le sol, la pointe entre les genoux (lui donnant alors plus l'aspect d'un oreiller articulé). Elle pouvait aussi servir de « bébé-couverture » aux plus grands (jusqu'à leur propreté) quand elle n'était pas souillée. De là peut-être une assimilation avec un enfant tout mou, chétif, sur lequel on détourne les maladies « bo-bo » (ou « bhoubhou ») — comme un souffre-douleur prophylactique. En cas de maladie avérée, le passage du mal pouvait aussi se faire en baladant une queue de félin (réputée de lionne — ou tout au moins de serval femelle, comme au Tchad. L'usage de la queue de lion étant normalement réservé au Chef-Sorcier). L'opération se faisait dans le sens : ventre de l'enfant => rouleau, ou encore face de l'enfant => face de la poupée. Cet acte était alors pratiqué par une « ancienne » en

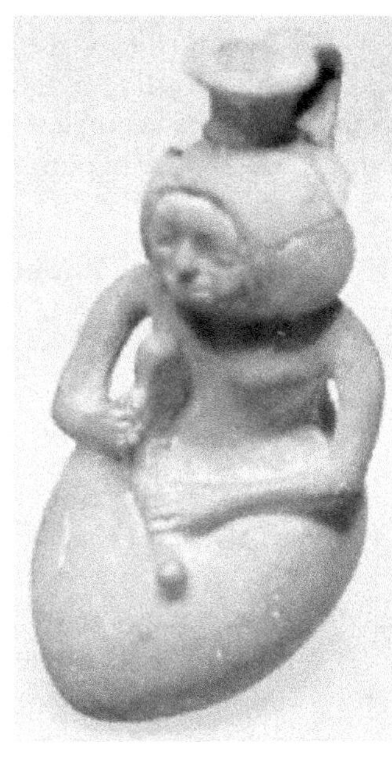

Fig. 30. Vase anthropomorphe (MMA.NY. 25.7.42).

disant des formules incompréhensibles (pour nous). Au Tchad, cet objet était remplacé par un simple rouleau de tissu plié en deux (avec parfois des franges dépassant à une extrémité), le transfert magique s'effectuant sur une autre poupée de chiffon ou une autre figurine en bois. Au Niger, les rouleaux servant seulement de cales étaient séparés. Les religieux locaux nous ont indiqué que cet usage avait été abandonné au profit d'autres habitudes véhiculées par des marabouts ouest-africains.

Les nourrices pouvaient également chanter des berceuses calmantes et protectrices, comme « *ẖnm nn.w* » « toucher le bébé » consignée sur une paroi du mammisi d'Edfou [36]. Elles remplissaient donc, en véritables auxiliaires médico-magiques, des fonctions de soins curatifs, préventifs et apotropaïques.

Pour les nourrices royales, *cf. infra*, chap XIII. Pour le Moyen Empire, nous renvoyons à C.H. ROEHRIG, *The Eighteenth Dynasty Titles Royal Nurse (mnʿt nśwt), Royal Tutor (mnʿ nśwt) , and Foster Brother/Sister of the Lord of the Two Lands (śn/śnt mnʿ n nb tꜣwy)*, University of California, Berkeley, 1990, et à B. KASPARIAN, « La condition des nourrices sous le Moyen Empire », *BIFAO* 107, 2007, p. 109-126.

6.3. DÉTERMINATIONS DE LA QUALITÉ DU LAIT

Le diagnostic de la qualité du lait est décrit dans deux examens complémentaires cherchant à déterminer si un lait est bon à être consommé ou non. Le contexte étant périnatal, il s'agit très probablement de laits de femme :

6.3.1. Un « lait bon » : pEbers 796. 94, 8-10

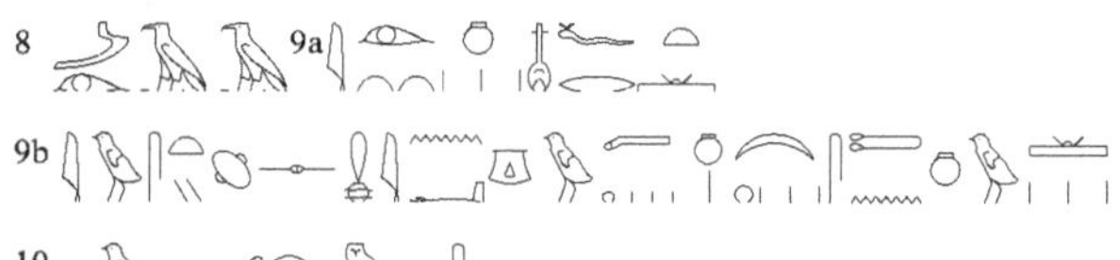

8 Détermination (a) 9a d'un lait consommable (b) :
9b son odeur (c) est semblable à celle des morceaux concassés (d) de rhizome de souchet comestible (e) ; — cela est un critère (f)
10 d'analyse (g).

Notes. — (a) 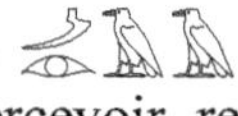 *mꜣꜣ* « détermination » : *Wb* II, 7,1-10,7 ; *Alex.* 77.1576 (« voir, apercevoir, regarder ... constater, surveiller, contempler… »), (*mꜣꜣ m* var. *mj* « considérer comme »), 78.1596, (« contempler, superviser »), (*m33⸗f m jrtj* « il voit de ses yeux »), 79.1097 « examiner (un malade) », *Alex.* 77.1577 « inspection » ; *Hannig-Wb* I & II, 12008 « sehen (voir) »… « inspizieren (inspecter) »… Voir le copte ⲃⲁⲗ *SB* : *KoptHWb*, 22 ; VYCICHL, 1983, p. 27 : « œil », ou ⲃⲉⲗ *ALFO* ; TAKÁCS, III, 2008, p. 30-36.

Il s'agit là de définir une qualité au moyen d'un sens humain mis en œuvre au cours d'une analyse, ici olfactive, exprimée un peu comme dans la mauvaise expression française : « je vois que cela sent bon ! »

(b) À l'issue de l'examen, le lait pourra être « déterminé » comme « bon », c'est-à-dire propre à la consommation d'un nourrisson (nous sommes ici dans un contexte périnatal du pEbers).

(c) Odeur *sty* / *sṯy* « odeur » : *Wb* IV, 349,5 - 350,1 ; *Alex.* 77.3987 (« parfum», *sṯy j ꜣdt* « le parfum » d'une reine, *sṯy jḫt* « l'odeur du repas »), 78.3950 (« parfum » d'un aromate…, « le fumet » d'un repas, *sṯy rꜣ* « l'odeur, les relents de la bouche »), 79.2850 ; *Hannig-Wb* I & II, 31369 *sṯy* (*sty*) « Wohlgeruch (parfum), Duft (odeur), Geruch (senteur) ». ERICHSEN 1954, p. 475, dém. *sty* « odeur » ; *KoptHWb*, 201 ; VYCICHL 1983, p. 199 : ⲥⲧⲟⲓ *S*, ⲥⲑⲟⲓ *B*, « odeur, parfum ». (Se comprend pour toutes sortes d'odeurs.)

(d) *nꜥgw* « morceaux concassés » : *Wb* II, 210,3 ; HANNIG 1995, p. 396 « Zerkleinertes (réduit en petits morceaux) ». Comparer à *nꜥg* : *Wb* II, 210,2 ; HANNIG 1995, p. 396 « zerkleinern (concasser) ». Voir aussi le mot *nꜥg* : *Wb* II, 210,4 ; HANNIG 1995, p. 396 « *(Tür-) Spalt ≈ *nꜥg n ꜥꜣ* Türspalt (fente de porte) ». Comparer au vieil akkadien *nigissu* « crevasse, fissure » avec son signe initial (LABAT 1976, 461, p 207).

Cela correspond à une opération de concassage à l'état frais conduisant à obtenir des morceaux irréguliers et d'une taille supérieure à celle, par exemple, des grains de grosses semoules.

(e) *wꜥḥ* « rhizome de souchet comestible » : *Wb* I, 289, 1-9 ; *Alex.* 77.0875, 78.0911, 79.0638 « rhizome de *Cyperus esculentus* » ; Germer 1979, p. 134 ; 2002, p. 80 ; CHARPENTIER 1981, 319 ; MANNICHE 1989, p. 98 ; *ANCH*, p. 10, 31, 244 ; *Hannig-Wb* I & II, 7120 « Erdmandel : essbare Rhizomknoll von *Cyperus esculentus* (rhizome comestible de) » ; GERMER 2008, p. 53-54 ; 249.

Cyperus esculentus L. est bien attesté en Égypte : E. EDEL, *Die Felsengräber der Qubbet el-Hawa*, II, 1, Wiesbaden, 1970. p. 22. DE VARTAVAN, ASENSI AMORÓS 1997, p. 94-96. (Cette Cyperaceae est confirmée dès le Prédynastique.) Voir aussi : NICHOLSON & SHAW, p. 402-403, 636-637 ; L. BOULOS, *Flora of Egypt*, Le Caire, IV, 2005, p. 384-385 ; S.H. AUFRÈRE, *Biblio.flore ERUV* IV, 2005, n°s 54 ; 111 ; 100 ; 125. Des tubercules provenant de Thèbes sont exposés au musée de Berlin (n° 7006 ;

ANCH, Cat. n°164, p. 234). On peut en faire des pains *tꜣ n wꜥḥ*. *Cf. supra*, 5.2. Le sein racine.

(f) *sṯnw* « critère » : *Wb* IV, 359,13 ; *Alex.* 77.4004 (« élévation, apparition », « peut être à rattacher *sṯnw* à de *Wb* IV, 359,13 » ; HANNIG 1995, p. 786 « Unterscheidungsmerkmal (caractère distinctif) ». Voir *sṯnj* : *Wb* IV, 358,3 - 359,4 ; *Alex.* 77.4002 (« élever, distinguer», *sṯnj ḫntj* « distinguer parmi » d'autres), 79.2862 (« être couronné », « ... repu, gonflé »..., ventre « gonflé » : *MedWb* II, 822) ; HANNIG 1995, p. 785 « ... unterscheiden (différencier, discerner)... » ; *Hannig-Wb* I & II, 31490 « erhöhen (élever), auszeichnen (marquer, distinguer) ». ERICHSEN 1954, p. 480, dém. *sṯny* « conseiller, conseil ...», *sḏny* « conseil » ; *KoptHWb*, 342, 425 ; VYCICHL 1983, p. 278 : ϣⲟϫⲛⲉ *S*, ⲥⲟϭⲛⲓ *B*, vb. « délibérer, réfléchir, consulter», nom « conseil, plan, projet ». Il y a deux verbes causatifs : 1- *s-ṯny* « soulever, être soulevé » (comparer au sémitique *kwn*), 2 - *s-ṯny* « distinguer » (comparer avec *ṯnt* « différence »). Voir *ṯnt* : *Wb* V, 376,1 ; *Hannig-Wb* I & II, 38039 « Unterschied (différence) ». Voir *ṯnj* : *Wb* V, 374,1 - 375,28 ; *Alex.* 77.4929 (« soulever, exhausser » ... « distinguer, faire une différence », *ṯnj r* « distinguer de, entre », 78.4683, 79.3478 « être distingué, remarquable » d'un monument, d'un conseil) ; *Hannig-Wb* I & II, 38019 « auszeichnen (marquer, distinguer), erhöhen (élever) ... » ; ERICHSEN 1954, p. 634, dém. *tn* « où ? d'où » ; *KoptHWb*, 254 ; VYCICHL 1983, p. 217 : ⲧⲱⲛ *S*, ⲑⲱⲛ *B*, ⲧⲟⲛ *F*, adv. Interrogatif « où », aussi « d'où ? » et « com— ment ? ». ERICHSEN 1954, p. 641, dém. *tntn* « accord » ; *KoptHWb*, 547 ; VYCICHL 1983, p. 217 : ⲧⲟⲛⲧⲛ *S*, ⲑⲟⲛⲧⲛ *B* ; ⲧⲛⲧⲛ- *S* ; ⲧⲛⲧⲱⲛ *S* ; ⲧⲛ-ⲑⲱⲛ *B*, 1 - « ressembler », 2 - « comparer » ; 3 - « estimer, évaluer » .... Voir aussi le mot *tnj* : *Wb* V, 310,14 ; *Alex.* 77.4825 « signe de vieillesse » ; HANNIG 1995, p. 934 « Alterserscheinung (manifestation d'un âge avancé) ». Ce mot doit provenir de *ṯn*/*ṯnj* « couper » : (*) *Alex.* 78.4678 (« découper (?), marquer (?) » ; identique à *ṯnj* « distinguer » ?), 79.3475 (« découper » en tranche de viande) ; *Wb* V, 380, 4-5 : *ṯnj* ; *Alex.* 77.4823 (*ṯnj* « coupe ») ; *Hannig-Wb* I & II, 38018 « zerschneiden (couper), markieren (marquer, repérer) ».

Il s'agit bien là de distinguer une caractéristique propre à un état particulier, et donc d'un « critère ».

(g) *gmyt* « analyse » : *Alex.* 77.4641 (*) « enquête» ; HANNIG 1995, p. 899 « Nachforschung (enquête) » ; WESTENDORF 1999, II, p. 681 « Prüfung/Feststellung (examen/constatation). Se reporter à *gmj* : *Wb* V, 166,6 - 169,8 ; *Alex.* 77.4640 « trouver, constater, vérifier, enquêter, découvrir, saisir », 78.445 « trouver par le calcul », 79.3286 « trouver ce que l'on cherche, retrouver (quelque chose, quelqu'un) ... » ; *Hannig-Wb* I & II, 35762 « finden (trouver) ... » ; ERICHSEN 1954, p. 579, dém. *gm* « trouver» ; *KoptHWb* 458 ; VYCICHL 1983, p. 342, ϭⲓⲛⲉ *S*, ϫⲓⲙⲓ *B* ... verbe « trouver », bust. « trouvaille, constatation ». *KoptHWb* 456. Vycichl 1983, p. 340 : ϭⲙ-ϭⲟⲙ *S* « pouvoir », litt. « trouver la force ». Voir aussi *gmḥ* : *Wb* V, 170,8 - 171,11 ; *Alex.* 77.4643 « scruter, observer, chercher du regard », 78.449, 79.3287 « apercevoir » ; Hannig 1995, p. 900 « erblicken, sehen … , (découvrir, voir …) ».

L'étude doit vérifier un élément recherché : on doit ici analyser une odeur.

Commentaire. — Nous avons bien à faire au véritable examen complémentaire d'un produit biologique. Autrefois les médecins mettaient en œuvre leurs senseurs physiologiques par exemple pour sentir, goûter ou mirer les urines. Dans notre cas, le nez de l'opérateur captera l'odeur qui sera définie comme « bonne » à partir de références subjectives liées à sa culture. L'interprétation sera donc menée au cours d'une épreuve dont les perceptions seront étalonnées en fonction d'une palette de références réputées distinctives. Le produit comparatif est un tubercule végétal traité de façon à ce que son arôme à l'état frais soit maximal. La vérification est objectivée par la correspondance entre les deux senteurs : celle du lait et celle émanant de la préparation de référence. Si le critère défini est obtenu, l'analyse est positive. Dans ce cas, le lait est réputé consommable. Dans un cas différent, soit l'expertise a échoué parce que l'un des produits est inodore du fait que la procédure n'a pas été respectée (le rhizome est entier ou séché), soit parce qu'une réaction dégage une mauvaise odeur (le rhizome est altéré). Il faut alors recommencer en veillant à respecter le mode opératoire. Enfin la reconnaissance expérimentale se porte sur un deuxième critère défini dans l'énonciation suivante et l'analyse est négativée définitivement.

Indications historiques. — *Cf. supra* : 5.2. Le sein-racine.

Théodynamie. — Les souchets sont bien omniprésents dans les marais où Horus est allaité par Isis. Voir par exemple le contrepoids de collier de Padinebetimaou (faïence, XXVIe dyn., Louvre, Ae E 511) [37]. Leurs blancs rhizomes finement odorants semblent être de bons alliés assimilables à la pureté d'un bon lait fourni par la mère divine. Le texte pourrait-il aussi faire allusion à *Jꜣtj*, personnifiation du lait, puis à *Ṯnj* [38] un dieu du lait (*infra* 13.3), et dans le sens de « retrouver l'odeur de la divinité du lait » ?

6.3.2. Un « lait mauvais » : pEbers 788. 93, 17-18

17a 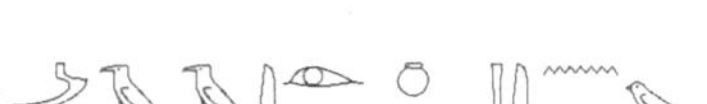

17b 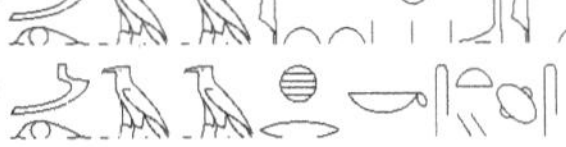

18 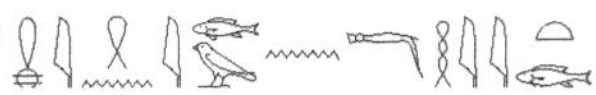

17a Détermination (a) d'un lait mauvais (b) :
17b tu constateras (c) que son odeur
18 est semblable à la puanteur (d) du poisson *méhyt* (e).

Notes. — (a) Il s'agit toujours là de définir une qualité au moyen d'un sens humain mis en œuvre au cours d'une analyse, également olfactive, encore exprimée comme dans l'autre mauvaise expression française : « je vois que cela sent mauvais ! »

(b) *bjnt* « mauvais » : *Wb* I, 444,10 ; HANNIG 1995, p. 247 « das Schlechte (le mauvais), Böse (pernicieux), Übel (le mal), Unglück (malheur) ». À rapprocher de *bjn* : *Wb* I, 444, 1-9 ; *Alex.* 79.0873 (« le mal », *rwj bjn* « écarter le mal » : *KRI* II, 57,15) ; *Hannig-Wb* I & II, 9600 « das Schlechte … (le mal …) ». Il s'agit du mot *bjn*, *Wb* I, 442,15 - 443,17 ; *Alex.* 77.1215 « mauvais », 78.1287 (*nfr m r3-pw bjn* « que ce soit bon ou mauvais »), 79.0872 ; *Hannig-Wb* I, 9578 « schlecht sein (être mauvais) » … ; ERICHSEN 1954, p. 112, dém. *bn, bjn* « mauvais » ; *KoptHWb*, 25 ; VYCICHL 1983, p. 28 : ⲃⲱⲱⲛ *S*, ⲃⲱⲛ *B*, ⲃⲟⲩⲟⲩⲛⲉ *A*, « mauvais» ; p. 29, ⲃⲟⲟⲛ *S*, ⲃⲟⲛⲓ *B* « mal, malheur, dommage ». Voir encore les mots coptes : *KoptHWb*, 32 ; VYCICHL 1983, p. 38 : ⲉⲃⲓⲏⲛ *SBAF*, ϩⲃⲃⲓⲏⲛ *A*, ⲃⲓⲏⲛ *L*, « pauvre, malheureux » ; *Alex.* 78.1287 (OSING, *JEA* 64, p. 187) ⲉⲃⲁⲛ. Voire encore VYCICHL 1983, p. 25 : ⲃⲱⲱⲃⲉ *S*, ⲃⲟⲟⲃⲉ *B*, « mauvais ». Ce mot est employé pour qualifier (l'affectant) *b*ᶜᶜ de « malin » en pRam III. B, 26b (*cf. infra* : 4.2, avec l'analyse). Comparer avec *bjbj* : *Wb* I, 442,10 « Krankhafter Zustand in den Gliedern (état maladif des membres) » ; *Alex.* 77.1214 « débilité (?) » ; HANNIG 1995, p. 247 « *Dumpfheit… (engourdissement / apathie) »… ; *KoptHWb*, 20 ; VYCICHL 1983, p. 25 : ⲃⲁⲁⲃⲉ *S* « être sot, insipide ». En fait, cela décrirait un « mauvais état des membres » avec une chair meurtrie, croulante (voir *Alex.* 78.1285 et 78.78.1234). Remarquons l'adverbe *bjnj* : *Hannig-Wb* I, 9597 « schlecht ». TAKÁCS, II, 2001, p. 144-147. Voir aussi dernièrement : J. RIZZO, « BJN : de mal en pis », *BIFAO* 105, 2005, p. 296-320.

Dans notre cas, le lait est pratiquement assimilé au mal.

(c) *Cf. supra*, pEbers 796. 94, 8-10 note (a). Nous passons maintenant au mode opératoire de l'examen défini par le titre de sa détermination, il s'agit de faire un constat.

(d) *šnj* / *šn* « puanteur » : *Wb* IV, 503, 7-9 ; *Alex.* 77.4224 (poisson « avarié », « objet défectueux », 78.4147 « le mal ». D. VALBELLE indique que ce terme « s'applique également à d'autres denrées et paraît s'opposer à *nfr* : 7 cruches de *qr3ḥt*, 5 bonnes et 2 *šnn*, et noter la qualité inférieure du produit, sa mauvaise conservation ou le fait qu'il ait été souillé » (*Poids*, p. 23). Comparer au mot , *snnj* : *Wb* III, 461,2 « Unglück (malheur) » et 3 « Schmutz (ordure) » ; HANNIG 1995, p. 827 « *Fischabfälle (déchets de poisson) ». Voir aussi *šnj* : *Wb* IV, 494,16-18 ; *Hannig-Wb* I, 33077 « schmerzempfinden (souffrir) ». *šn-w* : *Wb* IV, 495,1-7 ; *Alex.* 77.4207 « souffrance, douleur, affliction », 79.3021 (*jrj šnw* « provoquer la détresse ») ; HANNIG 1995, p. 825 « Krankheit (maladie), Leiden (souffrance, épreuve) »... ; ERICHSEN 1954, p. 475, dém. *šn* « être malade, maladie» ; VYCICHL 1983, p. 266 : ϣⲱⲛⲉ *S*, ϣⲱⲛⲓ *B*, verbe « être malade », qual. ϣⲟⲟⲛⲉ *S*, nom verbal comme nom m. « maladie ».

Ce terme définit une souffrance délétère en ce sens que l'altération qui en résulte peut dégager d'atroces incommodités comme d'horribles émanations. Chez les anciens Égyptiens, comme dans beaucoup de populations, l'archétype de la mauvaise odeur semble donc être également représenté par « l'odeur du poisson pourri ».

(e) / *mḥyt* « poisson » : *Wb* II, 127, 10-12 ; *Alex.* 77.1828, 78.1825 (« les poissons en général ». Noter au sing. ») ; HANNIG 1995, p. 355 ; *Hannig-Wb* I & II, 13633 dét. « Fiche (coll. poisson), das "Schwimmende" (tout ce qui nage) ».

C'est-à-dire un poisson générique, que l'on peut traduire « poisson *méhyt* » (GRANDET, MATHIEU, 1997, p. 447). Le choix du mot est peut-être volontaire de la part du scribe et en fonction d'une ancienne tradition liant ce texte à une divinité directrice.

Commentaire. — En presque une seule phrase (*Mꜣꜣ jrṯ.t bjnt : mꜣꜣ ḫr*k šty*š mj šnj n mḥy.t*), cette description d'un examen complémentaire d'un produit biologique est le pendant exact de celui qui est énoncé dans le texte précédent. Si le résultat est positif, le lait est à rejeter car il est pratiquement assimilé au mal personnifié capable d'engendrer la maladie puis la mort à l'enfant qui le consommerait. (De nos jours, et pour des raisons commerciales uniquement [39], les excellentes huiles de foie de poissons entrant dans la composition de certaines spécialités occidentales de cicatrisants ont été abandonnées après enquêtes auprès des consommateurs gênés par l'odeur. C'est le cas par exemple de plusieurs produits de la gamme Mitosyl ®, qui offre maintenant des crèmes protectrices et réparatrices sans odeur destinées aux fesses du nourrisson et aux soins des mamelons en période d'allaitement [40].) Notons que le goût salé d'un lait contenant du pus peut être à l'origine d'un refus de téter (*cf. infra*, 6.3.3).

Indications historiques. — La Huitième prescription du texte médical babylonien de la tablette dite de « Constantinople » [41] compare le « lait des mamelles de la poitrine d'une femme » à un poison semblable à la sueur des aisselles, le pus d'un abcès, l'urine et les humeurs issues des narines et de l'oreille. Il est dans ce texte question de mauvaises odeurs et les sécrétions décrites ont un goût salé. Ce texte doit décrire un « mauvais lait » contenant du pus et, dans le contexte que nous étudions, un poison comparable à celui sévissant dans le cadre de la pathologie *bʿʿ*.

Mnésithée (Oribase, *Lib. Inc.*, 15) [42] se souciait également de la qualité du lait. Soranos d'Ephèse (II, 21-23) pratique l' « Examen probatoire du lait » (Περὶ δοκιμασίας γάλακτος). Galien (Oribase, *Lib. Inc.*, 16) [43] préconisait « l'épreuve du lait à l'aide du goût, de la vue, de l'odorat... ». Pour Avicenne (936), le lait doit être « blanc, sucré et agréable au goût, de bonne odeur et homogène quand on le verse ». Prosper Alpin (*Hist. Nat.*, 125) nous dit que les Égyptiens « vérifient la qualité du lait en le versant sur un miroir ».

Théodynamie. — Rappelons que la déesse parèdre du bélier de Mendès se nommait 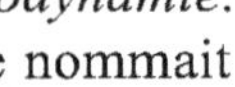 *Ḥꜣt-mḥyt* [44] « le poisson de tête » (celui qui se trouve en avant du banc) et figurait comme insigne du nome en forme de poisson sur son pavois. Le plus anciennement attesté est identifié par D.J. Brewer et R.F. Friedman [45] comme un schilbé (*Schilbe* sp.), en égyptien *schibla* (et donc un *Schilbe mystus* ?). À l'époque tardive, l'animal semble avoir été réinterprété dans les croyances comme un dauphin, probablement « par identité du comportement saltatoire des deux espèces » [46]. Si notre texte faisait allusion à un poisson sacré, le dauphin représenterait un bon candidat, car dans l'antiquité, ces mammifères étaient réputés « remonter le cours de la branche mendésienne jusqu'à Mendès » [47] ; — à moins que ces événements aient eu lieu plus en aval. La présence de ces cétacés pouvait signaler les bancs de poissons aux pêcheurs. Pour Pline (*HN* VIII, 91) et Sénèque (*NQ* IV, 2, 13), ils venaient lutter avec les crocodiles dont ils ouvraient le ventre grâce à leur aileron dorsal [48], ce qui a pu être interprété comme une victoire du bien sur le mal [49]. Quoi qu'il en soit, il est peu probable que cette expression recouvre une conséquence accidentelle subie par un poisson sacré, ou alors cela correspondait bien à une abomination, sauf si cela faisait partie d'un plan divin, comme pour Neith avec le latès (*cf. infra*, pEbers 836. 97, 10-11ab).

La très ancienne mythologie du lieu a pu être supplantée, et les récits perdus. Peut-être un tabou y était-il attaché ? — avec une forme de poisson vorace comme un lion, tel le latès ? ou un voisin du requin ? Dans le conte d'Horus et de Seth (pChester Beatty, n° I, 2,2 – 4,1 ; XXe dyn.), Neith de Saïs est consultée sur la demande du « seigneur de *Djedet* » (voir à ce sujet : BROZE 1996, p. 29-41). À la XXVIe dyn. Neith est représentée à côté du bélier de Mendès et considérée comme une divinité de cette ville (Stèle du Caire 20/24/6/8 ; El SAYED 1982, I, p. 48, 199 ; II, p. 408).

Une nageoire dorsale de synodonte (*Synodontis* sp.) est utilisée avec un dard de scorpion et (du bois) de l'arbre *khet-des* en fumigation pour chasser un mort d'une oreille (pBerlin 71. 6,11).

6.3.3. Le refus de téter : pRamesseum III B, 10-11

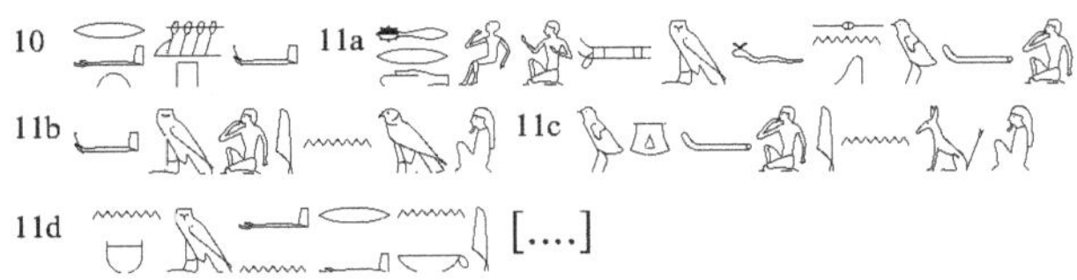

[10] Faire en sorte [11a] qu'un enfant accepte (le sein),
s'il ne veut pas téter.
[11b] Avale ! ainsi parle Horus.[11c] Mâche ! ainsi parle Seth.
[11d] À toi aussi a été donné [....]

Commentaire. — Le goût salé d'un « mauvais lait », c'est-à-dire contenant du pus, peut classiquement être à l'origine d'un refus de téter aux funestes conséquences. L'enfant doit être encouragé à continuer à se nourrir à partir du sein opposé.

Théodynamie. — Horus ayant éprouvé cette difficulté dans les marais de Khemmis, ordonne, qu'à son image, l'enfant absorbe un lait opposé dont Seth assure qu'il n'est pas infecté. Le contenu de ce texte pourrait provenir, soit d'un autre créé à une période où le dieu Seth n'est pas encore « diabolisé » et ainsi avoir été composé avant l'évolution d'une théologie favorable au parti horien, soit avoir été écrit à un moment où le dieu a la faveur du pouvoir. Ou alors, il s'agit de la parole d'un Seth « réduit » par la victoire horienne et avouant lui-même sa défaite sous le contrôle d'Horus, et donc par là même, de son innocuité.

Notes

1 *Wb* I, 117, 1-6 ; *Alex.* 77.0411, 78.0434, 79.0306 « lait » ; *Hannig-Wb* I, 3554, « Milch (Mensch, Tier) » . ERICHSEN 1954, p. 40, dém. *ỉrṯ.t* « Milch ».

2 *KoptHWb*, 39 ; VYCICHL 1983, p. 46.

3 VANDIER 1962, pl. XII et p. 124 (voir aussi la vignette de la pl. XVIII pour l'allaitement).

4 S. SAUNERON, « Le germe dans l'os », *BIFAO*, 60, Le Caire, 1960, p. 19-27 ; J. YOYOTTE, « Les os et la semence masculine. À propos d'une théorie physiologique égyptienne », *BIFAO*, 61, Le Caire, 1961, p. 139-146.

5 *Wb* II, 78, 1-9 ; *Alex.* 77.1723, 78.1727, 79.1215 « nourrice» ; *Hannig-Wb* I & II,1, 12977 « Amme, (nourrice) ».

6 *Wb* II, 77, 10-13 ; *Alex.* 78.1726 « nourrir, élever», « bercer » : *Dendara* VIII, 116,5 ; HANNIG 1995, p 338 « säugen, (nourrir) ».

7 *KoptHWb*, 95 ; VYCICHL 1983, p. 115 : ⲙⲟⲟⲛⲉ *S*, ⲙⲟⲛⲓ *B* « nourrice ».

8 *Wb* III, 293,11-13 et 292,17 ; *Alex.* 78.3047 « nourrice » ; *Hannig-Wb* I & II,2, 23646 « Wärterin, Amme (surveillante, nourrice) ». Doit venir du mot *ḫnm* : *Wb* III, 293,9 ; *Alex.* 77.3096 « élever un enfant » , 78.3046 « prendre soin de».

9 *Wb* III, 294,2-3 ; *Hannig-Wb* I & II,2, 23646 « Wärterin, Amme (surveillante, nourrice) ».

10 *Wb* III, 381,8-11 ; HANNIG 1995, p. 637 « Wärterin, Amme (surveillante, nourrice) ».

11 *Wb* I, 23,10 ; *Alex.* 78.0109 « nourrice» ; HANNIG 1995, p. 17 « Amme, Kindermädchen (nourrice, bonne d'enfants) » ; *Hannig-Wb* I & II,1 , 568. Vient du mot *ꜣtj* : *Wb* I, 23,9 ; *Alex.* 77.0099 « nourrir, élever un enfant » ; HANNIG 1995, p. 17 ; *Hannig-Wb* I & II,1 536.

12 *Wb* 2, 436,18 - 437,1 ; HANNIG 1995, p. 472 « Amme ..., Wärterin (nourrice, surveillante) ». Vient du mot 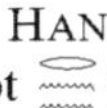 *rnn* : *Wb* II, 436, 2-15 ; *Alex.* 77.2390, 78.2410, 79.1761 (« élever, nourrir» un enfant) ; *Hannig-Wb* I, 18094 « aufziehen (*Kind durch Mutter, Amme, Göttin*), (élever, nourrir) ».

13 *Wb* IV, 174, 7-18. *Alex.* 77.3672 « têter, allaiter », 78.3637 « boire du lait ». *Hannig-Wb* I, 28723, « saugen lassen, (laisser téter), stillen (allaiter) », 28724-28727. ERICHSEN 1954, p. 439, dém. *snqy* « sucer ». Voir aussi la forme *ssnq* (*Pyr.* 531).

14 *Wb* II, 90, 12 ; DAUMAS 1958, p. 179 note 4 ; *PtoLex.* p. 437 « milk ».

15 VYCICHL 1983, p. 517 : * *maynūq.ū* « ce qui est sucé ».

16 *KoptHWb* 189, 247. VYCICHL 1983, p. 191, 517, ⲥⲱⲛⲕ *SB*, ⲥⲱⲙⲕ, ⲥⲱⲙⲅ *S*, « sucer, boire » ; LACAU 1970, § 268 p. 103, akkadien *enēqu* ; SANDER-TRENEL 1979, p. 245, hébreu *yānaq*, « sucer, têter », causatif *hēnēḳ* « allaiter » (COHN 1977, hébreu moderne : p. 153 *hanāqāh* « allaitement »). Arabe *nāqa* (*-āt*) « chamelle » pl. *ꜣaynuq* , primitivement « chamelle laitière » *yanāq* (*-āt*). VYCICHL 1983, p. 222.

17 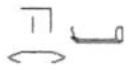 / 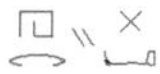 *hr* : *Wb* II, 498,3 ; *Alex.* 77.2517, 79.1837 *hr* « allaiter, traire » ; *Hannig-Wb* I, 19090  « melken (traire) » ; HANNIG 1995, p. 495 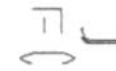 « melken ».

18 VANDIER 1962, p. 181 et note 377.

19 *KoptHWb* p. 385 ; VYCICHL 1983, p. 307.

20 *Wb* I, 88,5 ; *Alex.* 78. 0338 « absorber (du lait), têter » ; HANNIG 1995, p. 72 « saugen (allaiter) » ; *PtoLex.* p. 78.

21 W. SEIPEL, cat. : *Gott Mensch Pharao*, Künstlerhaus, Vienne, 25 mai - 4 octobre 1992, n° 5, p. 77.

[22] C. DISERENS, J. YOYOTTE (dir.), cat. *Égypte Romaine*, Marseille, 1997, n° 119 et 120.

[23] J. AUBERT, L. AUBERT, *Bronzes et or égyptiens*, Paris, Cybèle, 2001, pl. 20 p. 436.

[24] PORTER-MOSS, III, part 1, 1974, p. 300.

[25] A. MOUSSA, H. ALTENMÜLLER, *Das Grab des Nianchchnum und Chnumhotep. Old Kingdom Tombs at the Causeway of King Unas at Saqqara*, AV 21, Cairo-Berlin, 1977, p. 68, pl. 23 et 26.

[26] H.G. FISCHER, *Egyptian Women of the Old Kingdom*, MMA, New York, 1989, pl. XIII, fig. 15 : registre du bas, p. 20.

[27] P. LACAU, *Stèles du Nouvel Empire*, CG, Le Caire, 1909-1957, p. 176, pl. LIV.

[28] C. DISERENS, J. YOYOTTE (dir.), *Égypte Romaine*, Marseille, 1997, *op. cit.*, n° 209 ; 210 et 211.

[29] D. GOUREVITCH, A. MOIRIN, N. ROUQUET (dir.), cat. *Maternité et petite enfance dans l'antiquité romaine*, Bourges, 2003, n° 13, p. 78.

[30] Voir par exemple pour un bon ensemble : D. WILDUNG, *L'Âge d'or de l'Égypte, Le moyen Empire*, PUF, Paris, 1984, fig. 83 et 84 p. 94, puis fig. 85, p. 95.

[31] P.E. NEWBERRY, *El-Bersheh* I, Londres, 1895, pl. 30.

[32] H. ALTENMÜLER, « Ein Zaubermesser aus Tübingen », *Welt der Orient* 14, Göttingen, 1983, p. 30-45. Y. KOENIG, *Magie et magiciens dans l'Égypte Ancienne*, Paris, 1994, p. 85-98.

[33] H.G. FISCHER, « The Ancient Egyptian Attitude Towards the Monstrous », *Monsters and Demons in The Ancient and Medieval Worlds, papers presented in honor of Edith Porada*, Mayence, 1986, p. 13-26 et pl. I-VII.

[34] ID., « Ancient Egyptian representations of turtles », *The Metropolitan Museum of Art*, Papers n°13, New York, 1968, p. 33 (n° 95) et pl. 20. Voir aussi : A. GUTBUB, « La tortue, animal cosmique bénéfique », *Hommage à Serge Sauneron*, I, Le Caire, 1979, p. 403 et note 2.

[35] W.C. HAYES, *The Scepter of Egypt*, I, 1953, p. 247.

[36] J. QUACK, dans *La magie en Égypte, Acte du colloque organisé par le musée du Louvre les 29 et 30 septembre 2000*, Paris, 2002, p. 50-51.

[37] A. CAUBET, G. PIERRAT-BONNEFOIS, *Faïences. Faïences de l'antiquité de l'Égypte à l'Iran*, Cat. expo. Louvre, Paris, 2005, p. 138, fig. 381.

[38] *Wb* V, 372,2 ; *Alex*. 78.4679 ; HANNIG 1995, p. 1248. Au sujet de cette divinité, voir : P. VERNUS, *Athribis. Textes et documents relatifs à la géographie, aux cultes et à l'histoire d'une ville du Delta égyptien à l'époque pharaonique*, *BdE* 78, Le Caire, 1978, p. 126, note 1.

[39] Parfois avec passage d'une gamme pharmaceutique vers une gamme cosmétique vendue en pharmacie, comme à propos du produit que nous citons plus bas.

[40] MITOSYL®, Laboratoires Sanofi-Aventis : les principes actifs contenus naturellement dans l'huile de foie de poisson ont été remplacés pour la présentation en crème par du Dexapanthénol (Provitamine B5).

[41] M.S. LANGDON « The Constantinople Medical Text », *The Babylonian Expedition of the University of Pensylvania*, Philadelphie, XXXI, 179, 1914, p. 51-75. G. CONTENAU, *La médecine en Assyrie et en Babylonie*, Paris, 1938, p. 191-192.

[42] DAREMBERG, III, p. 131.

[43] DAREMBERG, III, p. 134-135.

[44] *Wb* II, 127, 12 ; HANNIG 1995, p. 507.

[45] D.J. BREWER et R.F. FRIEDMAN, *Fish and Fishing in Ancient Egypt,* Warminster, 1989, p. 64-65.

[46] S.H. AUFRÈRE, J.-Cl. GOLVIN, *L'Égypte restituée*, III, Paris, 1997, p. 331.

[47] S.H. AUFRÈRE, J.-Cl. GOVIN, *op. cit.*, p. 331.

[48] Pour Cuvier, il s'agirait alors de *Squalus acanthias*.

[49] S.H. AUFRÈRE, J.-Cl. GOLVIN, 1997, p. 331.

CHAPITRE VII

LES HYPOGALACTIES

7.1. La sécrétion lactée

Dans les sociétés traditionnelles, les mères, — en dépit de la maladie et la malnutrition, les charges physiques qu'elles doivent continuer à assurer, et dont il résulte le petit poids des nourrissons, — assument généralement très bien l'allaitement. Dans la mesure où la survie de l'enfant a longtemps été dépendante de l'allaitement maternel, stimuler la production a fait l'objet de la sollicitude familiale, de l'entourage populaire puis médical.

En pratique, la montée laiteuse doit se faire normalement du troisième au quatrième jour. Elle peut être retardée jusqu'au sixième et au huitième jour. Parfois elle peut être encore plus lente, et très progressive, jusqu'au vingtième jour. Cela peut faire dire à tort que la mère « n'a pas de lait ». (Dans tous les cas, il faut mettre la mère en confiance et persévérer à présenter régulièrement l'enfant à son sein, même pour des prises minimes : ce sont en effet ces mouvements de succion qui vont stimuler la glande mammaire. Cette difficulté est alors transitoire, elle peut être surmontée.)

7.2. Les insuffisances de sécrétion lactée

Il existe en réalité deux situations physiologiques différentes. L'agalactie vraie, organique, et d'autre par impression subjective d'insuffisance de sécrétion lactée. L'agalactie vraie est rare (1 % des femmes). Surtout chez la primipare, une hypogalactie peut être ressentie quelque fois pendant un allaitement long (55 % des femmes à 6 mois) [1]. Les causes déclenchantes peuvent provenir de l'enfant (prématurité, refus de téter, maladie), ou de la mère (engorgement, crevasses, mastite, stress, maladie). Il faut noter le rôle inhibant de la douleur. Parfois même, le seul souvenir d'un accident douloureux lors d'un accouchement antérieur peut suffire. Dans certains cas, c'est tout simplement l'ignorance plus que la mauvaise volonté qui est en cause et cela paradoxalement, nous avons pu le remarquer, d'une façon plus aiguë dans les sociétés modernes que parmi les groupes traditionnels. On peut alors assez souvent, à force de persuasion, de patience et de soins assez simples, réussir à rétablir une lactation normale.

En ce qui concerne les soins accessibles à une hypogalactie primitive banale, il faut privilégier les attentions de toutes natures, qu'elles soient affectives et psychique, alimentaires afin de pallier une éventuelle carence (la sous-alimentation peut réduire la quantité de lait, mais très peu sa composition), et encore d'autres semble-t-il, comme les massages mis en œuvre dans la vieille recette que nous allons étudier maintenant.

En effet, il nous reste au moins une recette égyptienne réputée galactogène.

7.2.1. pEbers 836. 97, 10-11ab

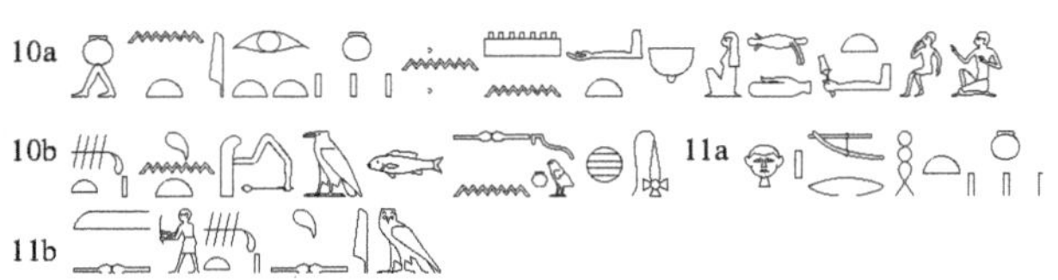

[10a] **(Pour) faire monter (a) le lait d'une nourrice (b) tétée par un enfant :**

[10b] Grande arête dorsale (c) d'un poisson combattant latès (d) frit (e) dans de l'huile.

[11b] En enduire son dos.

Notes. — (a) 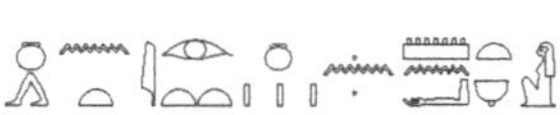 *jnj jrṯt n mnˁt* « faire monter le lait d'une nourrice » avec l'emploi du verbe 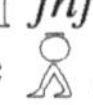,  *jnj* : *Wb* I, 90,1 - 91,10 ; *Alex.* 77.0317 (« amener, emporter » ... inf.  ... « apporter » ... *jnj n* « amener à [quelqu'un] » ... « atteindre [une destination] » ... « produire [un document] », 78. 0344 *jnj n* « amener [quelque chose] à [quelqu'un] » ... « ramener », 79.0241 ... *rdj jnj* « faire amener » ... « produire, fournir » ... *jnj zp* « monter, dénoncer une faute ») ; *Hannig-Wb* I & II,1 - 2683 « holen, (chercher ...), herbeibringen (apporter, amener) ... » ; CAUVILLE 1997, III, p. 45 « amener, apporter, conduire » ; ERICHSEN 1954, p. 33, dém. *jn, jny* « apporter » ; *KoptHWb* 50 et 7, 8, 235, 236, 23 ; VYCICHL 1983, p. 64, ⲉⲓⲛⲉ *S*, ⲓⲛⲓ *B*, « apporter, amener ».

Le verbe prend ici le sens de « faire ramener la production » — de lait — d'une nourrice, donc de le « faire monter ».

(b) 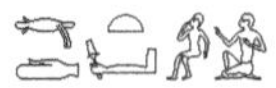 / 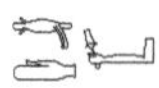 *šdj* « nourrir, allaiter » : *Wb* 4, 564,17 - 565,15 ; *Alex.* 77.4334 (« nourrir, élever » un enfant, « gaver » des oiseaux), 78.4226 (« approvisionner » en air, titre *šdt-nswt*), 79.3087 (« nourrir, élever » des animaux) ; *Hannig-Wb* I - 33793 « saügen » (allaiter, nourrir), « aufziehen » (élever - un enfant), & II,2 - 33795. Cette expression provient du verbe *šdj* : *Wb* IV, 560,8 - 562,19 ; *Alex.* 77.4328 (« enlever, retirer »,

« verser, livrer », « ceux qui arrachent »), 78.4222 (« enlever, retirer » une denrée, *šd ḥꜣtj* « retirer » le cœur [scène de boucherie] … « rassembler, collecter », « introduire, amener », « répartir, distribuer »), 79.3082 (« enlever, retirer » un poison) ; *Hannig-Wb* I & II,2 - 33726 ; ERICHSEN 1954, p. 528, dém. *šty* (« prendre, enlever », « prélever » un impôt) ; *KoptHWb* 329, 330 ; VYCICHL 1983, p. 271, ϣⲓⲧⲉ *S*, ϣⲓϯ *B*, « demander, mendier, exiger, enlever ». Voir aussi avec la même étymologie, ϣⲓϯ *B* …, « produire, sortir, vomir », et comme nom avec ϣⲓⲧ *B°* « vomissement ». Et encore, ϣⲓⲧ *S* pour « avorter » (faire sortir).

šdj avec le déterminatif de l'enfant, ce dernier « tire » le lait de sa nourrice, donc il « tète ». La nourrice est sollicitée par les besoins de l'enfant qu'elle a à sa charge et par ses succions.

(c) pour *jꜣt*, « épine dorsale » : *Wb* I, 26, 3-6. LEFEBVRE 1952, § 31 p. 29. LACAU 1970, § 191-192 p. 76. *Alex.* 77.0112 « dos ». *Hannig-Wb* I - 647, « Rückgrat, Rücken » & II, 1 - 639. WALKER 1996, p. 265 « spinal column, spine ». ERICHSEN 1954, p. 12, dém. *ꜣt≈f* « dos». *KoptHWb*, 289 ; VYCICHL 1983, p. 248, ⲱⲱ *SALF*, ⲟⲟ *A*, ⲱⲱⲧ *B*, ⲱⲱⲧ *F* « dos », employé uniquement dans la préposition ϩⲓⲱⲱ (S), etc. « sur », litt. *ḥr jꜣt≈* « sur le dos de… ».

C'est-à-dire ici la « grande arête » du poisson, que nous traduisons par l'expression « grande arête dorsale » pour tenir compte de la totalité anatomique de la tige osseuse supérieure du squelette, ainsi que du contexte médico-magique de la préparation qui sera appliquée sur le dos de la nourrice afin de réaliser un transfert.

(d) *ʿḥꜣ* litt. un « poisson combattant » ; *Wb* I, 217, 4-5 ; DARBY, GHALIOUNGUI, GRIVETTI, I, p. 392. *Alex.* 77.0723 « le latès » ; *Hannig-Wb* I & II,1 - 5756, « Nilbarsch (*Lates niloticus*) ». Provient du verbe *ʿḥꜣ* : *Wb* I, 215, 1-19; *Alex.* 77.0719, 78.0770, 79.0523 « combattre » ; *Hannig-Wb* I & II,1 - 5686 « kämpfen, (combattre) ». Voir le mot *ʿḥꜣwty*, *ʿḥꜣty* : *Wb* I, 217, 8-6 ; *Alex.* 77.0724, 78.0773 « le combattant, le mâle », 79.0529 (« combattant », « les gars », « mâle, homme ») ; HANNIG 1995, p. 153 et *Hannig-Wb* II,1 - 5737 « Kämpfer, (combattant) » ; ERICHSEN 1954, dém. *ḥw.t-y* « mâle » p. 68, (*) *ʿaḥꜣāw-a.t* « combat » p. 297 ; *KoptHWb* 404 ; VYCICHL 1983, p. 319, ϩⲟⲟⲩⲧ *S*, ϩⲱⲟⲩⲧ *B*, (« mâle », « impétueux », « sauvage »).

Il s'agit donc d'un « poisson combattant » ou « perche du Nil » (*Lates niloticus*), — d'un « latès ».

Voir à ce sujet : LORTET, GAILLARD, vol. I, p. 185-190, et fig. 79, 80, 81, 82 et vol. IV, p. 137-138 ; D.J. BREWER, R.F. FRIEDMAN, *Fish and Fishing in Ancient Egypt*, Warminster, 1989, p. 74-75, pour unsquelette de *Lates Niloticus*, voir la fig. A-2 p. 84-85 avec la « dorsal spine », le « trunk vertebra » jusqu'à la « caudal vertebra » et l' « interhaemal et analspine ».

(e) *znwḫ*, *snwḫ* : *Wb* IV, 157, 12-17 ; *Grundriss* VII, 2,757 ; HANNIG 1995, p. 717. Forme causative de *nwḫ* : *Wb* II, 224, 10-12 ; *Alex.* 77.2040 « brûler, provoquer des brûlures » ; HANNIG 1995, p. 399.

Le grand latès est ici grillé … dans du gras, c'est-à-dire « frit » dans l'huile, de la façon la plus commune pour un poisson.

Théodynamie. — Lates niloticus Cuvier, du grec λατός, animal sacré de Latopolis (Iounit), est le plus gros poisson du Nil. Il peut atteindre un peu plus de deux mètres. Si sa première et sa seconde épines dorsales sont courtes, la troisième et la plus grande est cependant très forte. Ce poisson est excessivement vorace, au point d'être capable de dépeupler entièrement les eaux des autres espèces. Sa force lui vaut d'être capturé avec de grandes seines manœuvrées par plusieurs embarcations. Ces trois traits ont sans doute inspiré les anciens Égyptiens qui nommèrent « combattant » cette grosse bête avec laquelle il fallait se mesurer et vaincre. Un interdit du nome Latopolite (Nekhen, IIIe de HE) consistait à s'abstenir de manger du poisson (*Edfou* I, 338,3) [2]. Le latès était reconnu comme véhicule de la déesse Neith quand il se rendait de Iounit (Latopolis) à Saïs. Donc, bien entendu, le latès était interdit dans le nome Saïte (*Edfou* I, 331,8) [3]. C'est également le cas dans un autre nome dont le nom ne nous est pas parvenu et où y était probablement vénérée Hathor (pTanis, frgt 25, 1er col.) [4], ainsi que dans un autre nome supplémentaire créé dans la région de Saïs avec un deuxième interdit portant sur le crocodile *dp* ennemi d'Horus (pTanis, frgt 28, 2e col.) [5]. Notons que le crocodile est l'animal de Sobek, fils de Neith. Ces interdits visaient à ne pas disputer la nourriture aux poissons sacrés et à ne pas entraver la reproduction des animaux vénérés. Nous ne savons pas si P. Montet avait en tête un rapport de Lortet Gaillard, concernant le dépouillement de momies de latès, quand il insiste sur le fait de s'abstenir de ne pas manger des poissons à cause du Latès sacré « même des petits, plutôt surtout des petits » [6]. En effet, l'exposé stipule que « placées à côté des poissons adultes, de singulières sphères, de la grosseur des deux poings environ, formées de tiges de papyrus entrelacées à des fragments de bandelettes de linge. Ces sphères sont creuses et renferment chacune plusieurs centaines d'alevins de Latès, venant à peine de sortir de l'œuf et longs seulement de quelques millimètres » [7]. Cela rappelle un passage du Calendrier du Caire sur les jours fastes et néfastes, où au 22e jour du premier mois d'Akhet (mois de Thot), Rê fit entrer dans son ventre chaque dieu et chaque déesse, les tua et les vomit dans l'eau et leurs corps devinrent poissons tandis que leur bras devinrent oiseaux : il ne fallait donc pas consommer de poisson ni de volaille ce jour, ni faire chauffer de l'huile (Cal. Caire, r° VI, 4-8) [8]. Pour S.H. Aufrère, qui a mis ce texte en parallèle avec l'abstinence prescrite dans le nome Latopolite, le latès, espèce qui aime aussi la force du courant, « pouvait être comparé à la force primordiale d'où avait émergé le principe de toute vie : Méthyer ». En effet, Mehet-Ouret, déesse du commencement flottant sur le Noun suscite la vie au sein des eaux, elle portera même le soleil sur ses cornes après lui avoir donné naissance jusqu'à l'apparition de la première butte émergée (*CT*, 335 ; *LM* 17) [9]. La grande vache primordiale peut donc être considérée comme génitrice de toute forme de vie. Elle est à Esna (Latopolis), à travers Ihet, une forme de Neith [10] engendrant l'univers. Dans cette version, la déesse Neith portera l'enfant solaire nouveau-né entre ses cornes [11] pour le sauver des agressions d'Apophis. Elle prononcera ensuite les sept paroles (*ṯsw*) créatrices de l'Univers [12].

Divinité « Père des pères » et « Mère des mères » (*Esna* 424), la très ancienne déesse de Saïs antérieure à la création bisexuée, consacre ainsi la puissance féminine créatrice qu'elle organise en s'en réservant un tiers. En effet, « Père et Mère des dieux » (XIXe dyn.) [13], « être divin à la fois dieu et déesse » (*Esna* 317) dont « deux tiers sont masculins et un tiers est féminin » (*Esna* 252 ; 331), elle invente ce qui deviendra l'éternel féminin (*Esna* 216, 8-9) puis le masculin. Cela est logique, dans la « mécanique » de la création : il fallait que cette notion de différenciation existât avant de la mettre en œuvre. Ainsi elle est « le mâle qui a créé le mâle » et « la femelle qui a créé la femelle », tout en choisissant finalement son sexe, elle sera désormais « vache régente des vaches » (*Esna* 424) et cela quelles que soient ses parts de féminité ou de masculinité qu'elle put d'ailleurs éprouver lors de ses métamorphoses (latès, scarabée, vautour, uræus). Le même texte se termine par « ... Esna, son nome, celui de Mehet-Ouret de Saïs, qui s'établit dans le Sud, selon son désir ». Le dieu Khnoum, lui aussi très ancien, assumera en tant que « Modeleur des modeleurs », « Père des pères » et « Mère des mères », une forme de parédrité [14], avec, à sa charge, le « destin et l'entretien des enfants » dont on à l'impression que la « Maîtresse de la Maison de Khnoum », « Maîtresse du Château du Père » [15] lui concède — presque à regret — en tant que co-créateur parallèle mais complémentaires à Esna [16], partageant ainsi légitimement la co-parentalité universelle fondatrice de celle des dieux, puis à leur image de couple, de celle des hommes. « Neith, Maîtresse de la Maison de Khnoum, Menhyt la grande » [17] par cette dernière manifestation, est donc aussi la déesse-lionne d'Esna qui, en tant qu'Uræus est mère de Héka, personnification de la magie divine. Il n'est donc pas étonnant que « la première nourrice qui est en tête des déesses » (1. 14-15) [18], inventrice du sein maternel, et donc par suite des mamelles, soit habilitée à les soigner. Elle est « Dame de la santé » — car « la vie est à ses ordres » (*Esna* 317) [19]. La déesse tisseuse par excellence (425 ; 101) [20] saura lier ce qui doit être lié dans le lait maternel pour nouer et fixer (*ṯs*) les chairs de l'enfant à vivre (*cf.* JEAN, LOYRETTE, *ERUV* - II, 2001, p. 561), et cela également en tant que « Dame du mammisi » [21]. Neith est représentée sur un papyrus sous la forme d'un Hippopotame femelle grosse avec des mains humaines tenant un petit crocodile et un autre plus grand sur le dos, elle est ici assimilée à Thouéris (pBoulaq-Hood, 5) [22]. Neith est dame de l'acacia. Enfin très proche d'Hathor, Neith est aussi l'œil Oudjat.

Aussi nous avons déjà vu comment, alertée par le chaos résultant de la décomposition du poisson *mḥyt*, une nourrice avertie pouvait sauver son enfant. Ce signe canonique pisciforme (pEbers 788. 93, 17-18) n'est peut-être pas sans rapport avec l'égérie du Latès sacré, chair de lait en tant que métamorphose de la déesse mère, dont la dissolution, si elle lui avait été inspirée, aurait présidé au retour justement de ce chaos, soupe primordiale exhalant les odeurs des composés inorganisés de la vie. Au lieu de cela la Grande Déesse en son sein originel noua et fixa (*ṯs*) par ses paroles (*ṯsw*) de lumière toute la chair du monde. Et comme elle inventa le principe féminin capable de reproduire ce phénomène au-delà de la naissance par la lactation, elle pouvait aussi l'aiguillonner à l'aide de sa « grande arête dorsale », en tant que Latès et « combattante » [23], garante ainsi de la bonne qualité et de la bonne production du lait qu'elle délivre à son image et à l'égard des deux crocodiles qu'elle allaite (Sobek-Rê et Héka), avec la magie de sa propre substance (pilier dorsal du torse ptolémaïque de Naples n° 258) [24].

Neith est aussi une des déesses du Nord chargée d'apaiser Hathor et de visiter Isis dans le marais de Chemmis [25].

Indications historiques. — Comme beaucoup d'autres peuples, les anciens Égyptiens pratiquaient l'ichtyothérapie, et plusieurs espèces de poissons entraient dans la composition de divers traitements. En ce qui concerne le latès, seul le squelette semble utilisé. La grande arête dorsale (pEbers 836. 97, 10-11ab) est simplement une arête cuite, en compagnie — entre autres produits — d'un crâne de synodonte cuit (*Synodontis* sp.), d'un poisson *decherou* cuit et ce employé localement contre une maladie céphalique (pEbers 248. 47, 10-12 = P Hearst 76. 6, 2-4). La nageoire supérieure du synodonte est utilisée en fumigation pour chasser un mort d'une oreille (pBerlin 71. 6,11). Un crâne de silure (*Clarias anguillaris*) frit dans l'huile est donné localement contre la migraine (pEbers 250. 47, 14-15). Des dents de muge (*Mugil cephalus*) et sa langue sont prescrites dans une formulation à prendre *per os* pour extraire un dard d'une blessure (pBrooklyn § 85d).

Dioscoride (II, 30 ou 26) cite par exemple le smaris (*Smaris Vulgaris*), dont la tête, salée et brûlée, déterge les ulcères rampants et les végétations génitales. Voir aussi Dioscoride (II, 20) [26]. Celse (VI, 20) et Pline signalent l'utilisation de cendres d'animaux aquatiques comme la mendole, d'hippocampe ou de dauphin, pour traiter les lichens dont l'impétigo (*HN* XXXII, 83). Pour Pline (*HN*, XXXII), les femmes ont beaucoup de lait si elles prennent du glaucisque (*glaucus* bleu : sorte de squale) dans son jus et des picarels (*Smaris Vulgaris*) (129) ; les anges (*Squatina*) en topique empêchent les mamelles de grossir (129) ; la chair des murex fait tomber les poils des mamelles (129) ; la cendre de tête de perche avec du sel, de la sarriette et de l'huile guérit la matrice, en fumigation elle expulse l'arrière-faix (130) ; portée en amulette, une vertèbre de perche traite la fièvre tierce (116) ; les chancres sont réprimés par des têtes de perches salées (126) ; la cendre de tête de perche (de mer ?) est bonne pour les pustules des parties génitales (107) ; la cendre d'épine dorsale de silure sert à extraire les traits restés dans le corps (125).

Les Coptes se serviront aussi de la cendre de poisson, cuite avec du vinaigre et de l'huile pour traiter localement l'impétigo (pmed. copte, CCXVIII).

Ibn al-Baytar (1222) reprend Dioscoride en ce qui concerne les ulcères et il ajoute que cette préparation fait aussi tomber les verrues.

Avicenne préconise pour les nourrices « une alimentation douce et grasse, des poissons frais préparés à l'huile » (937).

Aux XVIe-XVIIe siècles, certaines ichtyocolles pouvaient être préparées à base de nageoires et de queues de poissons très cuites (à l'inverse du *Garum*). Elles rentraient dans la composition d'emplâtres très gras comme celui de *Filij Zacharie* qui « résout les duretez et les nœuds des jointures ; appliquées sur le thorax, aide à expectorer les excréments crasses et visqueux des poumons et poitrine » [27]. Réputé résolutif, dessicatif et calmant, il était aussi employé dissout dans du vinaigre, contre la gale et les démangeaisons de la peau dont probablement le prurit sous-mammaire. Lémery (1699, p. 580), cite les « pierres de perches » (osselets libres de la tête) en applications externes contre les ulcères des gencives et contre le scorbut ; quant à la tête de perche de mer brûlée, elle « est propre pour déterger et dessécher les plaies ». Selon le même auteur (p. 724), un petit poisson méditerranéen, le picarel (*Smaris Vulgaris*) que nous avons déjà rencontré chez Dioscoride et chez Pline, « est propre pour exciter le lait des nourrices ».

Au XVIIIe siècle, l'os de perche pouvait être recommandé en externe contre les douleurs costales [28] et l'arête pulvérisée du goujon (*Gobio Fluviatilis*) préconisée en cas de pleurésie [29]. Les cendres de tête de perche (*Perca Fluviatilis*) mélangées avec de l'huile d'olive rendraient celle-ci « spécifique des maladies des femmes » [30]. L'un des emplâtres de Vigo dérivant de l'*Emplâtre ranarum Vigonis* utilisait pour sa préparation six grenouilles vivantes cuites dans diverses huiles et graisses. Il était réputé résolutif fondant sur les tumeurs glandulaires, atténuer les cicatrices de la petite vérole, réduire les syphilides [31].

Pharmacodynamie. — La réduction de grosses arêtes dans de l'huile très chaude en libère les constituants de fonte et produit une sorte de gélatine grasse (collagènes lipo-colloïdaux). Appliqué sous forme d'emplâtre, le composé résidu d'une calcination partielle en phase liquide de débris osseux peut avoir des propriétés antiseptiques dues aux sels de sodium et de potassium, puis calmantes par les sels de calcium et de magnésium et de brome. Les principes alcalins peuvent encore être détersifs et absorbants. Le gel gras exsudant émollient peut être résolutif. Il peut permettre une diffusion d'autres principes actifs dont des vitamines résiduelles liposolubles (A, D, B2, E), des acides aminés et phosphoriques, de soufre combiné et d'oligoéléments comme le zinc et le manganèse. Selon sa composition et sa tenue physique, cette préparation pourrait aussi avoir des vertus hémostatiques. Les gelées de colles de poisson ou ichthyocolles ne semblent plus utilisées telles quelles en Europe, mais la « Gelée de corne de cerf » et la « Gelée de veau médicinale » adoucissante à base de lait et de pied de veau, étaient encore signalées dans le Dorvault de 1987 (p. 734 et 737).

D'une tout autre technologie, des recherches actuelles utilisent des éléments finalement comparables mais très finement quantifiés, afin d'obtenir des applications locales efficaces dans certains problèmes dermatologiques.

7.2.2. D'autres moyens

D'autres moyens pouvaient servir à stimuler la galactopoïèse. Certains ont été exportés d'Égypte.

Des médications. — Pline rappelait que les vers de terre (XXX, 125), l'œuf de perdrix (XXX, 131), la rate d'âne séchée réhydratée sur les seins, le fenouil (*Fœniculum vulgare* Gaertn.) (XX, 256), le gattilier (*Vitex agnus castus* L.) (XXIV, 61) et le laiteron (*Sonchus oleraceus* L.) (XXII, 89) font venir le lait.

Soranos (II, 11, 25-35) [32] cite certains auteurs conseillant les mamelles d'animaux, des potions aromatiques, les « pilules de lait » (à base de plantes), des cendres de chouettes et de chauves-souris, en rejetant vivement ces pratiques.

Pour Avicenne (1108), les simples qui sont de chaleur tempérée donnent du lait (exemple : garance, menthe de rivière, lupin). Nous avons relevé un remède africain contenant du souchet comestible (*cf. supra*).

En Égypte moderne, les femmes peuvent avoir recours à une alimentation enrichie par du fenugrec au miel noir, une sucrerie à base de sésame nommée *halawa*, des feuilles de radis crues, et de bien d'autres choses encore dans des familles aisées, à la manière d'un véritable « gavage » destiné à activer la lactation [33]. Notons que le poisson est toujours réputé éviter le tarissement du lait maternel [34].

Peut-être un équivalent du « Glaux » de Dioscoride (IV, CXXXVI) [35], le galéga est une plante commune du pourtour méditerranéen, de la famille des Fabaceae. Cette famille de plantes est attestée dans l'ancien monde (DE VARTAVAN, AMOROS, 1997, p. 112). Dans le genre galéga, *Galega officinalis* L. a été utilisée comme galactagogue [36] mais les graines de celle-ci sont toxiques [37] ; elle a été cependant réinscrite au *Codex* (1975) et à la Pharmacopée Française (X^e^ édition, IV.7.A, p. 19).

Il faudrait encore citer d'autres plantes réputées galactogènes comme l'Aneth, *Anethum graveolens* L., bien attestée en Égypte (DE VARTAVAN, AMOROS, 1997, p. 39). Cette plante a pu être confondue à l'époque romaine avec le Fenouil Officinal, *Fœniculum vulgare* Mill. et entrant dans la composition de la potion que nous avons indiquée dans le paragraphe précédant (DE VARTAVAN, AMOROS, 1997, 119). Cette dernière plante partage avec l'anis vert (*Pimpinella anisum* L.) également attesté en Égypte à l'époque romaine (DE VARTAVAN, AMOROS, 1997, p. 203), de l'anéthol capable de se dimériser à l'état frais en stilbène ce qui pourrait lui procurer une activité œstrogénique faible [38]. Nous savons aussi que la bière facilite la montée laiteuse, et cela indépendamment de l'alcool [39]. Le lait lui-même a été prescrit, mais sans succès.

Des amulettes. — Comparés aux seins d'Isis, des protections étaient à faire porter par l'enfant (pBerlin 3027, O. 9,7 - Rs. 2,2). Il existait des amulettes en forme de sein et censées favoriser la lactation (Basse Époque, Dendara, Univ. Coll. P.3) [40].

Notons en Gaule romaine l'offrande d'*ex-voto* de seins isolés, par paires, et même groupés à trois ou quatre (musée de Dijon). La galactite ou « pierre de lait » pouvait être pulvérisée et consommée, d'ailleurs Pline affirme qu'elle émet « quand on la frotte, une humeur ayant la saveur du lait » (XXXVII, 162). Elle pouvait aussi être portée au cou.

Aux IIe et IIIe siècles, les hématites d'Égypte à l'image de Chnoubis [41], réputées apaiser les maux de ventre dont ceux de l'enfantement, pouvaient être utilisées pour faciliter la délivrance. L'image de ce dieu mineur pouvait également être gravée sur de la calcédoine blanche impure dont on trouve des exemplaires jusqu'en Europe, comme celles de la collection de l'University of Michigan's Taubman Medical Library (n° 96 ; 97) [42]. Selon J. Quaegebeur, [43] des textes magiques grecs désignent Horus Harpokratês (P*GM* IV, 987) et Harponknouphi (PGM I, 27) comme Agathos Daimôn, dont le nom traduit celui de Chaï.

Pour Soranos (III,12, 110) [44], « si l'amulette n'a aucun effet direct, du moins l'espoir que place en elle la malade lui redonnera-t-il peut-être du ressort moral ».

Quelques réminiscences. — Au siècle dernier, plusieurs vieilles croyances étaient attestées dans les campagnes égyptiennes. Un tabou empêchait pendant sept jours une femme venant de perdre son bébé d'entrer dans la chambre où une autre femme faisait ses couches, sous peine d'impossibilité pour celle-là d'allaiter son enfant. S'il naissait un enfant dans une maison où toute la portée d'une chatte était venue à périr, l'on devait se débarrasser de l'animal, sinon l'enfant était censé mourir ou bien sa mère n'aurait pas de lait pour lui. Si on apporte à manger dans une maison où se trouve la mère d'un bébé de moins de sept jours, le visiteur ne doit pas pénétrer dans sa chambre, mais c'est elle qui doit en sortir et passer trois fois au-dessus des provisions. Si elle ne fait pas cela, elle n'aura pas de lait [45]. Aujourd'hui, les allaitantes se méfient surtout du « mauvais œil ». Il existait aussi près d'Assiout une pierre conique au milieu des champs où se rendaient le vendredi en silence les femmes qui n'avaient pas assez de lait pour nourrir leurs enfants. Elles devaient marcher sur cette pierre et toujours en silence. Toujours en Moyenne-Égypte, sur un site ancien, appelé El-Keniseh à cause des ruines d'un temple, existait une mare au centre de laquelle émergeaient des pierres inscrites. Tous les vendredis, des femmes accouraient en ce lieu pour grimper trois fois sur les pierres de façon circulaire. Cette mare miraculeuse était réputée rendre fécondes les femmes stériles et résoudre les difficultés des allaitements insuffisants. La même cérémonie se pratiquait pour les ânesses manquant de lait pour leurs petits [46].

Autres superstitions. — Il semble encore de nos jours [47] que la lactation puisse être ressentie menacée, non par l'ingestion, mais par la simple présence de certains aliments dans l'environnement immédiat de la mère. C'est le cas des aubergines noires, du foie et de la viande crue. Si une femme n'a plus de lait à cause des aubergines, « il faut faire bouillir de la *regla* (pseudo-*molokhia*), puis se laver tout le corps avec l'eau de cuisson un vendredi ». Un homme qui vient de se raser ou sortant de chez le coiffeur est également réputé dangereux pour la lactation. Le traitement consiste à laver les seins de la femme avec de l'eau contenant des cheveux coupés ! Pendant les quarante jours qui suivent la naissance, la femme ne doit pas rencontrer une autre femme venant d'accoucher, ayant ses menstrues, ou même portant teinture. Elle ne doit pas voir d'enfant récemment circoncis. Toute personne venant d'assister à un enterrement, ou portant des pièces d'or anciennes, des pierres antiques ou des perles sont également dangereuses [48]. Ce post-partum marque en réalité un repos sexuel et social. De plus, ces croyances peuvent concourir à éviter de culpabiliser systématiquement la mère en cas d'agalactie ou d'hypogalactie.

Commentaire. — Il s'agit dans notre texte d'une médication volontariste à base d'une épine dorsale agressive, mais réduite par la cuisson, appartenant à un gros poisson réputé combattant. Son application externe simule, dos sur dos, une prise de la même force. Son action sympathique pouvait aussi participer d'une théodynamie active par le latès sacré.

La résolution d'un problème local douloureux par un enduit recouvrant les zones atteintes du dos et débordant sur les côtés jusqu'à la naissance des seins (accessibles dans la position normale d'un opérateur), peut sans doute participer à lever une agalactie réflexe réactogène. Ensuite, le simple fait de s'occuper de la femme, de l'écouter et de la toucher, peut aussi l'aider à lutter contre une déficience passagère bénigne. La prise en compte du problème reconnu comme tel peut amener l'entourage à concourir à améliorer ses apports nutritifs. La magie sympathique aidant la psyché à surmonter cette difficulté inhibitrice autoagravante en rompant un cercle vicieux culpabilisant et anxiogène (hyperanxiété favorisant des dermatoses, pouvant s'infecter, et créer un mauvais terrain peu favorable à la stimulation et à production lactifère).

Par ailleurs, il faut savoir que dans la presque-totalité des situations, l'insuffisance lactée résulte de l'interférence d'éléments délétères extérieurs. Ce sont le plus souvent des troubles relationnels mère-enfant ou des difficultés physiques au moment de la tétée.

Finalement, les équipes médicales s'accordent à dire qu'une attention particulière portée par l'entourage reste la clé du succès.

Aussi, la mise en œuvre d'une telle pratique peut-elle être une bonne recette prophylactique autant que, contextuellement, une bonne mise au point psychothérapeutique.

Notes

[1] C. HILLERVIK-LINDQUIST, « Studies on perceived breast milk insufficiency. A prospective study a group of Swedish women », *Acta Paediatr Scand*, 1991, 80, suppl. 376, p. 1-27.

[2] S.H. AUFRÈRE, « Les interdits religieux des nomes dans les monographies en Égypte, un autre regard », dans J.-M. MARCONOT, S.H. AUFRÈRE (éd.), Actes du Colloque : *L'interdit et le sacré dans les religions de la Bible et de l'Égypte*, Université Paul-Valéry, Montpellier, 1998, p. 76.

[3] *Ibid.*, p. 91.

[4] *Ibid.*, p. 98.

[5] *Ibid.*, p. 101.

[6] P. MONTET, « Le fruit défendu », *Kêmi* XI, 1950, p. 97.

[7] LORTET, GAILLARD, I, p. 186.

[8] AUFRÈRE 1998, p. 76.

[9] *CT* IV, p. 244a - 250b ; BARGUET 1967, p. 60. EL-SAYED 1982, II, p. 309.

[10] Dès l'époque où furent rédigés les Textes des Pyramides, Neith était déjà assimilée à Mehet-Ouret (*Pyr.* 510 ab : Formule 317 / EL-SAYED 1982, II, p. 270, doc. 197 et I, p. 52).

[11] Pour les références textuelles, voir : EL-SAYED 1982, I, p. 56.

[12] SAUNERON, *Esna* III, p. 28-34, tx. 206 ; *ibid.* V, p. 250-271 ; I, p. 87-89.

[13] EL-SAYED 1982, I, p. 60 ; II, p. 376, doc. 389b.

[14] Voir aussi une représentation du couple de Neith et de Khnoum sur la paroi Nord du temple d'Edfou (*Edfou* I, p. 80 '25' = t. IX, pl. 15).

[15] SAUNERON, *Esna*, VIII, p. 35-39 (sur III, p. 52-56, tx. 216), verset 69 et 41.

[16] « Khnoum et Neith sont deux formes du même créateur (Tanen) qui s'incarnera dans l'une et l'autre divinité pour une mission créatrice qui n'est pas identique mais complémentaire » (EL-SAYED 1982, I, p. 56). SAUNERON, *Esna* V, p. 162. EL-SAYED 1982, I, p. 122. En ce qui concerne Tanen, ses « deux-tiers sont masculins et un tiers (est) féminin » (*Esna* 552 ; 331).

[17] SAUNERON, *Esna* VIII, p. 35-39 (sur III, p. 52-56, tx. 216), verset 69.

[18] CHASSINAT, *Edfou* VII, p. 145-146 = t. X, pl. 164.

[19] Pour les autres épithètes, voir : EL-SAYED 1982, I, p. 64.

[20] Sur cet aspect, voir : SAUNERON, *Esna* V, p. 114, note 4. EL-SAYED 1982, I, p. 76-77. Neith ne s'occupe pas que du tissu des morts. Elle en est avec Amon-Rê vêtue comme d'une seconde peau. Elle est celle « qui donne le tissu de lin aux dieux » (216, 58). Elle œuvre avec la déesse du tissu Taït (EL-SAYED 1982, I, p. 149).

[21] EL-SAYED 1982, I, p. 64 ; II, p. 597.

[22] *Ibid.* II, p. 497, doc. 714a, 4.

[23] *Ibid.* I, p. 72-76.

[24] *Ibid.* II, p. 469-470, doc. 644, et pl. IX-X, 2.

[25] F. DAUMAS, « Sur deux chants liturgiques des mammisis de Dendara », *RdE* 8, 1951, p. 41, n. 2-3, et p. 42.

[26] E. DE SAINT-DENIS (trad.), *Pline l'Ancien, Histoire Naturelle*, Les Belles Lettres, Paris, 1966, p. 108, note 3 du § 79.

[27] BAUDERON, *Pharmacopée*, Lyon, vers 1650. Il existe une autre édition, corrigée par François Verny, chez D. Girin & B. Rivière, Lyon, 1672.

[28] GESNER, dans le *Dictionnaire Universel Médical*, Paris, 1746, II, p. 591.

[29] SCHRODER, *La Pharmacopée raisonnée, commentée par Michel Ettmuller*, Lyon, 1698.

[30] J. SAVARE, « Sur l'olive et l'huile à travers les âges », *Æsculape*, nov. 1935, p. 282.

[31] DORVAULT 1987, p. 578-579 (à titre historique).

[32] SORANOS, éd. BRUGIÈRE, GOUREVITCH, MALINAS 1994, II, 11, 25-35, p. 40-41.

[33] C. WISSA WASSEF, *op. cit.*, 1971, p. 151-152.

[34] M-J. JANICOT, *Avoir un enfant en Égypte*, Dossiers du CEDEJ, 4 - 1988, Le Caire, 1989, p. 113-114.

[35] DIOSCORIDE (éd. MATHIOLE par A. DU PINET, 1680, livre IV, chap. CXXXVI, p. 439).

[36] LYON 1911, p. 350. DORVAULT 1987, p. 724.

[37] BRUNETON, *Toxico*, 2001, p. 314-317.

[38] BRUNETON, *Pharmacognosie*, 1999, p. 515.

[39] A. LUCAS, « Is there any basis for the belief that stout enhances the quality of breast milk ? », *Brit Med J*, 1990, 300, p. 736.

[40] W.M.F. PETRIE, *Amulets*, London, 1914, n° 8a et 8b pl. I, et p. 10.

[41] Voir, à ce sujet, le catalogue : M. ÉTIENNE, *Heka, Magie et envoûtement dans l'Égypte Ancienne*, musée du Louvre, RMN, Paris, 2000, p. 89-90. Pour Knêphis, *km-ꜣ.t-f*, voir : A. DELATTE, Ph. DERCHAIN, *Les intailles magiques gréco-égyptiennes*, Bibliothèque Nationale, Cabinet des Médailles et Antiques, Paris, 1964, p. 54.

[42] C. BONNER, *Studies in Magical Amulets*, University of Michigan Press, 1950, n° 14 et 13. Voir également : E. ZWIERLEN-DIEHL, *Magische amulette und andere Gemmen des Institut für Altertumskunde der Universität zu Köln*, Cologne, 1992, n° 18, p. 79-80 et pl. 14.

[43] J. QUAEGEBEUR, *Le dieu égyptien Shaï dans la religion et l'onomastique*, *OLA* 2, Louvain, 1975, p. 85 et 170-176.

[44] SORANOS (éd. BRUGIÈRE, GOUREVITCH, MALINAS 1994, III,12, § 110, p. 46).

[45] BLACKMAN *op. cit.*, 1948, p. 56-57.

[46] BLACKMAN *op. cit.*, 1948, p. 93. Les femmes pouvaient également y avoir recours pour obtenir l'effet contraire, c'est-à-dire pour ne plus avoir d'enfant durant un certain temps.

[47] M-J. JANICOT *op. cit.*, 1989, p. 114-115.

[48] C. WISSA WASSEF, *op. cit.*, 1971, p. 152-153.

CHAPITRE VIII

LA DISPONIBILITÉ GALACTOGÈNE

8.1. LA DURÉE DE L'ALLAITEMENT

La durée d'allaitement était de trois ans en ancienne Égypte (Enseignement d'Ani [1] 20, 17 - 21, 3 ; pLouvre 3.148 [2]) [3]. Ensuite, l'enfant (*wḏḥ*) [4] est dit :  *wḏḥ* [5] « sevré ». Il n'est pas interdit de penser que, dans l'esprit égyptien, ce fut le cas de l'allaitement délivré par Isis à son fils Horus avec succès, et par suite, de celui des mères selon ce modèle idéal et les difficultés nutritionnelles qui ont pu exister à différentes époques. Horus chétif, devenu puissant, en est d'une certaine façon redevable (*cf. infra*. 8.2. Les critères objectifs).

Dans l'Ancien Testament, la durée d'allaitement est également de trois ans (2 Ma 7, 27). Les rabbins réduiront la période à dix-huit mois (*Ketubot* 60b). Soranos préconise un sevrage à six mois (II, 17), Rufus d'Éphèse à deux ans (*apud* Oribase, *Livres Incertains*, 20), Quintilien à trois ans (*Institution Oratoire*, I, X, 32).

Aux XVIIe-XVIIIe siècles en France, le sevrage intervenait entre un an et deux ans, ou théoriquement au début de la première dentition [6].

Le Coran (II, 233) l'affirme : « Et les mères, pour qui veut donner un allaitement complet, allaiteront deux années pleines. » Chez les fellahs de Haute-Égypte [7] et pratiquement jusqu'aux années cinquante, l'allaitement devait durer deux années pour les musulmans comme pour les chrétiens. Nous avons constaté que cela pouvait dépasser ce temps au Soudan. En Afrique encore, l'allaitement maternel long est très largement pratiqué pendant une durée atteignant fréquemment dix-huit à vingt-quatre, voire vingt-sept mois ou plus. Un allaitement de réconfort peut aller au-delà de trois ans.

Aujourd'hui, nous observons qu'un allaitement maternel long peut efficacement concourir à éviter le rachitisme jusqu'à ces âges. En effet, dans de mauvaises conditions sanitaires, l'allaitement maternel confère au nourrisson une protection nette et s'accompagne d'une diminution statistique évidente de la morbidité et de la mortalité résultantes de maladies infectieuses. Une alimentation carencée et un manque d'hygiène peuvent donc bien justifier cet usage [8]. Il est très hautement probable que cette habitude ancestrale ait sauvé dès l'Égypte antique un très grand nombre d'enfants. Nous allons voir pourquoi.

8.2. LES CRITÈRES OBJECTIFS DE L'ALLAITEMENT MATERNEL

Le lait maternel, on ne le dira jamais assez, est la nourriture « physiologique » de l'enfant devant assurer son « passage » à sa vie extérieure. Il est l'aliment de « transition » par excellence. En effet, sa composition est spécifiquement adaptée et sa digestion facilitée. Son prélèvement « à la source » ne nécessite aucune manipulation, ce qui diminue nettement l'apport de germes pathogènes. Ses différents constituants sont ainsi transmis directement et ne sont pas altérés.

Il est admis que la morbidité et la mortalité des nouveau-nés élevés au sein sont trois à quatre fois inférieures à celles des enfants nourris artificiellement et dans les mêmes conditions environnementales. Cela est vérifié dans les pays en voie de développement, mais aussi en Europe. Par exemple en France, l'allaitement maternel concerne encore la moitié des nourrissons à la sortie de la maternité. Exclusif ou partiel, celui-ci peut se poursuivre jusqu'à six mois.

L'allaitement exclusif, on le sait, grâce aux protéines de défenses anti-infectieuses, immune (IgA) et non immunes (lactoferrine, lysozyme, lactoperoxydase, oligosaccharides) et même aux cellules vivantes (lymphocytes T) qu'il contient [9] protège le nouveau-né des infections gastro-intestinales, et, dans une moindre mesure, des infections ORL (y compris de l'otite moyenne) respiratoires [10], ou encore des méningites à *Haemophilus influenza*. Même si ces actions s'exercent surtout dans les symptômes modérés, ce n'est pas négligeable. C'est également le cas des rotavirus responsables d'entérites non bactériennes [11]. Il faudrait aussi parler de l'action des cytokines très probablement capables de stimuler l'immunité locale. Également présents, IL-10 et TGFß doivent posséder des propriétés anti-inflammatoires [12].

Il faut aussi noter une diminution des parasitoses orales et proximales comme les *Giardia* et les ascaris, mais pas pour les localisations coliques comme les amibes.

L'acidification du milieu intestinal est également favorisé par le couple lactose/lactobifidus. L'entérocolite nécrosante devient moins fréquente [13].

L'allaitement maternel agit aussi positivement sur le développement neurologique. Il limiterait les problèmes de diabète, d'obésité et d'HTA.

Ces effets protecteurs sont dépendants de la durée et de l'exclusivité [14]. Soulignons encore que l'effet protecteur est particulièrement important pour les nourrissons à risque, hypotrophes et prématurés [15].

De plus, le lait maternel est adapté à l'enfant selon son âge et même selon le moment de la tétée. Il est recommandé par l'OMS, l'UNICEF et l'ANAES (mai 2002, II.1, p. 16-17). Les besoins nutritionnels et hydriques d'un enfant sain né à terme alimenté à la demande, sont couverts au commencement de l'allaitement. Par contre, l'introduction de compléments entre le quatrième et le sixième mois en plus de la poursuite de l'allaitement conduit à un excès de risque significatif de gastro-entérite ; il est donc déconseillé car il n'apporte en outre aucun bénéfice pour la croissance et le développement de l'enfant (VI.1-2, p. 19-20).

Toutefois il faut ne pas ignorer les contre-indications de l'allaitement maternel, comme la présence d'une fente labiale ou palatine, la phénylcétonurie, la galactosémie, les viroses comme les VIH, HTLV-1, HTLV-2, Rubéole, l'herpès vésiculaire du sein. Et, bien entendu, certaines médications.

8.3. LES POUVOIRS CONTRACEPTIFS DE L'ALLAITEMENT

Nous avons déjà indiqué ce procédé contraceptif on ne peut plus naturel et employé parmi d'autres dans l'Ancienne Égypte, aussi nous renvoyons à notre article : JEAN, LOYRETTE, *ERUV* II, p. 566. Son utilisation résultait d'une observation bien comprise des mères et de l'entourage.

L'OMS et l'ANAES préconisent maintenant la Méthode de l'Allaitement Maternel et de l'Aménorrhée (MAMA) pendant les six premiers mois ou au moins jusqu'au retour des couches (XII, p. 24). La procédure suppose un allaitement exclusif à la demande jour et nuit et la persistance d'une aménorrhée, les tétées entretenant l'hyperprolactinémie. En fait, le réflexe déclenché par la succion mammelonnaire inhibe et désorganise la sécrétion hypothalamique de GnRH. La sécrétion des gonadotrophines hypophysaires est diminuée. La croissance folliculaire est ralentie, la sécrétion d'estradiol est basse. Dans ces conditions, le taux de grossesses signalé pour un allaitement de six mois doit être inférieur à deux pour cent.

Cependant l'apparition éventuelle de règles ou d'une grossesse ne doit pas normalement modifier un allaitement maternel en cours.

8.4. LES POUVOIRS PRÉVENTIFS POUR LA MÈRE

Certains bénéfices pour la mère doivent être ici évoqués. Bien documentés, ils concernent de possibles protections envers le cancer du sein en période préménopausique [16] et du cancer de l'ovaire [17] (dans environ vingt pour cent des cas pour les deux pathologies).

L'ostéoporose à long terme serait également diminuée [18].

8.5. Les pouvoirs thérapeutiques du lait humain

Sans en connaître les raisons, les Anciens ont dû observer, même de façon empirique, au moins quelques-uns des effets bénéfiques du lait dont nous avons parlé dans les sous-chapitres précédents. Pour les Égyptiens, l'action d'un « lait humain », même issu d'une nourrice ordinaire, pouvait bien avoir quelques pouvoirs en raison de son assimilation avec celui de la divine mère d'Horus ayant su triompher, nous continuerons à le voir dans cet ouvrage, de bien des vicissitudes suscitées par la personnification séthienne du mal. Cet effet sera encore plus prégnant avec du « lait d'une femme ayant accouché d'un enfant mâle ».

Le *jrṯt rmṯ* « lait humain » (sans différenciation du sexe de l'enfant), est employé localement sur un abcès infiltré ouvert *ḫsd*[19] (pEbers 569. 74, 2-3) ; contre les hématomes (pEbers 734. 88, 16-19) ; dans un lait cosmétique (pEbers 720. 87,15)[20] ; *per os* dans une maladie cardiaque (pBerlin 116. 9,12 - 10,2) ; en lavement dans ce qui semble correspondre à une pyelonéphrite colibacillaire (pChester Beatty VI. 13a. 6, 2-6) ; *per os* contre les douleurs abdominales entraînées par des troubles du transit intestinal ou « excréments douloureux » (pEbers 30. 10, 9-14) ; (en suppositoire ?) contre les fistules anales et les hémorroïdes externes infectées d'un homme ou une femme (pChester Beatty VI. 2. 1,8 - 2, 9) ; en lavement dans une pathologie urologique et annorectale compliquée d'un homme ou une femme (pChester Beatty VI. 11. 5,12 - 6, 1) ; encore en lavement en cas de dénutrition et de déshydratation sévère (pBerlin 167. 17, 9-10) et en cas de dénutrition et de déshydratation sévère et douloureuse (pBerlin 172. 18, 4-6) ; prescrit en remplacement du *mehouy* dans une autre formule de lavement (pBerlin 163h. 16, 5 - 17, 1) ; *per os* dans un remède magique (pChester Beatty VX. 8-9). Dans l'incontinence urinaire de l'enfant, avec une médication broyée dans du lait par sa nourrice (pEbers 273. 49, 21 - 50, 2).

Le *jrṯt rmṯ* « lait humain » dans les textes médicaux			
Textes	**Autres composants**	**Formes et Voies**	**Indications**
Chester Beatty XV 8,9	Froment, intérieure d'une moule, *, feuilles de l'acacia *ʿrw*, valériane	Dosé Cuire Orale / 4 j	État fébrile, déshydratation céphalées

Ebers 273 49,21 - 50,2	Glaçure, *	Adjuvant Broyer Orale / 4j	Pédiatrie Incontinence urinaire
Berlin 116 9,12 - 10,2	Fruit *prt-šny*, souchet, valériane, résine *šꜣ-wr*, *, miel	Orale Matin et soir	Cardiologie
Ebers 30 10, 9-14	Gomme blanche encre rouge, *	ââ Agréger Orale	Gastroentérologie diarrhées / constipations
Berlin 163h 16,5 - 17,1	En remplacement d'une créme képhyroïde	Dosé ââ Lavement nocturne	Hémorroïdes
Berlin 167 17, 9-10	*, huile de moringa, graisse, sel marin, mucilage	Dosé Lavement / 4 j	Fécalome
Berlin 172 18,4-6	Huile de moringa fraîche, miel, graisse, crème képhyroïde, *, bière douce, sel marin	Dosé Lavement / 4 j	Lésion douloureuse
Chester Beatty VI 2. 1,8 - 2,9	Sel, oliban, sel (de l'Est), *, miel, résine de térébinthe, graisse d'oie	Agréger Locale / 4j	Fistule anale Homme Femme
Chester Beatty VI 11. 5,11 - 6,1	Huile *nḥḥ*, graisse, miel, sel marin, *	*ââ* Lavement / 4 j	Fistules ano- vésico / urétrale Homme Femme
Chester Beatty VI 13.a 6, 2-6	Graisse d'oie, miel, *	Dosé Lavement / 4 j 1e traitement	Lésion ano- vésicale parestésique avec diarrhée fièvre, douleurs articulaires
Ebers 720 87, 13-15	Suc de la plante *qbw*, poudre de calcite, gomme,	Pâte Piler	Dermatologie Visage

	glaçure verte, miel, *	Locale	
Ebers 569 74, 2-3	Plante *ḥmw* fraîche, liquide *mśtꜣ*, drogue *ḥwr.w*, *	Cuire Locale	Chirurgie Abcès *ẖśd*
Ebers 734 88, 16-19	*, valériane, minéral *mꜣd* à miroir, graines de lin, écailles de tortues, éclats de silex	Broyer Mélanger Sécher au soleil Locale	Hématomes

Tableau 1 : Formes, voies et indications du « lait humain ».

Hippocrate prescrit le « lait de femme » contre les douleurs violentes des yeux (*De morbis mulierum*, I, 105), des oreilles et du nez (III, 2).

Pour Dioscoride (II, 70,6 ; '62'), le lait de femme est bon pour les douleurs d'estomac, il le préconise aussi avec de l'encens comme collyre contre les yeux rouges.

Pour Pline (XXVIII, 75), un lait humain simple, c'est-à-dire « le lait d'une femme qui a accouché d'une fille — n'a que le pouvoir d'effacer les altérations du visage ». L'auteur (XXVIII, 21) l'indique pourtant mélangé d'encens dans les abcès du sein, les traumatismes oculaires ou les yeux douloureux et enflammés, ainsi que dans la dépravation de l'estomac et dans les fièvres, et tout cela « surtout s'il provient d'une femme qui vient de sevrer ». Mélangé avec la graisse d'oie il guérit les maladies des oreilles et les douleurs de la matrice. Il soigne aussi les affections pulmonaires. Le même auteur écrit que pour Rabirius, en boisson, il fait venir les règles.

Dans le Papyrus Médical Copte de *Méshaîkh*, le ⲉⲣⲱⲧⲉ ⲛ̄ⲥ(ϩ)ⲓⲙⲉ (*sic*) [21] « lait de femme » est utilisé avec du lait d'ânesse, contre les douleurs oculaires (XCV, l. 88) [22], ⲉⲣⲱ(ⲧⲉ) contre taie et cataracte avec du fiel de bouc (XLII, l. 78) [23]. Un fragment de codex en parchemin issu d'un livre de médecine en copte thébain découvert par U. Bouriant au Couvent-Blanc (Deir el-Abiad) à Atripé (p. 215) [24] indique le lait de femme à frotter localement pour traiter les seins.

Au XIIIe siècle au Caire, Ali B. Ridwan dans son « Livre de la méthode du médecin » (I, 25, 16) [25], précise que « la poudre royale » est un collyre à employer avec du lait féminin. Le lait féminin est également utilisé dans la composition d'autres collyres avec du blanc d'œuf et des plantes.

Pour Ibn al-Baytar (2007), « Le meilleur des laits est celui des femmes saines ». Le même auteur indique que selon Athra l'Indien, le lait (sans précision) « éclaircit le teint » et « donne du lait aux femmes ».

Prosper Alpin (*Hist. Nat.*, 128) rapporte que les Égyptiens se mettent dans les yeux des gouttes de lait humain, de chamelle ou d'ânesse et même de chèvre, lorsque soufflent les vents du sud (*khamsin*).

Abdelrazzaq Muhammad Ibn Hamadush (509) reprend en disant : « Le meilleur des laits est celui des femmes » et complète par « vient ensuite celui d'ânesse. »

Au XVIIe siècle, pour Lemery (p. 364), « Le lait de femme est restaurant, adoucissant, pectoral, propre pour la phtisie et pour les autres maladies de consomption ; on en met aussi dans les yeux pour en adoucir les âcretés, et tempérer les inflammations ». Bartholomeus Perdulcis [26] (p. 462) le recommandait dans les ophtalmies et les otalgies (p. 683).

L'Encyclopédie de Diderot et d'Alembert rapporte certaines habitudes thérapeutiques consistant à « faire téter au malade une femme plutôt qu'une vache ou qu'une ânesse » (XXII) [27].

De nos jours du lait de femme a été injecté aux nourrissons le tolérant mal, puis, aux femmes vomissant trop pendant leur grossesse [28]. Un des derniers collyres pharmaceutiques ayant pu être préparé au siècle dernier avec du lait de femme semble être un équivalent du « lait mercuriel de Plenck » pour être utilisé dans l'ophtalmie gonorrhéique [29]. Le lait de femme en collyre était utilisé dans le Massif Central après guerre [30].

Dans la société maure, le premier lait maternel est utilisé contre la conjonctivite [31]. Quand l'enfant est une fille, sa mère se sert de ce premier lait pour épiler son duvet, afin de lui garantir à l'avenir un corps féminin sans pilosité virile [32]. Chez les Coptes, le lait de femme est encore mélangé avec du noir de fumée pour obtenir un tatouage bleu foncé [33], surtout pour une forme compliquée [34].

Sœur Myriam d'Assiout nous a indiqué dans les années soixante-dix, qu'elle avait pu constater que l'utilisation d'un lait de femme saine restait à préférer à tout autre produit non stérile par exemple pour soigner les yeux de la mère et de son enfant dans des endroits inaccessibles et déshérités. Il faut bien rincer au lait entre chaque application afin d'éviter les condensations et laisser l'excès lacrymal chasser les petits caillots.

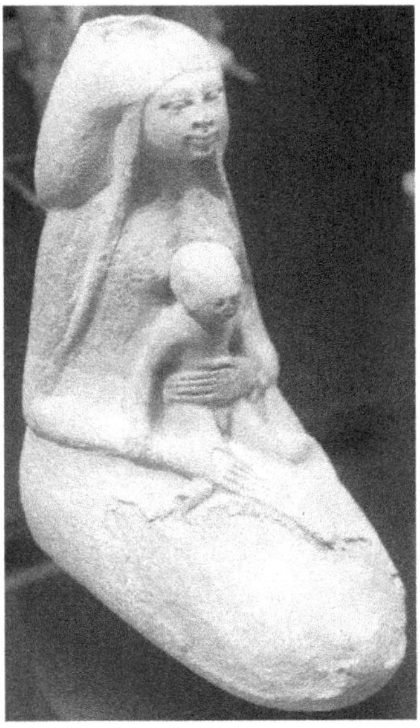

Fig. 31. Vase anthropomorphe (Louvre, AF 1660).

8.6. Les pouvoirs thérapeutiques d'un lait humain particulier

Le  *jrṯt nt mśt ṯꜣy* « lait de femme ayant accouché d'un enfant mâle » est réputé avoir des pouvoirs supplémentaires. Cette spécificité est désirée en ophtalmologie et en collyres pour soigner les yeux rouges (pEbers 384. 60, 13-16 ; pEbers 408. 62, 9-10), ainsi que dans la composition d'une crème pour nettoyer les yeux (pEbers 414. 62, 17-18). En ORL, dans une médication destinée à chasser les exsudats des fosses nasales (pEbers 763. 90,15 - 91,1). En dermatologie (pEbers 109. 25, 20 - 26, 2 ; 111. 26, 4-7). Ce lait spécial entre dans des formulations pour soigner des brûlures (pLondres 20. 6, 6-7 ; 46. 14, 8-14 ; 47. 14, 14-15, 2 ≈ pEbers 499. 69, 3-5 ; pEbers 500. 69, 6-7 ≈ pLondres 48. 15, 2-4). En petite chirurgie, pour réduire une infection (pEbers 575. 74, 13-14). Le « lait de femme ayant accouché d'un enfant mâle » est également utilisé en pédiatrie, pour repousser la pathologie *bʿʿ*, dans une formulation comportant l'extrémité d'une tige de papyrus et du rhizome de souchet comestible (pBerlin 3027. J. 7, 3-5).

Après avoir été prélevé au sein de l'heureuse mère, le lait pouvait être utilisé frais, après une nuit au frais, ou encore transporté dans un pot pharmaceutique spécial représentant, précisément, une femme tenant sur ses genoux un petit garçon. Il revient à Chr. Desroches-Noblecourt d'avoir précisé l'usage de ces vases anthropomorphes [35] (fig. 31).

Théodynamie. — Depuis les Textes des Pyramides (1873), ce lait particulier est en fait assimilé au lait même de la déesse Isis [36]. Car Isis « prit homme » (*jr ṯʿy*) [37], « suscita » (*ḫnp*) [38] sa semence et engendra un héritier [39] — mâle — seul capable de « faire survivre » (*n mrw.t n*) [40] le nom de son père. Ainsi, le « liquide guérisseur qui est à l'intérieur de (ses) seins », est utilisé pour soigner les brûlures d'Horus (pLondres 46. 14, 8-14). Ce très précieux lait semble pouvoir être 'remplacé' par une puissante formulation comprenant entre autres choses, de l'extrait d'acacia (arbre des déesses Thouéris, Sekhmet, puis de Neith), du rhizome de souchet comestible et bien sûr du « lait d'une femme ayant mis au monde un enfant mâle ». Remarquons également que le pis *mnpḥ* correspond au deuxième interdit du 5e nome de Haute-Égypte (*Edfou* I, 338,15), où un autre acacia, l'arbre *ksbt* (*Acacia tortilis*) était sacré à l'époque ptolémaïque (*Edfou* I, 338,14). Ce pis « peut évoquer l'aspect protecteur et nourricier d'Isis deuillante représentée sous la forme d'une vache, à Coptos », probablement Hésat (AUFRÈRE 1997, p. 78-79 ; p. 101 et 104 pour le pis en 1er interdit dans un nome inconnu) [41]. Ainsi divinisé, le saint-lait pouvait être contenu dans des vases-reliquaires où il acquerrait en y séjournant une partie de sa sacralité salvatrice, par exemple sous les auspices de Thouéris, d'où il pouvait jaillir de son sein gauche percé (flacon de faïence, XXVe-XXVIe dyn., Louvre, Ae E 14231 ; fig 32) [42]. Ce lait est encore assimilé à la salive et à l'urine d'Isis ayant enfanté Horus, et encore pour soigner des brûlures (pLondres 47. 14, 14-15,2 ≈ pEbers 499. 69, 3-5 ; pEbers 500. 69, 6-7 ≈ pLondres 48. 15, 2-4). Y. Koenig [43], à propos d'un passage du Papyrus Boulac (r° VIII, 2-5) où le magicien donne du lait à un patient assimilé au jeune veau [44] dans la peau duquel il est entouré, indique qu'il y a là « association du passage maladie-guérison au passage enfant-adulte », et se demande si l'on peut rapprocher cet épisode et celui de la légende de la nébride du pJumilhac [45]. C'est donc bien à Horus, avec tous ses attributs et sous toutes ses formes et noms, de récapituler la lutte guerrière contre Seth sous tous ses aspects maléfiques.

Indications historiques. — Cette médication se retrouve aussi chez Hippocrate qui prescrit le « lait de femme qui nourrit un garçon » (γάλα γυναικὸς κουροτρόφου) (*De morbis mulierum*, I, 75) [46] pour favoriser la conception. Aristote en donne la raison : « les femmes grosses de garçons se portent mieux... c'est le contraire pour les femmes grosses de filles... leur grossesse est pénible » (*HA* 7,4 [47]). Pour Mnésithée, un enfant allaité doit être du même sexe que celui du dernier enfant de la mère nourrice (*apud* Oribase, *Lib. inc.*, 15) [48]. Cela devait éviter de fragiliser un garçon ou de masculiniser une fille (*cf. supra*).

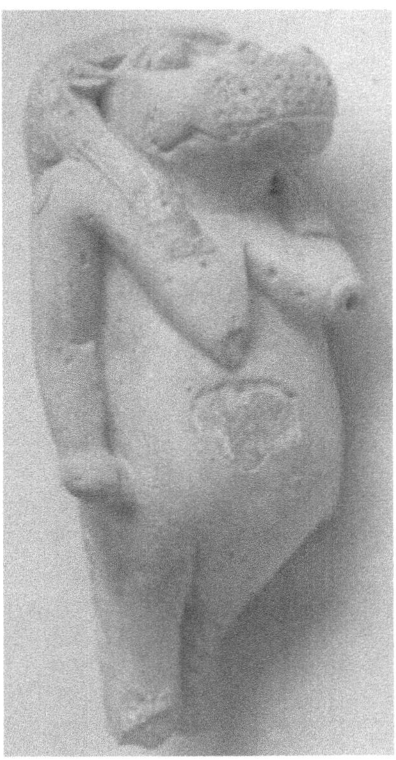

Fig. 32. Vase théomorphe représentant Thouéris au sein percé (Louvre, Ae E 14231).

Dioscoride (V, 90, 91, 99) le prescrit avec de l'hématite contre des problèmes oculaires. Pline l'Ancien indique que le lait d'une « femme qui a accouché d'un garçon », et encore mieux, de « celui d'une mère de deux jumeaux mâles », sont beaucoup plus efficaces pour les mêmes indications (XXVIII, 21). Il l'indique pour se soigner d'une « vue brouillée » (XX, 51, 135).

Soranos dénonce la recommandation d'employer une nourrice ayant accouché d'un enfant du même sexe que celui qu'elle devait allaiter (II, 8, 104-106).

Les Coptes l'utiliseront contre les maux d'oreilles (CCVI, l. 373, p. 301) [49].

Dans un esprit différent et revenant à la meilleure nutrition possible d'un enfant, le lait d'une épouse d'un descendant du Prophète (*sharîf*) sera recherché comme première nourriture, quelle que soit sa propre généalogie, parce que son lait, appelé « le lait des descendants du Prophète » (*laban shurfâ*), « véhicule les qualités liées à l'origine shérifienne de son mari ». Cette notion se rapporte aux qualités véhiculées par le sperme et transmis au lait [50].

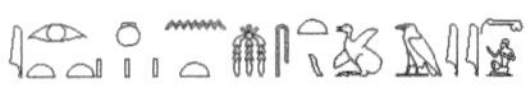 ***jrṯt nt mśt ṯꜣy*** **« lait de femme ayant accouché d'un enfant mâle »**			
Textes	**Autres composants**	**Formes et Voies**	**Indications**
Berlin 193 vs. 1, 3-4	Plante *dbbdw-kꜣ*, * 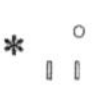	Broyer, Malaxer *Per os*	Pronostic maternel 1) gestation 2) parturition
Berlin 194 vs. 1, 5-6	Plante *dbbdw-kꜣ*, * 	Malaxer *Per vaginam*	
Berlin 3027 7, 1-3	Vésicules *tpꜣwt* (de latex) de sycomore, dattes fraîches, tourteau *ḥmw* de ricin *kꜣkꜣ*, chanvre *šmšmt*, fibres d'épilobium *dbyt*, lessive *mśtꜣ*	Orale par la nourrice	Pathologie *bʿʿ* de l'enfant
Berlin 3027 7, 3-5	Pousses de feuilles de papyrus, rhizome de souchet comestible, *	Broyé Exprimé 1 hin (oral)	Pathologie *bʿʿ* bénigne de l'enfant
Ebers 763 90,15 - 91,1	*, gomme odorante	Instillations nasales	Coryza
Ebers 368 59, 6-10a	Process : Galène véritable & eau // 4 j subst. & graisse d'oie *st* // 4j laver avec *. Sécher / 9 j. Oliban frais	Sec Broyé Collyre solide Instiller	OPH Pathologie *bjdy*

Ebers 384 60, 13-16	1) Farine de sorgho *mjmj*, * 2) lait de vache (au repos une nuit)	1) Le matin 2) Rincer 4 fois /j	Œil rouge
Ebers 408 62, 9-10	Caroube *ḏꜣrt*, feuilles d'acacia, malachite, *	Agréger Appliqué sur les paupières	Œil rouge Pathologie *šsmw.t*
Ebers 414 62, 17-18	Peau de lait, *	Agréger Instiller	Éclaircir la vue
Ebers 499 69, 3-5	*, gomme, poils de bélier	Local 1e jour	Brûlure
Londres 47 14,14 - 15,2	*, gomme, poils de chatte	Local 1e jour	Brûlure
Ebers 500 69, 6-7	*	Local	Brûlure
Londres 46 14, 8-14	Résine *ꜣʿgyt* d'accacia, pâte d'orge, rhizome de souchet comestible, caroube *ḏꜣrt*, excréments, *	Local Panser avec une feuille de ricin jusqu'à guérison	Brûlure
Londres 20 (L 55) 6, 6-7	Céruse blanche, *	Râper Panser	Brûlure
Ebers 109 25,20 - 26,2	Bouillie d'orge, herbe *jꜣr*, sorgho *mjmj*, minéral *jnr-śpdw*, *, huile de moringa fraîche, graisse	Cuire Onguent / 7 j.	Dermatologie *wḥꜣw*
Ebers 111 26, 4-7	Moisissures *mky* de la cour, graines de la plante *śꜣr*, céleri, drogue *śśkꜣ*, fruit de la plante *jbw*, cumin, cire, graisse, huile de moringa, *	Onguent / 9 j.	
Ebers 575 74, 13-14	Partie *ṯs* de pin, *	Panser	Tumeur *šfwt*

Ebers 642 80, 15-17	* peau de fermentation nocturne	Adjuvant et excipient local puissant	Absorption médicamenteuse, facilitateur
Hearst 111 8, 12-13	* peau de fermentation nocturne, sel marin	Adjuvant et excipient local puissant	Absorption médicamenteuse, facilitateur

Tableau 2 : Formes, voies et indications du « lait de femme ayant accouché d'un enfant mâle ».

8.7. Passage d'un médicament dans le lait d'une nourrice

En ce qui concerne le passage d'un médicament dans le lait de nourrice, au moins deux préparations nous sont parvenues à ce jour avec le pBerlin 3027. 7, 1-3 et le pEbers 272 bis 49. 18-21.

8.7.1. pBerlin 3027. 7, 1-3

Cf. infra : 25.2.1. pBerlin 3027. 7, 1-3.

8.7.2. pEbers 272 bis 49. 18-21.

Comparer avec : pRamesseum III A 30-31
Parallèle // moelle de roseau, lie épaisse de bière

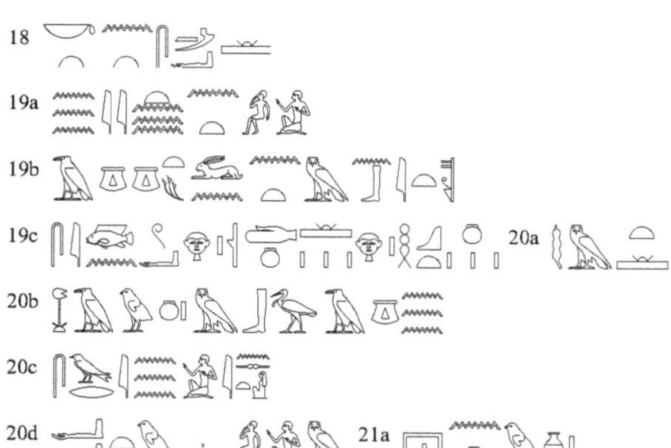

[18] **Autre (médication), pour réguler (a)**

[19a] **la diurèse d'un enfant (b) :**
[19b] Moelle (c) de roseau (d).
[19c] À broyer complètement dans [20b] une coupe (e) de lie épaisse de bière [20a] douce (f)
[20c] À faire boire par la femme (g),
[20d] À donner (aussi) à l'enfant dans [21a] un vase hénou (h).

Notes. — (a) *śmꜣʿ* « réguler » : *Wb* IV,124,14 - 125,9 ; *Alex.* 77.3586 (« rendre juste, exact », « vérifier » une comptabilité, « justifier » un défunt, « consacrer » une offrande), 78.3530, 79.2557 (« conduire » sur un chemin, « offrir ») ; *Hannig-Wb* I - 46380 - 46898 - 47676 - & II,2 - 27884 (« regulieren, richtig ornen » (régler, régulariser), 27893 (≈ *mwyt* « den Harn » (régulariser les urines) ; *PtoLex.* p. 842 « to present, offer » ; CAUVILLE 1997, III, p. 493 « légitimer » ; VYCICHL 1983, p. 188.

LEFEBVRE 1956, p. 111 « régulariser » ; BARDINET 1995, p. 293 « rendre normale » ; WESTENDORF 1999, p. 598 « regeln ».

(b) Litt. « le flux des urines », ici « la diurèse ». Il s'agit là de rectifier un effet secondaire physiopathologique et non de chercher à guérir une maladie urinaire de l'enfant comme par exemple l'incontinence (*cf. supra* 9.2.1 : pEbers 273. 49,21 - 50,2), ou au contraire, lui faire libérer un globe vésical par percussions (pEbers 262. 48, 22 - 49, 2). En effet dans ces deux derniers cas, la diurèse semble normale. En revanche notre texte indique une modification du débit, et très probablement dans le sens d'une diminution de la quantité d'urines excrétées (diurèse) et qui peut être une complication des gastroentérites graves. Elle peut entraîner des lésions néphrologiques et d'autres troubles mortels.

(c) *ꜣggt* « moelle » : *Wb* I, 22,18 ; CHARPENTIER 1981, n° 57 p. 42 « la partie interne de la tige du roseau *nbyt* ». HANNIG 1995, p. 16 « Mark (*des Schilfrohres*) » (moelle qui est dans le tube du roseau). Voir le mot (det. M 37 mis pour M 37 A indisponible) *ꜣggt* « moelle », *Alex.* 78.0107 « gerbe de tiges de lin » ; *Hannig-Wb* I - 530 « Garbe (*der Flachsstengel*) » (gerbe de tiges de lin). GERMER 2008, p. 82-83. Dans l'expression *ꜣggt wnnt m nbjt*, il s'agit de désigner l'ensemble interne spongieux des faisceaux (*nbꜣ*) tubulaires en cellulose gorgés (*nbj / ꜣgb*) de sève et facilement détachable en petits cylindres de la partie ligneuse d'un roseau *Arundo*.

LEFEBVRE 1956, p. 111 « moelle » ; BARDINET 1995, p. 293 « moelle » ; WESTENDORF 1999, p. 598 « Mark ».

(d) / *nbjt* « roseau » : V. LORET, « sur le mot », *RecTrav* 1, 1879, p. 194-196 « *Arundo donax* L. » ; *Wb* II, 243, 15-19 ; *Alex.* 79.1514 « roseau » ; CHARPENTIER 1981, n° 604 p. 380 « roseau, *Arundo donax* L. » ; *Hannig-Wb* I & II, 1 - 15408 « Schilfrohr » (roseau ; *Phragmites communis*, *Arundo donax*) ; *PtoLex.* p. 502-503, *nbj* « reed » (roseau) ; CAUVILLE 1997, III, p. 263, *nbyt* « le roseau ».

LEFEBVRE 1956, p. 111 « roseau » ; BARDINET 1995, p. 293 « roseau » ; WESTENDORF 1999, p. 598 « Schilfrohr ».

Phragmites australis (Cav.) Trin. ex Steud. est bien attesté en Égypte, *Arundo donax* L. aussi : DE VARTAVAN, ASENSI AMORÓS 1997, p. 199-201 et p. 44 ; BOULOS 2005, IV, p. 221-224. Ces plantes, très proches l'une de l'autre, ont pu être confondues ou être utilisées l'une en remplacement de l'autre en fonction des époques et des lieux. Par exemple, dans les endroits désertiques comme le Sahara (OZENDA 1991, n° 36 p. 176) ou encore dans les mares du Borkou (QUÉZEL 1958, n° 95 p. 118) on ne trouve que des phragmites.

(e) *ḫꜣw* « coupe » : *Wb* III, 225, 10-16 ; *Alex.* 77.2975 « plateau, écuelle », 79. 2140 « calice » ; *Hannig-Wb* I & II, 2 - 22648 « Napf ; Schale » (jatte, écuelle, bol ; coupe) ; *PtoLex.* p. 703 « vessel or cup » ; CRUM, col. 549b ; VYCICHL 1983, p. 258, ϣⲓⲱ *SB*, « pot », il peut être en métal, et « entonnoir ». Ce mot peut aussi prendre les déterminatifs (W 10), (W 22), et R 36 (signe indisponible). Ce vase peut contenir un fond d'offrande de bière évaporée, initialement exposée, bien remplie sur des autels (*ḫꜣwt*). Ce « vase sacré » à ouverture large permet l'exhalaison de son contenu et donc sa volatilisation physique. Il peut s'agir d'une coupe à pied, un calice. Les musées possèdent de très beaux spécimens ouvragés loti-formes (Louvre Ae E 11349), en ombelle (Louvre, Ae E 22544), ou dont les motifs hathoriques sont en rapport avec la naissance, l'enfance du dieu et sa renaissance (New York, MMA, 26.7.917). Ou plus simplement ici, pour accepter la manipulation et le broyage de la moelle végétale, d'une « coupe » moins fragile.

LEFEBVRE 1956, p. 111 « vase-khaou » ; BARDINET 1995, p. 293 « vase-khaou » ; WESTENDORF 1999, p. 598 « Schale ».

(f) *bꜣg* « (lie) épaisse » : *Wb* I, 431, 12 ; F*CD*, p. 79 « thick (of fluids) » (épais, liquide épais) ; *Hannig-Wb* I & II,1 - 9453, 9454 « geronnen sein, gerinnen » (être coaguler, se coaguler) , *bꜣg* / *ḥnqt* « geronnenes Bier » (bière coagulée) ; TAKÁCS II, 2001, p. 99-100. Voir peut-être aussi l'Akkadien *bāqilu*, *baqqilu* « malteur », *buqlu* « malt vert » (LABAT 1976, n° 60 p. 63 et n° 371 p. 171).

LEFEBVRE 1956, p. 111 « s'épaissir ». BARDINET 1995, p. 293 « être épaissi » ; WESTENDORF 1999, p. 598 « geronnenem Zustand ».

Il s'agit ici d'un fond épais de lie de bière douce réservé assez long-temps de telle sorte que, par évaporation, il soit à la fois plus concentré et épuisé (*bꜣg* / *bꜣgj*) de son effet euphorisant, c'est-à-dire de son alcool. Ce liquide trouble est riche en sucre et en nouvelles levures dont

Saccharomyces Winlocki [51]. C'est un « bouillon de culture » au goût aigrelet. Celui-ci s'épaissit progressivement en perdant de l'eau. Les levures sont naturellement présentes dans l'air ambiant, dans le sol et sur les plantes, mais il reste plus rapide d'ensemencer un moût d'orge ou une autre base à partir d'un produit comparable, comme, probablement, la *srmt* de dattes dont le copte à gardé le souvenir avec ⲥⲟⲣⲙ *S*, ⲥⲟⲣⲉⲙ *B* « lie » au masculin (VYCICHL 1983, p. 196), notions pour lesquelles Stricker propose l'hébreu *šèmer* « levure » (« Trois études », *Acta orientalia*, 15, 1937, p. 5 et 16) et que l'on peut très probablement aussi rapprocher de *šemârim* « lie » (SANDER, TRENEL 1979, p. 762). Voir encore les « *braga* » ou « *bouza* » nubiennes. Le produit se présente comme un liquide ( ) trouble, peu spumeux, formé de floculations blanchâtres et irrégulières. Il a pu être rapproché de la semence d'Osiris.

(g) « La femme », en réalité la femme allaitante, la nourrice. Dans ce contexte, la mère peut être conduite à allaiter du côté opposé à celui de ses lésions éventuelles. Dans certains cas, il vaut mieux confier l'enfant à une nourrice et, dans ces situations, c'est bien cette dernière qui doit prendre la médication en même temps que l'enfant. Le passage des éléments actifs du lait de la nourrice à l'enfant par l'intermédiaire de son sein est ici évident.

(h) *hnw* « un vase *hénou* » : c'est-à-dire qu'il convient d'administrer, petit à petit, une certaine quantité de liquide et devant correspondre à un *hjn*, c'est-à-dire à 0,48 l.

Théodynamie. — *jmy bꜣg* est une désignation d'Osiris. Elle pourrait aussi pouvoir indiquer que sa semence est toujours active dans l'eau, dans la mesure où la moindre goutte de son humeur reste opérationnelle. Elle demeure un « fluide permanent », un « potentiel liquide de régénération ». En « réinjectant » ce principe sacré au sein même de la nourrice assimilé à la divine mère, on peut espérer mêler à nouveau le sperme osirien et la semence-composant isiaque afin de renouveler la production de chairs horiennes potentielles liquides, c'est-à-dire du « saint lait ». Cette démarche peut avoir lieu à la suite d'une suspicion d'une attaque séthienne, et de façon privilégiée sans doute à l'occasion d'événements faisant craindre une atteinte entrant dans le champ d'application théologale de la pathologie *bꜥꜥ* dans le contexte de Chemmis. Dans ce cas, la substance vivante et « expérimentalement régénérante » d'un fond de calice assez longtemps offert à la divinité, doit pouvoir aider à reconquérir un flux liquidien filial se montrant, à la suite de cette maladie, déficient. En effet, dans les cas graves, les flux semblent inversés. Le flux de l'enfant s'échappe à l'arrière, tant et plus, qu'il finit par ne plus se manifester à l'avant. Ce déséquilibre menace la vie de l'enfant. Il faut donc le corriger, et cela de deux façons complémentaires. Ainsi, une potion donnée au seul enfant et qui ne se serait pas enrichie par le passage au sein nourricier maternel ou para-maternel, serait considérée comme moins efficace. Dans ce cas, le nourrisson se verrait « traversé » par la potion et il risquerait de la rejeter sans toutefois pourvoir en retenir tous les bienfaits. Alors que si, de plus, la médication est prise par la mère ou la « sainte nourrice saine » assimilées aux déesses maternelles, les composantes sont « validées », filtrées, les poisons infantiles contrariés et les substances salvatrices ont toutes les chances de se fixer dans le lait et être transmises au moment de la tétée. Cela correspond à une « transfusion de sainteté », un moyen divin de survivre par la « manducation » du corps liquide laitier d'un Horus victorieux soigné par les substances choisies par la déesse magicienne et transmises par son sein.

Pharmacodynamie. — Cette double prescription, à la nourrice et à l'enfant, comporte en réalité deux ingrédients pour la femme et quatre pour le bébé. Ce sont au total, la lie épaisse de bière douce, de la moelle de roseau, de l'eau et du lait.

• Les résidus de bière douce

Un fond de bière artisanale abandonnée dans un récipient ouvert et dans des conditions expérimentales ordinaires de température et d'hygrométrie comparables à celles qui pouvaient régner à cette époque en Égypte montre en effet, à ce stade, une très importante prolifération des levures. Nous ne préjugerons pas ici de contaminations possibles, mais nous savons que les bières et certains produits laitiers obtenus par différents procédés de fermentations directe et indirecte étaient déjà d'usage (*cf.* JEAN-LOYRETTE, *ERUV* III, 2005, p. 443-449).

Ce résidu de bière douce épaissie dont l'alcool s'est évaporé (note f) correspond donc bien à une solution très enrichie en levures vivantes dont on connaît les indications antidiarrhéiques. Nous aurons l'occasion d'en reparler. On doit aussi noter l'existence d'un peu d'acide lactique. Il faut ajouter une présence importante de vitamines du groupe B, des sucres demeurant comme le glucose directement assimilable par l'organisme et des sels minéraux.

Les levures ne sont pas transmises par le lait. C'est sans aucun doute la raison pour laquelle le médecin ordonne de faire prendre de ce breuvage à l'enfant pour être efficace en cas de gastroentérite infectieuse.

• La moelle de roseau

La moelle de roseau est sucrée et rafraîchissante. La cellulose spongieuse non assimilable de la moelle peut jouer un rôle positif en retenant la fraction hydrique. Elle ne peut pas non plus être retransmise par le nourrice.

Si l'on compare les effets classiquement rapportés des deux proches espèces de roseaux que sont *Arundo donax* L. et *Phragmites australis* (Cav.) Trin. ex Steud. (note d), on retiendra que certaines de leurs parties ont bien des propriétés communes. Ainsi, leurs rhizomes sont réputés, diurétiques [52], sudorifiques et antigalactogènes. Cette dernière propriété n'est pas scientifiquement documentée. Le rhizome n'est pas mentionné dans notre texte.

Arundo donax L. pourrait peut-être avoir en plus un effet antispasmodique grâce à ses alcaloïdes indoliques [53]. La plante contient de la bufoténine (110 µg/g de tige ; 82 µg/g de rhizome ; µg/g 4,3 de feuilles). Son ingestion ne montre pas d'effets psychoactifs chez l'homme et le cheval [54]. Elle aurait aussi une action antipyrétique [55]. Les feuilles contiennent de la donaxine qui peut être hypertensive [56]. Il faut ajouter que ses fleurs contiennent un alcaloïde curarimimétique. Cette plante a été réinscrite à la Pharmacopée Française en 1974. Elle ne figure plus en 2000-2005.

Phragmites australis (Cav.) Trin. ex Steud. serait antiémétique, ses tiges et ses feuilles sont employées comme telles en Chine. La plante aurait aussi une activité antibactérienne [57]. Cette plante a été également été réinscrite à la Pharmacopée Française en 1974. Elle ne figure plus en 2000-2005. Cette plante représente le végétal le moins dangereux.

• L'eau

Bien qu'elle ne soit pas nommée, l'eau représente le volume le plus important de la formulation puisque le nourrisson doit être amené à boire pratiquement 500 ml de cette solution en plus de ses tétées ordinaires.

• Le lait

Le lait reste l'élément nutritif par excellence et comme nous le savons, il peut véhiculer des médicaments.

Commentai La réhydratation de l'enfant atteint de diarrhées olongées est essentielle. Ce but semble pouvoir être obtenu eu égard au lume hydrique prescrit. De très petites prises doivent être données très uvent afin de perfuser l'enfant entre les tétées qui pourront être confiées à e assistante en cas de besoin. Le clinicien pourra juger de leurs effets et ntinuer à guider les volumes ou changer de traitement. Le glucose et le ccharose représentent un apport énergétique bien venu. Les électrolytes deront à conserver l'eau. Le squelette cellulosique de la moelle constitue bon tampon intestinal. La levure représente un traitement judicieux. Les tamines du groupe B seront utiles. Un antiémétique pouvant transiter par la mme peut avoir un effet conservatoire de la ration hydrique et nutritive. n antispasmodique pouvant transiter par la femme peut aider à lutter contre douleur abdominale et tranquilliser le bébé. Ces deux dernières possilités restent à évaluer. Si tel est bien le cas, les concentrations sanguines des molécules actives seront constantes si la femme continue à absorber de façon étale la médication et si les tétées sont régulières.

Certains éléments peuvent nous rappeler des traitements modernes. Ils ne peuvent emprunter ici que la voie orale. C'est encore le cas dans des endroits déshérités aujourd'hui et où l'aide ne peut parvenir. Il faut alors également chercher à réhydrater l'enfant avec des moyens simples, propres, éviter les régurgitations, maintenir l'allaitement et soutenir un traitement. Ce schéma thérapeutique est cependant théoriquement capable de limiter ce type de pathologie à ses débuts. Ajoutons que la pureté de l'eau et l'innocuité des microorganismes ingérés est une difficulté. Les plantes peuvent aussi avoir des effets toxiques [58], elles sont difficiles à manipuler. Mais il fallait bien essayer, la médecine aussi naissait. Nous sommes redevables à nos devanciers.

Notons que notre formulation ne cite pas le rhizome, ce que les textes montrent parfaitement quand cela est nécessaire (*cf.* par ex. en *supra* : 6.3.1. pEbers 796. 94, 8-10). Son effet diurétique n'est donc pas recherché, ce qui est normal pour cette indication. Si la bonne perception de la physiologie des compartiments liquidiens n'était pas encore établie, elle ne le sera vraiment que très longtemps après, il semble que les Égyptiens savaient de tout de même écarter par empirisme certaines parties de plantes inappropriées ou contre-indiquées comme dans le cas qui nous intéresse ici.

Nous reviendrons sur ses problèmes.

Notes

[1] Fr. CHABAS, *Les Maximes du scribe Ani, d'après le papyrus hiératique n° IV du Musée de Boulaq*, pl. XX, 1, 17 ; P. VERNUS, *Sagesses de l'Égypte Pharaonique*, Paris, p. 250.

[2] P. PIERRET, *Études égyptologiques* I, Paris, 1873, pl. XI, 1, 9-10.

[3] Voir aussi : E. FEUCHT, *Das Kind im Alten Ägypten : die Stellung des Kindes in Familie und Gesellschaft nach altagyptischen Texten und Darstellungen*, Frankfurt : Campus, 1995, p. 149.

[4] *Wb* I, 410, 1-3 ; *Alex.* 78.1184, 79.0825 « enfant » ; *Hannig-Wb* II, 1 - 9167 « entwöhntes Kind » (un enfant sevré) ; *PtoLex.* p. 291 « weaned child » (enfant sevré).

[5] *Wb* I, 409, 14 ; *Alex.* 78.1183 « être sevré, arriver à maturité » ; *Hannig-Wb* I & II,1 - 9166 « entwöhnen (*Saügling*) » (sevrer un nourrisson).

[6] F. LEBRUN, *Se soigner autrefois, médecins, saints et sorciers aux XVIIe et XVIIIe siècles*, Seuil, Paris, 1995, p. 133.

[7] W.S. BLACKMAN, *Les fellahs de Haute-Égypte*, Payot, Paris, 1948, p. 68.

[8] Voir également pour tout cela : D. ROTTEN, « Allaitement maternel », dans J.-C. CABROL, J.-C. PONS, F. GOFFINET, *Traité d'obstétrique*, Paris, 2003, p. 1063-1085.

[9] R.A. LAWRENCE, *A review of the medical benefits and contraindications to breastfeeding in the United States*, *MCHT IB*, Arlington, bulletin dédié, 1997 ; K.F. MICHAELSEN, L. WEAVER, F. BRANCA, A. ROBERTSON, « Breastfeeding : initiation, duration and practice of exclusive breastfeeding », *WHO*, Geneva, 2000, p. 28-31.

[10] P.W. HOWIE, J.S. FORSYTH, S.A. OGSTON, A. CLARK, C. FLOREY, « Protective effect of breast feending against infection », *BMJ*, 300, 1990, p. 11-16 ; voir aussi *WHO*, 2000 ; M.S. KRAMER, R. KAKUMA, « Optimal duration of exclusive breastfeeding », *TCL*, Oxford, 2002, Issue 1.

[11] L.C. DUFFY, M. RIEPENHOFF-TALTY, T.E. BYERS, *et al.* « Modulation of rotavirus enteritis during breast-feeding », *Am J Dis Child*, 140, 1986, p. 1164-1168.

[12] S.M. FLITEAU, « Role of breast-feeding in managing malnutrition and infectious disease », *Proc Nutr Soc*, 59, 2000, p. 565-572.

[13] A. LUCAS, J. COLE, « Breast milk and neonatal necrotising enterocolitis, *Lancet*, 336, 1990, p. 1519-1523.

[14] M.S. KRAMER, « Maternal antigen avoidance during lactation for preventing atopic disease in infants of women at high risk », *TCL*, oxford, 2001, Issue 4.

[15] J.P. HABICHT, J. DAVANZO, W.P. BUTZ, « Mother's milk and sewage : their interactive effects on infant mortality », *Pediatrics*, 81, 1988, 456-461.

[16] S.M. ENGER, R.K. ROSS, B. HENDERSON, L. BERNSTEIN, « Breastfeeding history, pregnancy experience and risk of breast cancer, *Br J Cancer*, 76(1), 1997, p. 118-123. C.E.D. CHILVERS, « Breastfeeding and risk of breast cancer in young women », *BMJ*, 307, 1993, p. 17-20.

[17] K.A. ROSENBLATT, D.B. THOMAS, « WHO Collaborative Study of Neoplasia and Steroid Contraceptives. Lactation and the risk of epithelial ovarian cancer », *Int J Epidemiol*, 22 (2), 1993, p. 192-197.

[18] B.W. ALDERMAN, N.S. WEISS, J.R. DALING, C.L. URE, J.H. BALLARD, « Reproductive history and postmenopausal risk of hip and forearm fracture », *Am J Epidemiol*, 124 (2), 1986, p. 262-267. R.G. Cummings, R.J. Klineberg, « Breastfeeding and other reproductive factors and the risk of hip fractures in elderly women », *Int J Epidemiol*, 22 (4), 1993, p. 684-691.

[19] *Wb* III, 333, 6-8 ; *Alex.* 77.78.3141 « plaie, abcès » ; HANNIG 1995, p. 621 « Geschwulst (tumeur, abcès) », « *Furunkel, Abszeß (furoncle, abcès) » ; BARDINET 1995, p. 332 « partie moisie d'un abcès appelé *khesed* » ; WESTENDORF 1999, p. 645 « Verfaulungs-Geschwulst ». De fait, il faut comparer à 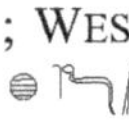 *ḫsḏ* : *Wb* III, 339, 4 ; *Alex.* 79.2279 (« être moisi, rassi » en parlant du pain) ; *Hannig-Wb* I, 24424 « verschimmeln, (moisir) / pain, bière », 24425 « verfaulen (pourrir) / corps putréfié ».

[20] Rappelons que pour Pline (XXVIII, 75), un lait humain simple — c'est-à-dire « le lait d'une femme qui a accouché d'une fille — n'a que le pouvoir d'effacer les altérations du visage ».

[21] Voir aussi : VYCICHL 1983, p. 205, ⲥⲓⲙⲉ. *S*°, et p. 205-026, ⲛ̄ⲥϩⲓⲙⲉ.

[22] CHASSINAT 1921, XCV, 1. 88, p. 207.

[23] CHASSINAT 1921, XLII, l. 78, p. 148.

[24] U. BOURIANT, « Fragment d'un livre de médecine en copte thébain » *Comptes rendus de l'Académie des inscriptions et belles lettres*, 1887, série 4. 15 (1888), p. 319-320 ; 376-377.

[25] ALI B. RIDWAN, *Le livre de la méthode du Médecin*, I, Introduction — Thérapeutique, éd. D. GRAND'HENRY, Éditions de l'Université Catholique de Louvain-la-Neuve, Louvain-la-Neuve, 1979, p. 91-92.

[26] BARTHOLOMEUS PERDULCIS, *Universa medicina*, Lugduni, 1650, p. 462-683.

[27] D. DIDEROT, J. LE ROND D'ALEMBERT, *Encyclopédie ou Dictionnaire raisonné des sciences, des arts et métiers*, Lausanne, 1780, XXII, « Lait ».

[28] A. GORIS, A. LIOT, A. GORIS, *Pharmacie galénique*, 1942, I, p. 468.

[29] Médecin Colonel RONDY, communication personnelle (Fort-Lamy, 1974). Pour la formulation classique, voir : DORVAULT 1978, p. 919.

[30] Chr. DESROCHES-NOBLECOURT, communication personnelle (Malgata 1985). Le père du Bourguet dit avoir encore vu la même chose en Ombrie dans les années soixante.

[31] C. FORTIER, « Le lait, le sperme, le dos. Et le sang ? », *Cahiers d'Études africaines*, 161, XLI-1, Paris, 2001, p. 124.

[32] C. FORTIER, « Le corps pour mémoire. Du giron maternel à la férule du maître coranique », *Journal des Africanistes*, 68, 1-2, Paris, 1998, p. 203-204.

[33] G. VIAUD, *Magie et coutumes populaires chez les coptes d'Égypte*, Sisteron, 1978, p. 102.

[34] Dr FOUQUET, « Le tatouage médical en Égypte dans l'antiquité et à l'époque actuelle », *Archives d'Anthropologie criminelle* XIII, Lyon, 1899, p. 4-5 ; L. KEIMER, *Remarques sur le tatouage dans l'Égypte Ancienne, MIE* 53, Le Caire, 1948, p. 58.

[35] Chr. DESROCHES-NOBLECOURT, « Pots anthropomorphes et recettes magico-médicales dans l'Égypte Ancienne », *RdE* 9, 1952, p. 49-67.

[36] Sur le rôle du lait d'Isis, voir aussi : M. MÜNSTER, *Untersuchungen zur Göttin Isis*, Berlin, 1968, p. 65.

[37] Chr. DESROCHES-NOBLECOURT, *BIFAO* 53, 1953, p. 41, n. 2.

[38] *Wb* III, 291, 1 ; HANNIG 1995, p. 603.

[39] A. CHABAS, *Œuvres diverses*, *Bibl. égyptol.* 9, pl. 2, 1. 16, cité par GOYON, *op. cit.* 1967, n. 22 p. 111.

[40] GOYON, *op. cit.*, 1967, p. 95 et n. 23 p. 111.

[41] Voir également El-SAYED 1982, I, p. 28-29. Pour l'arbre *šnḏt* (*Acacia nilotica*), se reporter à : BAUM 1988, p. 305-312.

[42] A. CAUBET, G. PIERRAT-BONNEFOIS, *Faïences. Faïences de l'antiquité de l'Égypte à l'Iran*, Cat. Expo., Louvre, Paris, 2005, fig. 387, p. 144.

[43] KOENIG 1981, n. f, p. 86.

[44] Jeune dieu solaire, dans la mythologie : *bḥs jrty* « veau de lait » (*Pyr*. 27). Rê est également cité en tant que « veau d'or » allaité par Hésa (*Pyr*. 1029).

[45] J. VANDIER, *Le Papyrus Jumilhac*, Paris, 1962, p. 63.

[46] HIPPOCRATE, *Des femmes stériles* (éd. E. LITTRÉ, *Œuvres d'Hippocrate* VIII, Paris, 1853, p. 414-415.)

[47] ARISTOTE, *Histoire des Animaux*. (éd. J. BERTIER, Paris, 1994, p. 393.)

[48] DAREMBERG, III, p. 130.

[49] CHASSINAT 1921, CCVI, l. 373, p. 301.

[50] C. FORTIER, « Le lait, le sperme, le dos. Et le sang ? », *Cahiers d'Études africaines*, 161, XLI-1, Paris, 2001, p. 125.

[51] J. GRÜS, « *Saccharomyces winloki*, die Hefe aus den Pharaonengräbern », *Zentralblatt für Bakteriologie, Parasitenkunde und Infektionskrankeiten*, II, 78, 1929, p. 455. H.E. WINLOCK, *The tom of Queen Meryet-Amun,* New York, 1973.

[52] G.M. WASSEL, N.M. AMMAR, « Isolation of the alkaloids and evaluation of the diuretic activity of *Arundo donax* L. », *Fitoterapia*, 55, 1984, p. 357-358.

[53] S. GHOSAL, S.K. DUTTA, A.K. SANYAL, S.K. BHATTACHARYA, « Arundo donax L. (Gramineae), Phytochemical and pharmaceutical evaluation », *J of Medicinal Chemistry* 12, 3, 1969, p. 480-483.

[54] C.P. BEYSSEN, *Étude pharmacocinétique et pharmacodynamique de la bufoténine chez le cheval*. Thèse de Doctorat d'État, École Nationale Vétérinaire de Toulouse, Toulouse, 2001.

[55] A.L. JIA, X.Q. DING, D.-L. CHEN, et col. « A new indole alkaloid from Arundo donax L. », *J Asian Natural Product Res*, 10, 2008, p. 105-109.

[56] V.U. KHUZHAEV, S.F. ARIPOVA, « Alkaloids of *Arundo donax* », *Chemistry of Natural Compounds*, 34, 1, janvier 1998, p. 108-109 ; I. ZHALOVLOV et col. « Alkaloids of Arundo donax », *Chemistry of Natural Compounds*, 34, 6, 1999 (1998), p. 706-710.

[57] E. TSITSA-TZARDI, H. SKALTSA-DIAMANTIDIS, S. PHILIANOS, A. DELITHEOS, « Contribution à l'étude chimique et pharmacologique de *Phragmites communis* Trin », *Annales pharmaceutiques françaises*, 48, 4, 1990, p. 185-191.

[58] Voir par exemple pour la gamine : E. LEETE, *Phytochemistry*, 14, 1975, p. 471-474.

CHAPITRE IX

AUTRES UTILISATIONS OFFICINALES DU LAIT HUMAIN

Nous donnerons ici un bref aperçu, à partir d'exemples de divers autres utilisations de « laits humains », de quelques-unes des pratiques pré-galéniques et officinales, comme les remplacements, les rôles d'adjuvant, d'excipient et de processus. En effet, Parmi les très nombreuses indications du lait en tant que « matière médicale » et dont des effets thérapeutiques lui appartiennent en propre, figurent d'autres emplois, assez importants, dans la mesure où cette substance a été choisie à chaque fois pour des raisons pratiques bien précises faciles à discerner, avec parfois même quelques résonances pharmacothéodynamiques.

9.1. Le lait humain en remplacement pour une autre médication

Différentes préparations proviennent d'un ouvrage devant initialement se nommer : « L'art des médecins excellents qui soulagent le dieu » (pBerlin 163h. 16,5). Il collationne un certain nombre de médications et surtout il est déclaré plus loin, dans le même papyrus, qu'Isis appliquait cet art médical au dieu Rê lui-même, ce qui fait de la mère d'Horus une déesse-médecin à part entière, et nous le verrons aussi plus loin, une grande pharmacienne, apaisant le roi des dieux au même titre que son fils (pBerlin 190. 21,9). Nous n'extrairons seulement ici qu'une ordonnance comprenant un képhyr humain.

9.1.1. pBerlin 163h. 16, 5 - 17, 1 (extrait)

Toute une suite de traitements les uns à la suite des autres avec un premier clystère :

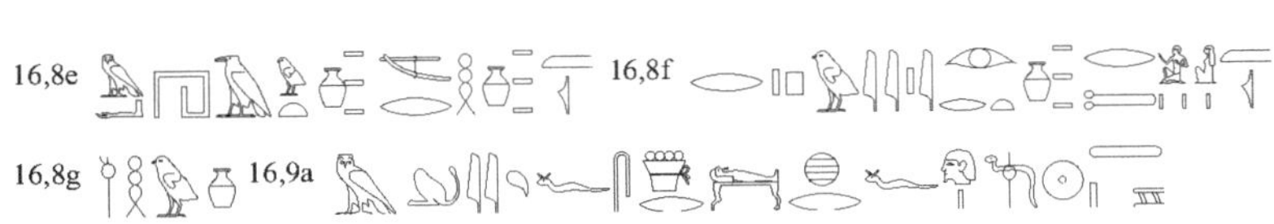

[16,8e] Crème képhyroïde (a) : **2,5 *r(ꜣ)***, [16,8f] ou bien (b), du lait humain : **2,5 *r(ꜣ)***.

[16,8g] À verser [16,9a] dans son anus. Il restera ensuite couché jusqu'au petit matin.

Notes. — (a) 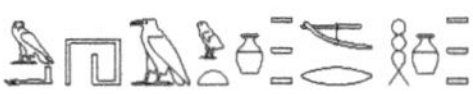 *mhw(y) n mrḥt* « crème képhiroïde » : soit très probablement une crème képhiroïde de force faible. Pour la définition et les utilisations des crèmes képhiroïdes et d'autres produits laitiers, nous renvoyons à notre article : R.-A. JEAN, A.-M. LOYRETTE, « À propos des textes des Papyrus de Ramesseum n°s III et IV, II : la gynécologie (1) », dans *ERUV* III, Montpellier, 2005, note (e) p. 431-432, p. 443-449 et tableau 12 p. 451-452.

(b) 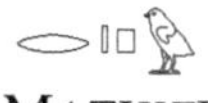 *r(ꜣ)-pw* « ou bien » locution adversative : « ou » GRANDET, MATHIEU, 1997, p. 69-71 ; MALAISE, WINAND, 1999, p. 66.

Commentaire. — 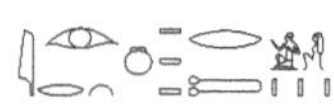 *jrṯt rmṯ* est ici prescrit en quantité égale et en remplacement d'une crème képhiroïde en lavement contre des hémorroïdes internes.

9.2. LE LAIT HUMAIN COMME ADJUVANT ET EXCIPIENT

Le lait humain peut être utilisé comme adjuvant dans une formulation à usage interne (pEbers 273. 49,21 - 50,2), et aussi, comme adjuvant et excipient local puissant dans une préparation à usage externe (pEbers 642. 80, 15-17). En l'Égypte ancienne, aucune fonction n'est neutre et toute proposition médicale se colore d'une aura magicienne transformant le moindre acte salvateur en intervention divine et particulière rappelant « l'histoire mythologique » à laquelle elle se rattache directement. Aussi c'est bien dans ce cadre-là qu'il faut également situer l'élaboration d'une médication, c'est-à-dire dans un contexte pré-galénique où tout composé entrant dans une préparation adopte une force à laquelle il fallait bien, à l'époque, imputer une origine. C'est aussi le cas des adjuvants et des excipients.

9.2.1. Le lait humain comme adjuvant dans une formulation à usage interne :

pEbers 273. 49,21 - 50,2

21a 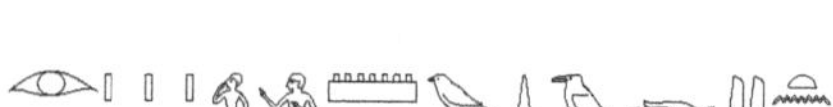

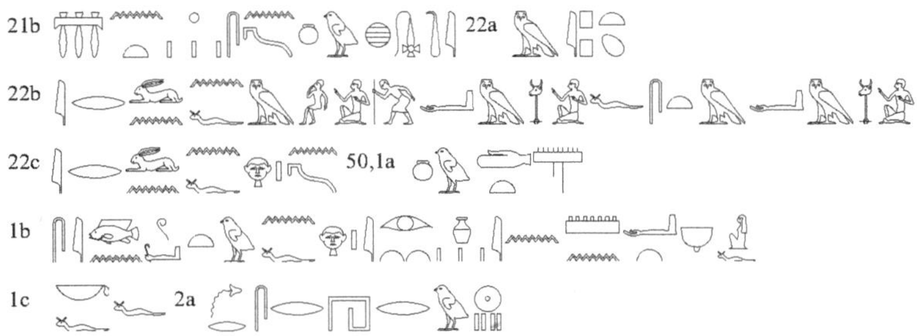

[21a] **Ce qui doit être préparé pour un enfant souffrant d'incontinence urinaire (a) :**

[21b] glaçure *ṯḥnt* (b) bouillie, sous la forme [22a] d'une pilule (c).

[22b] — Si l'enfant est grand, il la prendra en l'avalant.

[22c] — Si (l'enfant) est (encore) dans les lan [50,1a] ges (d),

[1b] lui broyer dans du lait par sa nourrice (e) ;

[1c] il en sucera quatre jours de suite.

Notes. — (a) / *ḏ3dyt* « incontinence urinaire » : *Wb* V, 533,9 ; *Alex.* 77.5161 (« incontinence » d'urine) ; *Hannig-Wb* II,2 - 39648 « Nässen *(als Harnleiden)* » (uriner) ; ERICHSEN 1954, p. 686, dém. *ḏlḏl* « faire sécher » (?) ; *KoptHWb* p. 422 ϫⲟⲗϫ(ⲉ)ⲗ *S* « goutter ». Ce mot doit être formé sur *ḏ3j* « traverser » (*Wb* V, 511,11 - 513,14 ; *Alex.* 77.5125, 78. 485779.3611 ; *Hannig-Wb* II,2 - 39425), ou analogue, et sur *ḏ3yt* « étoffe » (*Wb* V, 519, 6-11 ; *Alex.* 79.3618 ; *Hannig-Wb* II,2 - 39505 ; CAUVILLE 1997, III, p. 647 « la pièce d'étoffe ») voir aussi *ḏ3t* pour l'ancien empire (*Wb* V, 515, 9-10 ; *Alex.* 77.5130). Soit, littéralement « traverser l'étoffe », lange, vêtement ou drap selon les âges de la vie et s'agissant d'un liquide physiologique humain , les urines.

LEFEBVRE 1956, p. 111 « incontinence d'urine » ; BARDINET 1995, p. 293 « incontinence » ; WESTENDORF 1999, p. 598 « Nässen ».

On pourrait aussi traduire par « mouiller ses couches » (*cf.* aussi 22c).

(b) / / *ṯḥnt* « glaçure » : *Wb* V, 390,11 - 391,15 ; *Alex.* 77.4965 « faïence », 78.4707 « la joie » ; *Hannig-Wb* I & II,2 - 38217 « Fayence » ; *PtoLex.* p. 1171 « faience » ; CAUVILLE 1997, III, p. 627 (« la faïence », « la joie »).

AUFRÈRE 1991, II, p. 521-537 « fritte auto-glaçurante ». C'est-à-dire une faïence à cuire à laquelle on ajoute différents oxydes pour imiter, par sa surface brillante et colorée après cuisson, un minéral naturel bleu-vert.

(c) *jppt* « pilule » : *Wb* I, 69, 10. ; HANNIG 1995, p. 45 « Kügelchen » (boulette). Voir aussi : *Alex.* 77.0243 « terre, argile à brique » ; *Hannig-Wb* II,1 - 1584 « Erde, Ton » (argile, terre).

Soit une petite boulette de glaçure *ṯḥnt*, une « pilule ».

(d) 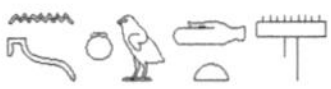 *nwdt* « lange » : *Wb* II, 225, 12-14 ; *Alex.* 77.2042 « les langes » ; HANNIG 1995, p. 400 « Windel (*d. Babys*) » (lange) ; *PtoLex.* p. 500 « swaddling clothes » (langes) ; CAUVILLE 1997, III, p. 246 « langes » ; *KoptHWb* p. 130 ; VYCICHL 1983, p. 148, ⲛⲱⲟⲩϯ *B* « langes ».

Il s'agit dans ce cas-là d'un enfant encore « dans ses langes ».

(e) *šjn⸗tw n⸗f ḥr jrṯ.t jn mnꜥ.t⸗f* « lui broyer dans du lait par sa nourrice » c'est-à-dire, dans du lait de sa nourrice, pour ne pas occasionner de rupture de charge et, par suite, d'intolérance.

Théodynamie. — Dans le Roman d'Horus et de Seth, Osiris « se nourrit d'or et de *ṯḥnt* » (14,8) [1]. Il s'agit donc dans ce texte de mettre en évidence la régénération du dieu sous l'effet de l'ingestion d'un métal et d'un minéral, passant pour une émanation de la lumière astrale (AUFRÈRE 1991, I, p. 315). Bien entendu Hathor l'Étincelante (*Ṯḥnt*) est à rapprocher de ce minéral comme de la turquoise qu'il doit imiter. L'aspect lunaire de ce minéral doit sans doute être réputé avoir des effets sur l'*enuresis nocturna.*

Pharmacodynamie. — Cette thérapeutique d'appoint permet en outre à un petit enfant d'admettre plus facilement un médicament. Le lait employé est très probablement celui de la nourrice, peut-être en rappel minéral des reflets légèrement bleutés du *colostrum* de sa mère. La glaçure aurait alors une fonction mémorielle symbolisant une régression et une espérance de nouveau départ. Dans le domaine psychanalytique, la renaissance d'un individu à une nouvelle fonction est souvent représentée par un trait de lumière partant d'un stade régressif revécu. Et cela vers une nouvelle clarté « scintillante » de nouvelles possibilités et de facteur de progrès. Nous reparlerons de psychiatrie.

Un enfant plus grand est jugé pouvoir se passer, dans ce cas, de lait humain, et être directement capable de recevoir le même médicament pour les mêmes effets.

Sur le plan « pratique » le message s'adressant à l'enfant est clair : « sois propre », car l'on est bien aise devant un « corps propre », et même « séduit » comme dans la *Sagesse de Ptahhotep* (18 / L2, 285) [2] où la *ṯḥnt* doit rendre l'éclat d'une peau bien lisse d'un corps féminin entretenu, épilé et oint d'huiles parfumées. Pour les parents c'est un gage d'espoir, leur enfant doit devenir « lumineux » de propreté.

Sur le plan chimique [3], l'auto-émaillage consiste à intégrer dans la pâte de façonnage d'une céramique siliceuse certain éléments de la glaçure. Pendant le séchage, les sels alcalins et les oxydes métalliques colorants migrent à la surface. Les efflorescences qu'ils y forment se vitrifieront grâce à la silice et en une seule cuisson. Nous aurons donc en présence des oxydes de silicium (SiO_2), d'aluminium (Al_2O_3) ≈ 6%, des alcalis comme de la soude (Na_2Co_3), de l'oxyde de potassium (K_2O), parfois de la chaux ($CaCo_3$), puis, pour la couleur, de l'oxyde de cuivre (CuO) ≈ 1%. Cette couleur pouvait être intensifiée par de l'oxyde de cobalt (XVIIIe dyn. - IIIe Période intermédiaire). Il était possible d'ajouter des oxydes ferriques (Fe_2O_3) ≈ 1,5 %, ou de manganèse (MnO_2). On peut encore trouver du magnésium (MgO, jusqu'à 2%), cobalt, du plomb, du zinc, et différentes impuretés.

La silice colloïdale a servi d'excipient dans un grand nombre de pommades, afin de véhiculer des antiseptiques [4]. L'acétate d'aluminium détruit les oxyures. Les sels de cuivre et de manganèse ont été préconisés contre les anémies [5]. Les sels de brome et d'arsenic, du iodure et de l'oxyde noir de fer ont été proposés autrefois pour soigner ce problème de l'enfant [6].

Commentaire. — L'incontinence urinaire de l'enfant [7] est physiologique à l'aurore de la vie, puisque les nouveau-nés et les nourrissons souillent incessamment leurs couches. La persistance de cet état chez les enfants plus âgés, qui doivent se retenir, devient alors une maladie.

Deux formes médicamenteuses sont proposées pour ces troubles, c'est-à-dire s'agissant très probablement d'une *enuresis nocturna* pour la première forme proposée à un enfant déjà grand avec une médication faite d'une pilule de glaçure *ṯḥnt* broyée à avaler telle quelle, alors que la pilule de la même substance sera à absorber avec un lait rassurant par un enfant plus petit.

Dans les deux cas, ce traitement peut laisser perplexe. Toutefois, à certains moments, lieux ou époques, ces préparations ont pu contenir des impuretés minérales correspondant à des éléments employés par voie générale en psychiatrie. Dans la mesure où l'étiologie de ce problème relève très souvent d'un contexte de nature à céder à ce type de traitement, il faudra rester prudent avant de lui dénier tout effet. Les études muséologiques se restreignent toujours à des quantités de matières les plus réduites possibles afin d'abîmer le moins possible d'objet. D'autres analyses, plus statistiques et représentatives en ce qui concerne la pharmacologie, apporteront peut-être un jour d'autres éléments. Il faut aussi ajouter que dans d'autres causes, comme les oxyuroses favorisant la survenue de cette difficulté, une formulation sigillée comprenant des sels toxiques pour ce parasite, ou un autre, pourrait nettement améliorer la situation. Par exemple, l'acétate d'aluminium, le chlorure mercureux et le carbonate de bismuth ont couramment été prescrits à l'encontre d'*Enterobius vermicularis* [8].

La « suggestion » que pouvait aussi entraîner un traitement coûteux pouvait probablement aussi favoriser une plus vive attention des parents au sujet des « mésaventures » de leur progéniture et provoquer une prise de conscience dont on sait en psychiatrie qu'elle peut être partagée, et par suite avoir un effet favorable sur l'enfant. Le sulfate de cuivre est un vomitif, il peut aussi, peut-être à chaque fois, créer une forme de « punition ».

9.2.2. Le lait humain comme adjuvant et excipient local puissant :

pEbers 642. 80, 15-17

Comparer avec : P Hearst 111. 8, 12-13.
Parallèles // lait de femme ayant accouché d'un enfant mâle.

8.12b 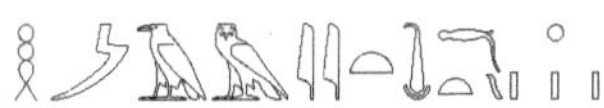 *« sel marin ».*

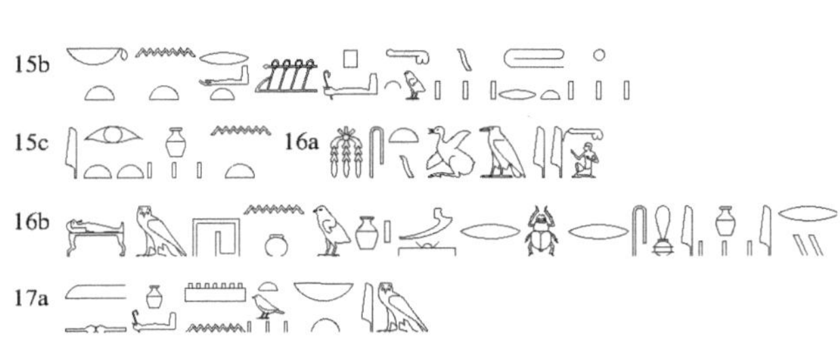

15b Autre (onguent) pour faire en sorte que les conduits *mtw* absorbent (a) les médications :

15c Lait de 16a femme ayant accouché d'un enfant mâle.

16b Laisser reposer dans un vase *hnw* neuf jusqu'à la formation d'un surnageat (b).

17a Enduire toute partie malade avec (cela).

Notes. — (a) 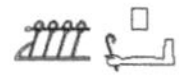 *šsp* « absorber » : *Wb* IV, 530,1 - 533,18 ; *Alex.* 77.4283 (« saisir, tenir », « recevoir, prendre », « accueillir » quelqu'un, « recevoir, recueillir » un bienfait, « se mettre à, entrer dans un état »), 78.4186, 79.3062 7 « prendre en charge » ; *Hannig-Wb* II,2 - 33451 « empfangen, entgegennehmen ... » (recevoir, saisir ...) ; *PtoLex.* p. 1028 « to receive, accept, take possession » (recevoir, accepter, prendre possession) ; CAUVILLE 1997, III, p. 561 (*šsp r* « mettre dans ») ; ERICHSEN 1954, p. 500, dém. *šp* « recevoir » ; *KoptHWb* p. 321 ; VYCICHL 1983, p. 268, ϣⲱⲡ *SB*, « recevoir, supporter, acheter ». Arabe *šaḏaf*, *yašḏuf* « recevoir, atteindre ».

BARDINET 1995, p. 342 « recevoir » ; WESTENDORF 1999, p. 656 « annehmen » (accepter, prendre).

Ce composé particulier du lait a ici une fonction active positive plus qu'un simple rôle de récepteur passif. Par son intermédiaire, l'organisme représenté par sa voie d'abord, les vaisseaux *mtw*, doit « prendre » et « retenir » la médication, permettre de « l'absorber », c'est un facilitateur agissant localement. Pour une autre fonction, un simple composé de lait de vache ou de petit bétail aurait probablement suffi.

(b) *śmj* « surnageat » : *Wb* IV, 130, 1-6 ; *WbDrogen*, 438-440 ; *Alex*. 77.3593, 78.3535 « crème ? » ; W. GUGLIELMI, *LÄ*, V, col. 494-495 ; HANNIG 1995, 705, « Dickmilch » (lait caillé) ; S. SAUNERON 1989, p. 73, 86, 98, « lait caillé » ; BARDINET 1995, p. 342 « peau de lait » ; WESTENDORF 1999, p. 656 « Sauermilch » (lait caillé).

En effet, il ne s'agit pas ici de *śmj n mnmnt*, « lait caillé de vache » comme par exemple en P. Hearst 219. 14, 15-16, ni de *ˁwt*, « petit bétail » mais d'un produit superficiel du « lait de femme ayant accouché d'un enfant mâle », et recueilli selon une procédure détaillée : *śḏr m ḥnw mꜣ r ḫpr śmj jry* « laisser reposer dans un vase *ḥnw* neuf jusqu'à la formation d'un surnageat » c'est-à-dire jusqu'à la formation d'îlots irréguliers en « peau de lait » de fermentation, aux reflets légèrement bleutés en surface et après un repos au frais, ici vraisemblablement de nuit, pour être « écrémé » à la cuillère au petit matin afin de réaliser un peu de « vraie crème » très légèrement acide obtenue par le mélange des « surnageats ». Le terme est un mot technique encore employé en biologie (*Dict. Chimie Biologique, fiches mises à jour : « surnageat »*).

Notons qu'il ne s'agit en aucun cas de « lait caillé dans la masse » dans son « petit-lait résiduel », mais d'un « surnageat » de crème acidulée non encore redilué en forme képhiroïde d'aucun grade. C'est une forme intermédiaire de demi-vie courte d'un produit humain. Une offre naturelle pour un temps limité ayant peut-être, pour les anciens, quelque chose de divin.

Pharmacodynamie. — Cela représente l'application d'une crème d'onction préalable à base de lipides de lait légèrement fermenté, formée par le « lait de femme ayant accouché d'un enfant mâle » et permettant l'absorption de produits médicamenteux liposolubles et acidophiles.

S'agissant d'un lait humain particulier, il faut considérer que sa valeur spéciale l'autorise à faire partie du traitement, au minimum à titre d'adjuvant, puis, comme excipient facilitant activement la pénétration des médications. Il est intéressant de noter qu'il existe en réalité deux formulations, l'une telle quelle (pEbers 642. 80, 15-17), l'autre comprenant l'adjonction de sel marin (pHearst 111. 8, 12-13) et donc enrichie en électrolytes. Cette dernière formulation pourrait ainsi réduire l'œdème et faciliter le transport des liposomes chargés de principes actifs apportés par la médication ajoutée.

Ce « produit de luxe » est à comparer aux autres excipients gras d'origine animale comme l'axonge, le saindoux (graisses de porc), les graisses de laine, la cire de laine et la lanoléine extraites du mouton (*Codex* 1937, p. 85,

86, 527-528) [9], les suifs de mouton et de bœuf, la mœlle de bœuf (*Codex* 1866, 1908) [10].

Bien qu'impropre chimiquement, le terme « magique » de « lait » est encore très grandement utilisé dans les publicités dermo-cosmétologique, la liste serait trop longue à énumérer et il faut savoir que ces produits ne contiennent généralement plus aucun composé animal. Ils sont remplacés par des huiles minérales modifiées et des composés de synthèse. (Cependant il existe encore des « laits démaquillants » au lait d'ânesse, comme par exemple celui qui est garanti, dosé à 5 % Ozoane des Laboratoires EMERAUDE ®).

Théodynamie. — Il faut ici simplement rappeler l'importance dynamique d'un lait particulier issu d'un « lait de femme ayant accouché d'un enfant mâle », la femme en question étant assimilée à Isis, la Mère Divine, son lait est destiné à Horus, l'Enfant Divin. Ayant pris sa connaissance de Rê lui-même qu'elle a dû soigner, la Grande en Magie est aussi une Grande Pharmacienne en tant que dépositaire des secrets du médecin qu'elle est comme nous l'avons vu selon les textes, et, mère d'Horus également réputé médecin. Elle saura donc disposer du lait d'une adoratrice-sœur pour le faire intervenir de façon bénéfique à l'occasion de toutes dispensations médicamenteuses auxquelles le « doux lait précieux » sera adjoint, surtout quand il s'agit d'un extrait aussi labile qu'une nuée bleutée de poudre de glaçure illuminée.

9.3. LE LAIT HUMAIN COMME « PROCESS » ÉNERGIQUE

En ophtalmologie, pour laver avec du « lait de femme ayant accouché d'un enfant mâle », une préparation de galène et de graisse d'oie constitue la troisième phase de fabrication d'une médication destinée à une pathologie purulente (pEbers 368. 59, 6-10a).

9.3.1. pEbers 368. 59, 6-10a (10d)

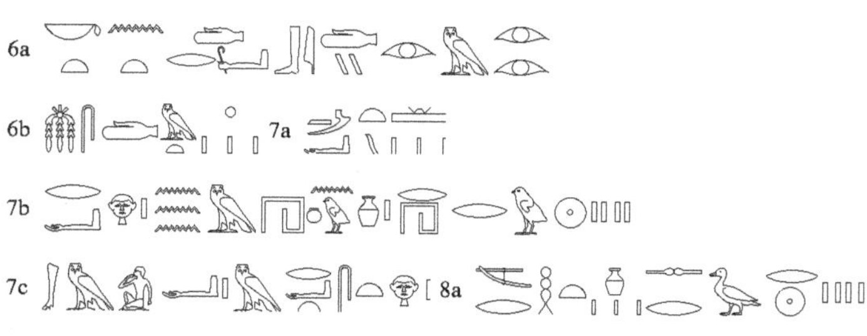

8b 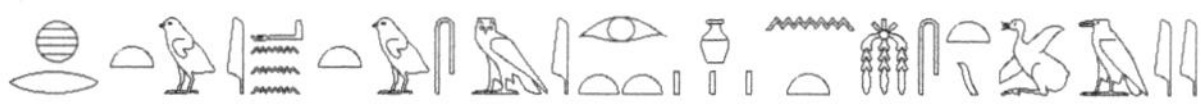

9a 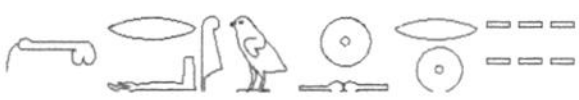

9b 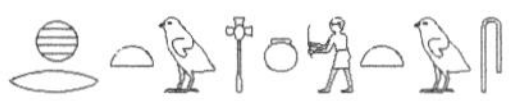

9c 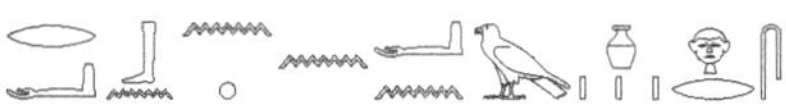

9d 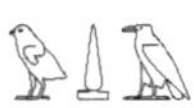 10a 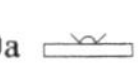

10b 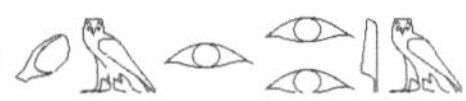 10c  *(signe de renvoi en bas de la page)*

10d 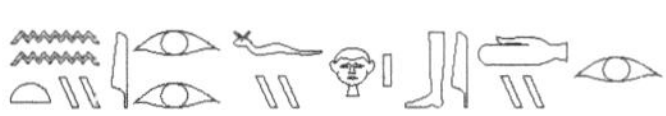 *(bas de page :* Grundriss *V = 10a)*

6a Autre (médication) pour (l'affection) oculaire *bjdy* (a) qui est dans les yeux.

6b Galène 7a véritable (b) :

7b À mettre dans de l'eau, dans un vase *hnw*, pendant quatre jours.

7c Renouveler (l'opération) en plaçant cela dans 8a de la graisse d'oie-*st* pendant quatre jours.

8b Elle (la préparation) sera lavée avec du lait de femme ayant accouché d'un enfant mâle.

9a La faire sécher pendant neuf jours.

9b Elle sera broyée.

9c Y ajouter une boulette de myrrhe (c).

9d Réserver à l'abri.

10b En sont fardés les yeux

10d * de celui dont les yeux (souffrent) de (l'affection oculaire) *bjdy*

Notes. — (a) 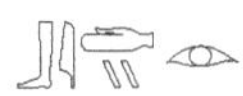 *bjdy* « affection oculaire *bjdy* » : *Wb* I, 445, 18 ; *Grundriss* I, p. 445 ; Hannig 1995, p. 248 « Augenkrankheit » (maladie oculaire) ; Takács, II, 2001, p. 150-151.

Cette affection est citée en pEbers 385. 60,16 - 61,1. Il s'agit d'une montée d'eau, de sérosités, de pus, de sang, donc de sécrétions morbides dans les yeux (pEbers 378. 60, 3-6). Elle est traitée cette fois avec de la malachite, probablement un sel cuivre en remplacement, du miel fermenté, donc un hydromel, et du souchet comestible. Les autres traitements comprennent, encore de la malachite, du lapis-lazuli véritable, du suc de baumier, du lait, de la galène, de la glaçure, du melon (*ââ*, pEbers 378. 60, 3-6), puis une résine, de la graisse d'oie, du miel fermenté (*ââ*, pEbers 378. 60, 3-6), puis, une autre galène, de la malachite, et une autre drogue (*ââ*, pEbers

380. 60, 7-8). Devant ces compositions on peut probablement évoquer une infection microbienne génératrice de pus. Elles pourront, selon les causes initiales être accompagnées de sécrétions séro-sanguinolentes. Si l'origine sémitique du mot se confirme, la sécrétion « blanche » s'apparenterait plutôt à un pus bactérien. Il s'agirait alors d'une infection bioculaire classique et accessible à un bon traitement.

(b) 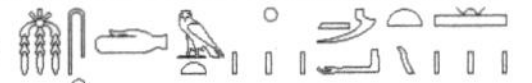 *mśdmt* *m3ˁt* « galène véritable » : 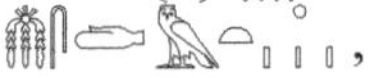, *Wb* II, 153, 8-14 ; *Alex.* 78.1871 « collyre noir », 79.1368 « galène » ; *Hannig-Wb* I - 13992 « schwarze Augenschminke » (fard noir pour les yeux), « Kohl », II,2, 2. « Bleiglanz, Galenit, PbS » (sulfure naturel de plomb, galène, formule chimique) ; *PtoLex.* p. 468 « galena, black eye paint » ; TAKÁCS III, 2008, p 601-604 ; CRUM col. 336b. Les vocables 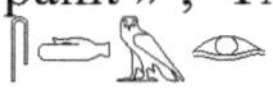 *śdm* = 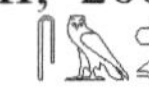 *śmd* (*Wb* IV, 370, 3-11) et 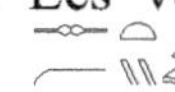 *smt* (ERICHSEN 1954, p. 478) ont donné le copte ⲥⲧⲏⲙ *S* « farder, oindre » (VYCICHL 1983, p. 517), le grec στῖμι (CHANTRAINE 1977, IV-1, p. 1057), puis le latin *stibium* de (GAFFIOT 1906, p. 1472). Il y a aussi l'arabe *aiṯmid* pour « antimoine » (REIG 2004, col. 1182).

AUFRÈRE 1991, II, p. 581-588 ; F. JANOT, P. VEZIE, « Les charmes de la galène », *BIFAO* 99, 1999, p. 217-232. NICHOLSON, SHAW 2000, p. 168, 170, 216.

(c) 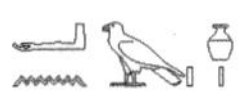 *ˁntyw* « myrrhe » : pour la définition et les utilisations de la myrrhe, nous renvoyons à notre article : JEAN, LOYRETTE, *ERUV* III, 2005, p. 431, n. (c), p. 432-442 et tableaux 13a et 13b p. 454-456.

Théodynamie. — Ce que nous avons déjà énoncé présente ici avec probablement en plus la notion d'un « lait mâle » plus réactif, l'archétype de formulations censées être plus efficaces. Il faut ajouter qu'une certaine théo-pharmacodynamie égyptienne laisse entrevoir pour ces procédures des gradations d'activités allant du simple transport de facilitation (1er stade), au rôle « volontaire et viril » d'un lait « mâle » bien décidé à faire intervenir la force magique pour faire aboutir le traitement (2e stade), et enfin des actions purificatrices renforcées et mémorielles définitives (3e stade) à l'image des interventions divines (de type Isis/Horus).

L'aspect guerrier récapitulé des déesses dispensatrices du lait salvateur est ici bien visible. Le médecin prescripteur égyptien ne s'institue-t-il pas *in persona divina* « combattant », et comme propharmacien dispensateur d'un lait assimilé au divin, « fourbisseur [11] » de traits contre le mal en son nom résumé de *swnw* (JEAN, 1999, p. 14).

Texte	Régie	Stade 1	Stade 2	Stade 3	Catalyse	Durée
7b	Galène	Transport			Eau	4 j
7c		Fixation			Graisse	4 j
8b			Consécration		Lait mâle	
9a			Confirmation		↓	9 j
9c	Myrrhe			Mémorisation	↓	
9d				Conservation	↓	X j
10	Remède	→	→	→	Traitement	

Tableau 3 : « Process » énergétique du lait humain mâle.

Muséologie. — Les collyres seront conservés pour usage dans de petits flacons pouvant être ouvragés et représenter par exemple le dieu Bès (Faïence, époque saïte, Louvre, N 1340 ; fig. 33) [12], être très fonctionnels et supporter des stylets (Bois, Nouvel Empire, Louvre, E 210 ; fig. 34) [13], ou encore être très simples et composés d'une tige de roseau du Nil (Amenhotep III, Louvre, E 11048 e ; fig. 35) [14].

Les vases à laits médicinaux humains pouvaient être transportés dans des vases anthropomorphes simples (fig. 36) ou montrant une femme portant un garçon (Berlin 14476, fig. 37).

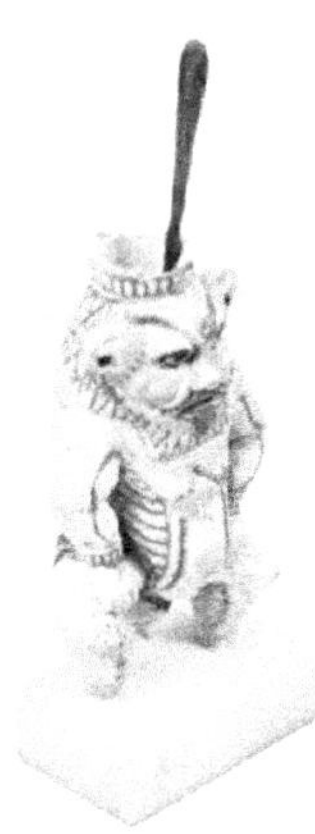

Fig. 33. Étui à khôl en forme de Bès (Louvre, N 1340).

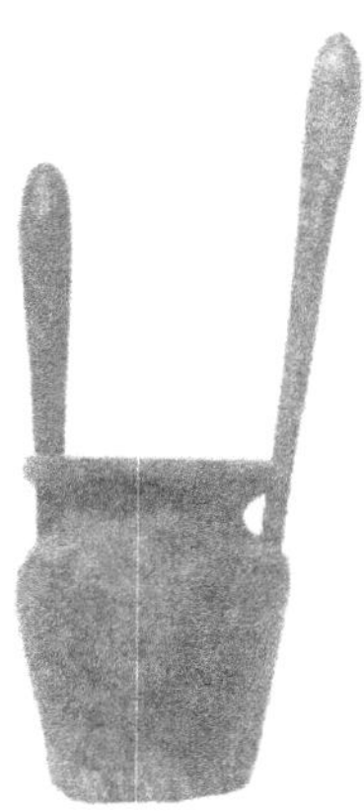

Fig. 34. Étui à khôl prévu pour deux stylets (Louvre, E 210).

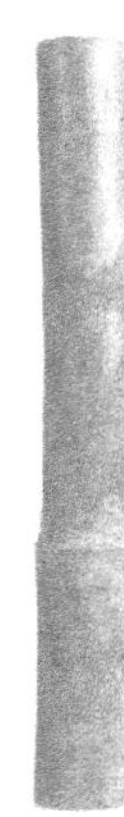

Fig. 35. Étui à khôl en roseau du Nil (Louvre, E 11048e).

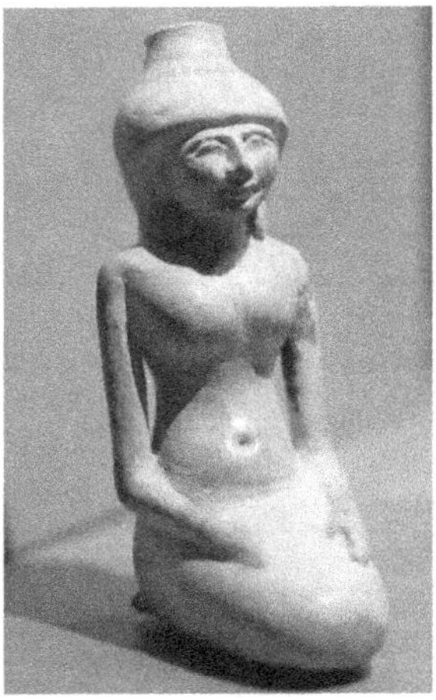

Fig. 36. Vase à lait médicinal simple d'une femme ayant accouché d'un enfant.

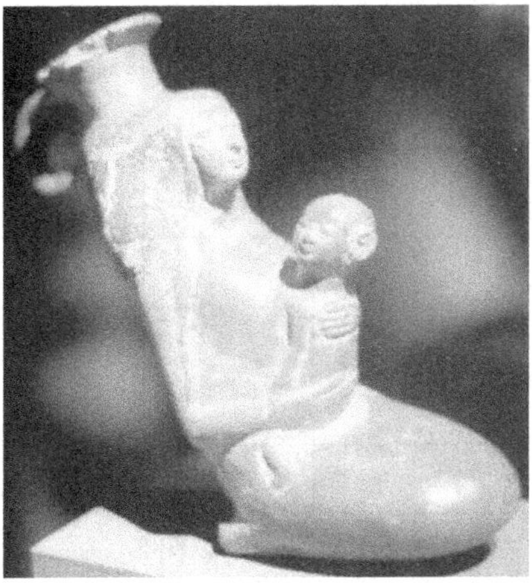

Fig. 37. Vase à lait médicinal d'une femme ayant accouché d'un enfant mâle (Berlin 14476).

Notes

[1] Broze 1996, p. 107.

[2] Schott 1956, p. 118 ; Vernus 2001, p. 90 ; Jacq 2004, p. 158 et 63.

[3] Nous renvoyons pour cela aux bibliographies et aux travaux de : F. Lavenex Vergès, *Bleus égyptiens*, Louvain, 1992 ; S. Colinard, M. Menu (éd.), *La couleur dans la peinture et l'émaillage de l'Égypte Ancienne, Actes de la Table Ronde de Ravello, 20-22 mars 1997,* Bari, 1998 ; P.T. Nicholson, E. Peltenburg, « Egyptian faience », dans Nicholson, Schaw 2000, p. 177-194.

[4] Dorvault 1987, p. 392.

[5] P. Savy, *Traité de thérapeutique clinique*, Paris, III, p. 2089.

[6] J. Comby, *Traité des maladies de l'enfance*, 1892, p. 768-769. - *Formulaire thérapeutique et prophylaxie des maladies de l'enfant*, 1896, p. 439-440.

[7] Voir à ce sujet : M. Avérous, « Énurésies de l'enfant », *EMC*, Pédiatrie, 1992, p. 4-085-C-20 ; Y. Heloury, M.-D. Leclair, C. Capito, C. Laplace, G. Podevin, L. Lenormand, « Énurésies de l'enfant », *EMC*, Urologie, 2003, p. 18 - 207 - E – 10 ; Y. Heloury, M.-D. Leclair, C. Capito, G. Podevin, L. Lenormand, « Énurésies de l'enfant », *EMC*, AKOS, 2004, p. 18-0720.

[8] E. Brumpt, *Précis de parasitologie*, Paris, 1949, I, p. 859-860.

[9] *Codex* 1937, p. 85, 86, 527-528.

[10] *Codex* 1866, p. 342 ; *Codex* 1908.

[11] Bien entendu ici dans le sens d'un « armurier » qui affûte et prépare ses armes avant de les « fournir » au combat (*Dict. Robert*, I, 1970, p. 738). Le médecin arme son patient, il le prépare à la guerre qu'ils vont mener ensemble contre le mal, traits à traits.

[12] J. VANDIER D'ABBADIE, *Catalogue des objets de toilette égyptiens, Paris*, 1972, n° OT 167, p. 56.

[13] *Ibid.*, n° 359, p. 90.

[14] *Ibid.*, n° 211, p. 64.

CHAPITRE X

LES FACULTÉS PRONOSTIQUES DU LAIT HUMAIN

Le « lait humain » possédait pour les anciens Égyptiens, outre ses qualités nutritionnelles et les pouvoirs thérapeutiques que nous venons d'énoncer, certaines facultés pronostiques. Nous traiterons, dans ce chapitre, des facultés pronostiques d'un lait réputé « particulier » en ce sens qu'il est issu « d'une femme ayant accouché d'un enfant mâle ». Puis nous aborderons, dans le chapitre suivant, les facultés pronostiques vitales pour l'enfant d'un « lait » sans autre forme de distinction restant lisible dans le document étudié, mais dont les propriétés divinatoires pourront êtres attribuées à Isis elle-même.

10.1. LES FACULTÉS PRONOSTIQUES D'UN LAIT HUMAIN PARTICULIER

Le « lait de femme ayant accouché d'un enfant mâle », au-delà de ses propriétés thérapeutiques particulières, est aussi réputé avoir des pouvoirs pronostiques spéciaux. Aussi entre-t-il dans la composition émétique d'un test oral (pBerlin 3038 - 193. vs. 1, 3-4) et d'un test intravaginal (pBerlin 3038 - 194. vs. 1, 5-6). Les deux textes décrivant ces examens se suivent dans le même document et seules les voies d'administrations sont différentes. Identiques dans leurs indications, ils sont tous deux utilisés pour chercher à savoir si une femme est normalement constituée pour accoucher correctement ou non.

10.1.1. pBerlin 3038 - 193. vs. 1, 3-4

Comparer avec : pBerlin 3038 - 194. vs. 1, 5-6.
Parallèles // plante bddw-kꜣ.
Parallèles // lait de femme ayant accouché d'un enfant mâle.
Parallèles // vomissements et vents.

3a 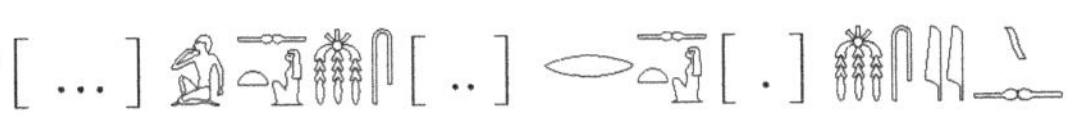

3b 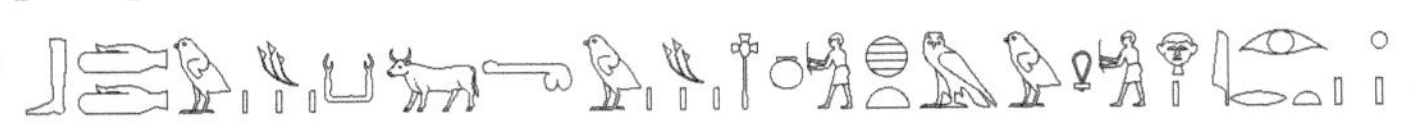

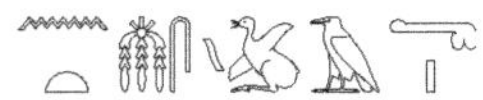

3c 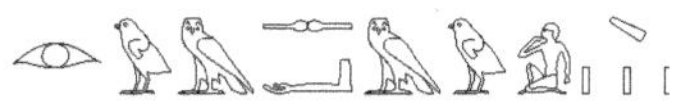

4a 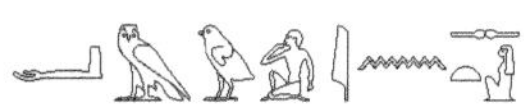

4b 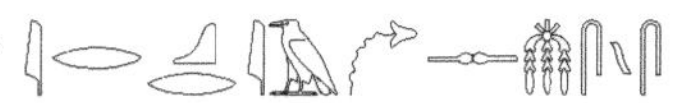

4c 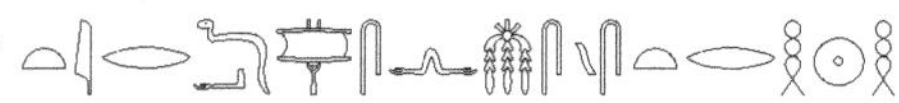

3a **[(Afin de) discerner] (a) une femme qui enfantera d'une femme qui n'enfantera pas** :

3b plante *bddw-kꜣ* (b). À broyer, (puis à) malaxer avec du lait d'une femme ayant accouché d'un enfant mâle.

3c Préparer une forme orale.

4a En faire prendre à la femme.

4b Si elle vomit, elle enfantera (c),

4c alors que si elle a des vents, elle n'enfantera jamais.

Notes. — (a) Restitué [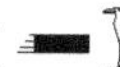]  *śjꜣ* « discerner » (pKahun 19. 3,2 ; 26. 3,12a ; 32. 3,24a) : *Wb* IV, 30,1 - 21 ; *Alex.* 77.3381 « comprendre, reconnaître », 78.3323 (*śjꜣ ḥꜣtjw* « comprendre les cœurs »), 79.2422 (*śjꜣ jbw* « connaître les cœurs ») ; *Hannig-Wb* I - 1. 26173 « erkennen » (connaître, reconnaître // par anal. distinguer, discerner, repérer) - & II, 2 - 2. 26183 [med] « erkennen » ; *PtoLex.* p. 795 « to perceive » (percevoir, comprendre, saisir). Voir aussi le mot *śjꜣ* : *Wb* IV, 301, 1-5 ; *Alex.* 77.3324, 79.2423 « le discernement, l'entendement » ; *Hannig-Wb* II, 2 - 26184 « erkenntnis » (connaissance, entendement) ; *PtoLex.*, p. 795 « perception » (perception). BARDINET 1995, p. 441 « distinguer ». WESTENDORF 1999, p. 433 « erkennen » ; COLLIER, QUIRKE 2004, p. 63 « determining » sur la même expression qu'en pKahun 19. 3,2 ; 26. 3,12a ; 32. 3,24a. Il s'agit bien de « discerner » une chose à la suite d'une observation afin d'en déduire une connaissance discriminative permettant de reconnaître une situation biologique particulière, ici une disposition présidant ou non à bon enfantement.

(b) 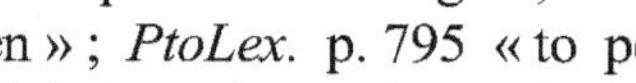 *bddw-kꜣw* « plante *bddw-kꜣ* » : *Wb* I, 488, 6-7 ; *Grundriss* VI, p. 189-190 ; F*CD*, p. 86 « water-melon » (pastèque), var. 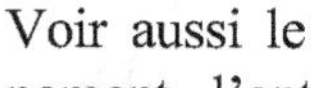 « garden » (jardin) ; *Alex.* 77.1346, « *Citrullus vulgaris* Schrad. », 79.0950 « pastèque » ; *Hannig-Wb* II,1 - 10271 « Pflanze (Wassermelone, *Citrullus vulgaris* Schrad.) » (plante, pastèque) ; TAKÁKS, II, 2001, p. 362-663.

KEIMER 1967, p. 133 « *Citrullus vulgaris Schrad* ». LORET 1975, p. 73-74 « pastèque, ou, aubergine ». CHARPENTIER 1981, n° 446 « probablement la pastèque *Citrullus vulgaris* Schrad » ; WESTENDORF 1999, II, p. 498 « melon ? » ; GERMER 2008, p. 68.

Le mot hébreu proposé (*'abattiyḥym*), si il est bien donné pour « pastèque » en hébreu moderne (COHN 1977, p. 2), constitue un hapax dans les Bibles hébraïque et romaine (*Nb* XI,5). Ce mot est généralement traduit par « melons » (SANDER, TRENEL 1979, p. 3 ; TRINQUET 1973, p. 308), et cela dans un contexte de regrets des légumes consommés en Égypte par le peuple d'Israël. La *TOB* rend par « pastèques » (p. 282). La LXX donne πέπονας « melons » ou « citrouilles » (LANCELOT, BRENTON, 1978, p. 189). Singulier πέπων (SPEUSIPPE *apud* ATHÉNÉE DE NAUCRATIS II, 68. XXVII, 78)[1]. Le mot est un dérivé de πέπων « mûr » (CHANTRAINE 1974, III, p. 884) pouvant être utilisé pour désigner une sorte de melon chez Hippocrate (σίκυος πέπων). Le latin conserve *pepo* « melon » (GAFFIOT, p. 1079) que Pline utilise pour la « pastèque » (*HN*, XX, 6 § 11) [2] mieux discriminée par Gargilius Martialis (*RLF*, XV) [3]. Les expressions *pepo agrestis* et *pepo agrios* désignent la coloquinte (ANDRÉ 1985, p. 192). Les mots grecs et latins désignent bien des légumes issus des Cucurbitacées. Cela semble moins évident pour l'hébreu. Le mot égyptien ne correspond peut-être pas vraiment et pourrait bien être indépendant du sémitique dont l'arabe *battikh* (REIG 1983, n° 1815) *battikha* en Égypte « pastèque » (JOMIER 1976, p. 147 ; BOUTROS 2000, p. 210).

VYCICHL (1983, p. 30) nous indique que pour les Cucurbitacées en copte nous aurons ⲃⲟⲛⲧⲉ *S* ⲃⲟⲛϯ *B* 1. « melon, concombre », 2. « jardin où on les cultive » et provenant de l'égyptien *bnd* « champ » (*Wb* I, 464, 13). Finalement, s'il faut rechercher un mot « rescapé » on le trouvera en turc, avec : *bostan* pour 1. « concombre », 2. « le potager » où il pousse (Z.D. BAKIRTSCHELEBIOGLU, *Neues türkischdeutsches Wörterbuch*, Istambul 1941, p. 65).

Il faut donc peut-être encore chercher. Le mot doit pouvoir être partitionné. Certains auteurs, comme LEFEBVRE (1956, p. 61 et 104) avaient bien remarqué les signes (M 2) placés deux fois, ou séparant bien deux termes selon les textes. Ils pouvaient alors s'agir de deux déterminatifs courants désignant des plantes. Ainsi ce dernier auteur divise l'expression en deux partie (*bddw*, et, *kꜣw*) pour donner sa traduction : « pastèque », et « fruit non entaillé du sycomore », en se fondant sur un article de KEIMER (*Acta Orient.*, 6, 1928, p. 288). Peut-être doit-on reprendre cette idée abandonnée depuis, et, en comparant le deuxième terme à un autre, différent, mais indiquant une partie de plante, c'est-à-dire au mot *qꜣꜣ* « concrétions » et que nous retrouverons à propos du pRamesseum III. B, 20-23 au sujet d'*Acacia nilotica* Willd. Comme pour ce dernier vocable, nous pourrions avoir à faire là, pour une expression *kꜣw*, à une partie intime de ce végétal *bddw*, mais cette fois-ci, et c'est important, de la sève interne ou un suc au cœur *mw* (pBrooklyn § 51c), et non de la gomme extériorisée *qꜣꜣ*. Donc encore moins un marron ou un bourgeon en situations parfaitement externes. Cela doit permettre l'élision grammaticale dans la mesure où le produit de la plante n'est pas extrait mais doit rester confiné au « cœur » du végétal pour demeurer actif. C'est le cas de certaines molécules immédiatement oxydables à l'air libre (comme par exemple la vitamine C). Ce produit est signalé ainsi tacitement comme non contenu, pour cette utilisation, dans d'autres parties comme les feuilles, les racines, ou les fruits. Il ne s'agit pas non plus de le récolter à partir d'une branche ligneuse ( ), mais d'une partie plus fragile et tendre d'un petit rameau, sans doute distal. Peut-être est-il creux et cassant. Toujours est-il qu'il est probablement censé contenir un fluide blanc pouvant être toxique comme un sperme / venin et ne s'extériorisant pas spontanément. Le végétal devra être malaxé dans du lait blanc pour que sa sève s'évacue et se mêle sans encombre pour être utilisée dans cette préparation-test extemporanée. Les signes sont parlants par eux-mêmes, nous pourrons y revenir. Ainsi *bddw-kꜣ* peut rester une unité indissociable jusqu'à sa transformation respectant jusqu'au bout les propriétés internes qui auraient été détruites autrement. L'étymologie du deuxième terme serait alors à rapprocher de la substance émise par un taureau (*kꜣ*) — un taureau rouge ? dont la peau sera retournée ? Dans le pOphiol. de Brooklyn [4], le produit *mw* de cette plante *bdd* (§ 51c) doit venir à bout de la morsure profonde (§ 51b) infligée par la vipère des déserts asiatiques (§ 51a) dont le mâle se nomme très probablement *kꜣ n ꜥm* « le mâle d'Asie » (§ 18 ; § 21) qui est une manifestation de Sobek (§ 18. 1,20). Une variante donne Neith, comme la femelle serait une manifestation de Geb (§ 22. 1,24). Les mentions de ces deux dernières divinités signifient simplement que le patient survivra après un épisode fébrile et les bons soins du médecin. Les divinités peuvent en effet toujours revenir sur les méfaits des traits qu'ils gouvernent. Sobek doit aussi pouvoir guérir avec l'un de ses composants.

Il resterait alors à définir, par une autre procédure, à quelle plante l'auteur du texte veut faire référence. La pharmacognosie doit pouvoir nous y aider (*cf. infra*, 10.2.2.).

(c) / *qjś* / *qꜣś* « vomir » : *Wb* V, 17, 4-6 ; *Alex.* 77.4367 « cracher, vomir » ; *Hannig-Wb* II,2 - 34038 « erbrechen » (vomir) ; *PtoLex.* p. 1047-1048 « to vomit » (vomir) ; *KoptHWb* p. 511 ; VYCICHL 1983, p. 247, *ⲕⲟⲥ *B*. BARDINET 1995, p. 452 « vomir » ; WESTENDORF 1999, p. 435 « erbrechen ». La graphie est différente en pBerlin 3038 - 194. vs. 1, 5d, mais située de la même façon dans la même phrase : *jr qꜣś.ś mś.ś* « Si elle vomit, elle enfantera ». Ce mot est bien distinct de celui employé en pRamesseum IV. C, 8c (*cf. infra*).

10.1.2. pBerlin 3038 - 194. vs. 1, 5-6

Comparer avec : pBerlin 3038 - 193. vs. 1, 3-4.
Parallèles // plante bddw-kꜣ.
Parallèles // lait de femme ayant accouché d'un enfant mâle.
Parallèles // vomissements et vents.

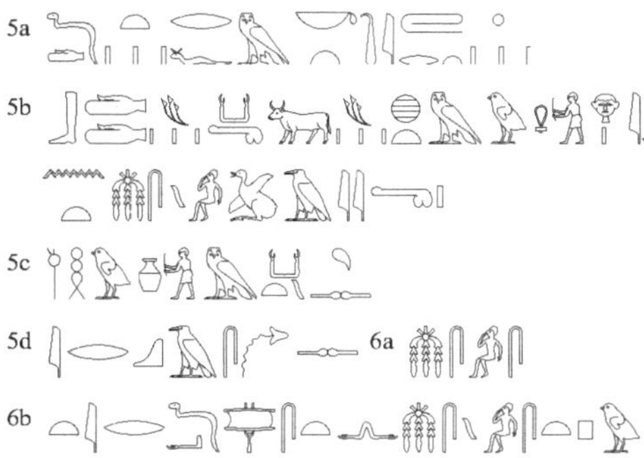

[5a] **Ce qui est (encore) dit comme autre test (a) :**
[5b] plante *bddw-kꜣ*. À malaxer avec du lait d'une femme ayant accouché d'un enfant mâle.
[5c] À verser dans son vagin.
[5d] Si elle vomit, elle enfantera,
[6b] alors que si elle a des vents, cela signifie qu'elle n'enfantera pas.

Notes. — (a) 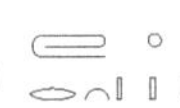 *pẖr.(w)t* « test » : ici le mot ne peut pas être rendu par « remède » dans la mesure où il s'agit là d'un « test », *cf. infra*, 20.1.1. pEbers 808. 95, 1-3, Note (a).

10.2. DISCUSSIONS DÉTERMINATIVES

Notre essai déterminatif est ici synthétique. Il se fonde à la fois sur l'assimilation à l'illustre origine d'un lait particulier dans ce cas normalement dévolu à l'enfant divin, et ensuite, sur la nature et la provenance mythologique du végétal employé avec ce qu'il peut contenir et avoir comme incidence dans cette proposition pronostique. Notons que ce sont ici deux principes « mâles » qui s'opposent.

Il sera peut-être possible d'en dégager une pharmacodynamie discriminative et un axe taxonomique.

10.2.1. Le lait

Pour du « lait de femme ayant accouché d'un enfant mâle » : *cf. supra*. 8.6. Les pouvoirs thérapeutiques d'un lait humain particulier.

Technique. — L'épreuve biologique s'effectue en plusieurs phases : le prélèvement, la préparation du produit de test, l'administration, puis, l'observation suivie d'un pronostic.

- Le prélèvement du lait.

Les deux prélèvements sont probablement à pratiquer chez une femme saine de l'entourage. Cette personne doit être subconsciemment assimilée à Isis, car d'une certaine façon, elle participe activement par ce don au déroulement de l'épreuve divinatoire, et par suite, le garçon qu'elle a mis au monde aussi. Il sera à assimilé à Horus enfant.

— Pour le premier protocole, on peut observer le groupe de signes 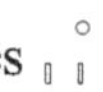 (3b) figurant dans la graphie du premier texte décrivant la forme *per os*. Cela pourrait signifier que le lait mi-solide serait à prélever en cours de succion, de régurgitation, ou qu'il s'agit de récupérer une forme résiduelle gélifiée péribuccale de l'enfant. Cela est possible à l'aide d'un stylet dont une extrémité est aplatie en forme triangulaire (Paris, musée d'Histoire de la Médecine, 89.46.10 : JEAN 1999, n° 10 p. 9, n°1 p. 62). Cette partie pourrait être assimilée à un pubis féminin (*ḥm.t*) reprenant contact avec un enfant et donc à Isis écoutant son fils. Ce lait serait alors le « messager ». Encore un peu de lait peut être recueilli par pression.

— Pour le deuxième protocole, le lait est prélevé par pression manuelle, et recueilli dans un vase 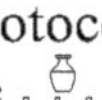 (5b).

- La préparation du produit test.

— Dans le premier test, la plante est broyée dans le lait gélifié. Cela peut se faire à l'aide d'un pilon, mais aussi, pour de très petites quantités de matières comme sans doute ici, avec l'autre extrémité olivaire de l'objet que nous avons cité plus haut. Cette partie, comme le pilon (*ḥm*), peut être assimilé à un emblème masculin (JEAN, LOYRETTE, *ERUV* II, 2001, p. 555-556). Il est encore possible d'ajouter quelques gouttes de lait pour lier l'ensemble et pour assurer une petite « bouchée ». Ainsi tour à tour, les deux représentations assimilées à Isis et au « Taureau de sa Mère » pilent et malaxent la plante *bdd-kꜣ* pour lui permettre d'exprimer sa substantifique mœlle à laquelle elle est intimement liée jusque-là, mais, d'une façon « contrôlée » dans un lait « puissant ». En effet, il se pourrait bien que dans le fond du cratère du médecin propharmacien et aussi théologien, se déroule le premier acte d'un drame dont l'accomplissement aura lieu dans le sein même de la prétendante à la parturition. Il s'agit d'une lutte entre deux principes « mâles » facilitée par le principe « maternel ». En voici une lecture.

Si, comme nous avons de bonnes raisons de le penser, la substance amère et toxique libérée à cette occasion par le végétal représente la semence séthienne (*mw n kꜣ*), elle doit être contrebalancée par une autre semence, double en quelque sorte, c'est-à-dire de la semence-composant de la Grande en Magie, tel un sang blanchi capable de lier la chair d'un enfant, et aussi, du lait substance d'avenir de l'enfant mâle par excellence dont il est question dans notre texte, car, finalement, c'est à lui qu'il revient de donner le signal, à savoir s'il se trouvera bien dans le sein de la femme à tester (*cf. infra*, Théodynamie).

Cela peut aussi expliquer une certaine prudence à utiliser des composés présupposés toxiques et en très petites quantités. Le lait sera de plus, et encore pendant très longtemps, utilisé comme antidote universel.

— Dans le deuxième test, la préparation utilise une plus grande quantité de lait liquide dans un récipient un peu plus important. La libération des substances actives du végétal s'effectue toujours « sous contrôle ». Le tout est destiné à être versé dans le vagin, afin d'être mis au contact des muqueuses et que les composants puissent être absorbés au plus près de l'organe cible. Le mélange doit être considéré comme un peu plus fort.

• L'administration.
— Le premier test emploie une forme interne donnée *per os*.
— Le deuxième test emploie une forme externe administrée *per vaginam*.

On peut penser soit que le médecin préconisait l'un ou l'autre de ces deux protocoles, soit qu'il en ordonnait l'un à la suite de l'autre, le deuxième venant confirmer le premier, — voire apporter des précisions.

• L'observation.

Identique au premier abord dans les deux protocoles, l'observation évoque deux possibilités :

— Soit la femme éprouve des nausées et des vomissements et cela signifie une réaction positive se manifestant par un rejet du mal par les parties hautes.

— Soit la femme éprouve probablement quelques difficultés intestinales se traduisant par l'émission de vents et l'épreuve est jugée négative, car quelque chose se passe mal dans les parties basses.

• Le pronostic.

L'observation est bien menée de la même façon dans les deux protocoles. Cependant, il ne s'agit pas de deux tests strictement identiques dans la mesure où les voies d'abord sont différentes. La succession des deux tests pourrait indiquer une sensibilité particulière de la prétendante selon, précisément, qu'elle réagit mieux à l'un plutôt qu'à l'autre.

Ainsi :

— Une bonne réaction au premier test oral pourrait indiquer que la femme, par une bonne gestation, est accessible à la maternité.

— Une bonne réaction au deuxième test local pourrait indiquer, de plus, que la femme accouchera normalement.

— Une bonne réaction au premier test oral et une réaction plus mitigée au deuxième test local, pourrait indiquer une grossesse normale et un accouchement à surveiller de façon plus attentive.

— Une bonne réaction au deuxième test local et une réaction plus mitigée au premier test oral pourraient indiquer un accouchement normal sans difficulté, mais que la grossesse est à surveiller d'une façon plus attentive.

Dans les deux derniers cas, la durée de la grossesse pourrait s'en trouver modifiée, avec, soit un retard, soit une prématurité. Cependant, comme la déesse, la femme est réputée accoucher d'un enfant viable avant ou après terme (par ex. au dixième mois comme l'indiquent certains textes sur lesquels nous aurons à revenir).

Théodynamie. — Bien que nous ayons déjà, dans le sous-chapitre précédant (bien que consacré à la technique), en partie défloré le sujet, en raison — il faut le rappeler ici — de l'extrême imbrication de la théologie de la magie et de la médecine dans l'esprit égyptien (JEAN 1999, p. 14 et p. 77-78), il reste à en conclure l'application.

Dans le premier test, le lait doit être le « messager » du garçon Horus enfant s'adressant à son « frère de lait » potentiel souhaité et à sa mère postulante en indiquant si le sein receveur est disposé ou non à procéder à la nidification.

Dans le deuxième test, bien que comparable au premier, l'accent est mis sur la disponibilité ou non des voies naturelles de l'expulsion. Le « messager » est plus spécialement ici chargé d'explorer, en connaisseur, le tractus féminin de la postulante avant de la déclarer officiellement apte à l'accouchement et capable récipiendaire.

Dans ce test unique, il vaudrait mieux dire « unifié », par l'expression de la double disponibilité maternelle de son sein et de son sexe, se livre, nous l'avons déjà indiqué, une bataille dont le théâtre se déplace de la cupule du médecin au ventre de la postulante. En somme, deux forces sont mises en présence et leurs résolutions ne s'exprimeront que dans la réussite du chiasma Isis-Horus et femme-enfant contre celui qui voulut un jour empêcher la même résolution positive, celle de la naissance divine, et donc celle d'une bonne grossesse humaine menée à terme et un bon accouchement. La plante véhiculant l'agent même pouvant faire échouer le processus, heureusement compensé par le « messager » allant visiter au plus près les bonnes dispositions initiales souhaitées de la femme. Le verdict sera obtenu à l'issue de cet examen interne par une forme d'Horus déjà médecin éprouvant par ce test la « force » de la femme à lutter pour la vie, la « vie » et la « santé » à transmettre au « fruit de ses entrailles », comme le fit Isis et pour des générations d'Horus vivants, héritiers à leur tour et à qui sont accordés « vie », « force », « santé ». Ce « royal bagage » semble être la condition à remplir dans le principe d'assimilation dieu → roi → homme (déesse, mère, enfant).

Il y a donc « primauté » du lait.

Les deux formes de lait employées dans ces deux tests peuvent également être assimilées au lait d'Isis ayant enfanté Horus dans le contexte de Chemmis. Ce lait représente l'endroit où est puisée la force de réaction de l'enfant divin face au mal. Le fœtus, à l'image d'Horus, ne désirera pas cohabiter avec un mauvais élément séthien et très probablement représenté ici, nous l'avons dit, par la plante *bddw-kꜣ* empêchant sa croissance *in utero*. Il préférera laisser la femme dans cet état, car non naturellement bonne et réceptive. Il peut alors chercher à s'en échapper à l'occasion de vents, ou en empruntant l'un des trous du corps par lequel, mais en sens inverse, les démons peuvent s'infiltrer. Par contre si la femme est jugée, par sa force intrinsèque, apte à rejeter violemment l'élément séthien qui l'encombre en le vomissant, il se retrouve alors bien aise à continuer sa gestation et favorise sa venue au monde comme au sein de la mère Isis protégée par Thot.

Il s'agit véritablement là d'un « test prédictif ». Un bon présage augure alors des grossesses et des accouchements dans les règles, même si dans certains cas (nous l'avons vu), les différents stades physiologiques doivent être plus précisément surveillés, on peut penser à une bonne alimentation, à du repos, et, probablement aussi, à la production optimale d'un « bon lait » à l'aide d'autres analyses (*cf. supra,* 6.3.1.).

Dans le cas contraire, la femme ne mènera jamais à bien une grossesse normale, trop accessible qu'elle semble être à la faiblesse lui permettant d'abriter une forme de mal l'empêchant d'enfanter avec succès.

Muséologie. — La préparation pouvait être versée dans le vagin de la femme avec des conteneurs adaptés tels que par exemple une corne de bovidé à embout (XVIIIe dyn., Louvre, E 14468 bis) [5] ou encore un coquillage effilé orné d'une tête de Thouéris (Coquillage et pierre, Basse Époque, Louvre, N 1328) [6].

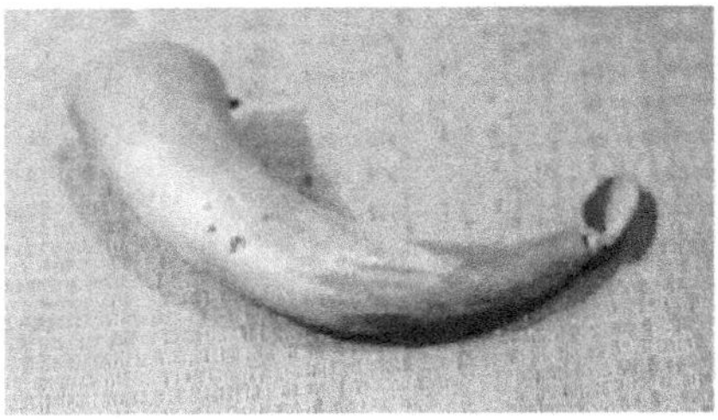

Fig. 38. Corne de bovidé à embout (Louvre, E 14468 bis).

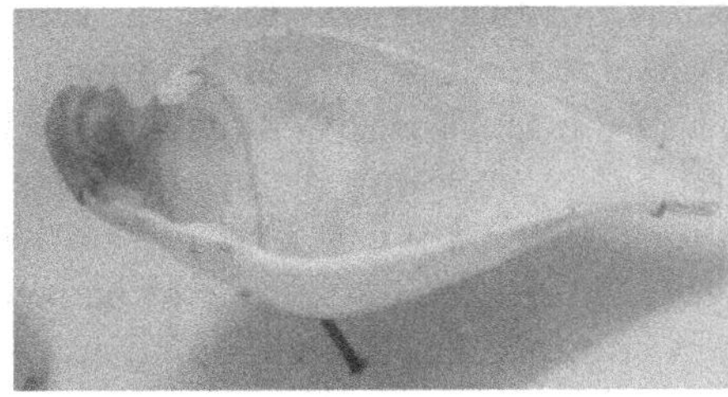

Fig. 39. Coquillage effilé orné d'une tête de Thouéris (Louvre, N 1328).

10.2.2. La plante *bddw-kꜣ*

Théodynamie. — Rappelons que le sperme de Seth donne naissance aux plantes *bdd-kꜣw* dans un épisode où Isis est poursuivie par Seth sous la forme d'un taureau *kꜣ* (pJumilhac III, 4-6 ; AUFRÈRE 2007, p. 83-85) [7].

Le suc amer de cette plante et qui correspondrait alors au « poison séthien » voulant être émis par ce taureau (*mw n kꜣ*) entrant peut-être dans l'étymologie du nom de la plante, s'oppose donc ici au lait doux assimilé à celui de la déesse Isis qui a alimenté un autre « taureau puissant ». La lutte entre les protagonistes est inévitable.

Cette amertume pourrait correspondre à celle de la trompeuse coloquinte voulant imiter des jardins enchanteurs. L'aridité des ouadîs se confondrait alors avec une stérilité féminine ou productrice de mauvais fruits pouvant déclancher des situations morbides. La grande déesse ne pourrait évidemment pas accepter d'accoucher d'un rejeton de Seth — elle concourrait alors sûrement elle-même à sa non-croissance, et la femme par son assimilation aurait à supporter le même traitement. Le traumatisme divin semble assez puissant pour avoir des suites définitives dans le premier texte qui indique ce problème *r ḥḥ* « pour toujours ». La femme ne serait alors plus jamais « libre » de concevoir, c'est-à-dire « vierge » au sens égyptien de l'icône isiaque (*cf. infra*, chap. XIV : Les seins des saintes). Le deuxième texte n'est pas si sévère puisqu'il ne se termine pas par cette sentence péjorative. Cela peut vouloir indiquer, que contrairement au premier test, si la femme réagit de la même façon, elle n'est tout simplement pas encore disposée à enfanter cette fois-ci et qu'il faut attendre des jours meilleurs.

Donc, il y a peut-être bien des issues alternatives pouvant être offertes par d'autres végétaux possédant des principes actifs lipo et hydrosolubles dispersés en solution (5b : 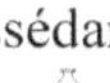) et pouvant, d'une certaine façon, constituer un test biologique.

Hypothèse pharmacodynamique. — Certaines Cucurbitacées sont inoffensives. Elles sont bien connues. Au contraire, d'autres possédent des cucurbitacines toxiques présentes en grande quantité comme dans les graines de coloquinte (*Citrullus colocynthis* [L]. Schrad.), le suc du fruit du concombre d'âne (*Ecballium elaterium* [L]. A. Rich.) et la racine de bryone (*Bryona cretica* et sp.). Ces triterpènes tétracycliques sont des substances amères, cytotoxiques et purgatives drastiques. D'autre plantes contenant des cucurbitacines comme la gratiole (*Gratiola officinalis* L., Scrophulariaceae) sont à la fois purgatives et vomitives [8]. Leurs effets ne sont pas indirects. En donner peut bien provoquer, sans surprise aucune, et à chaque fois, les effets escomptés. Ces plantes ne sont donc pas de bons candidats pour provoquer un effet indirect discriminatif.

En réalité, sur le plan pharmacologique, si l'on cherchait à établir une hypothèse au sujet de cette proposition de pronostic, il faudrait alors admettre qu'une femme n'est plus sensible à un émétique périphérique puis bulbaire (de type céphéline), ou à un émétique central activant directement la *trigger zone* puis le centre du vomissement (de type apomorphine).

Mais alors pour quelle raison, peut-être, pourrait-on envisager une action dopaminobloquante périphérique dans le cas de l'administration d'un apomorphinomimétique, ou quelque chose d'action comparable pour un céphélinomimétique ? On connaît aussi une résistance acquise à certaines molécules, mais par exemple pour l'émétine, cela se traduit en fait par une accumulation toxique.

Notons que la plante *bddw-kȝ* est citée dans le cadre d'un traitement antiparkinsonien associé à une cure vomitive (pEbers 856f. 103. 11-13). Cela serait de nature à privilégier un espace dopaminodépendant, car l'on sait que les agonistes dopaminergiques peuvent entraîner des troubles digestifs tels que nausées, vomissements, constipations, flatuosités...

Pour les effets indésirables de la lévodopa entraînant nausées, vomissements, constipations, flatulences..., voir par exemple un médicament comportant ce précurseur de la dopamine comme le SINEMET ® [9]. Rappelons également que l'apomorphine stimule les récepteurs dopaminergiques (D_1) de l'*area postrema* et exerce un puissant effet émétique. Cette molécule stimule également les récepteurs dopaminergiques postsynaptiques du niveau nigro-strié (D_2). Elle est donc considérée comme un antiparkinsonien dopaminergique. Les nausées et les vomissements sont bien décrits dans les effets secondaires d'une spécialité comme par exemple l'APOKINON ® [10].

Essais de détermination taxonomique. — Des taxons assez archaïques possédant des précurseurs moléculaires pourraient être impliqués dans différentes formulations que nous décrirons prochainement et comprenant (entre autres) de la dopamine, de l'épinine ou de la tyramine [11]. Notons que l'utilisation de tels produits peut engendrer une paresse intestinale secondaire, par la diminution du tonus et du péristaltisme (les contractions spontanées diminuent en fréquence et en amplitude) et provoque une stagnation des matières et la production de gaz intestinaux. Par exemple, le chlorhydrate de dopamine est métabolisé (selon une des deux voies principales) en noradrénaline puis en adrénaline et à leurs produits de catabolisme [12]. Une action sympathomimétique α-stimulante sur le modèle de la noradrénaline (et donc de la tyramine) indiquerait ici une posologie plutôt élevée, ce qui n'est pas toujours évident à discerner dans les textes égyptiens.

Ces effets pourraient être obtenus à partir de certains genêts attestés en Égypte : DE VARTAVAN, ASENSI AMORÓS 1997, p. 152 (Leguminosae, Papilionaceae, Genisteae). Voir aussi les voisins *Genista saharae, Argyrolobium abyssinicum* (QUÉZEL 1958, n° 277, p. 144 ; OZENDA 1958, p. 286-288), et aussi *Genista linifolia* L., *Genista candicans* L., *Argyrolobium arabicum*, A. *uniflorum* (BOULOS, I, 1999, p. 257-258).

Ou de Ranunculaceae : DE VARTAVAN, ASENSI AMORÓS 1997, Ranunculaceae A. Juss., p. 221, R. *repens* et *sceleratus* (?) (QUÉZEL 1958, n° 135-137 ; OZENDA 1958, p. 239-241 ; BOULOS, I, 1999, p. 142-151). Ou de quelques Rubiaceae : DE VARTAVAN, ASENSI AMORÓS 1997, p. 226 (QUÉZEL 1958, n° 277, p. 175-177 ; OZENDA 1958, p. 410-412 ; BOULOS, II, 2000, p. 229-242). Certaines ont des tiges creuses mais elles sont toxiques.

Ou encore, d'un Menispermaceae avec un cocculus : DE VARTAVAN, ASENSI AMORÓS 1997, *Cocculus hirsutus* Diels. p. 80, et *Cocculus pendulus* (J.R. & Forst) Diels., p. 81 (GERMER 2008, p. 229f-230 ; QUÉZEL 1958, p. 135 ; OZENDA 1958, p. 241 ; BOULOS, II, 2000, p. 229-242).

Il est encore intéressant de constater qu'un certain type de ces molécules (dérivées d'ergolines) [13] peut avoir une action hypothalamohypophysaire freinant la sécrétion de prolactine et peut donc en conséquence être actuellement prescrit pour lutter contre cette forme stérilité féminine dépendante. Des troubles digestifs comme les nausées, les vomissements, la constipation et ses répercussions font partie des effets secondaires indésirables et classiques des agonistes dopaminergiques. Voir par exemple ceux qui sont décrits pour un médicament antiparkinsonien oral, et utilisé en gynécologie pour corriger les conséquences cliniques de l'hyperprolactinémie, comme le lisuride [14]. Cette molécule est indiquée dans le traitement de la stérilité liée à une hyperprolactinémie, la galactorrhée et les troubles sévères du cycle menstruel (avec ou sans galactorrhée).

Initialement caractérisés dans l'ergot de seigle (*Claviceps purpurea*), des alcaloïdes analogiques structuraux dopaminergiques pourraient se trouver dans d'autres sclérotes de champignons pyrénomycètes parasitant d'autres graminées. Il faut bien ici signaler la présence en Égypte, de Poaceae céréalières ou non et couramment de Paniceae comme par ex. *Secale cereale* (infectable par *Claviceps purpurea*), ou encore le *Pennisetum* (infectable par *Claviceps fusiformis*) : DE VARTAVAN, ASENSI AMORÓS 1997, p. 210 ; 318-319 ; DE VARTAVAN, ASENSI AMORÓS 1997, p. 191.

Par exemple l'ergotisme a touché l'Éthiopie dans les années 1977-1978 à cause de céréales contaminées, dont 12 % d'orge et 70 % d'avoine sauvage [15].

Notons également que, curieusement, des végétaux supérieurs comme certaines Convolvulaceae sont capables de produire de l'ergosine. Parallèlement, rappelons que pour lutter contre la constipation, des Convolvulaceae comme la scammonée d'Alep (*Convolvulus scammonia* L.), ou le liseron des haies (*Calystegia sepium* L. R. Br.) et contenant des glucorésines purgatives drastiques augmentant le peristaltisme, sont connues depuis longtemps : DE VARTAVAN, ASENSI AMORÓS 1997, p. 60.

De ce fait, il serait logique de voir apparaître un traitement comportant une plante renfermant un tel principe actif. Les Égyptiens auraient alors vérifié en quelque sorte la tolérance et l'efficacité d'une médication capable de lever un handicap de nature physiologique ou pathologique simple et transitoire et cela après un test prédictif tout à fait opérationnel.

Commentaire. — Dans ces deux tests, si la femme est sensible à la plante *bddw-kꜣ* jusqu'à la nausée et le vomissement (manifestation haute de rejet d'un mauvais élément) elle sera réputée pouvoir mener sa grossesse à terme. Par contre si elle présente une manifestation basse avec modification du transit conduisant à la production de vents (tout en conservant l'élément mauvais), elle sera à jamais dans l'incapacité de concevoir d'une façon ordinaire (ou avec risques). Ainsi l'axe que nous venons de décrire n'est pas totalement dénué d'intérêts.

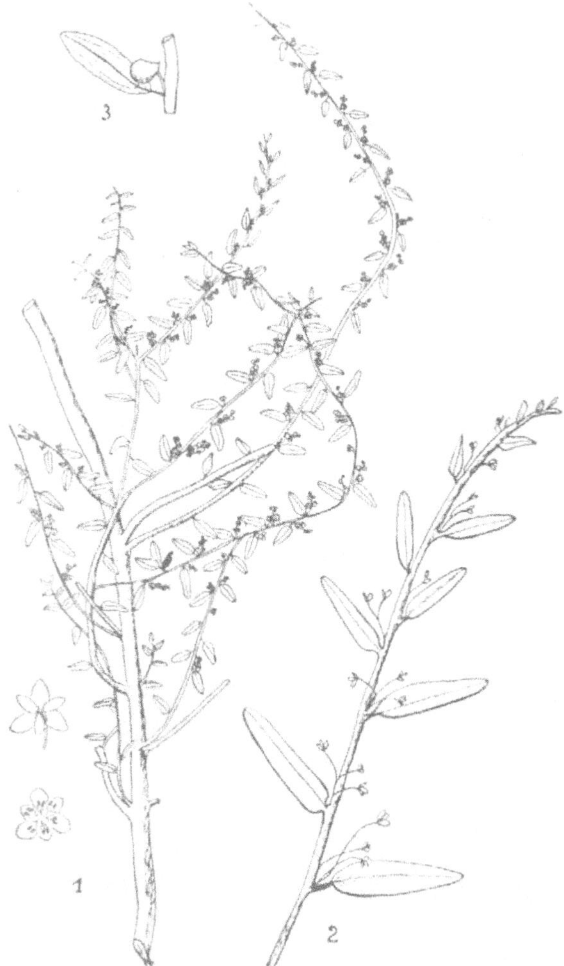

Fig. 40. Fragment mâle et rameau femelle de *Cocculus* (DELILE, *Florae aegyptiacae illustratio*, 1813).

Notes

[1] ATHÉNÉE DE NAUCRATIS, *Le banquet des savants d'Athénée* (éd. M. LEFEBVRE DE VILLEBRUNE, I, Paris, 1789).

[2] PLINE L'ANCIEN, *Histoire Naturelle*, éd. M. AJASSON DE GRANDSAGNE, Paris, XIII, 1832, note 26 p. 188-189, « citrouille » (éd. J. ANDRÉ, Les Belles Lettres, Paris, 1965, p. 26 et note 1 p. 131 : variété de concombre « pastèque »).

[3] GARGILIUS MARTIALIS, *Les remèdes tirés des légumes et des fruits* (éd. B. MAIRE, Les Belles Lettres, Paris, 2002, p. 18-19 et note 1 p. 109).

[4] SAUNERON 1991, p. 13, 16, 76-77, 150, 152.

[5] J. VANDIER D'ABBADIE, *op. cit.*, 1972, n° 580, p. 134-135.

[6] *Ibid.*, n° 51, p. 26-27.

[7] VANDIER 1962, p. 114, et, note 59 p 148.

[8] BRUNETON 1999, p. 759.

[9] Dict. VIDAL, 1996, p. 1450-1452 ; VIDALPRO, (login/pass/molécule)

[10] Dict. VIDAL, 1996, p. 98 ;VIDALPRO, (login/pass/molécule).

[11] On pourra déjà se reporter à l'article et à la bibliographie de : G. GRESSER, L. WITTE, V.P. DEDKOV, F.-C CZIGAN, « A Survey of Quinolizidine Alkaloids and Phenylethylamine Tyramine in *Cytisus scoparius* (Leguminosae) from Different Origin », *Z Naturforsch*, 1996, 51c, p. 791-801.

[12] Par exemple, chlorhydrate de dopamine, DOPAMINE NATIVELLE ® : Dic. VIDAL, 1996, p. 506.

[13] Dérivé de type 8α-amino-ergoline comme le lisuride synthétique. Rappelons qu'un autre composé synthétique, le 2-bromo-α-ergocryptine (bromocriptine) a des propriétés comparables (exemple : BROMO-KIN ® , Dic. VIDAL, 1996, p. 223-224). On peut consulter : I. NINOMIYA, T. KIGUCHI, « Ergot Alkaloids », dans A. BOSSI (éd.), *The Alkaloids, Chemistry and Pharmacology*, Academic Press, San Diego, 1990, vol. 38, p. 1-156 ; et l'ouvrage de : Z. REHACEK, P. SAJDL, *Ergot Alkaloids – Chemistry, Biological Effects, Biotechnology,* Elsevier, Amsterdam, 1990 (pour l'étude et la bibliographie).

[14] Par exemple : DOPERGINE ® , Dic. VIDAL, 1996, p. 507-508.

[15] T. DEMEKE *et al.*, « Ergotism – A Report on an Epidemic », *Ethiop Med J*, 1979, 17, p. 107-113.

CHAPITRE XI

LE LAIT ET LE SANG

11.1 LES FACULTÉS PRONOSTIQUES VITALES DU LAIT ET DU PLACENTA

Nous avons déjà pu observer dans le chapitre précédant l'utilisation d'un lait particulier associé à un végétal et entrant tous deux dans la composition d'un test devant indiquer si la femme était en mesure de mener une grossesse à terme ou non.

Cette fois-ci, nous nous proposons d'étudier, dans un premier temps, un autre test pronostique, mais celui-là vital et concernant l'enfant lui-même. Ce protocole biologique décrit dans un Papyrus du Ramesseum met en œuvre du lait, et, « un sang de naissance solide », le placenta.

Nous en profiterons pour essayer d'analyser le cheminement imaginé par les anciens Égyptiens décrivant les transformations du lait en sang et en chair, — divine, puis, humaine assimilée, viable, — au sein de la mère.

Dans un second temps, nous tenterons d'aborder, aux travers de quelques significations syncrétiques du signe ⊜ (Aa1), ce que ce « passage » libéré ou non, pouvait apporter en matière de pronostic vital.

11.1.1 pRamesseum IV. C, 17-19a

Comparer avec : pEbers 453. 65, 10-12.
Parallèles // placenta de chatte.
Parallèles // substituts / menstruations.
pEbers 808. 95, 1-3.
Parallèles // substituts / menstruations.

17a 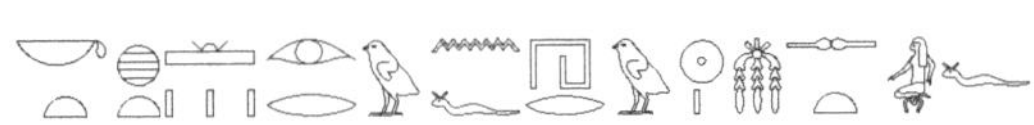

17b 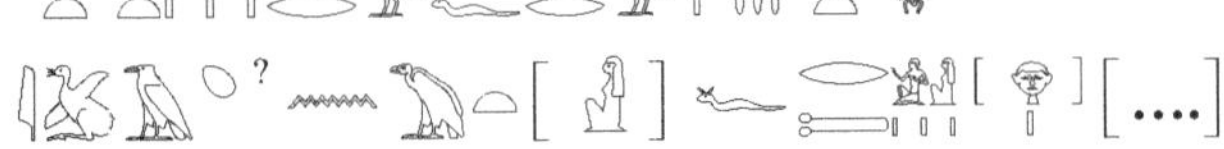

18a 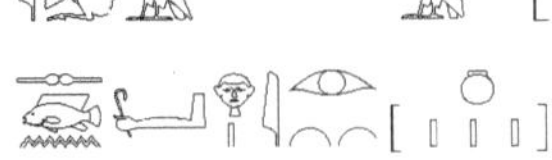

18b 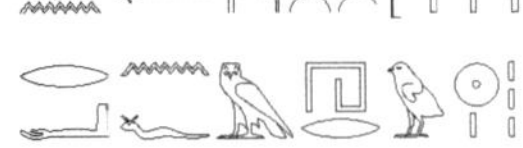

18c 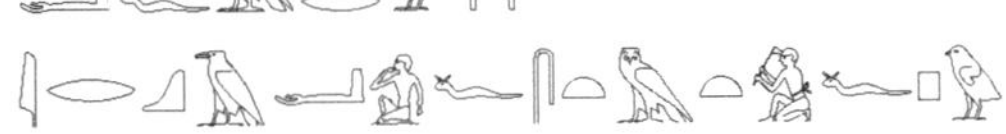

18d [....] 19a 19b

17a **Une autre chose à faire pour lui le jour de sa naissance :**
17b Un (petit) fragment (a) de placenta (b) [....]
18a broyé (c) dans du lait (d) [...]
18b (et) lui sera donné pendant trois jours de suite (e)
18c S'il vomit (f) cela, cela signifie qu'il mourra.
18d S('il) l'[avale], 19b cela signifie qu'il vivra.

Notes. — (a) / *ṯꜣ* : *Wb* V, 341,4 - 342,3 ; *Alex.* 77.4879, « boulette », 78.4622, « perle », 79.3448, (« pion » du jeu de « dames ») ; *Hannig-Wb* I & II,2 - 37535 « Kügelchen, Tropfen » (boulette, goutte) ; *PtoLex.* p. 1156, *ṯꜣw* « drops, pellets » (gouttes, boulettes). La texture presque friable de la face maternelle du placenta (un peu comme un parenchyme hépatique) se prête mieux à une segmentation irrégulière d'un fragment de cotylédon. Il suffit ensuite de prélever un petit débris facile à broyer dans un liquide physiologique.

(b) , *mwt rmṯ*, « placenta », littéralement « la mère des hommes » : *Wb* II, 54, 18 ; *Hannig-Wb* II,1 - 12673 « Plazenta » (placenta). *mwt* : *Wb* II, 54, 1-10 ; *Alex.* 77.1680, 78.1685, 79.1177 « mère » ; *Hannig-Wb* I & II, 1 - 12653 « Mutter » (mère) ; *PtoLex.* p. 419 « mother » (mère) ; ERICHSEN 1954, p. 155, dém. *mwt* « mère » ; *KoptHWb* p. 106 ; VYCICHL 1983, p. 126, ⲙⲁⲁⲩ *S*, ⲙⲁⲩ *B*, « mère » ; comparer en arabe égyptien *umm el-waled* « matrice », litt. la « mère des enfants » ; TAKÁCS III, p. 193-195. *rmṯ* : *Wb* II, 421,9-424,14 ; *Alex.* 77.2380, 78.2400, 79.1749 « les hommes, les gens » ; *Hannig-Wb* I & II,2 - 17851 « Mensch » (les êtres humains) ; *PtoLex.* p. 583-584 « men » (les hommes = l'humanité) ; ERICHSEN 1954, p. 247-248, dém. *rmt* « les êtres humains » ; *KoptHWb* p. 164 ; VYCICHL 1983, p. 172-173, ⲣⲱⲙⲉ *S*, ⲣⲱⲙⲓ *B*, ⲗⲱⲙⲓ *F*, 1. « hommes, êtres humains », 2. « homme, personne mâle, ami, serviteur », 3. (dans une phrase négative « personne »). LEFEBVRE 1952, § 47 « matrice » ; WALKER 1996, p. 269, « placenta » ; WESTENDORF 1999, I, p. 445 « Plazenta ».

S.H. AUFRÈRE, « Le hiéroglyphe du crible à grain et la métaphore désignant le nouveau-né dans l'Égypte ancienne », dans N. GRIMAL, A. KAMEL, C. MAY-SHEIKHOLESLAMI (éd.), *Hommage à Fayza Haikal*, Le Caire, 2003, p. 17-27.

(c) *zjn*, *Wb* III, 425,8 - 426,8 ; *Alex.* 77.3393 (« frotter, effacer », « écraser, mettre en miette »), 78.3336 (« faire disparaître ») ; *Hannig-Wb* I & II,2 - 26252 1. « abwischen, abreiben » (essuyer, frotter) - II,2

- 2. II, 26259 « verreiben » (râper, broyer) ; *PtoLex.* p. 800 « to rub (out) » (effacer). Il s'agit en somme de réaliser un *broyat.*

(d) 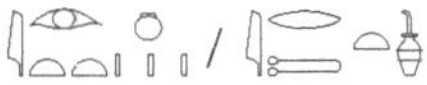 *jrṯt* : *Wb* I, 117, 1-6 (avec la graphie 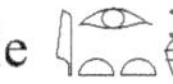) ; *Alex.* 77.0411, 78.0434, 79.0306 ; *Hannig-Wb* I & II, 1 - 3554 « Milch (*Mensch, Tier*) » (lait humain ou d'animaux) ; *PtoLex.* p. 100-101 « milk » (lait) ; ERICHSEN 1954, p. 40 dém. *jrṯt* « lait » ; *KoptHWb* p. 39 ; VYCICHL 1983, p. 46, ⲉⲣⲱⲧⲉ *S*, ⲉⲣⲱϯ *BF*, ⲁⲣⲱϯ *F°* « lait ». WESTENDORF 1999, p. 445, « Milch ». Voir aussi : LEFEBVRE, « Le lait de vache et autres laits en Égypte », *RdE* 12, 1960, p. 59-65.

(e) Lu *m hrww 3* « pendant trois jours ». BARNS, p. 26 ; *Grundriss*, p. 569 ; BARDINET 1995, p. 451 « dans un vase *hénou* » ; WESTENDORF, 1999, I, p. 445, « (in) einem Milchgefäß (*mhr*) (?) » (dans un pot à lait). Notre interprétation semble la plus compatible avec la pharmacodynamie (*cf. infra*).

(f) 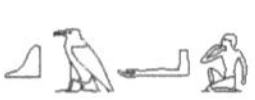 *qꜣꜥ* « vomir » : *Wb* V, 7, 5-16 « ausspeien, ausbrechen » (rendre, vomir) ; *Hannig-Wb* II,2 - 34038 « erbrechen » (vomir) ; *PtoLex.*, p. 1047-1048 « to vomit » (vomir) ; *KoptHWb* p. 57 ; VYCICHL 1983, p. 70, ⲕⲁ- *S* dans l'expression ⲕⲁ-ⲃⲟⲗ *S*, « lâcher dehors » (p. 27). BARDINET 1995, p. 451 « vomir » ; WESTENDORF 1999, p. 445 « erbrechen ». Le mot est différent de celui employé en pBerlin 3038 - 193. vs. 4b et 194. vs. 1, 5d (*cf. supra).*

Théodynamie. — Dans ce pronostic de vitalité du nourrisson, le lait employé est bien entendu à mettre en relation avec celui qui est délivré par les déesses vaches allaitantes, comme Hésat (*cf. infra*, chap. XIII), mais surtout Hathor, puis, Isis-Hathor assurant en quelque sorte la liaison vache-femme pour la validation du processus de ce test. L'origine du lait employé n'est donc pas obligatoirement celui de la mère, dans la mesure où celui-ci est « chargé d'une mission divinatoire » qui aurait bien pu aussi être confié à du lait de chatte avec Bastet, ce qui quantitativement était moins évident, et même de lionne avec Sekhmet, — mais cela était moins facile…

Suivant l'examen ordonné, la « concrétion menstruelle » représentée par le placenta dit « mère des hommes » (*mwt rmṯ*), c'est-à-dire sang « liant/lié » activement par la mère à partir de son propre sang liquide dont la « course » organise les éléments entre eux pour former progressivement l'enfant à naître, représente le substitut, non seulement du processus de densification de la chair en général, mais aussi de son modèle divin. Ce « flux solide » broyé dans du lait, constituant charnel par excellence, est jugé apte à indiquer si le nouveau né est capable de continuer sa croissance.

Cela est extrêmement logique dans la mesure où le lait maternel continue encore, pour un bon moment, à être fourni. Le problème est de discerner ou non si le « sang versé » par la mère a bien rempli son office jusqu'à imprimer son empreinte « liante » à l'image du sang isiaque sur son héritier. Et par suite de vérifier que l'enfant est désormais porteur de ce « savoir-faire sanguin » maternel pour lui-même et assurer maintenant « activement » à la place de sa mère son propre épanouissement, il doit en effet désormais être capable de transformer lui-même le lait en sang et en sa propre chair. Cela correspond pour lui, en quelque sorte, à un premier sevrage, celui du sang. Le sang menstruel, nous l'avons dit, ne réapparaissant plus normalement durant la lactation, il est naturel de le comprendre comme outil et composant du lait, une dissolution de la chair, un flux blanchi. Le blanc, comme pour un œuf représentant la part nourrissante, et le rouge, comme pour un jaune d'œuf, la part active. La part active maternelle « liante » n'est donc plus présente dans le lait, puisqu'il lui manque le « rouge vif ». Il restait donc à se procurer un « extrait vif » pour mener à bien ce test de vitalité. La mère n'ayant plus de règles, il reste le « placenta vif », véritable vestige solide et témoin du pouvoir liant du sang maternel activement destiné à ce travail telle une semence suffisamment intelligente pour « tricoter » un organisme humain, à l'image de sa contre partie masculine, le fluide osirien. À cette occasion, la femme récapitule ainsi en elle-même les principes féminin et masculin prouvant par là son identité solaire tenue de Rê quand il exprime sa puissance créatrice avec sa main, donc avec son sperme et son sang. De fait, la femme est capable de donner naissance à une fille comme à un garçon, — selon deux « plans » complémentaires, deux « patrons ». C'est peut-être pour cela que n'est pas indiqué, dans ce test pronostique, que le lait devait provenir d'une femme « qui a accouché d'un enfant mâle ». Le placenta faisant lui-même œuvre décisive, comme le sang qui le compose possédant donc toute la puissance nécessaire à prouver la transmission de la vie est ainsi habilité, avec le lait, à concourir à réaliser cette « épreuve » en tant que « test biothéologique » plutôt que « magique ».

La croissance de l'enfant lui-même, pour l'occasion identifié à Horus, s'établit grâce à un double processus d'assimilation ; — c'est-à-dire de l'assimilation des « sangs de naissance » à ceux d'Isis, puis des flux solides ou liquides devenus divins, à l'Inondation et le tout dans un contexte solaire, auquel nous aurons à revenir ici même dans d'autres chapitres.

11.1.2. Le processus d'assimilation aux règles isiaques

Nous savons que les corps des dieux pouvaient subir beaucoup de déformations sans en souffrir vraiment [1]. Un peu de la même façon, la physiologie divine n'est pas exempte de ce qui peut paraître comme des « inconvénients » humains, et donc ici, féminins, ils ne sont pas péjoratifs. Par exemple, et en restant dans les *sanguinaria*, voir le sang des suites de couches de Nout annoncée par l'hirondelle rousse et dont nous reparlerons plus loin, et, pour la mère d'Horus, ses menstruations : « Tu as ton sang (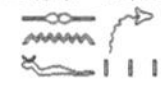 *snf*), Isis » (*LdM* 156) [2]. Ainsi le « sang » de la mère, c'est-à-dire de la contrepartie féminine de la semence masculine dont les Textes des Sarcophages précisent qu'elle a « glissé entre les cuisses (en ce mien nom) de chacal nocturne » (*CT* IV, 181f) et produit une brèche dans l'œuf pour se jeter dans son blanc afin de se couler sur son jaune, littéralement, sur son sang (*snf*) pour se déclarer « Maître du sang (*Nb dšrw*) », le « Taureau du rut » (*CT* IV, 181g-i) et avant de préciser que « c'est l'inondation qui me porte » (*CT* IV, 182 d) [3]. À l'image d'Isis, la mère organise le corps de son enfant à partir de son constituant liquide sanguin en osmose avec son lait (*cf.* JEAN, LOYRETTE, dans *ERUV* II, 2001, p. 560-564, et III, 2005, p. 486-487). Or, à partir de cette notion fondamentale, et du fait de l'interruption des règles au moment de la grossesse et le plus souvent pendant la lactation on peut comprendre que le sang est mobilisé à ces usages. Dans les textes en effet, c'est bien le sang de la mère qui « lie » (*ṯs / mr*) les formes (*tjt*) du fœtus à partir du lait pour parties molles (*cf.* par exemple *supra*, 13.6.3), du sperme pour les os comme la « course » du même sang est bien responsable de leur croissance (Esna, Dendara). Il semble que dans l'esprit égyptien, c'est bien du sang non utilisé qui constitue le placenta, *mwt rmṯ*, littéralement « la mère des hommes » et qu'il faut très probablement comprendre par « (le sang restant) de la mère (Isis) des hommes (Horus-enfant) », c'est-à-dire, « sang inutilisé pour la formation d'Horus » et donc assimilé par suite à celui de la mère non utilisé, pour la formation des rejetons des hommes, et sur lesquels est appelé à régner l'héritier solaire, puis le roi. L'assimilation allant dans le sens divin → royauté → humains, et donc déesse-reine-femme. Ensuite, cette formation « nourricière liante et tricotante » est destinée à être évacuée lors de la délivrance. Et un peu de la même façon, du sang « mis à disposition » pour une éventuelle grossesse mais non utilisé sera périodiquement évacué lors des règles, dans la mesure où il est jugé « périmé » chez la femme, mais pas chez la déesse puisqu'il est réputé « glorieux », c'est-à-dire magiquement, potentiellement actif. Aussi, le « produit féminin » récolté ne doit pas sa force à ses composants biologiques, mais la tire de son illustre origine. Il s'agit là d'un « sang glorieux ».

Les menstruations constituent donc comme une promesse de disponibilité maternelle, un signe de fécondité seulement établi à partir de la puberté et jusqu'à la ménopause, c'est-à-dire limitée à une certaine tranche de vie de la femme en période d'activité sexuelle. Ces éléments positifs permettent d'utiliser cette « sécrétion sanguinolente / semence-composant » cataménial résiduelle en sénologie (*cf. infra* : XX, pEbers 808. 95, 1-3).

Ensuite, le placenta est destiné à être expulsé au moment de la délivrance. Il rejoint ainsi les règles dont il est une « concrétion opérationnelle » durant la grossesse, puis, une « concrétion résiduelle » après l'accouchement. Ce « placenta périmé », peut, puisqu'il est assimilable au sang et au placenta divin, se rapporter à la Grande Crue, et être remplacé dans la pharmacopée égyptienne, mais pour un tout autre usage il est vrai, par un placenta de chatte (pEbers 453. 65, 10-12), elle-même, avec Bastet, icône d'un flux apaisé, bienfaiteur et donc une possible matière médicale.

11.1.3. Le processus d'assimilation à l'Inondation

La déesse Bastet représente, on le sait, la forme apaisée et féconde de la Lointaine, et donc, de l'Inondation. Cette émission d'origine divine correspond bien à une fécondation-fertilisation par libération d'une semence-composant correspondant aux eaux boueuses rougies gorgées de limon à la période des crues. En effet, les principales caractéristiques du Nil en crue étaient son bouillonnement et la couleur rougeâtre de ses eaux. Le rouge étant la marque de son élément fécondateur. Cette montée pouvait aussi se trouver personnifiée par Hathor-Sekhmet-Pakhet-Tefnout [4] et plus tard par Isis [5]. Les textes médicaux nous indiquent que les eaux rougies du Nil pouvaient (comme le sang des règles) être détournées de la fécondation à laquelle elles étaient promises. De ce fait, ce « produit inutilisé » pour cet emploi, pouvait être dévié vers un autre usage, la pharmacopée. Ainsi, par exemple, la réparation par recomposition des chairs brûlées pouvait l'être, à l'image et par substitution de celles d'Horus, en les inondant d'un Nil (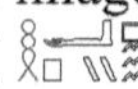 *Ḥʿpy*) coulant entre les cuisses d'Isis (pméd. Londres 47. 41,14 - 15,2 ; pEbers 499. 69, 3-5, et aussi : pméd. Londres 48. 15, 2-4 ; pEbers 500. 69, 6-7).

Tout cela explique que ces propriétés magiques puissent aussi bien êtres transmises par de l'eau issue de la crue que d'un liquide biologique femelle assimilé à la « substantifique moelle » de la mère divine. Fille-mère, la déesse dangereuse s'abreuve en fait de la puissance créatrice léguée en elle par son père-fils et s'avère nécessaire à son perpétuel renouvellement dans des cycles journaliers, mensuels et annuels. Suites de couches, règles et Inondations rythment ainsi la régénération solaire.

En ce qui concerne la mystique de la « fille-mère », nous retrouverons probablement un écho de cette situation dans la Bible (Is 54, 5 ; 62, 4 ; Jer 31, 32 ; Ez 16. 1-36 ; Os 1. 3…). Voir aussi le « mariage mystique » de la Mère de Dieu (*LG* 61 109) et du Christ dans les textes conciliaires (*LG* 53 103). Par exemple on peut voir, sur un diptyque florentin du XIVe siècle, Jésus et sa mère dans l'attitude de l'union nuptiale *dextrorum iunctio* (Museum of Fine Arts, Boston). L'Église est également considérée comme

« l'épouse du Christ » (*LG* 4 16 ; *RD* 8 131 ; *SL* 7 154 ; *GS* 43, 267 ...). Voir encore le Nouveau Testament : « Viens, je te montre l'époux de l'Agneau. » (Ap 21, 9.)

Nous reparlerons de l'accouchement matinal de Nout enfantant le soleil et annoncé par l'hirondelle.

11.1.4. À la jonction des processus

Il résulte, à la jonction des processus d'assimilation aux règles isiaques et à l'inondation, une indication pronostique vitale dont l'enjeu s'accompagne toutefois d'autres propositions dont les échos postérieurs peuvent être encore perceptibles, tout au moins quant à leurs formes thérapeutiques estimées. De plus, une observation attentive mais simple, ne pouvant pas échapper à la curiosité dont étaient capables les anciens, et se portant sur le placenta lui-même, pouvait peut-être, et, à elle seule, résumer les dispositions physiologiques du lait à produire *in situ* de la chair.

Indications historiques. — Le lait et le placenta semblent avoir de tout temps été utilisés comme matières médicales, sans doute parce qu'ils reflètent prioritairement la transmission de la vie et donc son maintien.

• En ce qui concerne le lait :

Nous avons déjà évoqué le lait de déesse et le lait de femme (*cf. supra* chap. VIII-IX-X et *infra* chap. XII et XIII). Le lait sans précision d'origine pouvait être prescrit en interne par exemple contre la toux (pEbers 309. 53, 9-10 ; Hearst 61. 4, 11-12), les quintes (pBerlin 38. 3, 12 - 4, 1) d'un enfant (pBerlin 30. 3,5-6), et encore en lavement, en injection vaginale et en application externe. Le lait de vache, les laits caillés et les crèmes le sont de la même façon. Les Égyptiens employaient aussi du lait de petit bétail, comme le lait de chèvre et du lait d'ânesse. Les auteurs classiques et modernes préconiseront aussi beaucoup les produits laitiers.

Si l'on examine le sein pendant les toutes dernières semaines de la grossesse et immédiatement après la délivrance, on constate que la pression du mamelon fait sourdre un liquide légèrement blanc bleuâtre, le *colostrum*, et cela alors que la région mammaire n'est à ce moment le siège d'aucune modification supplémentaire pendant encore un à trois jours.

• En ce qui concerne le placenta :

Le placenta humain a revêtu une importance particulière dont nous aborderons certains aspects dans le sous-chapitre suivant (11.2). Le placenta de chatte est indiqué dans le pEbers (453. 65, 10-12) contre la chute des cheveux.

Pour Pline l'Ancien (*HN*, XXX, XLIII, § 123), le placenta de chienne mis en contact avec les reins de la parturiente provoque l'expulsion. Le délivre de brebis est utile dans les maladies des femmes [6], comme celui de chèvre et aussi la membrane (*HN*, XXVIII, LXXVII, § 255-256) [7].

Au Moyen Âge, il était question de rendre à la femme sa dépense sanguine en lui faisant ingérer du placenta frais [8].

Au XVIIe siècle, Moyse Charas signale une procédure concernant la distillation de « l'arrière-faix » des femmes [9]. Pour Nicolas Lémery, on préfèrera « l'arrière-fais » qui vient à la naissance d'un garçon. On l'appliquera encore chaud sur le visage pour en effacer « les lentilles ». Distillé au bain-marie, il soigne les taches du visage. Séché en poudre et en interne, il soigne l'épilepsie, hâte l'accouchement et apaise « les tranchées » [10]. Ainsi, « Pour (favoriser l'expulsion de) l'arrière-faix des femmes, il faut avoir de l'arrière-faix d'une autre femme et le rôstir dans un pot de terre après l'avoir bien lavé, puis en faire prendre demy drachme dans du jus de poule, et sans aucun doute l'arrière-faix (ou fécondine) sortira tout à l'instant » [11]. Parallèlement, les indications du sang menstruel selon les auteurs classiques perdureront pratiquement jusqu'au siècle des lumières et pour certaines même plus tard.

Au XIXe siècle, dans les Abruzzes, le placenta était consommé pour procurer du lait aux mères et aux nourrices [12].

Dans le cadre des organothérapies, puis des opothérapies (Landouzy) [13], les extraits placentaires et orchitiques étaient encore préconisés en 1933 contre toutes sortes de maladies [14]. Voir par exemple la poudre de placenta de vache ou de brebis utilisée en cas d'agalactie ou d'hypogalactie seul ou en association avec de la poudre de glande mammaire [15], l'extrait placentaire lyophilisés humain injectable administré seul ou associé à de l'extrait embryonnaire de bovin contre certaines affections dermatologiques, rhumatismales, ophtalmologiques, des artérites, ou le fléchissement de l'état général [16].

En Afrique par exemple, nous avons vu que dans l'aire mandé, la fabrication de certains objets magiques requiert du sang menstruel, du placenta humain ou animal [17]. Pour les Inuits, nous avons déjà indiqué que le placenta et le sang des règles ne doivent pas être maltraités afin de n'atteindre aucun enfant [18].

À voir aussi, il n'y a pas si longtemps, certaines propositions homéopathiques employant les « auto-isothérapiques de sang menstruel » contre l'herpès [19], ou encore de villosités placentaires [20]. En 1967 encore, les extraits de placenta étaient proposés, entre autres, comme médications antiarthrosiques [21]. Les implants placentaires ont même été proposés en ophtalmologie [22]. Les escarres pouvaient être traitées avec du placenta ou des extraits placentaires [23]. On s'en servait aussi pour atténuer les vergetures [24]. En 1973 les extraits placentaires étaient préconisés en injection intramusculaires dans le traitement du psoriasis [25]. La dermocosmétologie utilisait des extraits tissulaires [26], de placenta et même d'embryon [27], « pour rester jeune »[28] ou encore pour lutter contre la chute des cheveux, l'alopécie[29]. On peut citer Le PLACENTAFIL ® (Pharmacopée française) et le PLACENTA LUCCHINI ® (Pharmacopée suisse). L'extrait placentaire humain figure encore, par exemple, dans le dictionnaire Vidal de 1988, en solutions locales et injectables pour ses propriétés eutrophiques et demeure indiqué dans les retards de cicatrisation, les plaies atones, les greffes de cornée, le rhumatisme dégénératif arthrosique, l'amaigrissement, l'hypotrophie, l'atteinte de l'état général en particulier chez le sujet âgé, et même la myopie forte évolutive[30].

Ces pratiques ont été interdites en France et dans les autres pays en raison de possibles transmissions infectieuses[31]. Il faut pourtant bien encore noter la persistance en 2007 de quelques curieuses propositions, telles que « l'isotropie placentaire par transfert optique »[32] censée remplacer l'isotropie homéopathique classique désormais suspendue. Les indications données sont chez la mère : montée du lait, dépression (baby blues), la chute des cheveux, le vieillissement cellulaire. Chez le nourrisson : gastro-entérite, toxicose, déshydratation, fièvre...

Plus sérieux, le zeel est un extrait de placenta de porc, de cordon placentaire de porc, d'embryon de porc, de cartilage de porc, d'arnica, de coenzyme A, d'acide alpha-liponicum et d'extraits de plantes. Ce produit homéopathique est très utilisé en médecine vétérinaire équine dans les mélanges médicamenteux pour mésothérapie. Le PLACENTAFIL ® et le PLACENTA LUCHINI ® étaient aussi utilisés comme cicatrisants en médecine vétérinaire.

En Afrique, les extraits de placenta d'éléphant seraient encore utilisés dans la pharmacopée traditionnelle pour soigner la stérilité féminine[33].

Notons aussi que la membrane amniotique a été utilisée, semble-t-il avec succès, chez les grands brûlés en Algérie dans les années 1996-1999[34].

Anatomopathologie. — Nous reviendrons sur d'autres éléments de l'anatomie macroscopique du délivre à propos du signe 𓐍, comparé au placenta, au crible, à la passoire, à la lune et au tambourin (*cf. infra*, 12.2). Voyons seulement ici quelques détails visibles très facilement à l'œil nu et sans aucune instrumentation particulière après un accouchement normal, puis, un accouchement pathologique. Pour cette raison, nous emploierons ici volontairement les termes visuels des cliniciens du siècle dernier sans différencier les thromboses intervilleuses, les nécroses villositaires ischémiques avec dépôt de fibrine et les infarctus vrais même banals[35].

• Anatomie macroscopique :

En examinant de près un placenta après la délivrance, on constate souvent des taches blanches correspondant à des dépôts fibrinoïdes. Sur la face interne ou fœtale (la plaque choriale) et particulièrement au voisinage du bord, les structures autrefois appelées *infarctus blancs* se rencontrent dans pratiquement tous les placentas.

Le bord du placenta n'est pas toujours mince. Il peut être assez épais dans une variété décrite sous les anciens noms de « placenta marginé » ou « bordé » (*circumvallata*). Le placenta présente entre les deux plaques une bordure en forme d'anneau (anneau obturant de Winckler), qui, par sa couleur blanchâtre, tranche sur le reste de l'organe. Cette partie peut être rompue facilement. On voit alors très bien qu'il existe au niveau du bourrelet un épaississement blanchâtre placé sous l'amnios et constitué, nous le savons maintenant, par un amas de dégénérescence fibrinoïde.

On peut aussi noter une dissémination par infiltration de petits grains calcaires blancs ou gris-blanc sur la face utérine. Ils ne sont pas pathologiques.

Il faut encore ajouter que le liquide amniotique peut se teinter légèrement comme de l'eau de savon, en raison de libération de matières sébacées produites par la surface cutanée du fœtus. Par ailleurs, le liquide amniotique est d'un goût salé, d'une odeur fade, que l'on a comparé à celle du sperme (Tarnier).

• Anatomopathologie :

De nombreux infarctus blancs peuvent recouvrir presque toute la surface de la face fœtale (plaque choriale). Ces taches légèrement saillantes ont la taille de pièces de monnaie. L'épaisseur de la zone blanchâtre au centre peut mesurer un demi-centimètre. Il est constitué d'une série de lamelles fibrinoïdes.

Les infarctus nodulaires approchent, eux, la taille d'une noisette à celui d'une amande. Ils forment des noyaux gris jaunâtre pouvant contenir un petit amas de bouillie jaunâtre.

Il faut savoir qu'à mesure que le terme d'une grossesse normale approche, le placenta « subit » physiologiquement des phénomènes dégénératifs. D'où la présence normale de formations de dépôts fibrineux blanchâtres.

Le placenta « bordé », ou « marginé » selon le deuxième phénomène que nous venons de décrire mais pathologique (de cinq centimètres ou beaucoup plus à son niveau extrême dans la grossesse extra-membraneuse) est plus intense chez les femmes ayant présenté des endométrites avant la grossesse, et ayant souffert au début de celle-ci de menaces d'avortement. Cette anomalie n'est donc pas toujours bénigne.

L'inspection de la face utérine (la plaque basale) peut révéler des granulations calcaires blanchâtres enchâssées dans la caduque et dures au toucher. Elles sont formées de carbonate et de phosphate de chaux et par du phosphate de magnésie. Ces infiltrations sont plus intenses dans les cas où le fœtus mort est retenu longtemps.

Anormalement, le liquide amniotique peut prendre une coloration verdâtre, ce qui est un signe de souffrance fœtale. Cet abandon de méconium, ou d'un peu de sang par des phlyctènes cutanées, pouvait sans doute, selon les Égyptiens, évoquer un « mauvais lait » (*cf. supra*, 6.3.2. pEbers 788.93, 17-18).

Toutes ces choses sont faciles à percevoir au moment de l'examen de la délivrance. Les plaques fibrinoïdes blanches dont nous avons parlé pouvaient simuler, pour les Égyptiens, des « plaques de lait ». Cela peut évidemment et assez facilement faire évoquer un reste de lait placentaire, solidifié ou pâteux, mais normalement constitutif avec le sang liant les chairs fœtales dans la physiologie embryonnaire pharaonique, puis postérieur, comme nous l'avons vu plus haut. Des « restes de sperme » ont également pu être ressentis comme tels dès les temps les plus anciens.

Certains de ces éléments sont accrus en cas de pathologies graves et être concomitants d'une mort fœtale. L'enfant peut alors être réputé ne pas avoir été lié « sang et lait » normalement.

Pharmacodynamie. — Rappelons encore une fois que ces textes correspondent en fait à des vade mecum décrivant des usages censés être déjà bien connus des médecins et capables ainsi d'en assurer une lecture absolue. Par exemple, ici, le texte fautif n'indique pas clairement les quantités requises ni un mode opératoire précis. Simplement, tout cela est réputé connu de tout bon praticien. Et encore de cette façon, si nous optons pour notre traduction (bien qu'elle soit la plus probable selon la pharmacodynamie), il n'est pas possible de dire si la préparation est renouvelée chaque jour, ou même si la fraction placentaire n'est introduite que le premier jour et absente les jours suivants. Il faudra donc s'efforcer de « lire entre les lignes » afin d'en dégager à la fois une exégèse pharmacologique et une exégèse ontologique tenant compte du contexte mythologique. La première ligne de force à reconnaître et déjà, bien entendu, l'innocuité d'une telle administration à un nouveau-né, ce qui semble ici résolu, dans ce contexte bien éloigné de nos habitudes. La deuxième ligne de force consiste à suivre un raisonnement physiologique invariant quelles que soient les époques. Si l'on croise à cette occasion une troisième ligne de force biologique et pharmacodynamique, alors nous progressons un peu, ce qui semble bien être ici le cas. De la sorte, d'un texte pouvant paraître magique au premier abord, nous pouvons entrevoir, parfois, une conclusion biologique.

Ainsi, il vaut mieux lire ici en effet que l'on donnera de ce test « pendant trois jours (de suite) », et, en très petite quantité, car il ne s'agit probablement pas d'une préparation à base de lait maternel, mais plus vraisemblablement de lait de vache. Normalement, le lait de vache doit être coupé d'eau. Ce breuvage devient naturellement de plus en plus acide chaque jour et correspond à la fin à un képhyr de grade 3 contenant moins de lactose mais plus d'acide lactique et d'alcool (*cf.* JEAN, LOYRETTE, *ERUV* III, 2005, p. 444-449). Des réactions comparables se produiraient avec du lait d'autres mammifères, et même de femme. Une très petite quantité de broyat placentaire, voire symbolique, doit pouvoir être neutralisée par les composants chimiques et biologiques de ce képhiroïde et probablement ne pas provoquer de gastroentérite dans ces délais. Cette manœuvre n'aurait d'ailleurs sans doute pas été recommandée par des médecins expérimentés quand on sait l'attachement des Égyptiens à leurs enfants. Cette formule aurait été exclue du canon des écritures. Si donc un nourrisson accepte sans difficulté quelques gouttes de ce liquide, l'enfant est jugé doté d'une solide constitution. En revanche, si cette potion provoque des vomissements, l'enfant est jugé fragile et donc moins apte à la vie. Il est certain qu'un sujet bien-portant ne doit pas vomir spontanément. Si la simple régurgitation se produisant aussitôt après une prise est bénigne, un vomissement vrai peut être problématique. Dans le premier cas, le lait vomi n'est pas encore modifié. Dans le second cas, il est coagulé. Les Égyptiens pouvaient penser qu'il était évacué alors qu'il était en train de se « lier » en chair. Le pronostic était donc très mauvais dans la mesure ou la croissance se trouvait contrariée dans son principe même, eu égard à la présence ajoutée d'une sorte de « catalyseur » devant assurer la réaction dans des conditions quasi « maternelles » (sang + nourriture = chair √ croissance). Si cette réaction ne se produisait pas et entraînait un rejet, la cause était perdue et l'enfant pouvait mourir.

Il est, bien entendu, impossible de faire prendre au nouveau-né une cruche entière de ce breuvage, au risque de déclencher des troubles digestifs importants de type de diarrhées et vomissements, qui entraîneraient une déshydratation importante, et — sans soins appropriés — une issue fatale, d'où notre traduction s'accommodant au mieux d'un texte fautif.

Le test devait être réalisé au doigt, et par succion, ce qui permettait alors de vérifier la qualité de l'éveil et de l'état des réflexes archaïques de succion et de déglutition. Cela correspond tout bonnement à « la mise en route de l'alimentation » concluant aujourd'hui les premières vérifications des fonctions vitales du nouveau-né en salle de naissance [36]. En effet, ce geste peut même être considéré comme un apprentissage. Si le nouveau-né ne tète pas, il est bon d'introduire un doigt dans la bouche et de le remuer sur la langue. Au bout d'un instant la langue doit se creuser et tendre à s'appliquer sur le palais. Cela peut prendre quelques jours et l'enfant saura alors prendre le sein. Dans le cas contraire, sans réaction de sa part à la suite de cela, vers le quatrième ou cinquième jour, les tests doivent être répétés, les choses peuvent se compliquer d'une façon importante, voire, irréversibles.

Les causes de ces malheurs, débilité, malformations, infections buccales ou généralisées, seront évoquées par ailleurs.

Commentaire. — Dans ce passage du pRamesseum, on administre au nourrisson un mélange de lait et de placenta broyé, constitutifs charnels par excellence selon les anciens, et cela afin de juger de son aptitude à continuer sa croissance : s'il vomit il mourra, s'il l'avale, il vivra. Nous ne préjugerons pas ici de l'efficacité de cette épreuve, tout au moins dans sa forme *ex abrupto*, mais nous renvoyons tout de même à la possibilité d'une épreuve globale regroupant des observations pratiques pouvant très facilement et avec un peu d'expérience clinique, être mise en œuvre à l'occasion de cette prescription. La réflexion théodynamique apportant, de plus, un autre éclairage à propos de cette volonté pronostique finalement pas complètement dénuée d'intérêt quant à l'utilisation des « sangs de naissance » dans la pharmacopée égyptienne et dont nous aurons plus loin un autre exemple très important (*cf. infra*, 21.1.1. pEbers 810. 95, 5-7).

Dans le chapitre suivant, nous aborderons la notion de « passage » du lait et du sang à travers le placenta et de possibles liens avec d'autres objets ayant une forme initiale, puis graphique, ainsi qu'une fonction compatible avec l'anatomie la physiologie et la théologie et donc parfois assimilables sous certains aspects médicaux-magiques. Il se peut que ces élément éclairent une autre lecture possible et complémentaire de ce pronostic vital.

Notes

[1] D. MEEKS, « Corps des dieux », *Le temps de la réflexion*, Paris, 1986, p. 171-191.

[2] BUDGE 1898, vol. I *Text*, p. 403. BARGUET 1967, p. 225. FAULKNER, éd. ANDREWS 2004, p. 154 et 155.

[3] DE BUCK 1935-1961, IV, Sp. 334, 181 f-d. FAULKNER 1973, I, p. 258. BARGUET 1986, p. 504. CARRIER 2004, I, p. 800-801.

[4] Chr. DESROCHES-NOBLECOURT, Ch. KUENTZ, *Le petit temple d'Abou Simbel*, Le Caire, 1968, p. 115.

[5] B. BONNEAU, *La crue du Nil, divinité égyptienne, à travers mille ans d'histoire (332-641 apr. J.-C.)*, Paris, 1964, p. 56.

[6] PLINE L'ANCIEN, *Histoire Naturelle* (éd. A. ERNOUX, PLINE L'ANCIEN, *Histoire Naturelle*, livre XXX, Belles Lettres, Paris, 1963, p. 66-67).

[7] PLINE L'ANCIEN, *Histoire Naturelle* (éd. A. ERNOUX, PLINE L'ANCIEN, *Histoire Naturelle*, livre XXVIII, Belles Lettres, Paris, 1962, p. 111).

[8] M.F. MOREL, C. ROLLET, *Le temps de l'enfance. Tradition et modernité des soins aux tout-petits*, Monographie Mustela, Paris, 1998, p. 38.

[9] Moyse CHARAS, *Pharmacopée royale galénique et chymique*, Moyse CHARAS, Chez l'Auteur, Paris, 1676, p. 778 ; chez Laurent d'Houry, II, Paris, 1681, p. 251.

[10] Nicolas LEMERY, *Traité Universel des drogues Simples*, Chez Laurent d'Houry, Paris, 1699, p. 706-707.

[11] Oswaldus CROLLIUS, *Royalle Chymie* (éd. J. Marcel de Boulenc. Chez P. Drobet, Lyon, 1624).

[12] J. GELIS, *L'Arbre et le fruit. La naissance dans l'Occident moderne XIVe- XIXe-siècles*, Paris, 1984, p. 288.

[13] Voir, par exemple, à propos de ce très intéressant sujet : P. DALCHÉ, *Gynécologie médicale. Opothérapie, puberté, glandes endocrines*, Paris, 1915 ; Dr. MOUSSON-LANAUZE, *À travers l'opothérapie*, Monographie des Laboratoires Couturieux, Paris, 1925 ; G. LAROCHE, *Opothérapie endocrinienne. Les bases physiologiques, les syndromes, la posologie de l'opothérapie par les glandes à sécrétions internes*, Masson, Paris, 1925 ; L. LÉVI, *Opothérapie endocrinienne, ses indications journalières*, Paris, 1934. Voir encore les éditions du *Formulaire dictionnaire d'Opothérapie*, Monographies des Laboratoires Fournier Frère, Paris, 1920-1940.

[14] Voir par exemple, la spécialité INOGYL®, Laboratoires du Docteur Debat.

[15] A. GORIS, A. LIOT, *Pharmacie galénique*, 1942, II, p. 1426-1429.

[16] DORVAULT 1987, p. 1079-1083.

[17] J.-P. COLLEYN, « Lalliance, le dieu, l'objet », *L'Homme*, 2004, 2, n° 170, p. 73.

[18] R. DUFOUR, *Femme et enfantement, sagesse dans la culture Inuit*, Québec, 1988, p. 37.

[19] R. ZISSU, « Réflexions sur l'isothérapie. Premiers résultats et indications de l'isothérapie faite à partir de sang menstruel, *Ann Hom Fr*, 1962, 4, p. 10-22. C. GAUCHER, J.-M. CHABANNE, M. BASTIDE, *Traité d'homéopathie*, Masson, Paris, 2003, p. 346.

[20] I.E. RUBINSTEIN, *Homéopathie et isothérapie*, Dossier scientifique, Pharmacie du Pont de l'Europe, Strasbourg, 2008.

[21] J. EXERTIER, F. FRANCON, « Le rhumatisme chronique dégénératif de l'articulation scapulo-humérale, omarthrose et son traitement », *J Med Lyon*, 1967, 48, p. 965-979.

[22] R. JEBEJIAN, G. HAJENLIAN, « Utilisation d'un implant placentaire selon Filatov dans la chirurgie intrasclérale d'un cas grave de décollement rétinien », *Journal français d'ophtalmologie* 11, 8-9, 1988, p. 609-611.

[23] A. ROSSI, « Le traitement de l'escarre », *Développement et Santé*, 84, décembre 1989, p. 4.

[24] E. WETTERWALD, dans L. DUBERTRET, *Thérapeutique dermatologique*, Hôpital Saint Louis, Paris, 1998, p. 319.

[25] J. CIVATTE, S BELAÏCH, M. LARRÈGUE, *EMC*, *Dermatologie*, II, Mise à jour 1973, p. 1454.

[26] Les extraits placentaires figurent encore dans : M.-C. MARTINI, M. SELLIER, *Actifs et Additifs en cosmétologie*, Lavoisier, Paris, 1992.

[27] C. FRANCES, « Principes actifs en dermocosmétologie », *J Med esthétique Chir Dermatol*, 1984, 11, 42, p. 93-97.

[28] L. ALBERT, *Quinze méthodes pour rester jeune*, Paris, 2000. Voir aussi des produits cosmétologiques, comme, par exemple, « Le sérum S à base d'extraits placentaires humains » de Lancaster (années 60).

[29] D. BAKHOS, P. BOUHANNA, « Rôle des micronutriments dans le traitement de l'alopécie androgénique », dans P. BOUHANNA, P. REYGAGNE, *Pathologie du cheveu et du cuir chevelu. Traité médico-chirurgical et cosmétologique*, Masson, Paris, 1999, p. 237.

[30] Dict. VIDAL, 1988, PLACENTAFIL ®, Laboratoires Fisons, Division Gerda, p. 1267 (AMM retiré depuis : Arrêté du 28 octobre 1996, *JORF* n° 260 du 7 novembre 1996, p. 16249).

[31] Arrêté du 18 mars 1994 : Art. 1 « Est interdit la mise ou le maintien sur le marché à titre gratuit ou onéreux des produits cosmétiques et des produits d'hygiène corporelle contenant des extraits de tissus, cellules ou produits d'origine humaine (en particulier des extraits placentaires) » (*JORF* n°77 du 1er avril 1994, p. 4852). Voir aussi les textes de l'UE, des USA ou du Canada (liste mise à jour en mars 2007).

[32] Laboratoire Source Claire (isotropies). Document publicitaire. Industriel non référencé à l'AFSSAPS ni aux listes et procédures de la Communauté Européenne.

[33] D. NILL, *La biodiversité agricole en Afrique de l'Ouest*, Archives de documents de la FAO, Département de l'agriculture, Bamako, et, ONU, Rome, 2004, chap. 3.4.2.

[34] D. MITICHE, B.M. LARBI-DAHOU, F. BOUATOU, M.O. ABCHICHE, A. DJEFFAL, W. MAHLOUS, « Utilisation des membranes amniotiques chez les brûlés. À propos de 25 cas », *Annals of Burns and Fire Disasters*, XII, 1, Mars 1999, p. 23-25.

[35] Nous revoyons aux ouvrages spécialisés : A. L'HERMINÉ-COULOMB, « Examen du placenta », *EMC - Obstétrique*, p. 5.070.C.20 ; R. GABRIEL, G. HARIKA, C. QUEREUX, C. NAPOLEONE, P. WAHL, M. PALOT, « Délivrance normale et pathologique », *EMC - Obstétrique*, p. 5.108.M.10.

[36] C. AMIEL-TISON, « Examen du nouveau-né en salle de naissance », dans D. CABROL, J.-C. PONS, F. GOFFINET, *Traité d'Obstétrique*, Médecine-Sciences Flammarion, Paris, 2005, p. 906-912.

CHAPITRE XII

LE PLACENTA, TEST SANGUIN-LAITIER, LE CRIBLE, LA PASSOIRE, LA LUNE ET LE TAMBOURIN

Pour ce chapitre, nous nous référerons sans cesse à l'article de Sydney AUFRÈRE : « Le hiéroglyphe du crible à grain ⊜ et la métaphore désignant le nouveau-né dans l'Égypte ancienne », dans N. GRIMAL, A. KAMEL, C. MAY-SHEIKHOLESLAMI (éd.), *Hommage à Fayza Haikal*, Le Caire, 2003, p. 17-27. Nous tenterons simplement ici de dégager quelques éléments, qui, comparés à d'autres que nous apporterons et mettrons en relief, pourront concourir à éclairer une lecture plausible du pronostic vital de notre Papyrus du Ramesseum.

Si nous prenons en effet les listes hiéroglyphiques établies dans la littérature, on y trouve de nombreux signes circulaires, qu'ils soient qualifiés d'humain (D 12), de solaires (N 5, 55, 55 B), de lunaires (N 9, 9A, 10, 10A), d'étoile (N 15), d'architecturaux (O 48, 49, 49A, 50), d'agraires (O 50, U 101 [U 102], U 102A), de galettes (X 6, 6A, 6B, 6C, 6D), de tambourin (Y 24), ou de « non classés » comme le signe ⊜ (Aa1), et auxquels il faudrait ajouter des objets circulaires vus de profil (U 102, V 30, V31…). Il est certain que les Égyptiens eux-mêmes pouvaient les intervertir. Le signe du tambourin (NE) ○ (Y 2), souvent indistinct de ◦ (D 12) ou de ◦ (N 33), pouvait devenir une graphie simplifiée ou défective de ⊙ (N5), ⊖ (N 9), ⊖ (N 10), ◎ (O 50), ◌ (X6) et encore de ⊜ (Aa1). Ce ne sont que des exemples.

À côté de ces « simplifications » existaient au contraire des signes très bien travaillés et il sera alors plus aisé de les reconnaître. Cela ne lève pas, hélas ! toutes les ambiguïtés. De plus, les signes de la « famille » ⊜ sont décrits de plusieurs façons en fonction de leur mode de remplissage (horizontal, vertical, oblique, croisé, quadrillé, piqueté…).

Il n'est donc pas très étonnant de voir utilisées ces représentations de toutes les façons possibles et imaginables, les anciens Égyptiens étant très friands de cette façon de faire, jusqu'à user volontairement d'une forme plutôt que d'une autre afin d'induire une idée supplémentaire, une finesse, une allusion théologique.

Nous resterons cantonnés ici au signe, à savoir au placenta, au crible, à la passoire, à la lune et au tambourin. Il serait en effet possible que ce signe les récapitule magiquement tous à sa façon, c'est-à-dire sans perdre sa signification première, si nous attribuons à chacun de ces objets la divinité à laquelle, pour notre texte, il se rattacherait sans encombre. Ainsi le placenta peut être accordé à l'enfant divin, le crible à Anubis, la passoire à Nout, la lune à Thot et le tambourin à Bès.

12.1. L'ENFANT DIVIN ET SON PLACENTA SANGUIN-LAITIER

L'enfant est réputé « divin » en ce sens qu'il est le seul « enfant intéressant » dans le domaine de l'assimilation de « l'enfant humain » à sa divinité opérante, c'est-à-dire « Horus-enfant », en matière médicomagique et pharmacothéologique.

Le signe entre bien dans plusieurs mots désignant un embryon, et, un nouveau-né *ẖ(j)* « garçon », ou *ẖt* « fille ». Sydney Aufrère a mis en évidence dans un autre ouvrage (*L'univers minéral dans la pensée égyptienne*, Le Caire, 1991, II, p. 467-468) le lien placentaire de l'enfant non encore né, avec la graphie-calembour *ẖ(j)⸗ś-dbꜣ(w)* « son enfant-est-prêt (à naître) » (*Edfou* VIII, 72, 5) dans le contexte de « l'enfant encore masqué dans la nuit placentaire » de lapis-lazuli offert à la déesse Hathor (*Dendara* IV, 243,11).

L'embryon étant, selon nous de ce fait, le sujet principal à, *ẖwj* [1] « protéger » dans son « enceinte sécrétante de sa propre substance », ce qui en donne peut-être la double étymologie, le placenta étant ici compris avec la membrane amniotique « voilant » encore parfois l'enfant au moment de sa naissance et avant qu'il soit séparé de l'ensemble des éléments annexes. Le copte donne ϣϣⲓ *B* « parties génitales », « parties naturelles de l'homme et de la femme » (VYCICHL 1983, p. 259). Voir encore l'expression *ẖw* « manière » (*Wb* III, 216, 3-13), *ẖy* « comment (de quelle manière) », *šyy* « espèce, genre » (*Wb.* III, 216,3). VYCICHL indique que pour le développement du sens on peut comparer au latin *genus* « origine, extraction, naissance, espèce, genre », le mot ayant un rapport avec *gignere* « engendrer » : *genitalis*.

Le pEbers emploie bien l'expression « jeune » avec la graphie *ẖ⸗kw ẖꜣ⸗kw* (en ce temps-là j'étais) « jeune et petit » (2. 1, 17b-18a). Voir encore par exemple + dét. 192,1 [2] « le petit du vautour » à allaiter (*Mam. Edfou*, 151), (*Dendara* II, 110) [3], « Fils de Sekhat-Hor, né de Hésat, le musicien parfait d'Hathor. — C'est le fils de Rê (Ptolémée) sur son trône pour inonder le rejeton de son lait-doux. Il est l'image vivante d'Anubis fils de Hésat, seigneur des vaches sacrées, abondant en taureaux de combat. — Réciter les paroles par Ihy le vénérable, fils d'Hathor, l'oiselet du vautour » (Grand calendrier de Dendara)[4].

Si nous regardons bien la locution , *mwt rmṯ*, « placenta », nous voyons qu'elle est composée de deux mots. Le premier, *mwt*, concerne bien la mère, et probablement même initialement, la Mère, *Mwt*, du croupion de laquelle, en vertu d'un jeu graphique, « tomberait » l'œuf divin, l'embryon, « l'enfant intéressant », elle est alors qualifiée de *mwt nṯr* « mère du dieu », le roi, en tant qu'héritier divin, accordera le titre à sa mère. Rien d'étonnant alors que le « deuxième élément », l'annexe placentaire inerte, ait été évincé des théâtres successifs, — divins originels, puis divins terrestres, — des illustres naissances. Ce deuxième élément étant, à la limite, « suspect », mais probablement aussi divinisé car détenteur supposé d'un certain pouvoir, volontairement maintenu à une certaine « distance ». Qu'il s'agisse de mammifères célestes, vache, lionne, ou de femmes, l'enfant demeure « le sujet important », il restera donc naturellement privilégié, et, au moment de la délivrance, « l'autre inintéressant », le « délivre », ne fera déjà plus partie du « modèle divin » de la locution. En fait, chaque élément *ẖ* « jeune », donc chacune des deux parties, dans un premier temps inaliénable, est destinée à *ḫr*[5] « tomber » de la « mère », mais en réalité pour tout un chacun, seule, la partie noble « naît », la suite « tombe ». La singularité ne concerne plus que la seconde partie de la locution, *rmṯ* , c'est-à-dire une « dignité », puisque nous avons maintenant à faire avec « un petit des hommes », alors que, paradoxalement, cette locution désigne l'objet qui sera « écarté » *ḫ3ʿ*[6] dès l'ancien empire, « abandonné ».

En revanche, se peut-il que le divin *spj* « restant » (O 50) ait été initialement « réservé » dans la *ḫr* « tombe royale », de façon à le , *ḫwj*[7] « protéger » à nouveau, enveloppé, dans le *mwt*[8] « cocon maternel » et par analogie dans la cuve-sarcophage *mwt* assimilée aux entrailles de Nout (JEAN, LOYRETTE 2001, dans *ERUV* II, p. 560), l'autre « Grande Mère », afin qu'il puisse participer à une autre « renaissance céleste » et que pour cela son « propriétaire » est encore nourri au même sein « galactique » ?

Dans le Papyrus Ebers (453. 65, 11b) la même expression, avec la même graphie, est accordée au placenta de la chatte destiné à la pharmacopée, même si le *Grundriss* (V, p. 511) ajoute un autre groupe de signes que nous n'avons pas retrouvé sur l'écrit original. Les mêmes formes désigneront par contre l'utérus dans les cas cliniques (pEbers 789. 93,18 ; pKahun 17. 2,25b). La synonymie n'est pas très étonnante et cela pour trois raisons objectives pour l'époque. Premièrement, le sang et le lait de la mère « transpercent » le sein de cette « matrice » afin de se lier en chair embryonnaire. Elle est donc, bien que double, organiquement, dès l'origine, partie intégrante plus qu'accolée, et cela pendant toute la durée de la gestation. Deuxièmement, « l'utérus double », d'une certaine manière comme le cœur, à des réactions propres, capables d'induire un syndrome psychiatrique avec « l'hystérie » (pKahun 9. 1, 27-29) dont les médecins égyptiens sont les découvreurs (JEAN, LOYRETTE 2005, dans *ERUV* III, p. 363-364). Ces impressions en font, en quelque sorte, un même élément anatomique. Ce qui peut, troisièmement, sembler être confirmé comme tel à l'ouverture accidentelle ou *post mortem* d'une femme enceinte, surtout au début. Par la suite, le « décollement », semblera donc libérer une partie de la matrice elle-même. Cette partie-là pourra encore se « mouvoir » indépendamment, et, dans un « geste définitif », accompagner avec le cordon ombilical, le fœtus qu'elle a assisté *in utero*, « dans elle-même », probablement, selon les Égyptiens, dans une « fraction d'elle-même » plus précisément. Ainsi les deux portions utérines vont se  *fẖ* « libérer » l'une de l'autre. Le « bout de matrice migrant » devenant alors le 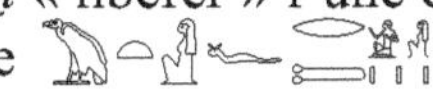 « placenta » prenant le parti de suivre sa « création ». Ce développement éclaire encore davantage la notion égyptienne de « l'hystérie » que nous avons déjà évoquée. La chose est donc assez compréhensible.

• D'une part, « le placenta interne » fait partie intégrante de l'utérus, ce qui place cette graphie dans un contexte clinique. Cette « fraction fonctionnelle utérine » doit exister « potentiellement » en dehors de toute gravidité avant de se cliver, semblant se casser comme une coquille d'œuf dont elle finira par représenter un « éclat » également expulsé par la mère (*mwt*) après avoir rempli son « rôle fonctionnel » et pouvant être symbolisé par le déterminatif (F 51) ne s'agissant plus là d'une « annexe résiduelle » appartenant à « l'Horus », mais de celle attribuée à un « petit de mammifère » allaité au sein, à un « humain » (*rmṯ*).

Si, dans l'esprit égyptien, le placenta reste un « résidu d'utérus » pour l'homme, il doit cependant représenter une « relique maternelle divine » pour l'Horus Vivant désireux d'assurer ses célestes origines d'une façon incontestable. La démonstration anatomophysiologique et politique a bien servi en son temps la théocratie pharaonique. Nous reverrons que bien des reines-déesses-mères aux temps les plus anciens ont dû pouvoir ainsi imposer leurs rejetons comme seuls héritiers légitimes par le sang, le lait et le nom. La théologie se charge de faire admettre la « portion 'spermique' *post mortem* » dans la mythologie avec l'épopée imagée d'Isis et d'Osiris. D'ailleurs, les femmes transmettront le nom. Aussi le « groupe fonctionnel » tardif 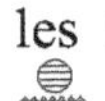 *ḫns*, que l'on pourrait éventuellement décomposer *ḫ+n+s* désignant le « jeune inintéressant » comme « celui de sa mère », indissociable du roi son enfant, « la sienne partie d'utérus », en laquelle ils ont été formés et dont ils sont tous deux issus, en fournirait peut-être la généalogie très anciennement magnifiée par l'enseigne *ḫnsw* [9] R 60 (& R 60A ; Aa 81) pouvant 𓐍𓈖𓋴 *ḫns* [10] « suivre » le roi dans certaines cérémonies, comme il l'a déjà fait le jour de la naissance, un peu comme un 𓐍𓈖 *ḫns* (formes E 177, 177A & E 128) « double » « taureau » le suivrait sans cesse, que l'on retrouve sur des « ivoires de naissance » [11], l'enveloppant, jusqu'à chaque *ḫnś* 𓐍𓈖 « porte », vulvaire féminine, puis, galactique divine, préfigurant bien là une perpétuelle re-naissance. Nous aurons l'occasion de nous pencher plus longuement sur ce sujet.

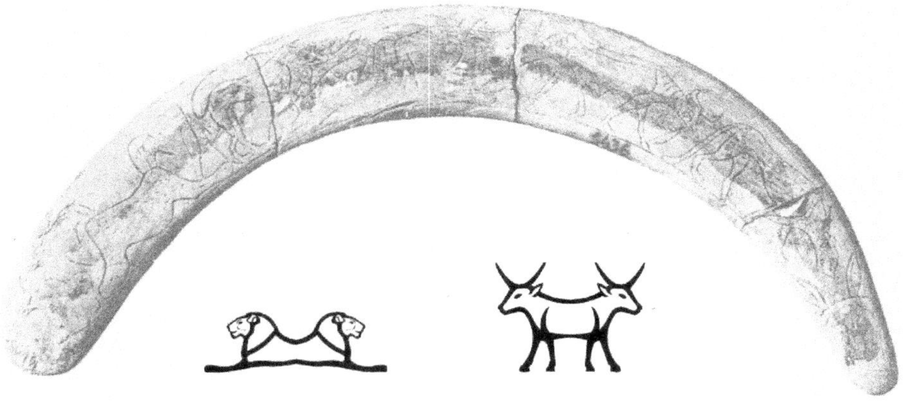

Fig. 41. Ivoire magique (LEXA 1925, III, pl. LI), signe E128 et signe E 177 (selon *JSesh*).

• D'autre part, le « placenta externalisé », lui, doit être estimé avoir quelques « compétences vitales ». On peut donc l'employer dans la pharmacopée, où il faut donner ce sens à la même graphie, que ce soit dans le domaine thérapeutique, ou encore, biologique, avec le test que nous étudions ici. Il peut en outre certainement concourir à guider le roi vers la voie lactée lui montrant le chemin des impérissables. En ce qui concerne la place donnée au « placenta résiduel matriciel » par les parents des hommes, nous renvoyons à nos devanciers. Nous avons bien examiné les situations locales en Égypte, en Afrique du Nord, en Afrique de l'Est et en Afrique Centrale. Il semble toutefois culturel d'accorder maintenant un statut plus personnel au placenta jusqu'à en faire un « double » et même un « ennemi » de l'enfant. Les notions chamaniques sont parfois finalement plus proches peut-être des anciennes croyances ; mais nous ne savons pas encore si un lien réel peut rattacher certaines notions tchadiques d'origine animiste privilégiant une solution comparable à celle que nous venons d'évoquer. La proximité géographique, les anciennes voies de communications et l'ancienneté des ethnies sont des arguments favorables. Chez ces parents « non stressés » les états pathologiques dépressifs sont assez rares, ce qui diminue le champ d'investigation et nous empêche, pour le moment, d'ores et déjà, de nous déterminer tout au moins dans ce champ d'application. Ce lien, si tenu qu'il soit encore, devra sans doute être démontré par d'autres méthodes. Nous reviendrons sur les possibilités de la linguistique à cet égard, en y associant, bien entendu, des moyens d'analyse en matière d'ethnologie comportementale de façon à chercher à savoir si le schéma de pensée de ces populations rejoint ce que nous commençons à percevoir de celui des anciens Égyptiens.

Nous voyons que « l'enfant divin », le « placenta » et le « sein de la mère » sont bien liés au signe 𓐍. (Ce dernier représenterait-il une racine verbale gutturale forte « têtue » *ḫ* et entrant dans la composition de nombre de termes symbolisant le devenir comme encore le sigle 𓐍𓊪𓆣𓂋 *ḫpr* ? Cela est à vérifier).

12.2. Le crible et la passoire

Nous ne ferons ici allusion qu'à la forme du placenta et aux apparences de ses deux surfaces en comparaison avec les structures de ces deux instruments ou encore de corbeilles tressées.

Le placenta humain n'est pas toujours discoïde, il peut présenter une forme ovalaire ou différente. Le diamètre du gâteau est d'environ quatorze à vingt centimètres.

Pour nous, les entrelacs des fibres composant les cribles de toutes tailles peuvent rappeler les faces fœtales et maternelles du placenta. L'insertion du cordon ombilical décline en effet une arborisation artérioveineuse paraissant à première vue entremêlée. Les vaisseaux ombilicaux sont bien visibles en relief et en transparence sur la face interne ou fœtale (plaque choriale). Les artères passent au-dessus des veines et ne s'anastomosent jamais avec elles. Par contre on peut tout à fait avoir l'impression de vaisseaux indifférenciés en recouvrements transversaux pouvant parfois évoquer des lanières de vanneries paraissant circulaires par rapport à des joncs axiaux. La face externe ou utérine (plaque basale) peut, elle, se scinder en sillons plus ou moins polygonaux circonscrivant des îlots de cotylédons. Cette face tomenteuse est friable. Aussi nous pensons que ces observations sont compatibles avec l'aspect d'un treillis grossier et artisanal d'une corbeille ajourée ou d'un tamis, surtout si on en établit rapidement la comparaison et que l'on en garde le premier souvenir. Les plaques fibrinoïdes dont nous avons parlé, et pouvant simuler des « plaques de lait », rappellent aussi volontiers, éparses dans une vannerie, des dépôts de farine, non sans certaines analogies de « pureté » sur lesquelles nous aurons à revenir.

Par ailleurs, les orifices vasculaires de la face maternelle sont bien visibles. Les plus volumineux sont représentés par les abouchements des veines centrocotylédonaires. Plus petites et plus nombreuses sont les artères intercotylédonaires. On peut alors naturellement penser à une passoire. À travers cette passoire, avant de se solidifier, le lait pourrait passer.

Voir aussi une de nos réflexions en *supra* (13.6.1) et que nous résumons ici en partie par commodité : le bout de sein pressé émettant, comme une pomme d'arrosoir, de multiples jets blancs, a été comparé au bout de sein de Nout assimilé à une passoire filtrant du lait, avec peut-être une similitude avec un tamis filtrant le soleil pour être finalement confondus dans un même objet 𓐍 (l'un n'excluant pas l'autre), afin de dispenser la nourriture nocturne (voie lactée), et la nourriture diurne (voie solaire). (La nourriture interne, *in utero*, est peut-être « filtrée » par le placenta).

12.3. LA LUNE

Les familles rurales égyptiennes, comme les paysans de nos campagnes, ont pu croire à l'action de la lune sur les naissances. Ce sont là des observations populaires et les anciens aussi avaient leurs impressions. Les médecins inspirés par Thot en ont fait leur langage, autant que les mois (lunaires) de la femme et auxquels nous aurons à revenir. Les grandes déesses elles-mêmes peuvent se réclamer, nous l'avons vu, du cycle lunaire. Le double aspect sélénique et solaire de l'enfant divin résultant entre autres de l'illustre allaitement est une chose certaine (AUFRÈRE 1991 et 2003).

Il faut aussi se rappeler de l'épisode des aventures d'Horus et de Seth où ce dernier, « enceint » d'Horus (11,1 - 13,5), finit par expulser (12,1 - 13,5) de son front sa « part de féminité » qui ne pouvait pas être représentée par un utérus gravide, s'agissant d'un dieu mâle, mais d'une excroissance ayant reçu le sperme d'Horus, « sperme inutilisé », à l'image du « sang 'cataménial' inutilisé », qui, mêlé à un « lait inopérant » ressemble fort à un « placenta stérile » rassemblant des composés n'ayant pu aboutir à la formation d'une chair enfantine mais douée de l'éclat doré de son géniteur divin. Aussi ce « bout de chair divine » donnera tout de même l'astre lunaire aussitôt ravi par Thot pour s'en faire une couronne, celle-là même qui gouvernera les « mois des femmes » et attirera au-dehors d'elles leurs progénitures à son plein épanouissement. Comme au souverain régnant voulant assurer de sa généalogie, la mythologie accordera le soleil et la lune aux yeux horiens se réclamant héritier du géniteur primordial. Ce qui, d'une certaine façon, « unifie » l'organe solaire en « matrice divine » (*mwt nṯrw*) et « matrice humaine » (*mwt rmṯ*), utérus et placenta stellaires de même nature, un temps caché au sein de Nout et apparaissant selon leur temps, parfois ensemble et annonçant leurs enfants impérissables à l'horizon des hommes.

Il nous faut de plus signaler ici, qu'en cas de naissance gémellaire et dans la situation d'une grossesse bivitelline commune aux placentas accolés, il arrive fréquemment que l'un des deux organes reste rond, tandis que l'autre s'organise autour en diadème et donnant ainsi à ce dernier l'aspect d'un croissant. La forme de l'ensemble est alors tout à fait comparable à un signe ◠ (N 10), à une forme ◎, ou parfois mais plus rarement, au signe ⊖ (N 9).

En revanche, l'aspect en couronne ◎ (O 49A) d'un bord trop important dû à une anomalie d'insertion des membranes avec production d'un gros anneau continu composé d'une substance blanchâtre fibrinoïde (*circumvallata*) nuisant au développement du fœtus, peut être néfaste. Ces cas sont souvent accompagnés d'hémorragies de la délivrance et de rétentions membraneuses. L'enfant peut être mort-né. Peut-elle évoquer une éclipse aux présages incertains ?

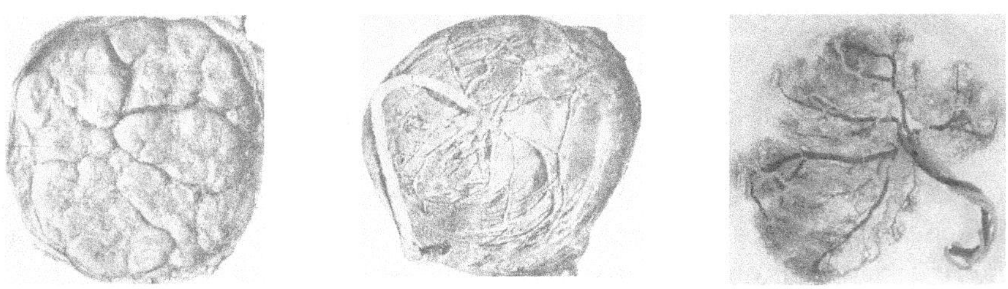

a. Face maternelle. **b. Face fœtale.** **c. Vascularisation.**

Fig. 42. Les faces placentaires.

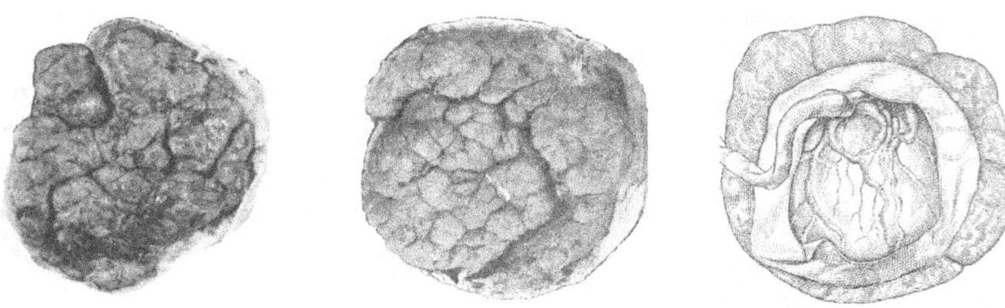

a. Placentas accolés (◎). **b. Placentas accolés (// ◠).** **c. Placenta marginé (// ◎).**

Fig. 43. Les formes placentaires.

12.4. LE TAMBOURIN

Le dieu Bès est souvent représenté jouant du tambourin dans les lieux de naissance. Cette action tonitruante a l'effet d'éloigner les démons, mais nous pourrions aussi émettre l'hypothèse qu'elle favorise aussi la vie, dans la mesure ou le silence est de mort et que tout s'éveille dans des bruissements divers, en particulier les gémissements déchirants d'un enfant à sa naissance. Nous verrons aussi que l'hirondelle rousse, tout éclaboussée des suites de couches de la mère céleste, annonce avec bruit la naissance du soleil. Les textes disent que les hommes en sont « réveillés ». Nous avons déjà évoqué les relations liant le tambourin au pain de naissance, au lait et au souchet et pouvant être présenté par ce dieu (*cf. supra*, 5.2). De plus le « placenta » (réactif biologique) ne serait-il pas ainsi chargé de passer au « crible » (épreuve biologique) le potentiel de vie de l'enfant lié au « sang pétrifié des mois » (lunaires) de sa mère assimilé au grand « flux divin » reçu avec force « tambourins » ? Le nouveau-né est attendu avec autant de joie que la crue. Ce « tintamarre » devant symboliser également une véritable « hiérarchie » ontologique décroissante, du type tambourin solaire *forte* pour les origines du monde, tambourin en sechechets *vibrato* pour les déesses-mères, jusqu'à Isis donnant naissance à Horus s'exprimant en tant que Ihy tintant *decrescendo* apaisé comme le « doux murmure d'une brise légère à travers les roseaux », lui-même force royale héritière pure (*Jḥy-wˁb*) capable de récapituler l'ensemble en remontant l'inondation jusqu'au Noun primordial (*Jhy-Nwnw*).

En effet, le processus assimile ainsi les deux fertilités, c'est-à-dire la concrétion du solide vivant (terre et corps) à partir des liquides sacrés actifs (crue, sang, lait, sperme) par interventions divines secondaires successives et reproductibles (passage de ces liquides au limon noir comme les représentations du corps d'Ihy). Un intervention tertiaire peut alors consister à rechercher les chances de « passages » opérationnelles et efficaces du lait divin à la lumière des orifices du 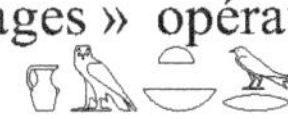 *Ḫnmt-wrt* « grand tamis », Nout étant, nous le verrons, une grande pédiatre (*cf. infra*, pRamesseum III. B, 23-34). Les interventions premières ayant déjà été réalisées en « amont » lors des cosmogonies, le Grand Noun est alors chargé de distiller à sa source terrestre des « gouttes de vies » à l'image les « larmes de Rê » ayant enfanté, selon une des anciennes traditions, l'humanité.

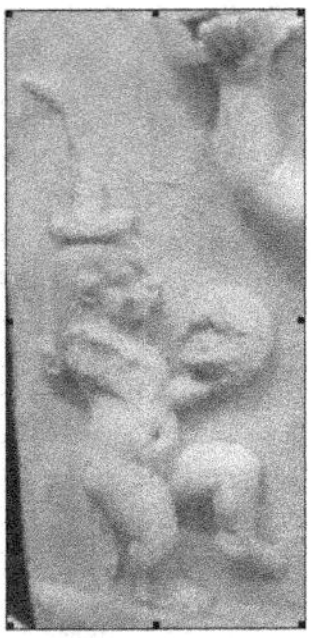

Fig. 44. Bésit jouant du tambourin. (Détail de la stèle du Louvre E 11138).

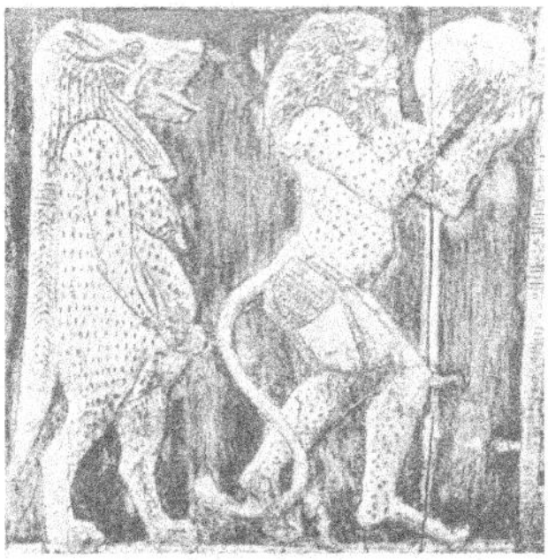

Fig. 45. Bès jouant du tambourin suivi de Thouéris. (Détail de l'appui droit du trône de la princesse Satamon, JE 95342, Musée égyptien du Caire).

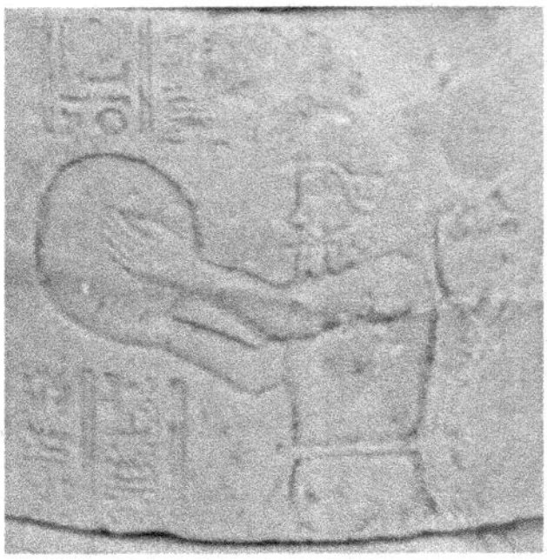

Fig. 46. Bès jouant du tambourin et signe hiéroglyphique correspondant en bas à gauche. (Détail d'un fût de colonne du mammisi du temple de Philae).

12.5. La grande épreuve vitale du Papyrus du Ramesseum

Ainsi, en fonction de tout ce que nous avons dit dans le chapitre précédent et dans celui-ci, les résultats de l'épreuve décrite par notre papyrus du Ramesseum IV. C, 17-19a sont clairs.

Épreuve positive. — Le test biologique est favorable :

• Si le lait est fluide de part et d'autre de la « passoire divine », d'amont en aval et bien « digéré », puis, sans retour, il est réputé entrer dans le « circuit de fluidité » du tube digestif de l'enfant assimilé ici à la « passoire divine », il entre en résonance théologique et dans le processus du vivant, il reflète le pouvoir de vivre (*ʿnḫ-wꜣś*), ces membres sont bien « rassemblés » pour cela. L'enfant garde son lait, il le transforme à son tour en « chair » et en « sang » pour son auto-croissance, « il vivra ».

• Des traces de lait non utilisé, en « surplus », comme du sang, « règles non utilisées », seront visibles dans le placenta « concrétion de sang cataménial et de lait pétrifié ». Ils seront considérés comme le « relief » désormais extériorisé d'une grossesse réussie. Il pourra rejoindre la terre pour, à son tour, la fertiliser.

Épreuve négative. — Le test biologique est défavorable :

• Si après ce « passage » le lait est retourné en grumeaux et reste « bloqué » dans le « tamis divin » auquel le tube digestif de l'enfant est ici assimilé, il y a rupture de charge et la solution de continuité exclue, de fait, la fluidité nécessaire à la continuation du « flux divin » de part et d'autre de la « passoire de Nout », instrument de l'épreuve et symbolisant peut-être également la solidification du lait en sang de substance corporelle placentaire. Cependant, au lieu d'être gardé et transformé en chair et en sang, garants de sa croissance, les concrétions s'extériorisent, elles sont vomies, l'enfant rejette la vie, « il mourra ».

• Des masses importantes de ce lait « impur », car n'ayant pas pu (par faiblesse), ou ayant été « empêché » par une cause pathogène (un démon, un mort, une morte etc...) de se lier en chair, pourront parfois être retrouvées en plus grande quantité dans les placentas d'enfants morts nés. Elles peuvent également correspondre, si l'étiologie est compatible, à des reflets visibles d'états pathologiques du prématuré ou du nouveau-né malade. Il peut encore succomber.

• Dans tous ces cas, l'observation biologique rejoint la traduction théologique.

Et les dieux dans tout ça ? — Si la sentence dépend bien de Nout, *Ḫnmt nṯrw* « Nourrice des dieux », grande pédiatre et professeur émérite d'Isis, nous verrons qu'il est possible que la mère puisse encore espérer que sa conclusion ne soit pas définitive. Ce peut être un effet transitoire. Tout dépendra de l'étiologie. Au moins le test aurait-il signalé un problème entraînant une surveillance accrue du nourrisson qu'il eût été utile. Et comme nous l'avons déjà indiqué, cet exercice peut faire partie d'une politique globale et être suivi d'une thérapeutique d'apprentissage quand cela est possible. Thot peut permettre au médecin de discerner, au vu de cet examen, si une solution est possible, et de poursuivre un allaitement dirigé en bloquant les lunaisons de la femme ce qui doit, dans l'esprit égyptien et non sans une finesse d'observation naturaliste, grandement favoriser la lactation. Bès peut jouer du tambourin suivi de Thouéris (Taouret) comme sur l'appui de chaise de Youya [12], afin d'éloigner les causes de maladie, les visiteurs indésirables contagieux, garder et fêter la venue de l'enfant en compagnie de Bésit avec laquelle il peut distribuer à tous et pérenniser par retour solidaire, une nourriture extra-placentaire au nourrisson par le biais du lait maternel enrichi des dons pâtissiers qui prendront en latin le nom de *placente* et de *placenta*, pour des galettes de « l'après-fait » (par analogie avec « arrière-faix »). Quant à Anubis, en grand connaisseur de toutes les phases de la reproduction terrestre, et de la perpétuation de la vie éternelle, il doit peut-être ensuite veiller à la bonne remise en place anatomique des organes concernés, « au crible » des résultats des pronostics maternels, et, vitaux, cela dès la naissance et pour l'éternité du nouveau-né, y compris de sa re-naissance.

Notes

[1] *Wb* III, 244,10 - 245,22 ; *Alex.* 77.3020 « protéger, garder », 78.2961 (*ḫwj mkj* « accorder l'immunité » à un temple), 79.2166 « épargner, mettre à part » ; *Hannig-Wb* I & II,2 - 22965 « schützen » (protéger) ; *PtoLex.* p. 710 ; CAUVILLE 1997, III, p. 415 « protéger, être protégé » ; ERICHSEN 1954, p. 352, dém. *ḫwj* « protéger » ; *KoptHWb* p. 564.

[2] Déterminatif (indisponible) du petit vautour ou du petit faucon : IFAO 192,1 (DAUMAS 1958, p. 193, note 2).

[3] *Ibid.*, p. 193.

[4] *Ibid.*, p. 202.

[5] *Wb* III, 319, 16bis - 321,5 ; *Alex.* 77.3145 « tomber, être renversé », 78.3100 (*ḫr ḫr* « être étendu sous », *ḫr m* « être jeté dans »), 79.2256 (*ḫr ḥr ḥr* « tomber sur la face ») ; *Hannig-Wb* I & II,2 - 23989 « fallen » (tomber) ; *PtoLex.* p. 745 « to fall » (tomber) ; *KoptHWb*, p. 567, 385 ; VYCICHL 1983, p. 246, ϫⲱⲣ *B*, ϫⲉⲣ- *B*, « détruire », p. 283, ϧⲱⲱⲣ *B* « détruire, dévaster », p. 308 ϩⲱⲣ *S*, ϩⲉⲣ- *S*, « détruire ». — Arabe *ḫarr* « tomber ».

[6] *Wb* III, 227,3 - 228,25 ; *Alex.* 77.2978 (« jeter, abandonner », « rejeter, expulser », *ḫꜣꜥ fdt* « rejeter de la sueur »), 78.2931 (« envoyer » un message), 79.2142 (*ḫꜣꜥ r jwtn* « jeter à terre ») ; *Hannig-Wb* I - 22683 « wegwerfen » (jeter), &, II,2 - 22678 « werfen » (jeter) ; ERICHSEN 1954, p. 345, dém. *ḫꜣꜥ* « jeter, mettre, laisser, abandonner » ; *PtoLex.* p. 701-702 ; *KoptHWb* p. 56, 348, 364, 417 ; VYCICHL 1983, p. 71, ⲕⲱ *B*, ϫⲱ *B*, « mettre, poser, placer », et aussi, p. 284, et p. 296.

[7] *Wb* III, 244,10 - 245,22 ; *Alex.* 77.3020, 78.2961 « protéger, garder », 79.2166 « épargner, mettre à part » ; *Hannig-Wb* I & II,2 - 22965 « schützen » (protéger) ; *PtoLex.* p. 710, *ḫw* « to protect » (protéger) ; CAUVILLE 1997, III, p. 415, *ḫwj* « protéger ». ERICHSEN 1954, p. 352, dém. *ḫwj* « protéger » ; *KoptHWb*, p. 564.

[8] MEEKS 2006, p. 22, note 330 p. 110 « enveloppe maternelle ». Signe ○ (Y 24) var. de (O 50) mis pour O 50 - 403 (p. 347). LEFEBVRE 1955, p. 409 ; GRANDET, MATHIEU 1997, p. 698. L'aire de battage est alors recouverte de grains, piquetée (MALAISE, WINAND 1999, p. 725). Voir aussi les significations *śp* « arriver », et, *spj* « être de reste », « le restant ».

[9] *Wb* III, 300,4 ; *Alex.* 78.3062, 79.2235 « une enseigne » ; ERICHSEN 1954, p. 362, dém. *ḫnsw* ; HANNIG 1995, p. 606 « Chons-Standart » (enseigne de Khons) ; P. BARGUET, « Un groupe d'enseignes en rapport avec les noms du roi », *RdE* 8, 1951, p. 9-19. G. POSENER, « Le nom de l'enseigne appelée 'Khons' », *RdE* 17, 1965, p. 193-195. D. MEEKS, dans U. LUFT (éd.), *The Intellectual Heritage of Egypt. Studies Presented to László Kákosy*, *StudAeg* 14, Budapest, 1992, p. 426, note 33.

[10] *Wb* III, 299, 5-19 ; *Alex.* 77.3116, 79.2234 « parcourir », 78.3060 « se diriger vers (*r*) » ; *Hannig-Wb* I & II,2 - 23722, « durchziehen, durchfahren » (faire passer, traverser) ; *PtoLex.* p. 736 « to traverse » ; CAUVILLE 1997, III, p. 425 (« circuler, parcourir », *ḫns ḫnt* « venir de ») ; *KoptHWb* p. 567.

[11] Voir par exemple : LEXA 1925, III, pl. LI, fig. 86 en haut à droite.

[12] Voir par exemple : LEXA 1925, III, pl. XXXIV, fig. 4.

CHAPITRE XIII

L'ALLAITEMENT ROYAL ET DIVIN

L'allaitement royal rejoint, comme il se doit, l'allaitement divin. Le « lait spirituel » est donné par les déesses, tandis que le « lait-nourriture » est normalement dispensé par la jeune reine-mère assistée de « nourrices » dirigées par des cadres eux-mêmes placés sous la haute autorité d'une femme ou d'un homme titulaire de la distinction du même nom. Nous ne ferons que signaler ces fonctions, comme nous n'indiquerons ici que pour mémoire et exemples seulement quelques notions représentatives de la symbolique royale et divine. Nous renvoyons pour cela aux ouvrages et articles spécialisés.

13.1. La nourrice royale

On connaît l'importance de la *mnꜥt nswt* « nourrice royale », 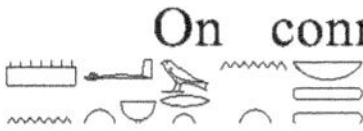 *mnꜥt wrt nt nb-tꜣwj* (ou encore *mnꜥt nb tꜣwy*, *mnꜥt n sꜣ nswt*, *mnꜥt n msw nswt*). Voir aussi le titre de *šdt-nswt* [1]. Dans la famille royale, chaque nourrisson princier devait avoir sa nourrice. Elles étaient dirigées par les *mnꜥwt wrwt* « grandes nourrices » avec, à leur tête, la *mr mnꜥwt wrwt* « grande intendante des nourrices » (*Urk.* IV, 418). Les rois sont parfois représentés sur les genoux de leur nourrice, comme Maïa (*Bub.* I.20) « celle qui a nourri le corps du dieu » Toutânkhamon [2]. Voir encore celle qui est représentée dans la tombe de Kénamon (TT 93).

Au début de la XVIIIe dynastie, nous trouvons les *mnꜥwt ḥmt nṯr* « nourrices des épouses du dieu », avec, par exemple, la dame Ray qui était *mnꜥt nt ḥmt nṯr Ỉꜥḥms-nfrt-jry* « nourrice de l'Épouse du dieu Ahmès-Nefertari » [3] (épouse d'Ahmosis et mère d'Amenhotep Ier). Voir aussi Méryt, nourrice de la fille du pharaon (TT 63).

13.2. L'allaitement d'un dieu

Un dieu-enfant pouvait avoir une nourrice choisie dans le clergé. C'est le cas par exemple de la prêtresse Merytamon, qui à la XXIe dynastie était *mnꜥt n Ḫnsw-pꜣ-ẖrd* « nourrice de Khonsou l'Enfant » [4]. Au même moment Nedjemet, épouse d'Hérihor, prenait le titre de *mwt-nṯr Ḫnsw-pꜣ-ẖrd* « mère du dieu Khonsou l'enfant »[5]. Nedjemet, portait également le titre de *ḥryt mnʿwt nt Mwt* « supérieure des nourrices de Mout »[6]. Dans ce cas, la Mout terrestre semble rendre à la divinité un juste retour des choses pouvant être considéré comme un apogée pour elle-même, dans le sens d'un service rendu, et voulu pratiquement, « entre deux déesses ». L'*ḥmt-nṯr* « Épouse du dieu », manifestation divine, tend, par cet auguste geste, à se retrouver par le fait — sœur — (divinité de lait) puis incarnation suprême en tant que « mère de lait » (chair de la divinité) apte à remplir les fonctions sacerdotales de *mwt-nṯr* « mère du dieu ». Ahmès-Nefertari a probablement été une des premières à porter ce titre.

13.3. L'OFFRANDE DU LAIT

Les *Textes des Pyramides* où il est question au moins deux fois d'offrandes de « deux coupes de lait sacré » (89b) et représentant sans doute deux seins divins, donnent *Jꜣtj* « Iati »[7] comme divinité nourricière du roi défunt (131d / F 76)[8]. Il s'agit bien là du lait personnalisé. Cette forme devient masculine à Deir el-Bahari, à Dendara et à Philæ. Il est couronné d'un bol surmonté d'un pot à lait : , mais ses mains sont vides d'offrande, un peu comme s'il se suffisait à lui-même dans la mesure où il « est » la chair divine qui se nourrit d'elle-même.

Également présent à Deir el-Bahari, le « vacher divin » *Ṯnj*[9], tient dans ses mains à Karnak, un signe *ʿnḫ* et un septre *wꜣś*, *ʿnḫ-wꜣś* étant aussi un des noms « dynamiques » du lait (*cf. infra*, 13.6.3).

Dans l'île de Biggeh, des libations de lait devaient être versées sur les tables d'offrandes entourant le tombeau d'Osiris. L'offrande du lait par le roi aux dieux est bien connue. Par exemple, au mammisi de Philæ « le dieu bon, le fils de la vache Hésat, qui a été élevé dans les marais du Delta, qui fait une libation de lait pour son père et régénère son corps ». Ici un Ptolémée offre le lait revivifiant à Osiris en tant que son propre fils et fils d'Isis. À Kôm-Ombo, tout de suite après le chant du matin vient l'offrande du lait : « je t'offre le lait-blanc qui est dans le pis des vaches nourricières d'Hathor. » Nous renvoyons à DAUMAS 1958, p. 167-206.

13.4. L'ALLAITEMENT ROYAL

L'allaitement royal est figuré aux trois moments-clés que sont la naissance, le couronnement et la promesse de résurrection. À sa naissance le roi est immédiatement pris en charge par les déesses nourricières afin de lui prodiguer leurs divins constituants nécessaires à sa croissance en tant que dieu[10]. Au couronnement, toute la chair du pharaon est alors consacrée et reconnue comme celle d'un dieu accompli, il est désormais capable de nourrir lui-même l'humanité en tant que « Nourrice des hommes » [11]. L'allaitement se renouvelle à sa mort afin de maintenir ses chairs divines pendant le passage, et enfin lui assurer son rajeunissement et sa résurrection [12].

13.5. REPRÉSENTATION DE L'ALLAITEMENT ROYAL

Dès l'époque des Textes des Pyramides, l'allaitement du roi est prodigué par les grandes déesses comme Isis, Nephthys, Sekhathor (*Pyr.* 1375 c). L'allaitement est même assuré par la déesse-scorpion Serket (*Pyr.* 1427 c-d). Symbole des briques de l'accouchement, la déesse Meskhenet pouvait se muer en quatre déesses allaitantes : la Grande (Nout), l'Aînée (Tefnout), la Belle (Isis) et l'Excellente (Nephthys) [13]. Les sept Hathors pouvaient parfois jouer ce rôle [14]. Depuis, beaucoup de reproductions nous montreront ces scènes comme l'image d'*Isis lactans* apparaissant dès le Moyen Empire, et elles perdureront. Voir par exemple celle qui provient de Tanis (Musée égyptien du Caire, CG 39324 = 30555) [15].

À partir du Nouvel Empire, les représentations du pharaon allaité par une déesse deviendront assez fréquentes. Amenemhat III sur un pectoral (musée de Beyrouth) est montré se nourrissant directement au pis de la vache Hathor. Une peinture montre Thoutmôsis III dans son hypogée de la vallée des rois (n° 34) tétant Isis sous sa forme de sycomore. Amenhotep III est représenté se faisant allaiter par la déesse-cobra Rénénoutet « Maîtresse du grenier » dans la tombe de Sourer (TT. 48). Un pendentif en or représente Toutânkhamon allaité par la déesse-cobra Ouret-Heqaou « la Grande Magicienne » figurée avec des bras, une tête et une poitrine de femme (Musée égyptien du Caire, Cat. Carter n° 108c). Dans la grotte d'Horemheb, au Gebel-Silsileh, Thouéris est figurée sous une forme féminine allaitant celui qui allait devenir roi. Séthi Ier est allaité par Mout en Abydos. Ramsès II est allaité par Isis et Anoukis à Beit el-Ouali. Une amulette en faïence siliceuse bleue de la Troisième Période intermédiaire nous montre une déesse Hathor à tête de vache assise sur son trône et allaitant l'enfant-roi (Paris, musée du Louvre, n° AF 2744). Plus tard, Darius est allaité à Hibis dans l'oasis de Kharga. Ce thème revient sans cesse à tous les règnes.

La déesse Hathor figurant sur la face externe du mur d'enceinte d'Edfou porte le beau titre de 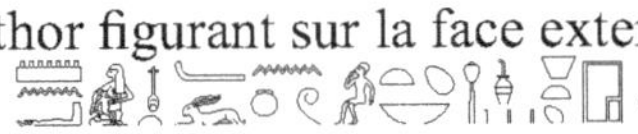 « Nourrice parfaite, jeune fille, Dame du lait-blanc, maîtresse de la Demeure-de-l'engendrement » [16]. À Dendara, la vache divine Ouryt est déclarée 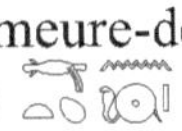 *šdt* [17] *n Rʿ* « Nourrice de Rê » [18]. D'autres déesses vaches comme Sematouret et Hesat fournissaient également leur lait.

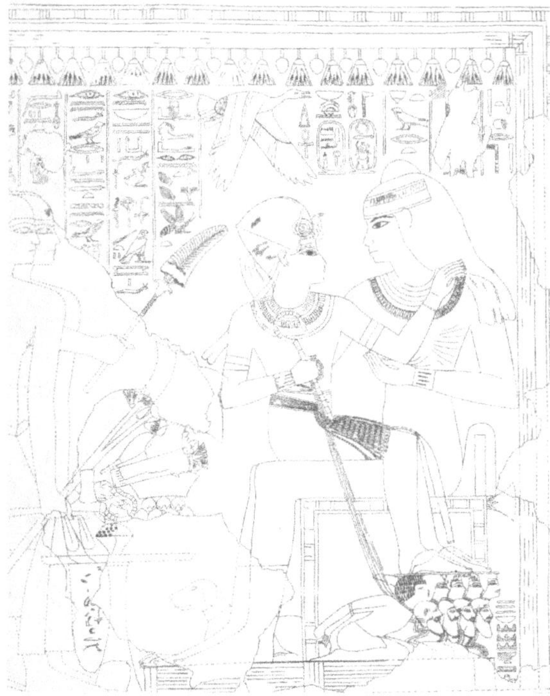

Fig. 47. Amenhotep II sur les genoux de sa nourrice (tombe TT 93 de Kenamon, d'après N. de Garis Davies, pl. IX).

13.6. LA LACTATION DIVINE

La lactation divine a une physiologie particulière entraînant pour le lait des pouvoirs spécifiques. Ainsi les capacités rayonnantes du lait de la fille de Rê, sous toutes ses formes, seront rejointes par celui des autres déesses-mères, des madones et des saintes locales de toutes sortes censées favoriser la lactation humaine. Nous aborderons ces dernières au chapitre suivant dans la mesure où les mères et les nourrices, pour se hausser à la même pureté, seront priées d'adopter des usages virginaux dont l'ancienne Égypte avait, semble-il, su faire l'économie. Les femmes de l'ancienne civilisation se trouvaient plus libres que leurs futures consœurs et préludaient déjà une certaine modernité symboliquement inaugurée par les déesses solaires et dont les mères se voulaient être le reflet.

13.6.1. Le sein astral

Nous avons déjà abordé les tubercules sébacés circulaires de *Morgagni*, la pigmentation aréolaire et le téton dans l'anatomie du sein (*cf. supra* : 3.2. *L'enveloppe cutanée*). Les mêmes détails morphologiques prennent évidemment chez la déesse une signification particulière dont les femmes ont pu d'ailleurs se trouver auréolées. Tous ces détails anatomiques sont parfois bien représentés, comme sur le sein de Nout dans la tombe de Ramsès VI (XXe dyn.), ou encore de Nout au sycomore dans la tombe de Nakht (TT 52) à Cheikh Abd-el-Gournah (XVIIIe dyn.). Cette représentation peut être comparée avec le signe solaire N55 [19], utilisé par exemple dans 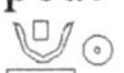 *wpš* [20] « rayonner » à Esna (*Esna* 331,8) [21]. Nous avons déjà noté qu'à l'Ancien Empire, le bustier féminin pouvait être orné de motifs concentriques comme ceux qui sont représentés sur la poitrine de la femme de Sekedkaou dans un groupe familial de la Ve dyn. trouvé à Saqqâra et conservé au Musée égyptien du Caire (n° CG 101). Méryt, épouse de Sennefer, dévoile son sein aréolé et auréolé seulement au moment de sa purification par le prêtre-*sem* (TT 96 A-B) [22] à Cheikh Abd-el-Gournah (XVIIIe dyn.), elle tient alors tous les attributs hathoriques.

Le contrepoids du collier *menât* de la vache Hathor représenté sur un ostracon ramesside provenant de la tombe n° 9 de la Vallée des Rois porte un sein rond assimilable à un disque solaire ☉ (Musée égyptien du Caire, CCG n° 25092).

Ce rayonnement péri-circulaire solaire doit pouvoir aussi correspondre à un halo lumineux lunaire et à l'aspect à la fois sélénique et solaire de l'enfant à allaiter.

Le bout de sein pressé émettant comme une pomme d'arrosoir de multiples jets blancs a probablement été comparé au bout de sein de Nout assimilé à une passoire filtrant du lait, avec peut-être une analogie avec un tamis filtrant le soleil pour être finalement confondus dans un même objet ⊜ (*cf. supra*, 11.1.4. Commentaire p. 189 puis chapitre XII), l'un n'excluant pas l'autre, afin de dispenser la nourriture nocturne (voie lactée), et la nourriture diurne (voie solaire). La nourriture interne, *in utero*, étant peut-être « filtrée » par le placenta.

Le sein pendant de certaines représentations est, bien entendu, un gage d'abondance. Voir par exemple celui de l'hippopotame femelle du plafond astronomique de la tombe de Senmout à Deir el-Bahari (XVIIIe dyn.), ou de Séthi Ier dans la Vallée des Rois (XIXe dyn.). Mentionnons aussi les seins de Nout présentant le soleil dans la tombe d'Amennakht (TT 218) à Deir el-Médîna (XIXe dyn ou XXe dyn.), ou encore de Khabekhnet (TT 2) également à Deir el-Médîna (XXe dyn.).

Pour les valeurs *ânkh-ouas* comme synonyme de « lait » à l'Époque gréco-romaine, nous renvoyons à l'article de Chr. DESROCHES NOBLE-COURT, *Courrier du CNRS*, numéro spécial de juin 1979, p. 9-17.

13.6.2. Le lait de déesse

D'autres expressions désignant le lait sont plutôt en rapport avec une divinité qui allaite, comme Isis, *jn ꜣs.t* *snq* [23] *=s ṯw* « c'est Isis qui t'allaitera » (*CT* I, 280j) ou encore, comme à Edfou [25], une *šd n šdyt* [26] « allaiteuse » (où *šdyt* bénéficie d'un jeux de mot avec *šṯyt* « le reliquaire »).

Le lait d'Isis peut être qualifié de *bšꜣ* [27] : *bsꜣw* « (toute forme) de laits des seins de ta mère Isis » (*Pyr.* 1873). Et beaucoup plus tard, de *zpwt* [28] « essence » (26,5), ou encore *mnqt* [29] au mammisi de Kôm-Ombo (26,6-7).

Pour *ḥḏt* [30] « lait » dans, par exemple : *ḥḏt Ḥzꜣt* [31] « le lait d'Hésat », se reporter à l'allaitement de Ptolémée III par les déesses vaches Hésat et Sékhathor au mammisi de Philæ [32]. Voir également le mot *ḥḏw* [33] « lait » (*Philæ* 2799, 1013 ; *Dendara* VIII, 77, 12 … 62, 2).

D'autres fois, les liquides laiteux, dont le lait lui-même peut se dire *ḥsꜣ* - *ḥzꜣ* [34].

Le , « lait-blanc » (*Philæ* 199) [35], peut aussi être qualifié de *bꜣq* [36] *bꜣḫj* [37] *bnr* « clair, luisant, et doux » (*Philæ* 100) [38]. À Edfou, il est aussi qualifié de (pour) *sšp* [39] « lumineux » [40].

Enfin ce lait « n'a pas de défectuosité », *ḫryt-ꜥ* [41] (Edfou) [42], il est « pur » (Dendara, Mam. Nectanébo) [43].

L'eau *mw* elle-même, peut servir de métaphore pour le lait : l' « eau fraîche qui est dans la poitrine de ta mère » (*Edfou* I. 482).

Les Hébreux utilisent l'image de l'allaitement pour décrire la tendresse et les soins attentifs de Dieu pour son peuple, et spécialement dans le cadre de la sortie d'Égypte (Nb 11,12). Aussi dans la Bible, le lait est-il associé à la Terre promise « de lait et de miel » (Ex 3, 8 ; Lv 20, 24 ; Nb 13, 27 ; Sir 46, 10…), ainsi qu'à la venue du Messie (Gn 49, 8-12) puis à la consolation et au salut qu'il procure (Is 66, 11).

N'oublions pas que la voie lactée émane du lait tombé du sein d'Héra alors qu'elle nourrissait Héraklès.

13.6.3. L'action physiologique du lait de déesse

D'une part, le lait abroge éternellement la faim et la soif (*Pyr.* 381-382), voir par exemple le pRamesseum III. B, 14-17, *cf. infra.* 13.6.5. D'autre part, il est un constituant corporel divin par excellence. Il est dit par exemple sur l'encadrement de porte du sanctuaire de Nectanebo à Dendara [44], qu'Hathor… au moyen de son lait-blanc « fait pousser (*wꜣḏ.n.s)* son fils en pousse (*wꜣḏ*) de Chemmis » ; il s'agit bien entendu d'une définition de la croissance de l'enfant divin. Anubis, fils de la vache céleste Hésat (*Mam. Edfou* 163) et « seigneur des vaches laitières » (*Edfou* VII, 285 ; *Dendara* II, 105, III, 69, 99), déclare dans un texte du mammisi de Dendera : « je bâtis ses membres à l'aide de lait *ꜥnḫ-wꜥš* » (111, 1-2). Par suite, un des autres noms d'offfrande du lait,  « la vie-stabilité », est bien à prendre d'après Fr. Daumas [45], au sens physique de « santé solide ». Ce breuvage donne donc vie et constance dans le développement de l'enfant divin auquel s'assimile le souverain.

13.6.4. Les pouvoirs thérapeutiques du lait de déesse

La blancheur du lait, d'où le mot 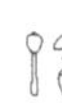 *ḥḏt* (*cf. supra*), suggère la pureté [46], et, à son image, il purifie de toute maladie. Il est l'ancêtre de toutes les panacées, d'où son importance fondamentale dans le domaine de la pharmacothéodynamie égyptienne.

Nous avons déjà vu par exemple que dans le pLondres (L. 46. 14, 8-14), Horus étant dans son nid, Isis éteint le feu avec son lait, « le liquide guérisseur qui est à l'intérieur de mes seins ».

Nous verrons encore que le « lait d'une femme ayant mis au monde un garçon » est assimilable au lait d'Isis ayant accouché d'Horus.

Le « lait de femme » étant assimilé pour sa forme thérapeutique au « lait de déesse », il convenait de le transporter et de le dispenser selon une procédure iconique. Ainsi, le lait introduit pouvait déborder d'un ou de deux seins percés. Parmi les meilleurs exemples conservés au musée du Louvre figurent trois flacons en faïence égyptienne bleue et représentant une déesse Thouéris, dont l'une le sein tendu (XXVe-XXVIe dyn., Louvre E 14231) [47], l'autre présentant son sein avec sa main, et la troisième de la même façon a les deux seins percés. Elles peuvent être proposées à l'enfant comme de « saintes tétines » aux moments de tétées salvatrices, le lait étant ainsi divinisé par sympathie, et son pouvoir, transmis.

D'autres vases représentaient une tête du dieu Bès (Louvre), un dieu Bès (Louvre E 10929), ou, une femme allaitante (Louvre AF 1660).

13.6.5. Les pouvoirs thérapeutiques du lait de déesse sur un enfant (formule magique)

pRamesseum III. B, 14-17 (extrait)

14 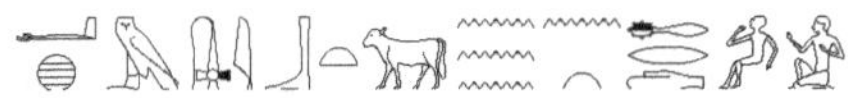

[14] Étancher la soif d'un enfant (à réciter) :

...

16 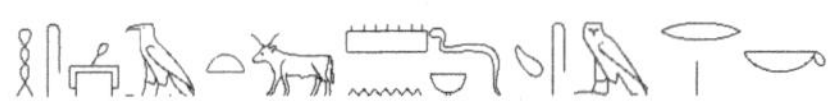

[16] La vache Hésat (a) [met] son sein dans ta bouche.

...

Notes. — (a) 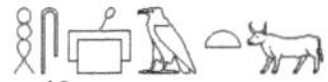 pour 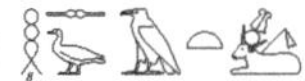 *Ḥsȝt* [48], la vache céleste Hésat mère d'Anubis [49] lui même 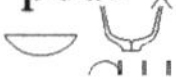, « Seigneur des vaches laitières » [50]. Connue dès les Pyramides, elle sera identifiée à Isis et appelée « Mère divine » au cours des périodes tardives. *Cf.* aussi *supra*, 13.6.3.

Commentaire. — Ce texte magique que nous reprendrons dans un prochain chapitre, illustre bien les pouvoirs du lait d'une déesse, dont les principes salvateurs sont ici transmis à distance.

13.6.6. Les pouvoirs d'une espèce particulière de lait

Le 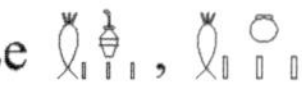 *bnr* « lait-doux » (exemple : *Philæ*, 199) [51] peut-il être mêlé de miel ? Un texte d'Edfou [52] se termine par l'indication : « le lait-doux de sa Mère est pour sa gorge » ; — il pourrait alors s'agir d'une préparation à base de lait maternel. Il est dit à Dendara [53] : « le pot à lait pour ton ventre, le lait-doux pour ta gorge » ; — cette médication serait alors un substitut à base de lait de vache. Tout se passe ensuite comme si, à Edfou, la déesse était elle-même capable de sécréter cette composition à la naissance de Rê : « le lait-doux de Ma Majesté est pour ta gorge [54]. »

13.6.7. Représentations d'allaitements divins

Par exemple, sur le sarcophage de la concubine de Montouhotep II Achaït, Hathor est représentée sous sa forme de vache pleurant d'inquiétude et allaitant Horus figuré par un veau (XIe dyn., Musée égyptien du Caire, CG n° 47267).

À Dendara, la vache divine Ouryt est déclarée *šdt*[55] *n Rꜥ* « Nourrice de Rê »[56]. Sekhathor porte de même le qualificatif de « Mère de Rê, qui fait vivre les dieux au moyen de ses mamelles »[57]. À Kôm-Ombo, nous apprenons qu'Hathor avait des nourrices : « je t'offre le lait-blanc qui est dans le pis des vaches nourricières d'Hathor » (*Ombos*, inscription 26)[58].

À l'époque tardive, Isis peut être représentée en terre cuite moulée allaitant le bœuf Apis (Musée égyptien du Caire). Isis de Narmouthis (Médinet-Madi au Fayoum), sous le nom de Thermoutis (ou Ermouthis) est représentée sur une série de stèles avec un buste féminin et une queue de serpent (Renenoutet) allaitant un petit crocodile jouant le rôle du dieu-fils en souvenir de Sobek.

13.6.8. Les pouvoirs thérapeutiques d'un lait dispensé à un dieu par une déesse

D'après un Papyrus du Louvre (n° 17 110), une goutte du lait de Hésat en sa forme d'Hathor, déposée dans la nébride (peau arrachée), guérit Horus (assimilé à Ânti) condamné à être écorché après avoir tué sa mère (pJumilhac XIII, 3-5)[59], en la décapitant (pChester Beatty I. 9,9)[60]. La déesse Hésat prépare ensuite un onguent avec son lait qu'elle conditionne dans un godet, dont l'image est souvent visible au pied de la nébride. On retrouvera plus loin, dans le pChester Beatty I (10,6 – 10,11)[61], la déesse Hathor soignant les yeux d'Horus, mais avec le lait d'une gazelle. Par la suite, le *jmyw mnḏty* « produit des mamelles » de Hésat rajeunit les membres, il est la nourriture permettant la vie éternelle (*Philæ* 95-100)[62].

Il faudrait aussi citer le subterfuge d'Isis nourrissant un enfant avec son doigt (Quête d'Isis : faux allaitement du fils de Malcandre, roi de Byblos).

13.6.9. Le pouvoir théologal d'un lait divin

Ce lait extraordinaire a du pouvoir car il est assimilé au lait des vaches divines Hathor, Méthyer, Ihet, Ouret, Hésat, Sekhathor ... et il est destiné au dieu enfant assimilé à Rê. Ces vertus sont donc cosmiques et elles apparaissent dès les Textes des Pyramides à propos de l'allaitement du roi[63]. Non seulement le lait divin vivifie, donne la force, la santé, mais nous voyons bien qu'il donne aussi la jeunesse, il la maintient, et au besoin, il rajeunit. Et cela par la loi de la transmission des capacités des fluides d'origine divine. Cette pharmacothéodynamie s'exerce à travers les fluides « porteurs de ce dont ils ont le nom »[64], ici le divin lait. Ainsi, les qualités spéciales résidantes, les principes actifs divins, passent dans le corps de celui qui les absorbe. La synergie des composants issus de la substance même dont est faite la divinité émettrice [65], consacre l'origine divine du roi consubstantiellement nourri à cet effet. Le but de ce breuvage sacré étant de maintenir sans cesse intacte cette « divinité acquise », grâce à laquelle le monde doit continuer à fonctionner normalement.

La religion chrétienne reprendra plus tard à son compte la notion de transsubstantiation, avec l'idée du passage du vin au sang (liquide) et du pain au corps (solide) du Christ, — l'absorption des Espèces devant maintenir aussi la vie éternelle par imitation de la Divinité dans une perspective eschatologique, avec, pour chacun, la vocation à la participation royale.

Dans les deux cas, la « divinité acquise » grâce à la manducation sacrée doit apporter la royauté et la déité dans un sacerdoce éternel consacrant la stabilité du monde. Dans les deux cas, cette position est offerte par l'entité divine qui tient à partager son règne. C'est ce partage qui est mis en scène sur les parois : l'acte d'offrande est le retour sur elle-même de la volonté divine. Ainsi, le roi-dieu rend au dieu-roi le même hommage. Tout se passe comme si la divinité ne pouvait survivre que dans la condition où son élu sur terre lui rendrait sa reconnaissance. La peur psychanalytique du vide de l'offre de vie fait craindre aux deux parties la mort imminente. Le seul salut reste donc la transmission de la vie. Ainsi le pharaon qui avait un instant virilisé le rôle de la déesse-mère générique en le dérobant, se voit contraint au même souci obsédant des hommes à se reproduire, ce en quoi il avait cru pouvoir se libérer en se divinisant. Depuis cette expérience, même les dieux s'abreuvent au sein de la pureté virginale créatrice qu'ils s'efforcent de maintenir au travers des vocations sacerdotales. Le sacrifice sans cesse renouvelé de la partie féminine sublimée par l'amour est désormais reconnu. L'homme offre et la femme procrée. C'est un co-sacerdoce nécessaire au maintien de la vie dans un esprit de justice proche de la notion égyptienne de Maât.

13.6.10. Le lait des autres déesses

Au Vatican, une superbe Isis coiffée et vêtue comme une madone de l'époque évolue gracieusement sur les fresques des appartements du pape Alexandre VI Borgia. Cependant, les Isis méditerranéennes ne sont pas les seules à avoir laissé des traces. Par exemple, une Artémis d'Ephèse « recouverte de mamelles » a dû bénéficier d'une certaine complaisance de l'Église à Saint-Étienne de Lyon jusqu'au début du XVIe siècle. Rappelons qu'Artémis (Diane) était assimilée à Bastet en Égypte à l'époque romaine. Cybèle-*Magna Mater* était adorée en Arles. Au nord de la ville antique,

Notre-Dame-de-la-Major était vénérée pour ses « seins nourriciers » jusqu'en 1602 [66]. Les triades de divinités celtiques de la fertilité sont naturellement bien présentes en Bretagne. Elles sont montrées dans leur spécialité lactifère à Notre-Dame-des-Trois-Fontaines où l'une des sources est consacrée à la Vierge *Mamm al laez* la « Mère du lait », et encore aux Trois-Maries et à Saint-Jean. Quant à sainte Gwen ou *Gwen Teir bronn*, *Guen Trimammis* (*sancta Alba*, sainte Blanche) soit « sainte Blanche aux trois mamelles », elle est bien représentée ainsi sur une des parois de la chapelle de Saint-Vennec-en-Landrévarzec. Cette Trinité mammaire était invoquée pour secréter un lait abondant après avoir satisfait à un rituel ancestral consistant à vider la fontaine et à retourner chez soi pour attendre que la montée de lait s'effectue pendant le nouveau remplissage de la cuve [67]. Le même rituel avait lieu à la fontaine Sainte-Azénor de Closneur (Finistère). Un autel dédié à la *Bona Dea* a été retrouvé sous le seuil d'une église dédiée à la sainte [68].

Nous allons voir dans le chapitre suivant ce que tout cela va entraîner et avec quelles déformations.

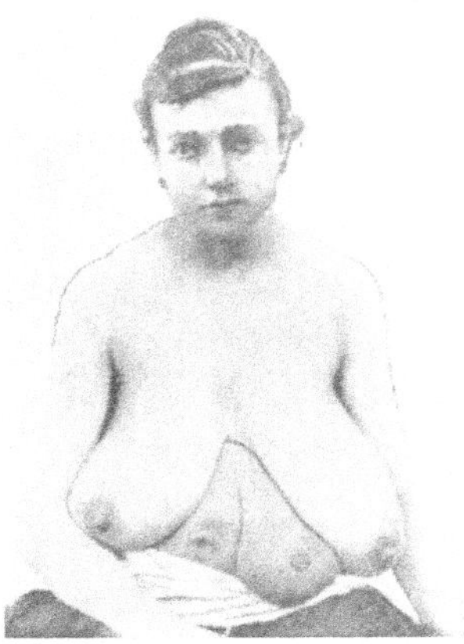

Fig. 48. Polymastie à un sein surnuméraire abdominal gauche (Bretagne, 1901).

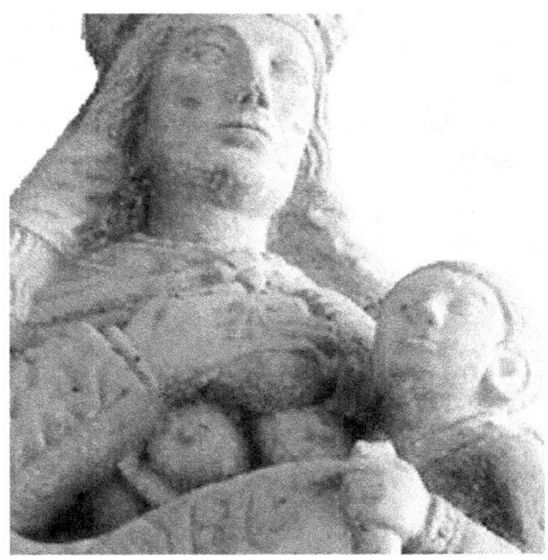

Fig 49. « Sainte Blanche aux trois mamelles », détail, chapelle de Saint-Vennec-en-Landrévarzec.

Notes

[1] *Wb* 4, 564,18 ; Titre *šdt-nswt* : sur *šdj* (*Alex.* 78.4226), *Alex.* 78.4334 (« nourrir, élever » — un enfant ; « gaver » — des oiseaux), 79.3087 (« nourrir, élever » des animaux).

[2] Pour la tombe de Maïa, nous renvoyons aux publications d'A. ZIVIE (à paraître).

[3] E. GRAEFE, *Untersuchungen zur Verwaltung und Geschichte der Institution der Gottesgemählin des Amun vom Beginn des Neuen Reiches bis zur Spätzeit*, *Ägyptologische Abhandlungen*, 37, Wiesbaden, 1981, I, p. 184-185.

[4] G. DARESSY, « Les cercueils des prêtres d'Ammon (Deuxième trouvaille de Deir-el-Bahari) », *ASAE* 8, 1907, p. 3-38, A 71.

[5] S.-A. NAGUIB, *Le clergé féminin d'Amon thébain*, *OLA* 38, Louvain, 1990, p. 209-210.

[6] *The Temple of Khonsu*, Chicago, I, p. 14 et pl. 28,7. *Alex.* 79.1215.

[7] CORTEGGIANI 2007, p. 225.

[8] SETHE 1908-1922, I, Sp. 211, 131d, p. 77. SPELEERS 1923, I, p. 13. FAULKNER 1969, p. 40, et note 2 « A milk-goddess ». LÓPEZ, THODE 2003, p. 39.

[9] *Cf. supra*, 6.3.1 Théodynamie. CORTEGGIANI 2007, p. 551-552.

[10] Voir à ce sujet : Chr. DESROCHES NOBLECOURT, « Le lait solaire », *Courrier du CNRS*, Paris, n° spécial de juin 1979, p. 9-17.

[11] K.A. KITCHEN, *Ramesside Inscriptions. Historical and Biographical*, Oxford, 1975-1990, II, 336, 7-8.

[12] J. LECLANT, « Le rôle du lait et de l'allaitement d'après les Textes des Pyramides », *JNES* 10/2, 1951, p. 123-127.

[13] D. MEEKS, « Génies, Anges, Démons, en Égypte », *Sources Orientales* 8, Paris, 1971, p. 36.

[14] R. EL SAYED, « Les sept vaches célestes, leur taureau et les quatre gouvernails », *MDAIK* 36, 1980, p. 373, 375.

[15] G. DARESSY, *Statues de divinités* (CG), Le Caire, 1905-1906, pl. LXII, p. 332.

[16] É. CHASSINAT, *Le Mammisi d'Edfou*, Le Caire, 1911-1939, VII, p. 89, 1. 2.

[17] De *šdj* : *Wb* IV, 564,17 - 565,15 ; *Alex.* 77.4334, 79.3087 (« nourrir, élever» un enfant), 784226, (titre : *šdt-swt*) ; *Ptolex.* p. 1040 « nurse ».

[18] Fr. DAUMAS, *Les Mammisis de Dendara*, Le Caire, 1958 (1), p. 241 ; ID., *Les mammisis des temples égyptiens*, Paris, 1958 (2), p. 179.

[19] *ValPhon.*, III, 439, 119 ; *Hieroglyphica*, p. 2 N-3.

[20] *Wb* I, 305, n ; *ValPhon.*, III, 439, 119. Voir le même mot avec la variante N55B dans : M.-Th. DERCHAIN-URTEL, *Mamm. Dend.*, p. 112,20 (*ValPhon.*, III, 439, 120).

[21] S. SAUNERON, *L'écriture figurative dans les textes d'Esna*, Le Caire, 1982, n° 226, p. 161.

[22] M. NELSON, F. HASSANEIN, *La Tombe aux Vignes*, Fondation Kodak-Pathé, Paris, 1984, p. 62.

[23] *Wb* IV, 174, 7-18 ; *Alex.* 77.3672 « téter, allaiter », 78.3637 (aussi « boire » du lait) ; *Hannig-Wb* I, (28723-28727) 28725 « säugen (allaiter) » ; *KoptHWb*, 189, 247 ; VYCICHL 1983, p. 191 : ⲥⲱⲛⲕ *SB*, ⲥⲱⲙⲕ, ⲥⲱⲛⲅ *S*, « sucer, boire».

[24] MATHIEU 1996, p. 66, n. 158.

[25] É. CHASSINAT, 1911-1939, *op. cit.*, p. 71,11 et p.196, note 5. Fr. DAUMAS 1958 (2), p. 196 et 200. Voir aussi : ID., 1958 (1), *op. cit.*, pl. LIX, XL B et p. 108 ; ID., 1958 (2), *op. cit.*, p. 462.

[26] Cf. *šdt supra*.

[27] SPELEERS 1923, II, p. 34 : *bsꜣ(w)* ; *Alex.* 78.1362 « le lait ». Voir également *bsꜣ* : *Wb* I, 475, 5-6 ; *Alex.* 78.1361 (« être laiteux », allaiter ») ; *Hannig-Wb* I, 10083 « Muttermilch ». Voir également : J. LECLANT, « Le rôle du lait et de l'allaitement d'après les Textes des Pyramides », *JNES* 10, 1951, p. 123-127 et n. 48-50.

[28] J. De MORGAN, *Catalogue des monuments et inscriptions de l'Égypte antique*, série I, t. II, *Kom Ombo*, Vienne, 1949, Inscr. 26. Fr. DAUMAS, 1958 (2), *op. cit.*, p. 178-179.

[29] *Wb* II, 90,12 : *mnḳ* ; VYCICHL 1983, p. 517 : (« lait », probablement **maynūq-ū* « ce qui est sucé »). Fr. DAUMAS, 1958 (2), *op. cit.*, p. 179 et note 4. ; *PtoLex.* p. 437 « milk ».

[30] *Wb* III, 211, 10-14 ; *Alex.* 77.2937 « une boisson », « le lait » ; *Hannig-Wb* I, 22466 « Milch ».

[31] *Hannig-Wb* I, 22467 « Milch », 21842 « "das Weiße der Hesat", Milch ».

[32] H. JUNKER, E. WINTER, *Das Geburtshaus des Tempels der Isis in Philä*, Vienne, 1965, p. 108.

[33] *Wb* III, 212,12 & *Belegst* (III, p. 68) ; *Alex.* 77.2939, 78.2907 « lait » ; S. CAUVILLE, *Dendara. Les chapelles osiriennes*, 3, Le Caire, 1997, p. 408.

[34] *Wb* III, 160, 6-16 ; *Alex.* 77.2841 « fluide, jus, pâte », 78.2814 (« le lait » et par extension tout liquide de couleur laiteuse) ; HANNIG 1995, p. 560, 4 (*) « Milch ».

[35] DAUMAS 1958 (2), *op. cit.*, p. 182-183.

[36] *Wb* I, 424,12 - 425,17 ; *Alex.* 77.1186 « être clair », 78.1250 « s'éclaircir » ; *Hannig-Wb* I, 9349 « helle (clair), klar sein (être clair, limpide, pur)» ; *PtoLex.* p. 303.

[37] *Wb* I, 423, 1-2 (*bꜣẖ*), 472, 9-13 (*bẖ*) ; *Alex.* 77.1179 : *bꜣẖj* (« luire, briller» … « briller d'une lumière laiteuse »), 78.1250 « s'éclaircir ».

[38] DAUMAS, 1958 (2), *op. cit.*, p. 181.

[39] *Wb* IV, 282,7 - 283,9 ; *Alex.* 78.3824, 79.2775 (« éclairer », tissu : « être d'un blanc éclatant ? être propre ? ») ; *Hannig-Wb* I, 30498 « hellfarbig (clair), weiß (blanc), licht sein (être lumineux) ».

[40] É. CHASSINAT, 1911-1939, *op. cit.*, p. 71 ; DAUMAS, 1958 (2), *op. cit.*, p. 195.

[41] *Wb* III, 134, 2-6 ; *Alex.* 78.2761 « arriéré, restant dû », « défaut, défaillance (morale : Dendara VIII, 151,7) » ; HANNIG 1995, p. 549 ; *Hannig-Wb* I, 21380 « Rückstände » : sur P. POSENER-KRIÉGER 1976, *ḥrjt-ꜥ*, p. 213 (expression comptable *ḥꜣw* « excédent » *ḥrjt-ꜥ* « qui reste sur la main »), 358 « restant dû », 677 « reliquat » ; *PtoLex.* : *ḥrt-ꜥ* p. 667 ; Voir peut être aussi le mot *ḥryt* : *Alex.* 77.2814, 78.2780 « excréments » avec le même déterminatif ◌ que *ḥrt-ꜥ* en Edfou II 52,17 avec le sens privatif (*) d'impuretés ôtées ? donc ici un lait sans défaut.

[42] CHASSINAT 1911-1939, *op. cit.*, p. 71, 8-9 ; 163,4 ; 165, 7-8 ; DAUMAS 1958 (2), *op. cit.*, p. 195 (la note 8 est à rectifier : il s'agit de *Wb* III, 134,5).

[43] DAUMAS 1958 (1), *op. cit.*, p. 35 ; DAUMAS 1958 (2), *op. cit.*, p. 196.

[44] DAUMAS 1958 (1), *op. cit.*, p. 35-36 ; DAUMAS 1958 (2), *op. cit.*, p. 197.

[45] DAUMAS 1958 (2), *op. cit.*, p. 204.

[46] Voir à ce sujet : A.H. GARDINER, *The Admonitions of an Egyptian Sage*, Leipzig, 1909, XI, 3-4.

[47] A. CAUBET, G. PIERRAT-BONNEFOIS, *Faïences de l'antiquité. De l'Égypte à l'Iran*, Paris, 2005, n° 387, p. 144.

[48] *Wb* III, 162, 1-3 ; *Alex.* 77.2844, 78.2815, 79.2057 « la vache Hésat » ; *Hannig-Wb* I, 21841 « Hesat-Kuhgöttin ». Voir aussi : H. BONNET, *Reallexikon der aegyptischen Religiongeschichte*, Berlin, 1952, p. 403. H.I. BELL, *Cult and Creeds in Graeco-Roman Egypt*, Liverpool, 1957, p. 16.

[49] CHASSINAT 1911-1939, *op. cit.*, p. 163.

[50] CHASSINAT 1911-1939, *op. cit.*, p. 295. DAUMAS 1958 (1), *op. cit.*, II, p. 105 et III, p. 69, 99.

[51] DAUMAS, 1958 (2), *op. cit.*, p. 182 et 187.

[52] CHASSINAT, 1911-1939, *op. cit.*, p. 151 ; DAUMAS 1958 (2), *op. cit.*, p. 192-193.

[53] DAUMAS, 1958 (1), *op. cit.*, p. 181 ; DAUMAS 1958 (2), *op. cit.*, p. 200.

[54] DAUMAS, 1958 (2), *op. cit.*, p. 203.

[55] Ce mot vient de *šdj* : *Wb* IV, 564,17 - 565,15 ; *Alex.* 77.4334, 79.3087 (« nourrir, élever » un enfant), 784226, (titre : *šdt-swt*) ; *PtoLex.* p. 1040 « nurse ».

[56] DAUMAS 1958 (1), p. 241 ; DAUMAS 1958 (2), p. 179.

[57] CHASSINAT, 1911-1939, *op. cit.*, p. 29 ; DAUMAS 1958 (2), p. 462.

[58] DAUMAS 1958 (2), p. 178.

[59] J. VANDIER, *Le Papyrus Jumilhac*, CNRS, Paris, 1962, p.124.

[60] M. BROZE, « *Les aventures d'Horus et Seth* », *OLA* 76, Leuven, 1996, p. 80.

[61] *Ibid.*, p. 87-88.

[62] DAUMAS 1958 (2), *op. cit.*, p. 181. Le « produit des mamelles » est bien le lait (p. 183).

[63] Voir à ce sujet : LECLANT 1951, *op. cit.*, p. 123-127.

[64] Voir à ce sujet : H. JUNKER, « Das Götterdekret über das Abaton », *Mémoires de l'Académie des Sciences de Vienne*, vol. 65, n° 4, Vienne, 1913, p. 14 ; DAUMAS, *op. cit.*, p. 204.

[65] Voir à ce sujet : JEAN, LOYRETTE, dans *ERUV*, II, 2001, p. 561 et 562, chap. 1.3.3 : *Embryologie* (p. 560-563 et *errata*). Dans ce commentaire du Papyrus du Ramesseum IV C 17-18, p. 562, nous soulignons le caractère constitutif charnel du lait maternel.

[66] J.P. CLÉBERT, *Guide de la Provence mystérieuse*, Paris, 1978, p. 56.

[67] G. Le SCOUËZEC, *Guide de la Bretagne mystérieuse*, Paris, 1966, p. 240.

[68] P. LAZERGES, *Les Saints guérisseurs de Bretagne*, Thèse de la Faculté de Médecine et de Pharmacie de Lyon, Lyon, 1942, p. 32.

CHAPITRE XIV

LES SEINS DES SAINTES

14.1. LE LAIT DES VIERGES

Le « nectar de vie spirituelle », cette « eau de vie » de Marie était censée opérer des miracles. Certains sanctuaires se vantaient d'avoir conservé un peu du « lait de la Vierge ». Par exemple à Entremont (Haute-Savoie), l'abbaye de Notre-Dame-de-l'Assomption disait posséder une « ampoule du lait de la Vierge » enchâssée dans une statue reliquaire vénérée sous le nom de *Notre Dame de tous les Saints*. Aussi, toutes les jeunes mères des vallées voisines accouraient auprès de « Notre Dame de tous les "Seins" », afin d'obtenir une lactation abondante [1]. Le vocable populaire « *Notre Dame du Sein* » est celui qui est donné par les nourrices de Gestel (Morbihan) à Notre-Dame de Kergornet [2]. Une relique du « lait de la Vierge » a été conservée à Notre-Dame-du-Lait de Pouilly-en-Auxois (Côte d'Or) jusqu'en 1752 [3]. Dans l'église de Saint-Chartres (Vienne), il faut admirer la statue de *Notre dame de Bon Lait*. Ou encore à Nantes, la *Bonne Vierge de Crée-Lait* qui est encore invoquée de nos jours par des nourrices de la région. La coutume de se laver les seins et de boire des eaux miraculeuses à persisté par exemple avec l'eau des fontaines de Sainte-Agathe (*cf. infra*) en Bourgogne et de la Bonne-Dame à Onlay dans le Nivernais [4] (pour ne parler que de la France) [5]. Enfin, il faut bien citer la « lactation » de saint Bernard de Clairvaux, à Châtillon-sur-Seine, allaité par Marie et après qu'il eut dit à une image de la Vierge : *Monstra te esse matrem*, « Montrez que vous êtes notre Mère [6] ! »

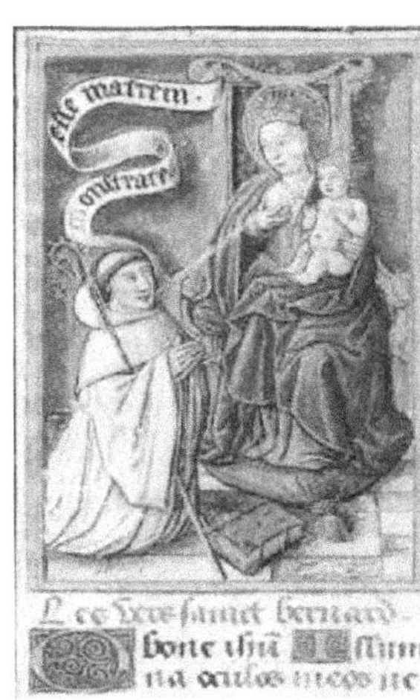

Fig. 50. « La lactation de saint Bernard » : " *Exemplum* " et miniature du " *Ci Nous Dit* " Manuscrit du début du XIVe siècle (Chantilly, Musée Condé, 1078 n° 178ro).

14.2. LE LAIT DES SAINTS

La fontaine pétrifiante de Sainte-Poupette-de-Madiran (Hautes-Pyrénées) est censée augmenter la lactation des mères et des nourrices en raison de son nom (*popeta*, sein) issue d'une divinité locale virginisée. À Verzé (Saône-et-Loire), lorsqu'un enfant pleurait et criait, on l'amenait à la chapelle Saint-Martin-Saint-Criard et l'on grattait le calcaire blanc de l'autel pour le mélanger à son lait puis on lui donnait de l'eau de la Fontaine-de-la-Vierge. La même habitude avait été prise à Varennes-lès-Mâcon où l'on vénérait le même saint [7]. Il s'agit là d'un véritable lait de substitution virginal, car il relève en réalité d'autres canonicités comme saint Mammès (*cf. infra*) populairement invoqué pour les maladies des seins et de la lactation. Ces pseudo-saints recouvrent en fait plusieurs saints officiels (Mammes, Cyr, Gilles, Lazare, Martin). Les clergés locaux ont toujours cherché à faire évoluer les croyances locales en essayant d'en détourner des origines païennes. Parfois, la piété populaire s'empare de cette nouvelle direction en la déformant à la manière d'un calembour sur le nom et l'on obtient pour ce saint martyr connu pour sa plaie abdominale, Mammès, une dévotion mammaire reprenant les anciennes habitudes du lieu et en faisant la synthèse comme ici avec le but de soigner les coliques intestinales ou tout autre maladie abdominale, signalées par les *cris* des très jeunes enfants (d'où les faux saints : Cri, Criat, Criard, Crion, Criaillon, Craillou). Saint « Criard » était donc aussi imploré par les nourrices dans la crypte de la cathédrale de Bayeux (Calvados), et encore à la Gaudaine près de Nogent-le-Rotrou (Eure-et-Loire) [8]. Saint-Mammès, dont la mère, du fait de son martyre, n'avait point de lait maternel pour lui, est peut être l'une des raisons de sa vocation lactifère avec la consonance de son nom (lat. *mamma*, sein) [9], était par exemple imploré et à Crissay (Indre-et-Loire) [10]. Sous le nom de saint Mammard, il était encore évoqué contre les maladies des seins [11], dont les ulcères et le cancer.

Contrairement à ces personnages réputés détenir leurs pouvoirs d'une très lointaine substitution mariale à une idolâtrie locale ou importée, une des très officielles saintes patronnes des nourrices avec sainte Brigitte est sûrement sainte Agathe. Voir par exemple *sainte Agathe au Bon Lait* de Château-Larcher (Vienne). Cette sainte est invoquée pour favoriser la lactation, et soigner les abcès, tumeurs, plaies, gerçures et atrophies des seins. Cette sainte martyre est représentée avec l'objet de son supplice, c'est-à-dire tenant d'une main une paire de tenailles, des ciseaux ou un couteau, et de l'autre un plateau contenant ses seins coupés. D'après la tradition, la sainte poitrine était vénérée à Saint-Trophime d'Arles, dans un reliquaire d'agate (ou *agathe* au XIIIe siècle). Toujours dans les jeux de mots, son nom Agathe-Agatha est proche du grec *gala-galaktos*. Sa légende serait proche de celle de Galathée à qui elle aurait empreinté sa blancheur (γάλα) [12]. Son substitut (par le lat. *lac*, *lactis*) est sainte Alaithe (*alaiter*, *sainte à lait*) fêtée le 5 fevrier à Lys (Nièvre) et au moment de la célébration populaire du gonflement des seins et des pis, assez proche finalement des *Lupercales* qui avaient lieu le 15. P. Grimal, signale cependant que comme pour les mystères de la *Bona Dea* à Rome, les hommes étaient exclus des fêtes de sainte Agathe en Europe [13]. Or il est généralement admis que le nom latin Agatha (racine *ag*-, secourable) signifie « celle qui est bonne » [14]. Aussi sainte Agathe pourrait bien être la christianisation d'*Agathê Thea* ou *Bona Dea* [15]. D'autres auteurs y voient Gaia (*Gea*), Déméter (Cérès) [16], Perséphone ou Aetna en Sicile, et encore Cybèle [17]. Quoi qu'il en soit Agathe prend bien la suite d'une déesse de la Terre et de la fécondité. Par exemple sur la colline Sainte-Agathe à Saint-Désiré-en-Bourbonnais, elle a dû remplacer le très solaire *Belen-Lug* gaulois. Trois statuettes à la poitrine nue ont été découvertes non loin de là. Par ailleurs, il nous faut noter que dans le midi de la France, sainte Agathe est en rapport avec le chat (occitan *gatto*) et la chatte (oïl) [18]. Dans une légende de la région de Toulouse, il s'agit d'un chat, *santo Gato*, ou d'une chatte, *Santo-Agato gatarà* dans un contexte d'interdit de filage et de lessive. Au Pays basque, il s'agit d'un chat : *gato*, dans un contexte d'interdit de cuisson du pain [19]. La sainte féline a bien ici une double apparence. Elle est bienfaisante toute l'année dans la personnification d'Agathe blanche nourricière de son lait, mais elle est terrifiante ses jours de fête en tant que Agathe noire vengeresse et tueuse. Si le premier aspect peut être d'origine païenne puis chrétienne, le dernier ne peut pas être chrétien. Pourrions-nous assister alors à un lointain épiphénomène d'Isis-Bastet ? L'interdit se rapportant au tissu pourrait réclamer de ne pas laver le linceul d'Osiris pour ne pas risquer de disperser ses sanies. L'interdit de faire cuire du pain serait-il un affront à la déesse les jours où l'on doit consacrer des pâtisseries pour sa fête, peut-être sous la forme de *guetas*, ou sorte de gâteaux en forme de mains que les mères et les nourrices mangeaient exclusivement entre elles pour avoir beaucoup de bon lait le jour de la Sainte-Agathe comme il y a encore peu de temps à Saint-Pierre-d'Albigny (Savoie) [20] ?

Saint Perpétue se voit en rêve offrir par Dieu lui-même une bouchée de lait caillé avant son martyre. Sainte Balsamie (Ve siècle), nourrice de saint Rémi, était familièrement surnommée sainte Norrice, puis sainte Nourrice [21].

Parmi les erreurs d'interprétation, nous ne citerons que saint Téton ou Tetton à Thuin (Belgique) où il serait invoqué pour que les veaux tètent bien et pour qu'il guérisse les mammites des vaches et des juments, une des maladies encore traitées à Mailly-Maillet (Somme) mais cette fois par saint Etton avec cette fois-ci son nom véritable, non déformé. Il est intéressant de noter que ce saint irlandais (Ethon) protège les bestiaux des maladies et favorise leur fertilité et qu'à Dompierre-sur-Helpe, il veillait aussi sur les femmes enceintes [22].

14.3. La nourrice pure

Seul un lait pur pouvait assurer son office. Pour être efficace, il ne pouvait donc être émis que par des femmes soumises au même état général que les déesses consubstantiellement nimbées de cet état particulier. Cependant, la « traduction virginale » de ce besoin de pureté va évoluer dans le temps pour passer d'une « virginité active » aux époques égyptiennes, à une « virginité privative » au-delà, et cela, dès l'antiquité. La tradition de l'Église Romaine conservera l'écho élitiste de cette dernière période.

14.3.1 Le dogme de la virginité nourricière

Le dogme de la virginité nourricière implique qu'une prêtresse officiant doit se retrouver dans le même état qu'Hathor excitante et Mout à terme et cela afin de réaliser les deux fonctions génératrice d'une déesse-mère. Ici, la notion virginale n'est pas privative, mais exclusive d'activités visant toutes à satisfaire les besoins de leur seigneur, le dieu-enfant, le dieu-roi, le fils, l'époux divin, le père. Par exemple l'épithète de *ḏrt nṯr* « Main du dieu » est productrice de nitescence pour l'*ḥmt nṯr* « épouse du dieu » dans une fonction hathorique.

Notons que la notion catholique et coranique de la virginité mariale ne pourra jamais être comparée à celle qui est réclamée par la situation des « deux mères », même si les « épouses du dieu » finissent par incarner la mariée pure et chaste du démiurge et propre à Mout. Car, bien que divine, la conception ici reste à caractère biologique autant que théologique. Tel est le prix de la légitimité. Pour cette Église puis pour l'Islam, la conception mariale s'évertuera à dépasser les actes des idoles pour consacrer la descendance d'un Dieu Unique par l'action l'Esprit Saint, mais au risque du légalisme (conception théologale). Tel est le prix de la foi Romaine et Musulmane en la conception de Jésus.

En effet, la tradition romaine souligne un passage du Nouveau Testament où Marie dit : « je ne connais pas d'homme » (Lc 1,34) au moment de l'Annonciation (Lc 1, 26-38), ce qui n'est pas improbable en soi dans ce laps de temps. Il s'agit d'une expression sémitique indiquant l'absence de relation sexuelle (Gn 19,8 ; Jg 11,39 ; Nb 31,17.35). Il n'y a pas de parallèle concernant la virginité de la personne de Marie elle-même dans la Bible ou dans les textes apocryphes. Les traditions chrétiennes interpréteront différemment les Saintes Écritures sur ce sujet et divergeront. Le culte marial commença à se développer au IVe siècle. L'Immaculée Conception a été admise au concile de Bâle en 1431 puis érigée en dogme par le Pape Pie IX en 1854. Voir par exemple : Paul VI & les Pères du Concile, « Constitution Dogmatique sur l'Église » (*Lumen gentium*), *Le concile Œcuménique Vatican II*, 1967, p. 102-116 et p. 859-862. Le Coran, 3,47 et la sourate 19,20 confirment le rapport de Luc : « aucun homme (mortel) ne m'a touchée, et je ne suis pas non plus une prostituée. » (Voir aussi 21,91 litt. « celle qui protégea son sexe » éd. Muhammad Hamidullah, Ankara, 1973, p. 70 et 398 ; 430). Comparer à l'expression employée en Lc 1,34. C'est donc une réaction coranique, car aux époques bibliques, la morale n'hésite pas à sacrifier l'honneur d'une femme au devoir sacré de l'hospitalité (comme par exemple en Gn 19, 7-8 ou Jg 19,23-25). Rappelons que la virginité de Marie (voir à ce sujet : H. MICHAUD, « Jésus selon le Coran », *Cahiers Théologiques*, 46, Neuchatel, 1960, p. 18-24) figurera dans les sourates de la deuxième période mecquoise (R. BLACHÈRE, *Le Coran*, Paris, 1949, « introduction »).

Les deux notions de pureté virginale — égyptiennes et monothéistes romaine et islamique — sont donc parfaitement différentes et ne pourraient être comparées qu'en indiquant la part hathorique dont ces traditions auraient dû se débarrasser concernant Marie mère de Jésus, tout en conservant l'aspect nourricier. Nous voyons bien que de l'activité hathorique d'avant et d'après l'accouchement de Nout dépend finalement la qualité de la protection et de l'allaitement par le maintien de l'état de pureté pendant toute la durée allant des prémices de la fécondation à la croissance. Cette condition se poursuit même jusqu'à l'accomplissement plénier au moment du couronnement et jusqu'au bon déroulement assuré de l'éternité du dieu. Ainsi, l'énergie dépensée par l'orbe du disque solaire est bien de nature cosmique et participe à l'ordre du monde égyptien. La situation hathorique est donc active. On ne retrouve pas la même dynamique dans la pureté défective d'une vierge s'effaçant totalement devant sa divinité, laissant le soin aux croyants d'élaborer, par exemple, un culte marial, d'échafauder des règles de chasteté afin d'approcher la solution virginale paradoxalement réputée fertile. C'est justement cette para-doxologie qui rend définitivement improbable la comparaison entre les deux puretés (l'une égyptienne et l'autre chrétienne non Romaine selon les Évangiles) ou deux notions virginales tardives (pour la déesse Nout, et la Vierge Marie selon les Conciles et le Coran). Les fertilités recherchées ne sont pas les mêmes et les puretés sont différentes. Il y a d'un côté une victoire sur la mort, et de l'autre, une victoire sur le péché, même si cela entraîne une victoire eschatologique sur la mort. Et c'est bien là le sens de la fertilité chrétienne : la production de vies nouvelles ou œuvre de résurrection. Ce qui implique le rejet des actes réputés impurs. Cependant, ces actes sont fonction de valeurs culturelles très différentes selon les époques et les contextes bibliques eux-mêmes.

Dans les deux cas, et dans la mesure où l'acte n'est pas une tromperie mais entraîne le « salut vital », il exclue la notion de faute et donc d'impureté. Ainsi en Égypte la prêtresse est vierge d'impureté. Elle est vierge de « non-acte » en se consacrant à « l'activité de l'acte ». C'est l'acte lui-même qui la virginise en l'éloignant de toute impureté. Cette virginité est donc un état de liberté consentie dans une perspective de fertilité. Il n'y aurait donc pas de hiérarchie entre pureté et virginité au sens de moyen nécessaire à l'accomplissement d'une fertilité.

Par exemple dans une fertilité spirituelle asexuée recherchée de fille à mère et représentée justement par une fille (vierge) allaitant la mère (rendue pure par cet acte), voir : BOCCACE, *De mulieribus claris*, traduction anonyme, Paris, manuscrit du XVe siècle, fol. 99, texte et miniature sur *Romaine allaitant sa mère* (Bibliothèque Nationale de Paris, ms. fr. n° 598). L'aspect psychanalytique est clair : la non-virginité de la mère n'empêche nullement la pureté acquise par l'allaitement pseudo divin de la fille demeurée vierge. La mère, par cette offrande filiale, retrouve son ancienne condition et accède ainsi au même rang que sa fille. Il fallait en somme que l'ancienne vierge sacrifiât son hymen pour en retrouver un autre, transcendé après la puberté et l'allaitement miraculeux de sa fille. C'est une égalité de principe, une non-hiérarchie dans la puissance de fertilité supportée au moyen de la virginité.

14.3.2 La glorification virginale

Il reste donc intéressant de comparer les conditions divines anciennes et les conditions de pureté humaines réclamant, pour les auteurs historiques, une certaine maîtrise de la sexualité devant permettre aux femmes de mieux allaiter.

À la fin du IVe siècle av. J.-C., Mnésithée dira, au sujet de la nourrice, que « ses règles ne doivent pas paraître pendant l'allaitement » et donc, « qu'elle soit sévère pour le commerce avec les hommes » [23]. Aristote dira que « durant l'allaitement les règles n'ont pas lieu, si la nature suit son cours normal, et s'il n'y a pas de conception » (*G.A.* IV 8, 776a). On doit remarquer à ce propos que le corps médical oubliera longtemps les effets réputés contraceptifs de l'allaitement, pratique probablement appliquée par les Égyptiens puis signalé par Aristote, auteur pourtant bien connu dans les Universités.

Il faut aussi rappeler à cet endroit, pour respecter la chronologie, que pour Mnésithée « un enfant allaité doit être du même sexe que celui du dernier enfant de la mère nourrice » (ORIBASE, *Lib. inc.*, 15) [24]. Cela devait éviter de fragiliser un garçon ou de masculiniser une fille (*cf. infra*). Aulu-Gelle écrivait dans les *Nuits attiques* que le « lait imprégné dès le début par l'agrégation de la semence paternelle, donne ensuite sa forme à la personnalité toute neuve d'après le corps et l'âme de la mère elle aussi » (12, 1, 20 — donc de la nourrice (12, 1, 19). Soranos dénoncera la recommandation d'employer une nourrice ayant accouché d'un enfant du même sexe que celui qu'elle devait allaiter (II, 8, 104-106). Ces auteurs croyaient donc, et ce sera encore bien longtemps le cas, que toutes les qualités, bonnes ou mauvaises de la nourrice, étaient transmises par son lait. Ce qui explique la recherche d'une extrême vertu afin de conserver la nécessaire pureté du lait [25].

À l'époque romaine en Égypte, une nourrice pouvait promettre par contrat de ne pas avoir de relations sexuelles pendant la durée de son emploi, afin d'éviter une grossesse qui interromprait sa lactation. Voir par exemple, en 13 av. J.-C. (sous le règne d'Auguste), le contrat de la nourrice Didyma : « ... Aussi longtemps qu'elle sera régulièrement payée, elle prendra bien soin d'elle-même et de l'enfant, en évitant de gâter son lait, de coucher avec un homme, d'être enceinte, de nourrir un autre bébé » (*BGU*, 1107, Alexandrie). Ou encore celui de Zosimè qui « n'aura aucun rapport avec des hommes » et cela pendant deux ans [26] En 26 apr. J.-C. (sous le règne de Tibère), la nourrice Taseus « n'aura pas de relations sexuelles avec son mari pour ne pas gâter son lait et pour éviter d'être enceinte... » (*pRyland*, 178) [27].

Pour Pline « il est funeste que les nourrices deviennent enceintes ... le lait se coagulant comme une sorte de fromage » (*Hist. Nat.* XXVIII, 123) [28]. Soranos d'Ephèse préconisera à son tour qu' « elle s'abstiendra de la sorte de rapports sexuels... (car) la copulation gâte aussi le lait, et le tarit partiellement ou totalement en réveillant le flux menstruel de la matrice et en aboutissant à la conception » (II, 65-70). Pourtant, nous savons par Tacite (*Dialogue des Orateurs*, 29) et Favorinus (*apud* Aulu-Gelle, *Nuits attiques*, XII,1) que les familles romaines ne sont pas toujours si regardantes et que « le plus souvent, c'est sans aucune sélection que toute femme qui a du lait au moment voulu est généralement engagée » [29]. Aussi, Galien invitait les nourrices à se bien conduire [30] : « j'entend que toutes les femmes qui nourrissent des bébés s'abstiennent absolument de toutes relations sexuelles » ; dans le cas contraire « le lait cesse de sentir bon » car, poursuit-il, « dans ce cas, ce qu'il y a de meilleur dans le sang (de la mère) va au fœtus » (*De sanitate tuenda*, I,9) [31]. Et toujours, pour le pseudo-Galien, « une femme allaitante doit « s'abstenir complètement du coït » [32]. Oribase ira dans le même sens (*Lib. Inc.* 13-15) [33].

À la fin du Xe siècle et au chapitre : « Du choix de la nourrice » (931-937) et au suivant : « Hygiène spécial de l'enfant » (938-952) de son *Poème de la Médecine*, Avicenne ne soulève pas de problème concernant la sexualité et l'allaitement. Du XIIIe siècle avec Barthélémy l'Anglais au XIVe

siècle et suivant avec Aldebrandin de Sienne, la sexualité des allaitantes était prohibée et, en cas de déviance, le lait réputé corrompu. Aux XVIe-XVIIe siècles le lait était encore considéré comme du sang blanchi dont il fallait assurer la pureté. Ambroise Paré écrivait [34] que la nature a « transmué le sang en couleur blanche par la vertu lactifiante des mamelles ». Sclévole de Sainte-Marthe [35] précise : « ... alors que rouge il était il devient blanc et prend le nom et la couleur de lait ... cette couleur blanche, qui est la plus pure de toute, est la seule qui convient à l'enfant ». Pour Laurent Joubert [36], « le même sang, qui a été en la matrice, celui qui est maintenant aux mamelles (est) blanchi de beaucoup d'esprit par le moyen de la chaleur naturelle (?) ... quand après que ce sang, ouvrier du corps, l'a achevé de former en ses entrailles, dès lors que le terme vient d'enfanter il se jette aux parties supérieures (à savoir aux mamelles) », et, « comme le sperme a la force de faire ressembler les enfants et de corps et d'esprit à leurs parents, le lait aussi a vertu et propriété d'en faire autant ». Aussi, pour Simon De Vallambert [37], une nourrice ne doit pas coucher avec un homme ni être enceinte : « que la nourrice et toute femme qui donne à téter à l'enfant, s'abstienne de coucher avec l'homme ... car premièrement, cela trouble le sang, et par conséquent le lait. Secondement, il diminue la quantité du lait, et provoque les mois, en divertissant, par le mouvement du coït, le sang des mamelles à la matrice ... » Pourtant, Laurent Joubert combattait déjà cette idée : « il vaut beaucoup mieux que la nourrice ait la compagnie de son mari sagement ... qu'elle en jouisse modérément, car les villageoises du bas peuple ne s'en gardent pas, même grosses, et ont des enfants plus robustes que ceux des nobles ou des citadins ».

Cependant, pour des auteurs comme M. Dionis [38], premier Chirurgien des Dauphines de France en l'an de grâce 1718, c'est « la Sainte Vierge qui doit servir de modèle à toutes les femmes chrétiennes » (452), car « elle a allaité le Sauveur du Monde » (453). En fait, on croira également longtemps que « l'enfant tète avec le lait les bonnes et mauvaises qualités de la nourrice (457) » (*cf. supra*), et par suite « si elle est libertine et débauchée, il ne le sera pas moins » (458 et 462) — il faudra donc en choisissant une bonne nourrice, déjà penser à favoriser le sauvetage de l'âme du futur adulte. Le même prescripteur indique que « chez toutes les Dames du premier rang, on a soin de séparer la Nourrice de son mari ; on lui donne une Gouvernante qui la garde-à-vue, pour empêcher que son mari ne l'approche, dans la crainte qu'elle ne devienne grosse et qu'elle ne donne du mauvais lait à l'enfant ». Notons cependant que le même auteur, *Maître Chirurgien Juré à Paris*, prend également position contre les avis en cours en écrivant notamment plus loin que l' « on se demande s'il ne faut pas mieux laisser la liberté aux Nourrices de voir leurs maris, tant pour le repos des Nourrices que pour le bien de l'enfant » et « que son lait en serait meilleur » (464). Soulignons qu'à l'aube du siècle des Lumières, ces ouvrages ne seront pas censurés mais bien publiés « *Avec Approbation & Privilège du Roy* ». Suivant Simon de Vallambert et M. Dionis, N. Brouzet en 1754 [39], et Jacques Ballexserd en 1762 [40], seront de cet avis pour ménager la santé des femmes et la vertu des maris. Hélas ! ce libéralisme éclairé ne sera pas toujours reconduit par la suite en raison de quelques obscurantismes ambiants. Ainsi, pour Joseph Raulin en 1768 [41], « Les passions de l'âme, et toutes sortes d'excès, sont très propres à le faire dégénérer et à le corrompre. Le commerce des hommes fait aussi dégénérer le lait ». Au XIXe siècle, certains conservateurs comme A. Mayer [42] pourront professer que « pour l'épouse qui donne le sein, il est plus convenable de ne pas subir les approches du mari ». Le docteur Jules Comby [43], écrira qu'il y a « une double cause d'affaiblissement qui légitime la cessation de l'allaitement », il demandera donc encore aux nourrices de ne pas avoir de rapports. Dans le « Livre d'or consacré à la femme », la doctoresse Anna Fischer conseillera dans les années 1935-49 [44] que « lorsque la place (de nourrice) est lucrative, tout mari intelligent aura le désir de conserver le lait à sa femme le plus longtemps possible et il la dirigera dans ce but. On sait que cette sécrétion tend particulièrement à tarir lorsque la menstruation reparaît et rien ne favorise plus celle-ci que le coït pratiqué pendant qu'on nourrit » ... « La règle absolue devrait être que la femme s'abstienne des rapports pendant tout le temps qu'elle doit se consacrer à son enfant, c'est-à-dire *pendant toute la durée de l'allaitement* ».

Il est toutefois probable que l'interdiction des relations sexuelles pendant l'allaitement n'était plus respectée depuis longtemps. Par exemple, A.T. Brochard [45] disait plus scientifiquement en 1877 que « les rapports sexuels, dont on abuse pas, n'ont d'autres inconvénients que d'exposer la femme à une nouvelle grossesse qui peut forcer à sevrer prématurément son enfant ». J.-M. Rouvier [46] en 1922 ajoute que « les rapports sexuels doivent êtres tolérés, quoique avec plus de discrétion, pendant la période d'allaitement. Leur unique inconvénient est d'exposer à une nouvelle grossesse ».

Il y a des croyances qui durent longtemps, surtout quant elles sont alimentées par un vieux fonds mythologique gréco-romain puis par des approches monothéistes mal comprises. Des générations de mères et de nourrices ont pu en pâtir dans leur chair et dans leur psychisme, ce qui n'était pas bon non plus pour l'enfant, nous aurons à y revenir. Ainsi, ce qui a pu être présenté comme un progrès, voire une victoire, ne le cède en rien à la véritable liberté de la femme équilibrée et dont déjà les déesses égyptiennes avaient ouvert le chemin. Le droit pharaonique avait su entériner ce modèle.

Notes

[1] R. DEVOS, *Vie et traditions populaires savoyardes*, Écully, 1991, p. 9.

[2] P. LAZERGES, *Les Saints guérisseurs de Bretagne*. Thèse de la Faculté de Médecine et de Pharmacie de Lyon, Lyon, 1942, p. 24, 39.

[3] E. RENARDET, *Légendes, contes et traditions du pays Lingon*, Paris, 1970, livre II, p. 149-150.

[4] G. COULON, *Les Gallo-romains*, II, Paris, 1994, p. 55.

[5] Par exemple pour l'Italie, nous renvoyons à : G. BAGGIERI, *Mater incanto e desincanto d'amore, Roma*, 2000, p. 16.

[6] C. DUPEUX, « Saint Bernard dans l'iconographie médiévale : l'exemple de la lactation », et, P. ARABEYRE, « La lactation de saint Bernard (Châtillon-sur-Seine) : données et problèmes », dans Coll., *Vies et légendes de Saint Bernard*, Présence Cistercienne, Cîteaux, 1993 ; J. BERLIOZ, « La lactation de saint Bernard dans un "exemplum" et une miniature du "Ci Nous Dit" (début du XIVe siècle) », *Cîteaux commentarii cistercienses* 39/ 3-4, 1988, p. 270-284.

[7] D. GRIVOT, *La Légende dorée d'Autun, Chalon, Mâcon, Charolles et Louhans*, Lyon, 1974, p. 291.

[8] A.S. MORIN, *Le Prêtre et le sorcier. Statistique de la superstition*, Paris, 1872, p. 129, 163.

[9] J. GÉLIS, « Recours populaires et iconographie, en France du Nord et en Wallonie », *Mélanges Albert Doppagne, Tradition Wallonne* 4, 1987, p. 348.

[10] J. FENEANT, M. LEVEEL, *Le Folklore de Touraine. Dictionnaire des rites et coutumes*, Chambrey-lès-Tours, 1989, p. 278.

[11] R. LECOTTÉ, *Recherche sur les cultes populaires de l'actuel diocèse de Meaux*, Paris, 1953, p. 260.

[12] J. DROUILLET, *Folklore du Nivernais et du Morvan*, La Charité-sur-Loire, 1959, I, p. 242.

[13] P. GRIMAL, *Dictionnaire de la mythologie grecque et latine*, PUF, Paris, 1979, p. 66.

[14] Du grec ἀγαθος, bon … (BAILLY 1899, p. 4 ; CHANTRAINE 1968, p. 6). Employé dans la dénomination ἀγαθοδαίμων, *agathodæmon* (BENOIST, GOELZER, 1906, p. 64).

[15] L. RÉAU, « Du rôle des mots et des images dans la formation des légendes hagiographiques », *Mémoire de la Société nationale des antiquaires de France*, 8e série, Paris, 1934, p. 145-168.

[16] V. ALFORD, « The Cat Saint », *Transactions of the Folk-Lore Society* LII/3, London, 1941, p. 166, 179.

[17] M. PIBOULE, « La colline Sainte-Agathe : un haut lieu mythique du Bourbonnais », *Bull. de la Soc. de Mythologie française* CLXXIII, 1994, p. 37 ; 33. P. GRIMAL *op. cit.* 1979, p. 120 ; 17 ; 161.

[18] M. BREAL, *Romania*, 1873, II, p. 329. A. LONGNON, dans P. MARICHAL, L. MIROT (éd.), *Les Noms de lieu de la France. Leur origine, leur signification, leur*

transformation, Paris, 1920-1929, p. 402 ; L. RÉAU, *Iconographie de l'art chrétien*, III, *Iconographie des saints*, 1, PUF, Paris, 1958, p. 27.

[19] J. VEZIAN, *Revue du Folklore Français*, octobre-décembre 1937 ; V. ALFORD *op. cit.*, 1941, p. 178 ; 177 ; A. MOULIS, *Croyances, superstitions, observances en comté de Foix*, Cahors, 1995, p. 89-90.

[20] R. DEVOS, *op. cit.*, 1991, p. 10-11.

[21] Légende *Sigillum sancte Nutricis*, dans : V. CARRIÈRE, *Introduction aux études d'histoire ecclésiastique locale*, Paris, 1934, II, p. 162.

[22] Pour toutes ces histoires de saints, nous renvoyons à J.É. MERCERON, *Dictionnaire des saints imaginaires et facétieux*, Seuil, Paris, 2002, p. 310-312 (Tieton), 555-558 (Alaithe), 586-591 (Criard), 956-962 (Agathe), 1079-1080 (Mammès). Nous remercions également le frère Michel pour nous avoir permis d'accéder à sa bibliothèque hagiographique.

[23] C. DAREMBERG, M.M. BUSSEMAKER, *Œuvres d'Oribase*, Baillière, Paris, 1851-1876, III, p. 130.

[24] ORIBASE, *Lib. inc.*, 15 = DAREMBERG, III, p. 130.

[25] Voir à ce sujet : R.M. DANESE, « Lac humanum fellare. La transmissione del latte et la linea della generazione », dans R. RAFFAELLI, R.M. DANESE, S. LANCIOTTI (éd.), *Pietas e allattamento filiale : la vicenda, l'exemplum, l'iconografia*, Colloque d'Urbino, 2-3 mai 1996, Édition Quattroventi, 1997, p. 39-72.

[26] SCHUBERT, *Vivre en Égypte gréco-romaine, Vevey : Le Chant du Monde*, éditions de l'Aire, Paris, 2000, p. 56-58.

[27] Voir aussi A.C. JOHNSON, dans T. FRANK, *An economic survey of ancient Rome*, Baltimore, II, 1936, p. 286-289 ; K.R. BRADLEY, « Sexual regulation in wet-nursing contracts from Roman Egypt », *Klio* 62, 2, 1980, p. 321-325.

[28] C'est aussi l'interprétation de D. GOUREVITCH (*Le mal d'être femme, la Femme et la médecine dans la Rome antique*, Belles Lettres, Paris, 1984, p. 254).

[29] *Ibid.*, p. 258-259.

[30] Selon Oribase (*Lib. Inc.* 13). Voir aussi : S. BARTSOCAS, « La puériculture dans l'antiquité grecque », *Archives françaises de Pédiatrie* 12/n° 1, Paris, 1955, p. 76.

[31] *De sanitate tuenda*, I,9 = KÜHN, 6, 45-47.

[32] Selon Oribase (*Lib. Inc.* 14).

[33] *Lib. Inc.* 13-15 = DAREMBERG III, 125, 129-130.

[34] *Les Œuvres d'Ambroise Paré.* Chez Jean Grégoire, 12e éd., Lyon, 1664, *L'Anatomie*, Livre XVIII.

[35] S. DE SAINTE-MARTHE, *La manière de nourrir les enfants à la mamelle*, 1584, éd. Abel DE SAINTE-MARTHE, Paris, 1698, I, p. 11.

[36] L. JOUBERT, *Erreurs populaires et propos vulgaires, touchant la Médecine et le Régime de Santé.* Chez pierre Rigaud, Lyon, 1601-1602, I, p. 406-410.

[37] S. DE VALLAMBERT, *De la manière de nourrir et de gouverner les enfants dès leur naissance,* Poitiers, 1565, livre I : « La manière de bien choisir une Nourrice », p. 3-4.

[38] M. DIONIS, *Traité Général des Accouchements.* Chez Charles-Maurice d'Houry, Paris, 1718.

[39] N. BROUZET, *Essais sur l'éducation médicinale des enfants et sur leurs maladies*, Chez Cavelier, Paris, 1754, I, p. 208.

[40] J. BALLEXSERD, *Dissertation sur l'éducation physique des enfants, depuis leur naissance jusqu'à l'âge de puberté*, Paris, 1762, p. 78.

[41] J. RAULIN, *De la conservation des enfants ou les moyens de les fortifier depuis l'instant de leur existence jusqu'à l'âge de la puberté*, Chez Merlin, Paris, 1768, p. 199.

[42] A. MAYER, *Des rapports conjugaux considérés sous le triple point de vue de la population, de la santé et de la morale publique*, Paris, 1857, p. 291.

[43] J. COMBY, *Traité des Maladies de l'Enfance*, Paris, 1892, p. 14. Voir encore du même auteur : *Formulaire – Thérapeutique et Prophylaxie des Maladies des Enfants*, Paris, 1896, p. 31.

[44] A. FISCHER, *Le livre d'or consacré à la femme, La Femme Médecin du Foyer*, Berlin, 1935, traduction de P. Feles, Paris, 1949, p. 363 et 405.

[45] A.T. BROCHARD, *Guide pratique de la jeune mère ou l'éducation du nouveau né*, Lyon, 2e éd., 1877, p. 66.

[46] J.M. ROUVIER, *Traité pratique d'obstétrique*, Paris, 1922, p. 723.

CHAPITRE XV

OBSERVATION CLINIQUE

La pathologie du sein est très fréquente, elle peut atteindre une femme sur deux en moyenne. En France aujourd'hui, pour cinq anomalies cliniques, il y en a environ deux pour mastose fibrokystique, une pour adénome, une pour cancer et une pour diverses pathologies inflammatoires, traumatiques ou autres [1]. Ces chiffres sont légèrement plus élevés en Égypte (OMS). Nous traiterons des problèmes pouvant se rapporter à la poitrine ou à sa proximité immédiate. Voir aussi : JEAN, LOYRETTE 2005, p. 358-382.

15.1. LES SIGNES FONCTIONNELS

15.1.1. La douleur

Il s'agit par exemple de la douleur *mn* [2] du sein dont souffrit Isis dans les marais de Chemmis (*cf. infra* : 24.1.1. pEbers 811. 95, 7-14). La sensibilité des mamelons est normalement accrue les deux ou trois premiers jours de l'allaitement. Parfois, une douleur peut être assez vivement ressentie au moment de chaque mise au sein. Les causes peuvent être multiples. Dans ce cas, l'arrêt de l'allaitement par la mère a pu justifier le recours à une nourrice (*cf. supra*).

Type. — Les textes indiquent le plus souvent un sein *mr* [3] « douloureux » (pRam. IV. D II. 1-4 ; pEbers 810. 95, 5-7 ; pBerlin 13. 1,11-2,1 ; 17 2, 3-4 ; 18. 2,4-5). Il s'agit probablement là d'une douleur cuisante [4]. Les douleurs peuvent être décrites comme des *wšʿw* [5] « brûlures dévorantes » (pEbers 811. 95, 7-14).

Irradiations. — La douleur peut *stj* [6] « irradier » sur les côtés de la poitrine *qꜣbt* (Smith 43. 15,5 / glose B).

15.1.2. Les sensations désagréables

Des sensations désagréables peuvent être localisées au niveau des lésions tumorales dues au dieu Khonsou (de mauvais pronostics) :

Pesanteur / lourdeur. — Sensations ressenties comme une sorte de pesanteur, une lourdeur *dns* [7] (pEbers 874. 108,17 - 109,2).

15.1.3. Le tarissement de la lactation

Pour l'insuffisance de la lactation, voir ici même : Les hypogalacties (*cf. supra*, chapitre VII) (pEbers 836. 97, 10-11). Quant à l'agalactie, elle peut résulter d'une aplasie congénitale, d'un problème hormonal, d'un épuisement, ou encore d'un choc psychique. Rappelons l'empêchement de la succion mamelonnaire qui est le point de départ du réflexe neuro-endocrinien de la sécrétion lactée (*cf. supra* : Le refus de téter, pRam. III. B, 10-11). Ces faits ont bien dû être observés par les mères. Elles seront alors épaulées par des nourrices.

15.2. Les signes généraux

15.2.1. La température

Fièvre. — Avec l'indication : « Sa chair est chaude » *šmm* [8] (pEbers 877. 109,18 - 110,9 /a). Des expressions tout à fait comparables sont utilisées dans les textes du Moyen Âge, de la Renaissance et même plus tard concernant les tumeurs, les plaies, mais aussi l'état général. La température peut être assez élevée dans certaines infections.

Déhydratation. — Voir également un autre signe de température élevée chez la femme qui, de ce fait, est *st jb.t* « assoiffée », c'est-à-dire déshydratée (pKahun 14. 2, 18-20 / Jean, Loyrette 2005 : 2.1.2 p. 366-367).

Climatères. — Rappelons aussi les « bouffées de chaleur » (processus physiologique que nous avions déjà évoqué) avec l'expression [ ] *st tꜣw* « femme chaude » (pKahun 25. 3,9-11 / Jean, Loyrette 2005, 2.2.1. p. 367).

15.2.2. Les frissons

Frissons. — Avec l'indication : « (Sa chair est) frissonnante » *ꜥḥꜣ* [9] (pEbers 877. 109,18 - 110,9 /a). Dans cet exemple, la portion de phrase ... *ꜥḥꜣ ṯw rꜣ pw* est rarement traduite. La chair (*jwf*) semble lutter (*ꜥḥꜣ*) contre un ennemi, elle se rebelle, elle prend garde, elle donne l'alerte. C'est bien toute la personne qui est concernée et qui doit combattre (*ṯw*). On pourrait presque traduire soit par « chaud », soit par « actif au combat », car c'est une chaude lutte. La disjonction *r(ꜣ)-pw* rappellerait-elle que dans le domaine clinique, la fièvre et les frissons sont souvent liés ? Le médecin peut constater une température élevée (signe objectif), une horripilation (chair de poule), percevoir des tremblements (qui peuvent être simulés), mais, il doit procéder à un interrogatoire pour savoir si la personne a une sensation de froid (signe subjectif), donc ressent des frissons. La conjonction « ou » marque ainsi une suite logique. La personne a soit de la fièvre ou des frissons, soit de la fièvre et/ou des frissons. Dans tous les cas, le médecin est renseigné (valeur symptomatique).

15.2.3. La face

État du faciès, fatigue, coloration, œdème (pKahun 31. 3, 23-24). Constatation d'un trismus (pKahun 5. 1,15-20).

15.2.4. Les signes oculaires

Les yeux peuvent présenter à l'examen une coloration 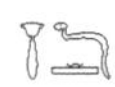 *w3ḏ* [10] « jaune-verdatre », c'est-à-dire correspondant à un ictère conjonctival, et être 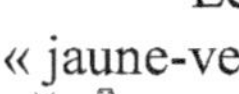 (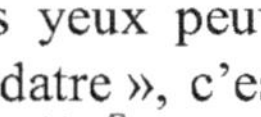) *šsm* [11] aussi « congestionnés » (pEbers 877. 109,18 - 110,9 /a). Rappelons aussi que les yeux de la femme peuvent se trouver 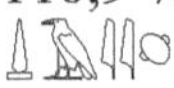 *ḏ3y* [12] « enflammés » (pKahun 31. 3, 23-24).

15.2.5. La chevelure

La chevelure peut être défaite et refléter des problèmes importants.

15.3. L'EXAMEN DES SEINS

Avant l'examen, les textes nous indiquent que l'on doit enduire la poitrine et les deux bras de la femme avec de l'huile neuve à son coucher (pKahun 26. 3, 12b-13a ; pBerlin 196 vs. 1, 9b-9d). Il est dit, dans le dernier exposé, que l'examen doit être pratiqué le matin, c'est-à-dire avant que le soleil ne soit haut, privilégiant ainsi, comme de nos jours, une lumière tangentielle (*cf. infra* chap. XVI, Sein et grossesse). Par contre, les positions assises, ou en décubitus ne sont pas mentionnées dans les papyrus qui nous sont parvenus.

15.3.1. L'inspection

Normalement, un clinicien doit pouvoir dire de sa patiente : *bntys grg(w) r qbs* « ses seins sont bien droits sur sa poitrine » (stèle du Louvre C

100, 1.4), et ils sont *wbḫ* « resplendissants » (pChester Beatty I, 1,4). Dans le cas contraire, il doit se rendre compte par lui-même de la zone symptomatique et des caractéristiques des lésions.

Topographie. — Les problèmes peuvent se manifester de plusieurs façons :

— Unique et unilatérale (pRam. IV. D, II. 4 ; pRam. III. B, 23-34 ; pEbers 811. 95, 7-14 ; pBerlin 13. 1,11 - 2,1 ; 14. 2, 1-2 ; 17. 2, 3-4 ; 18. 2, 4-5 ; pEbers 810. 95, 5-7 ; pEbers 808 bis. 95, 1-3 ; pSmith 45. 15, 9-19 / glose A ; 39. 13, 3-12 titre ; 46. 15,20 - 16,16 titre).

— Multiple et unilatérale (pEbers 877. 109,18 - 110,9).

— Bilatérale (pEbers 809. 95, 3-5).

— Multiple et bilatérale (pRam. IV. D, II. 1-4 (?) ; pEbers 877. 109,18 - 110,9 ; pSmith 45. 15, 9-19 ; 39. 13, 3-12).

— En alternance : *cf. infra*, pRam. IV. D, II. 1-4.

Volume, symétrie, état des seins. — Les seins peuvent présenter des atrophies.

Les seins vides et aplatis de femmes bédouines très dénutries sont bien représentés sur les bas-reliefs de la Chaussée d'Ounas (fin de la Ve dyn., Saqqâra) [13]. Voir aussi les seins involués post-ménopausiques d'une pleureuse de la tombe de Djehoutemheb (TT n° 45) [14].

— Des hypertrophies, et généralement avec ptose.

On en trouvera des représentations, notamment chez des pleureuses [15]. Voir par exemple un bas-relief de Saqqâra (XVIIIe-XIXe dyn., n° 43.275), un cercueil de femme de Deir el-Bahari (XXIe dyn., Bruxelles, n° 5.881), les parois latérales du cercueil thébain de Ânkhpakhered (XXIIe dyn., Staatliche Museum de Berlin, n° 20.132).

— Des signes dermatologiques locaux montrant la présence d'affectants 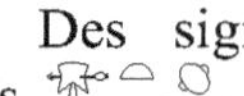 *stt* [16] situés au-dessous du sein droit ou du sein gauche (pBerlin 142. 12, 2-3). Notons que ces derniers sont déjà perçus par les Égyptiens comme des causes pathogènes vivantes qu'il faut éliminer.

Au Musée égyptien du Caire, la momie de la reine Maâtkaré (CGC 61088), qui mourut en mettant au monde l'enfant qui fut enseveli avec elle (CGC 61.089), présente une très opulente poitrine [17]. Au même musée, la momie de la reine Houittaou (CGC 61.090) révèle un petit corps fort dodu avec de très gros seins pendant [18]. Pour des périodes plus tardives, voir la poitrine de la momie n° 2 - 73 de la Vallée des Reines [19] et encore les seins volumineux d'une femme inconnue de quarante-cinq ans qui a dû être très corpulente (Époque romaine, Aïn el-Labakha, AL 25.1.13) [20].

Toutes ces femmes ont pu souffrir de dermatoses des plis, localisées entre des chairs croulantes, et chercher à les soigner.

Les représentations bien connues de la reine de Pount, figurées sur des calcaires peints provenant du temple d'Hatchepsout à Deir el-Bahari (Musée égyptien du Caire, JE 14276, JE 89661) [21] ou encore sur un ostracon (Ägyptisches Museum de Berlin, n° 21442) [22], montrent que cette femme pouvait souffrir d'une maladie de Dercum probablement compliquée de dermatoses des plis (JEAN, LOYRETTE, 2005, p. 372, 461-462).

— Un engorgement mammaire 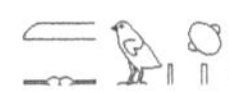 *gzw* : *cf. infra*, pEbers; 809. 95, 3-5, et, pEbers 808bis. 95, 2b. Nous verrons qu'il peut signifier un troisième stade intermédiaire du domaine de la pathologie *bꜥꜥ*.

— Des gynécomasties : Les momies de deux hommes (British Museum, London, EA 6704 ; Rijksmuseum van Oudheden, Leiden, AMM 10) [23] présentent à la radiologie une nette accentuation de la poitrine. Une gynécomastie liée à l'âge chez l'homme est représentée sur la stèle C2 du Louvre. Gynécomastie et bourelets du scribe Hepi (Musée égyptien du Caire, statue du scribe accroupi n° JDE 44861) [24]. Franche gynécomastie et obésité d'un personnage représenté sur une paroi de la tombe d'Ânkhmahor (VIe dyn., Saqqâra) [25]. Du vizir Hémiounou (IVe dyn., Giza, mastaba G 4000, Pelizaeus-Museum d'Hildesheim, 1962) [26]. Voir aussi une gynécomastie très probablement consécutive à une cirrhose bilharzienne chez un homme [27] dans la tombe de Mehou (Saqqâra, VIe dyn.) [28]. Pour des momies porteuses de splénomégalies, voir : M.A. RUFFER, *Studies in the paleopathology of Egypt*, Chicago, 1921. Le même auteur avait déjà découvert des œufs de Schistosomum dans des tissus de momies (« Note on the presence of Bilharzia haematobia in Egyptian mummies of the Twentieth Dynasty », *Brit Med J*, 1910, I, p. 16).

Paradoxalement, les gynécomasties dont sont porteuses les représentations masculines des génies de fécondité, peuvent apparaître de volume plus important que celles qui sont figurées sur de mêmes entités féminines (Ve dyn., temple funéraire de Sahourê, Abousir, Musée égyptien du Caire, n° RT 6.12.24.9).

— Une rétraction : chez l'homme, on notera deux statues de Maya (XVIIIe dyn., Rijksmuseum van Oudheden de Leyde) présentant des dissymétries au niveau de la poitrine. Ainsi on note une progression sur la statue AST1 par rapport au groupe AST3, et pouvant correspondre à une rétraction pathologique du sein gauche et évoquer un cancer [29].

Fig. 51. Rétraction isolée du mamelon

(*Cf.* A. GORINS, pl. XLVIII).

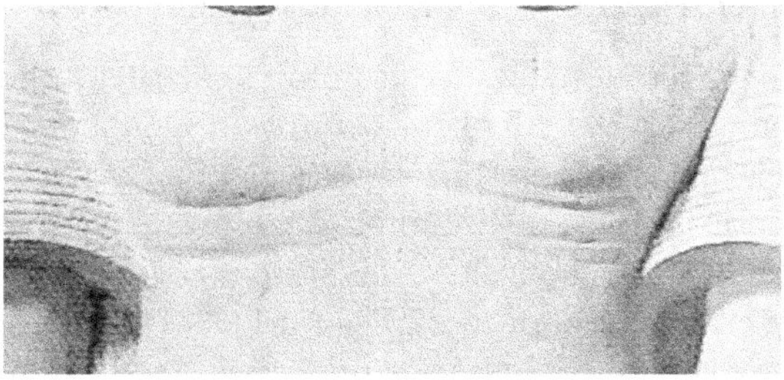

Fig. 52. Statue de Maya : n° ST 1
(*Rijksmuseum van Oudheden de Leyde*).

État du réseau veineux sous-cutané, circulation veineuse péri-mammelonaire. — Examen des vaisseaux *mtyw* de la poitrine *qꜣbt* (pKahun 26. 3, 12-14) : sans dépression, ou, déprimés et de la même couleur que la peau de la femme, d'aspect permanent entre le soir et le moment de l'observation (pBerlin 196 vers. 1, 9-11).

— Disparition de la tension mammaire (pKahun 26. 3,14 ; pBerlin 196. vs. 1,10). Chez une femme enceinte, c'est un signe classique de mort fœtale. Ce phénomène peut être un signe très précoce de l'arrêt de l'évolution d'une grossesse : *cf. infra*, chap. XVI, Seins et grossesse.

État des aréoles. — Recherche de crevasses se situant sur le bout du mamelon, à la jonction mamelon aréole ou sur l'ensemble.

— Problèmes dermatologiques proches.

— Présence de vergetures aux alentours.

— Saillie et hyperpigmentation. Modifications visibles du volume des tubercules de *Montgomery* et des glandes de *Morgagni* pouvant indiquer une gravidité : *cf. infra*, XVI, Seins et grossesse.

Les lésions traumatiques. — Une ( ) *wbnw* [30] « plaie » du sein (pEbers 877. 110, 4 /c), si elle siège près du mamelon, peut avoir sectionné des canaux galactophores et entraîner l'infection ou la sténose secondaire de ces derniers. La plaie infectée de la glande mammaire peut provoquer une *sḥm* [31] « fistule », soit une fistule lactée chez la nourrice. Notons que le même mot est employé pour désigner des fistules dentaires (pEbers 553. 72, 13-14), ou anales (pChester Beatty VI, 2. 1,8 - 2,9 ; 5. 4, 1-10 ; 10. 5, 8-12).

— La brûlure : le plus souvent due à des accidents domestiques, la « brûlure » (*wbdt*) du sein est encore aujourd'hui très fréquente dans les campagnes d'Afrique du Nord, comme en Afrique Centrale (Rapport de Médecins du Monde 2004). Elle peut occasionner des accidents de rétention lactée. Nous aurons l'occasion de revenir sur cette pathologie.

— L'hématome récent : une contusion du sein peut produire une ecchymose localisée (1er degré de Nélaton) et répondant à la description d'un *sš n snf n ṯs.tw〃f* « marais de sang qui ne peut être lié » (pHearst 143. 10, 2-4 ; pEbers 593. 76, 1-4). Il peut être signalé comme étant *ṯms* [32] « violacé » (pEbers 876. 109,12-13 / a), ou plus simplement comparé à des *ꜥrqw n ḥwyt* « traces de coups » (pEbers 510. 69, 18-19).

— L'hématome peut être aussi plus ancien, enkysté. Une auréole ecchymotique peut encore entourer une cytostéatonécrose (pEbers 866. 106,17 - 107,1).

Importance, étendue de la lésion. — Le mal peut être *sqdj* [33] « étalé » sur la poitrine et correspondre à une furonculose ou à une forme tubéreuse d'acné (pSmith 39. 13,4 / glose A), ou encore à un cancer (pSmith 45. 15,10 / glose A).

— Formation *ḥmꜣty* [34] « protubérante » sur la poitrine. La taille de cette formation arrondie doit rappeler au moins celle d'une petite balle votive d'environ 3 à 5 cm de diamètre [35] et pouvant atteindre 9 cm [36], voire plus. Cela, correspondant probablement à une *šfwt* [37] « tuméfaction » localisée sur la poitrine, peut faire penser par exemple à une lipomatose nodulaire diffuse mais aussi à une forme ulcéreuse et bourgeonnante du cancer du sein (pSmith 45. 15, 16-19 / glose A). D'ailleurs, ce dernier texte conclut par : « Il n'y a rien (sous-entendu : comme traitement chirurgical pour ce cas) », comme Hippocrate qui déconseillera l'exérèse de ce type de cancer, soutenant que le pronostic des cancers laissés en place est meilleur que celui des cancers opérés (théorie systémique) [38]. Celse (V. XXVIII, 2) fera de même [39]. Galien reviendra sur cette position [40].

Dans les Sentences des Pères du Désert (VIII. 337/26 - 338/15 A), nous trouvons l'histoire d'une femme dont le sein était atteint d'une maladie appelée le « cancer » et qui fut guérie par un signe de croix sur l'endroit malade par Apa Longinos [41].

Couleur et aspect inflammatoire des téguments, réaction cutanée. — L'aspect n'est pas rouge et peut aussi rappeler l'abcès froid costal (pSmith 46. 16, 15-16 / glose c).

— On peut au contraire constater des « choses de couleur rouge sur la poitrine » (pSmith 39. 13, 3-12). Ou encore d'un ton *jrtyw* [42] « violacé », et pouvant très bien rappeler un anthrax (pEbers 858. 401. 7-8 / a). Un élément seul peut être un furoncle isolé (pEbers 870. 107, 14-16).

— Des abcès tubéreux peuvent se former au niveau de l'aréole à l'occasion d'un abcès pré-mammaire (supra-mastite) et former une bosselure bleuâtre, tendue et lisse pouvant atteindre la grosseur d'une noisette.

— La surface peut être semblable à de l' *ḥmꜣjt* [43] frais (pSmith 45. 15, 9-19), c'est-à-dire probablement à des petites graines foncées de Chénopodiacées (JEAN, LOYRETTE, 2005, p. 387-403) répandues sur la peau, à l'image des points en retrait formés par les orifices élargis des glandes sudoripares et évoquant « des téguments pointillés en creux et piquetés de points comparables aux grains de la peau de porc, phénomène cutané appelé 'peau d'orange' correspondant à une rétention lymphatique visible dans les cancers du sein ainsi que dans tous les états éléphantiasiques » [44].

— La tumeur peut être lisse. Notons que sa définition est donnée dans la glose B du pEbers 875. 109, 2-11 : *ꜥq* [45] *n ꜥꜣwt* « c'est une pénétration des tumescences (sous-entendue par du liquide : 4-5 a) », en d'autres termes une cavité multiple (abcès cloisonnés) remplies de pus et retrouvé fluctuante à la palpation décrite dans la glose A. Elle peut donc être formée d'une *ꜥꜣt* [46] poche sécrétoire simple, comme un kyste hydatique (JEAN 1999, p. 53), ou *ꜥꜣwt* cloisonnée multiples (pEbers 875. 109, 2-11), se rompant parfois spontanément (pEbers 874. 108,17 - 109,2). Avec des suintements (pBerlin 14. 2, 1-2 ; pEbers 874. 108,17 - 109,2 / a). Fistulisé suintante (Ebers 877. 110,5 / c). Abcès surinfectés de la poitrine *qꜣbt* (pSmith 39. 13, 12). Ou au contraire, sans production de liquide (pSmith 45. 15, 9 - 19).

L'échinococcose hydatique a été retrouvée dans sa localisation cérébrale chez une momie (P. THOMPSON, P.G. LYNCH, E. TAPP, « Neuropathological Studies on the Manchester Mummies », dans A.R. DAVID (éd.), *Science in Egyptology*, Manchester, 1986, p. 375-378, 347).

15.3.2. La palpation

D'après les descriptions cliniques, la palpation concerne bien l'examen des deux seins, l'un après l'autre, par le médecin.

Préparation. — La femme est préalablement préparée par une onction grasse. Pour un examen prénatal, la préparation pouvait commencer la veille au soir (*cf. infra*, pBerlin 196. vs. 1, 9-11 ; pKahun 26. 3, 12-14).

Les huiles utilisées pouvaient être contenues dans des vases spéciaux représentant le dieu Bès (Faïence incrustée, Louvre E 10929) [47], une Besit gravide (Terre cuite, Musée égyptien du Caire, JE 34403) [48], ou encore une femme enceinte (Brèche, Louvre E 14567 ; Albâtre E 27026). Elles pouvaient renfermer de l'huile de moringa, arbre auquel un livre était dédié et dont il reste un ex libris (Faïence bleu, British Museum, EA 22878) [49].

Comme aujourd'hui, le médecin pouvait se frotter les mains afin de les réchauffer avant l'examen.

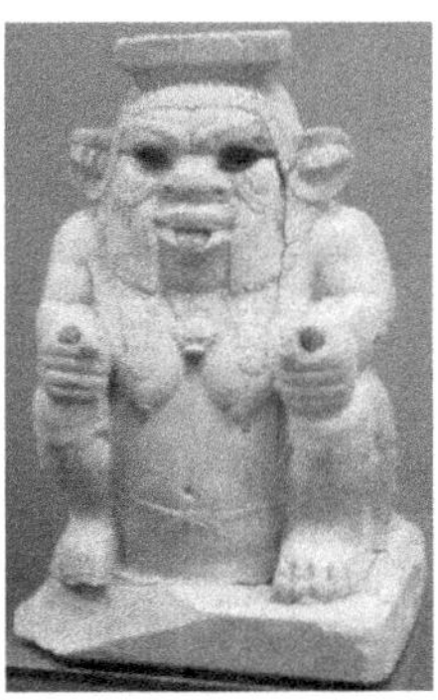

Fig. 53. Vase à huile en forme de Bès (Louvre E 10929).

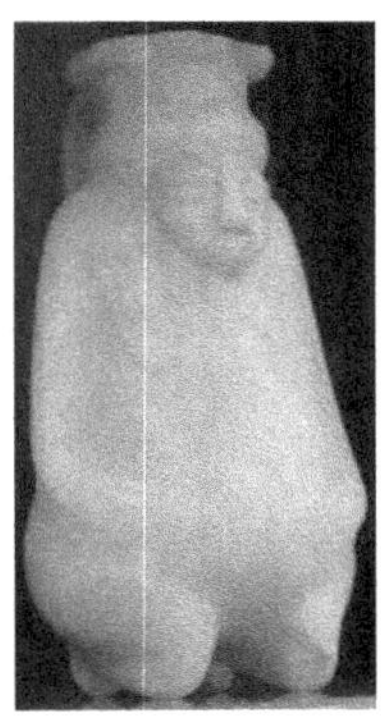

Fig. 54. Vase en forme de femme enceinte (Louvre E 27026).

Fig. 55. Ex libris du *Livre du moringa* (British Museum, EA 22878).

Température. — Le praticien peut noter la température d'une tumeur : 1) « très chaude » (pSmith 39. 13, 3-12), 2) « pas chaude » (pSmith 16, 14-15 / glose B), 3) « froide » (pSmith 45. 15, 16-19 / glose A), 4) « très froide, sans aucun point chaud quand ta main les touche » (pSmith 45. 15, 16-19).

Consistance de la tumeur, homogène ou bosselée, perception de modules disséminés, tuméfaction diffuse ou limitée. — Le gonflement protubérant sur la poitrine peut être « dur et froid sous tes doigts » (abcès froids ?). Son toucher peut être comparable « au toucher d'un ballot de vêtements », donc ferme (pSmith 45. 15, 9-19).

— Au contraire, une tumeur peut être ( ) *gn(n)* [50] « molle » (pSmith 46. 16,14 / glose A), « huileuse et fluide sous tes doigts » (pSmith 46. 16,14). Elle peut être formée par de la *ꜥḏ* « graisse » (pEbers 867. 107, 3-4 / b) ; être bien limitée (pEbers 867. 107, 3 / a). Elle peut encore avoir la texture du *jnm* « cuir » (pEbers 863. 106,4 / a). La tumeur et sa région peuvent être perçue comme « non sableuse(s) » (pSmith 45. 15, 12-13), c'est-à-dire sans crépitation gazeuse sous-cutané. Une expression comparable était encore utilisée près du lac Tchad par les médecins locaux et les auxiliaires de santé avec la locution « sans sable sous elle ». Ce signe obtenu par la pression douce sur un emphysème sous-cutané est habituellement décrit par les Européens comme donnant l'impression d'une consistance « neigeuse », ou, de « sucre cristallisé ».

— Hématome des 2e ou 3e degrés de Nélaton, avec quelque chose correspondant à un *sft* [51] *n mt* « hématome collecté », « violacé », et pouvant être perçu comme , c'est-à-dire *ḥnbꜣbꜣ* [52] « pulsatile », et parfois réputé apparaître « comme après un coup de bâton » (pEbers 876. 109,12-13 / a). Notons à propos de cette dernière évaluation clinique, un pronostic favorable après évacuation chirurgicale. Un diagnostic différentiel évoque, dans un deuxième temps, un processus gangreneux à ne pas toucher (pEbers 876. 109, 16-18 / d).

— Hématome enkysté, « pulsatile », ferme, non fixé sur les plans profonds (pEbers 872. 108, 4-5 /a).

— Cytostéatonécrose post-traumatique (pEbers 866. 106,17 - 107,1). En effet, à l'occasion d'exérèses chirurgicales, des confusions ont très bien pu se produire entre des caillots sanguins et des textures saponifiées hématiques cytostéatonécrosiques. La formation de savons calcaires (masses anhistes bleutées) peut ajouter une texture plus dure, d'où l'aspect d'une pierre (*ḥpꜥ*) bleu-violacée (*ḥb*).

— Tumeur de constitution *nḥꜣ* [53] « irrégulière » (pEbers 874. 108,18 / a), faisant penser à l'aspect bosselé d'une tumeur phyllode en ce qui concerne le sein.

La momie PUM III d'une femme de 35 ans morte en 830 av. J.-C. présente une tumeur friable et désorganisée de 1 cm de diamètre au sein gauche. L'aspect histologique montre une prolifération mixte de tissu conjonctif dense et de cellules épithéliales aux noyaux conservés révélant un fibroadénome (T.A. Reyman, A.M. Dowd, « Processing of mummified tissus for histological examination » dans A. et E. Cockburn, *Mummies, disease and ancient culture*, New York, 1980, p. 258-273 ; clichés dans l'édition abrégée de 1995, p. 95, fig. 6.6 a et b).

Tumeur fluctuante, mobile ou non sur des plans profonds, fixée ou non. — Fluctuante [54] (pEbers 869. 107,11 / a). « Elle va, vient et plonge sous tes doigts » (pEbers 877. 110,5 / c). Non fixée (pEbers 872. 108, 3-9 / a). Roulant sous les doigts comme un solide (lipome, kyste), empâté, sans mouvement propre (pEbers 863. 106, 4-5 / a). Ou encore « allant et venant, et adhérente à la chair superficielle » (pEbers 875. 109, 4-5 / a).

État du mamelon, exsudats (lors du pincement, recherche d'un écoulement en exprimant doucement la glande : bilatéral ou unilatéral). — Aspect bénin (pEbers 877. 110,3-5 / c).

— Écoulements anormaux formés par du pus et du sang, recherche du signe de Budin (*cf. infra*, ch. XXIV - pEbers 811. 95, 7-14)

— Rappelons la ( ) *wbnw* « plaie » du sein (pEbers 877. 110, 4 /c), siégeant près du mamelon, pouvant se compliquer soit d'une *sḥm* « fistule », soit d'une fistule lactée chez la nourrice (*cf. supra* : 15.3.1. L'inspection, *Les lésions traumatiques*). Il s'agit bien là en effet d'une chair écrasée (*sḥm*) rendue perméable au liquide (*sḥmyt*), donc exprimant des sécrétions au moment de la palpation comme nous l'indique bien ce texte (pEbers 877. 110, 5 /c).

— Émission d'un lait vicié (*cf. supra* 6.3.2. pEbers 788. 93, 17-18).

— Manifestation d'une pathologie *bʿʿ* (*cf. infra* pRam. B, 23-34).

Palpation des aires ganglionnaires axillaires et sus-claviaires, adénopathies. — Une tuméfaction ganglionnaire peut être décrite avec un *tp-s spd* [55] « sommet en saillie », et aussi une *kfꜣ* [56]*-s mꜣʿ* [57] « base tendue » c'est-à-dire « indurée » (pEbers 877. 109,20). Il peut s'agir d'une adénite axillaire accompagnant un abcès du sein (877. 109,18 - 110,9 / c), puis d'une adénite suppurée grave (877. 109,18 - 110,9 / a et b) pouvant également s'apparenter à des symptômes buboniques (pesteux ou autres) [58].

À propos de la tuméfaction *ʿnwt* [59] morbide du dieu Khonsou (pEbers 877. 109, 18 - 110,9), on notera une procédure de diagnostic différentiel selon :

1) — que la grosseur est comparable à un gonflement *šfwt* dû à une plaie ou à une fistulisation « alors qu'elle va, vient et plonge sous tes doigts ; et alors que du liquide est produit à la partie supérieure » (110, 3-5 / c),

c'est-à-dire un abcès suppurant du sein ou du bout des seins au pronostic favorable : « cela est dans ma main » (c'est-à-dire : « je peux le soigner »).

2) — que la personne a un état général très altéré (fièvre, frissons, ictère, adénopathies suppurées axillaire puis inguinale). Le pronostic péjoratif déclaré (b) évoquerait alors une tumeur accompagnée d'un sepsis. Il n'y aura pas de traitement.

Comme nous l'avons indiqué au début de ce chapitre, nous renvoyons également à d'autres signes cliniques pouvant être concomitants et que nous avons déjà décrits en gynécologie : JEAN, LOYRETTE, *ERUV* III, 2005, p. 358-382.

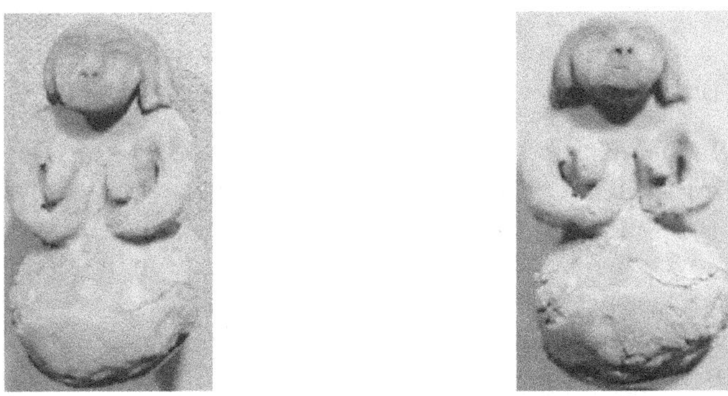

Fig. 56. Petite terre cuite rouge (MET-NY 07.228.53).

Notes

[1] Nous nous rapporterons en général à : *EMC*, Gynécologie, Sein (Elsevier Masson / em-consulte.com) ; ESPIÉ, GORINS, 1995 ; FERNANDEZ 2005 ; Rapports annuels de l'OMS et de l'UNICEF.

[2] *Wb* II, 66,18 - 67,3. *Alex.* 77.1702, 78.1709, « être malade, souffrant », 79.1198, (*mn ḥʿw*, « la douleur physique » ; cf. P. VERNUS, *Orientalia* 48, 1979, p. 180). Voir aussi *mnt*, *Wb* II, 67,6 - 18. *Alex.* 78.1710, (« peine, souffrance », « partie douloureuse » du corps malade), 79.1199, (« maladie » ; P. VERNUS, *op. cit.*, p. 177). *mn* : *Hannig-Wb* I, 12847 « leiden (subir, endurer), krank sein (être malade) » ; HANNIG 1995, p. 355, 2) « schmerzen (souffrir) » ; JEAN, LOYRETTE 2005, p. 359 : autres douleurs en gynécologie.

[3] *Wb* II, 95, 1 - 15 ; *Alex.* 77.1762 (« être malade, souffrant », « être pénible, difficile), 78.1765 « être douloureux » ; *Hannig-Wb* I, 13181, 2 « schmerzen (faire

du mal, causer de la douleur), schmerzhaft sein (être douloureux) ». *Wb* II, 95, 1 - 5 ; *Alex.* 77.1763 « souffrance, affliction » ; HANNIG 1995, p. 344. Voir aussi l'expression *mrt* , noter déjà : *Hannig-Wb* I, 13206 « Böses (le Malin), Schlimmes (le Mauvais) ... » ; puis *mrt* : *Wb* II, 96, 6 - 12 ; *Alex.* 77.1764 « maladie, douleur » ; HANNIG 1995, p. 345 « schmerzhafte Krankheit (affection douloureuse) ». Notons que ces mots adoptent pratiquement toujours (*versus* ,) le déterminatif , c'est-à-dire l'oiseau *nḏs*, *šr*(*r*), *šrj* (moineau) de la petitesse, du mal ou de la souffrance ; voir à ce sujet : A. DAVID, *De l'infériorité à la perturbation. L'oiseau du « mal » et la catégorisation en Égypte ancienne*, *Göttinger Orientforschungen* IV, Reihe Ägypten 38, Harrassowitz Verlag, Wiesbaden, 2000, p. 11-14, 6 et 105.

[4] Voir le mot *mrr* : *Alex.* 78.1794. *CT* 169b (Sp. 400) : *FECT*, II, p. 43 et 44 note 8 ; B*TS*, p. 356 ; C*TS*, III, p. 972 – 971 ; HANNIG 1995, p. 219 « Flamme ». C'est-à-dire, comme une flamme peut être douloureuse (*jnk nḫt.t, mr.t-nsr* « je suis la puissante à la flamme douloureuse » *CT* IV, 106 c).

[5] *Wb* I, 370,14. *Alex.* 78.1113 « démangeaison ». LEFEBVRE 1956, p. 159 « démangeaison ». BARDINET 1990, p. 7 « morsure, démangeaison ». BARDINET 1995, p. 447, 335 et 338 « substances qui rongent ». HANNIG 1995, p. 219 « Fressen » (pâture). WESTENDORF 1999, p. 684, 648 et 652 « Fressen » (pâtures) « * Jucken » (démangeaison, prurit). Voir le mot *wšꜥ* : *Wb* I, 370, 6-13. *Grundriss* VII, p. 223 « mâcher ». *Alex.* 77.1060 « mâcher, ronger ». ERICHSEN 1954, p. 101, dém. *wš* « dévorer : dit de la flamme », « brûler ». *KoptHWb*, 282. VYCICHL 1984, p. 240 : ⲟⲩⲱⲱϣⲉ *S* « dévorer : dit du feu ». En médecine, les démangeaisons sont toujours superficielles, c'est-à-dire localisées au niveau de l'épiderme (irritation, prurit). Dans ce texte, cette douleur semble pouvoir être également ressentie en interne, donc traduite comme une « brûlure dévorante ». JEAN, LOYRETTE 2005, p. 362 : autre emploi médical des « brûlures dévorantes » localisées dans le genou (pEbers 591. 75, 16-18) ou dans les jambes (pEbers 615. 78, 2-3).

[6] *Wb* IV, 328,9 - 329,16 ; *Alex.* 77. 3951 (« verser » de l'eau ; libation), 78.3919 (« faire jaillir » la crue), 79.2826 (« verser », une libation) ; *Hannig-Wb* I, *stj* 31153 « eingießen (verser) » ; HANNIG 1995, p. 778 ; ERICHSEN 1954, p. 495, dém. *sty* « jeter » ; VYCICHL 1983, p. 198, ⲥⲓⲧⲉ *S*, ⲥⲓϯ *B*, ⲥⲉⲧ- *SB*, ⲥⲁⲧ⸗ *B*, « jeter, semer, distribuer ». Voir aussi l'expression *stj rd* : *stj* : *Wb* IV, 329, 17-19 ; *Alex.* 79.2827 « marcher ». Remarquer le mot *stj* : *Wb* IV, 328, 3-5 ; *Alex.* 78.3914 « lancer, poser » ; HANNIG 1995, p. 777. Donc, l'atteinte douloureuse se « répand ». BREASTED 130, p. 399 « spread » (propager) » ; BARDINET 1995, p. 127 « irradier ».

[7] *Wb* V, 468,3 - 469,8. *Alex.* 78.4813, « être lourd, pesant ; aussi : être lourdement rempli (du filet de l'oiseleur) », 79.3573 « être abondant (des aliments) » ; *Hannig-Wb* I, 39057 « schwer sein (être lourd) » . Voir aussi *dns* : *Wb* V, 469, 12-14. *Alex.* 79.3574 « le lourd, le pesant (pour désigner l'hippopotame maléfique) » ; le mot *dnst* : *Wb* V. 469,10. *Alex.* 78.4814 « le lest (d'un filet) » ; HANNIG 1995, p. 982. JEAN, LOYRETTE 2005, p. 363 : autre emploi médical, dans « pesanteur / lourdeur » du derrière (pChester Beatty VI. 13a. 6, 5).

8 *šm(m)* : *Wb* IV, 468, 1-17 ; *Alex.* 77.4177 « être chaud, brûlant » ; HANNIG 1995, p. 822, 1) « heiß werden, heiß sein (devenir chaud, être chaud) », 2) « fieberheiß sein, fiebern (avoir de la fièvre) » ; ERICHSEN 1954, p. 380, dém. *ẖmm* « chaud, s'échauffer, chaleur » ; *KoptHWb* p. 372 et 258 ; VYCICHL 1983, p. 301, ϩⲙⲟⲙ *S*, ϧⲙⲟⲙ *B*, ϩⲙⲁⲙ *A*, « être, devenir, chaud, avoir la fièvre » ; remarquer la graphie *s-ẖmm* pour le causatif *s-šmm* « réchauffer » (pEbers / *Wb* IV, 292,13 bis) ; moyen égyptien *ẖm*, et, *ẖmm* à la période gréco-romaine. Voir *šmw* : *Wb* IV, 469, 9-10 ; *Alex.* 79.2996 (« la chaleur ») ; HANNIG 1995, p. 821. Voir le mot *šm(m)t* : *Wb* IV, 469, 5-7 ; *Alex.* 78.4112 (« chaleur » au propre et au figuré ; « agitation, fièvre ») ; HANNIG 1995, p. 822 « Hitze (chaleur), Fieber (fièvre) » ; remarquer *šmmt* : *Hannig-Wb* I, 32938 « Hitze (fig. *Hitze des Streites*) ». Voir aussi le mot *šmy(t)* : *Wb* IV, 469,8 ; *Alex.* 77.4178 « chaleur, fièvre » ; HANNIG 1995, p. 821 ; *KoptHWb* p. 372 ; VYCICHL 1983, p. 301, ϩⲙⲙⲉ *S*, ϧⲉⲙⲓ *B*, « chaleur, fièvre » ; comparer avec l'arabe *ḥamm*, *yaḥumm* « chauffer », *ḥumm* « avoir de la fièvre », *ḥummā*, *ḥummay* « fièvre ». Voir aussi le néo-assyrien *ḫamātu* « brûler, avoir de la fièvre », *ḫimtu* « fièvre, brûlure », *himit sēti* « une fièvre », et aussi, *emmu* « être chaud », *emēmu* « être chaud, fiévreux », *ummu* « chaleur, inflammation » (LABAT 1948, n° 124 p. 95, et 172 p. 111 ; JEAN 1999, p. 55 et note 203).

9 BARDINET 1995, p. 372 « frissonnante (?) ». Cette portion de phrase est rarement traduite.

10 *Wb* I, 264, a : 12 - 265,11 ; *Alex.* 77.0836, 78.0870 « être vert », 79.0609 (*ʿ3t nbt w3ḏt* « toute pierre verte ») ; *Hannig-Wb* I, 6710 « grün sein, grünen » ; ERICHSEN 1954, p. 104-105, dém. *wt* « être vert, vert, frais » ; *KoptHWb* p. 279 ; VYCICHL 1983, p. 238, ⲟⲩⲱⲧ *SB*, « verdir, pâlir, être vert, frais ». Comparer à l'accadien *warāqu(m)* « être vert, être jaune », avec en moyen babylonien *arāqu* « être vert (jaune ou pâle) », *arqu* « vert (jaune) », *urqu* « jaunâtre » (LABAT 1976, n° 351 p. 161) ; hébreu *yèreq* « légume, herbe », *yārōq* « vert, verdure » (SANDER, TRENEL 1979, p. 261) ; arabe *waraq* « feuilles » (DE B. KAZIMIRSKI 1860) ; éthiopien *warq* « or ». Il s'agit là, en sémitique, de nuances allant du vert au jaune. Voir également le mot + det. *w3ḏw* : *Wb* I, 267, 9-15 ; *Alex.* 77.0839, 78.0874, 79.0613 (« couleur verte », « collyre vert », « fritte verte ») ; HANNIG 1995, p. 178. Il est donc tout à fait possible de traduire par l'expression « jaune-verdâtre » dans un contexte clinique.

11 *Wb* IV, 546,1 ; *Grundriss* 25,65 ; *Alex.* 77.4297 (en parlant des yeux, « être luisants, congestionnés ») ; HANNIG 1995, p. 838 [med] « gerötet, entzündet » ; ERICHSEN 1954, p. 464, dém. *šsm* « émotion », *sšm* « se mettre en colère » ; *KoptHWb* p. 207 ; VYCICHL 1983, p. 203, ⲥⲱϣⲙ *S*, 1) « brûler, être chaud », 2) « désespérer, se fâcher ». Voir aussi le mot *šsmwt* : *Wb* IV, 545,12 ; *Grundriss* 25,65 ; *Alex.* 77.4296 « congestion (?) » ; HANNIG 1995, p. 837 [med] « Rötung (rougissement), Entzündung (inflammation) » ; JEAN, LOYRETTE 2005, p. 365 et 369-370 : autres signes oculaires en gynécologie.

12 Voir les mots *ḏ3* : *Wb* V. 511,10 ; *Alex.* 77.5124 « allume-feu ». *ḏ3f* : *Wb* 522, 8-13 ; *Alex.* 77.5144, 78.4869 « brûler, calciner ». *ḏ3fḏ3f* : *Wb* 523,2 ; *Alex.* 77.5145 « brûler, consumer ».

[13] J. VERCOUTTER, *Mélanges Gamal E. Mokhtar*, *BdE* 97/2, 1985, p. 329-331, fig. 1 ; A. LABROUSSE, A. MOUSSA, *La chaussée du complexe funéraire du roi Ounas*, Le Caire, 2002, Fig. 117 (d. 93) p. 175.

[14] A. MEKHITARIAN 1978, *op. cit.*, p. 144.

[15] M. WERBROUCK, *Les pleureuses dans l'Égypte Ancienne*, Bruxelles, 1938, fig. 49 p. 83 ; fig. 56 p. 101 ; p. 101 et pl. XLVI.

[16] *Wb* IV, 333,4 ; *Alex.* 79.2834 « mucosité, flegme » ; HANNIG 1995, p. 778 « Schleimstoffe (mucosité) ». Graphies : 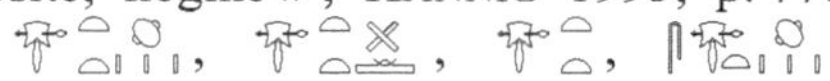 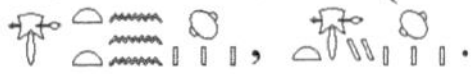. Ce sont des causes pathogènes vivantes, donc des « affectants » capables de produire toutes sortes de traces et de problèmes. Ils sont difficiles à réduire. Voir aussi à ce sujet : BARDINET 1995, p. 125-128.

[17] E.G. SMITH, « The Royal Mummies, n° 61051 - 61100 », *Catalogue Général des Antiquités Égyptiennes du Musée du Caire,* Le Caire, 1912, p. 98-101, pl. LXXII.

[18] *Ibid.*, p. 101-105 et pl. LXXV et LXXVI.

[19] A. MACKE, C. MACKE-RIBET, *Rapport sur l'étude des restes humains effectuée dans quatre tombes de la Vallée des Reines*, CNRS UA 1064 - CEDAE, t. I, vol. 1, mars 1986 - avril 1986, p. 23, cl. 2 p. 24, 7 et 9 p. 29.

[20] B.A. IBRAHIM, F. DUNAND, J.-L LICHTENBERG, M. HUSSEIN, « Le matériel archéologique et les restes humains de la nécropole d'Aïn el-Labakha (oasis de Kharga) », Paris, 2008, p. 67.

[21] M. SALEH, H. SOUROUZIAN, *Catalogue officiel du Musée Égyptien du Caire*, Mainz, 1987, n° 130a. ; P. GHALIOUNGUI, Z. EL DAWAKHLY, *Health and Healing in Ancient Egypt*, Le Caire, 1965, fig. 33.

[22] Voir par exemple le cliché de l'objet n° I.57, p. 93 du catalogue : D. WILDUNG, *« Africa. The Art of a Continent* », Londres, 1995.

[23] M.J. RAVEN, W.K. TACONIS, *Egyptian Mummies, Radiological atlas of the collections in the National Museum of Antiquities in Leinden*, Turnhout, 2005, p. 200, fig. 31.1, p. 202, fig. 3a.

[24] M. SALEH, H. SOUROUZIAN, *op. cit.* 1987, n° 148.

[25] C.M. FIRTH, B. GUNN, *Excavation at Saqqara : Teti Pyramid Cemeteries*, Le Caire, 1926. A. BADAWY, *The Tomb of Nyhetep-Ptha at Giza and the Tomb of Ankhm'ahor at Saqqara*, University of California Press, Berkeley, 1978.

[26] M. HILL, dans Cat : *L'Art égyptien au temps des pyramides*, Paris, 1999, n° 47, p. 196-197.

[27] P. GHALIOUNGUI, « Les maladies de la tombe de Mehou et l'ÂAÂ », *Communications présentées au congrès du centenaire de l'Institut d'Égypte : 1859-1959*, Le Caire, 1977, p. 119-123.

[28] Z. SAAD, *ASAE* XL/11, 1941, p. 675-687.

[29] Pour une photo chez l'homme, voir, par exemple : J. LIPSZYC, « Cancer du sein chez l'homme », dans A. GORINS (éd.) 1995 *op. cit.*, p. 1119.

[30] *Wb* I, 294, 15-16 ; *Alex.* 77.0887 « blessure, plaie ouverte» ; HANNIG 1995, p. 188 « offene Wunde (plaie ouverte) » ; BARDINET 1995, p. 372 « palie » ; WESTENDORF 1999 p. 709 « Wunde ».

[31] *Wb* IV, 216, 2-3 ; HANNIG 1995, p. 736 « quetschen/Quetschung (meurtrir / meurtrissure) » ; BARDINET 1995, p. 372 « meurtrissure » (mais voir : BARDINET 1990, p. 205 « fistule » ; 1995, p. 230, 455, 456 « = fistule ») ; WESTENDORF 1999 p. 709 « Zerquetschung (écrasement) / Zersetzung (décomposition) ». Il s'agit bien là en effet d'une chair écrasée (*sḥm*) rendue perméable au liquide (*sḥmyt*), donc exprimant des sécrétions au moment de la palpation comme nous l'indique bien ce texte (pEbers 877. 110, 5 /c).

[32] Autres graphies : 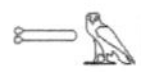, , 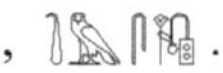... *Wb* V, 369, 7-12 ; *Alex.* 77.4920, 78.4673 « rouge, violet » ; *Hannig-Wb* I, 37955 « rot sein ; violett ». Cela correspond également au rouge-violacé des fesses des babouins (E. BRUNNER-TRAUT, « Farben », *LÄ*, II, 1977, col. 124).

[33] BREASTED 1930, p. 364, 404, 563 « to spread (étaler) » ; HANNIG 1995, p. 771 « ausbreiten (étaler) » ; WESTENDORF 1999, p. 739, 735.

[34] Cette forme provient probablement du mot 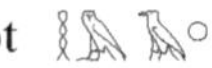 *ḥmꜣ* : *Wb* III, 93,10 ; HANNIG 1995, p. 532 « Ball ». Voir également pour cette expression médicale : *Wb* III, 95, 4-5 ; BREASTED 1930, p. 406 « bulging (proéminence, grosseur) », 550 « ball » ; BARDINET 1995, p. 515 « protubérant » ; WESTENDORF 1999, p. 305, 317 « Ball-Geschwulst (balle-tumeur) », p. 739 « Ballartig (ressemblant à une balle) Geschwüre (ulcère)/Geschwülste (tumeur) », p. 842.

[35] A.-M. LOYRETTE, « A propos de boules en fritte glacurée trouvées dans la Vallée des Trois puits », *Studies in Honour of Martha Rhoads Bell*, 1997, p. 359-368, pl. II.a et b.

[36] W. DECKER, « Ball », *LÄ*, I, p. 607.

[37] *Wb* IV, 455,6 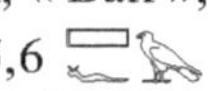 (signe  mis pour G4a), *šf.tyw / šfw.t* « Schwellung (tuméfaction) » ; HANNIG 1995, p. 816. *Wb* IV, 455, 12. BREASTED 1930, p. 565 (« swelling (enflure) » ; BARDINET 1995, p. 183-184, 515 « gonflement » ; HANNIG 1995, p. 816 « Schwellung (tuméfaction) » ; WESTENDORF 1999, p. 846, 739. Voir aussi : *Wb* IV, 455, 8-11, *šf*, 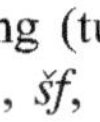, gr. *šfy*, 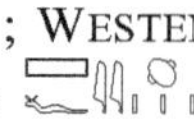. BREASTED 1930, p. 564 « to swell (enfler, se tuméfier) » ; *Alex.* 77.4162, *šfj* « gonfler, enfler ». *KoptHWb* p. 339. VYCICHL 1983, p. 276, ϣⲗⲁϥⲉ, ϣⲁϥⲉ *S*, ϣⲁϥⲓ *B*, ϣⲓϥⲉ *S*, (« enfler », substantif « enflure »).

[38] M. BAUM, « Breast cancer 2000 BC to 2000 AD », *Acta Oncol*, 1993, 32, p. 3-8.

[39] CELSE, *Traité de Médecine*, A. VEDRENES (éd.), Masson, Paris, 1876, p. 363-364.

[40] I. JATOI, « Breast cancer : a systemic or local disease ? », *Am J Clin Oncol*, 1997, 20, p. 536-539 ; I. JATOI, « The natural history of breast cancer », *Surg Clin North Am*, 1999, 79, p. 949-960.

[41] *Apophthegmata patrum aegyptiorum* : G. ZOËGA, *Catalogus codicum copticorum manu scriptorum qui in museo Borgiano Velitris adservantur*, Roma, 1810, reprint. Leipzig, 1903, p. 288-356, n° 169, VIII. 337/26 - 338/15. A. LEXA 1925, II, p. 210.

[42] *Wb* I, 116, 10-11 ; *Alex.* 77.0410 (« couleur bleu », ou simplement « couleur »), 78.0431 (« couleur bleue » ; pour désigner la flamme ?) ; HANNIG 1995, p. 94, 2. « Farbe (couleur) ». Voir aussi : 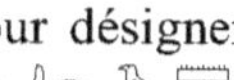 *jrtyw* : *Hannig-Wb* I, 3545 « (blau)rotes

Leinen (toile de lin bleu-rouge) ». Il pourrait y avoir un rapport avec le lapis-lazulis (E. BRUNNER-TRAUT, « Farben », *LÄ*, II, 1977, col. 129, note 32).

43 Nous avons déjà traité de cette famille de plantes : JEAN LOYRETTE 2005, p. 382-406, pRamesseum III A 7-8. Cela évoque les graines dont la couleur s'inscrit dans un spectre grisâtre à noir de Chénopodiacées.

44 A. GORINS, « Glande mammaire », dans A. SICARD et col., *Pathologie Chirurgicale*, Paris, 1978, p. 1140.

45 Pour *ꜥq*, *ꜥq*, voir : *Wb* I, 230,3 - 232,9 ; *Alex.* 77.0554 (« entrer », « entrer dans »), 79.0807 (« avoir accès à », « monter – dans un navire », « s'introduire parmi »), 79.0760 (« pénétrer – un caractère ») ; *Hannig-Wb* I, 6025 , , *ꜥq* « eintreten (entrer, pénétrer) » ; ERICHSEN 1954, p. 72 et 290, dém. *ꜥq* « entrer » et *ꜥq m ḥꜣt* « entrer dans le cœur » (comparé à « entrer dans le cœur ») ; *KoptHWb* p. 290 ; VYCICHL 1983, p. 249 : ⲱⲕ *B*, 1) « se coucher », litt. « entrer » (dit du soleil) ; 2) ⲱⲕ *SL* avec ⲛϩⲏⲧ « plaire », litt. « entrer dans le cœur ». Il peut donc bien s'agir là de l'intrusion assez profonde d'un liquide déterminé par le signe , c'est à dire d'une « poche secrétoire ».

46 *Wb* I, 166, 3 ; *Alex.* 77.0569 (« enflure, tumeur »), autre graphie : ; HANNIG 1995, p. 128 [med] « Geschwulst (enflure, grosseur), Tumor » .

47 A. CAUBET, G. PIERRAT-BONNEFOIS, « Faïences de l'antiquité. De l'Égypte à l'Iran », Paris, 2005, n° 425, p. 159.

48 D. WILDUNG, S. SCHOSKE, cat. : *La femme au temps de pharaons*, Mayence, 1985, n° 7, p. 24-25.

49 C. ZIEGLER, *Reines d'Égypte. D'Hétephérès à Cléopâtre*, Paris, 2008, n° 182, p. 347.

50 *Wb* V, 174,13 - 175,17 ; *Alex.* 77.4655, 78.4458 « être faible, fatigué », 79.3292 « être faible, sans force » ; *Hannig-Wb* I, 35866 « schwach (faible), schlaff (mou), kraflos (sans force) » ; ERICHSEN 1954, p. 581, dém. *gnn* « être tendre, doux, humide, douceur » ; *KoptHWb* 459 ; VYCICHL 1983, p. 342, ϭⲛⲟⲛ *SB*, « être doux, tendre, mou ». C'est à dire une tumeur « molle ».

51 Mot signalé *sfṯw* : *Wb* III, 444, 6 et 7 (*ḥr* der Vulva) / une inflammation (?). *Grundriss* V, p. 484. HANNIG 1995, p. 699 « Krankheitserscheinung ». En effet des *sfṯw nw ṯꜣw ḥr ḥmt* sont déjà mentionné(e)s dans le contexte gynécologique des parties basses (pEbers 834. 97,7). Dans le même papyrus, *sfṯ n mt* est comparé à un *ḥpꜥ*, probablement un « caillot » dont le toucher est comparable à une pierre (*ḥb*) sous les doigts (pEbers 866. 106,17 - 107,1). Cette observation est compatible avec le toucher d'un caillot, par exemple hémorroïdaire, ou à une formation calcifiée comme une cytostéatonécrose. Un hématome survient bien après une lésion (*sf*) vasculaire (*mt*). Le sang (*znf*) peut se collecter dans une poche (*ꜥꜣt*) perceptible sous la peau, comme nous l'indique ce texte se terminant par l'indication d'une cure chirurgicale. Le mot *ḥb* est un surnom de la « turquoise » (*Alex.* 79.1929), c'est-à-dire un pierre possédant des tons bleu-vert.

52 *Wb* III, 113, 11 et 12 ; *Alex.* 78.2720 « se tortiller, palpiter » ; HANNIG 1995, p. 539 « kriechen » (ramper) » / correspond à *ḥnbb, ḥnbꜣbꜣ* : « kriechen », « s. zusammenringeln (s'enrouler) », « s. winden (se tortiller) » . Voir aussi le mot *ḥnb* : *Alex.* 78.2715 (« un serpent protecteur » ; serait une graphie abrégée de *ḥnbꜣbꜣ* »).

Pour *ḥnbꜣꜣ* : *Alex.* 78.2719 « un serpent » ; HANNIG 1995, p. 539, « Schlange (serpent) » . Il s'agit bien de la notion de serpenter en se hâtant (*ḥn*), et, de tressauter (*bꜣbꜣ*) vivement (*ḥn*). Pour *bꜣbꜣ* : *Alex.* 78.1228 « sauter, tressauter », TAKACS 2001, p. 65, et, *ḥn* : *Alex.* 77.2726, 78.2701 « être vif » ; *ḥn* : *Alex.* 77.2726, 78.2702, 79.1988 « se hâter ». Sous la peau, cela se ressent bien comme un phénomène « pulsatile », c'est probablement l'acception à retenir dans au moins deux contextes cliniques (pEbers 876. 109, 16-18 / d ; pEbers 872. 108, 3-9).

[53] *Wb* II, 290, 5-14 ; *Alex.* 77.2152 (« être dangereux, terrifiant », aussi : « être à l'état brut » ; « être rugueux »), 79.1583 (*qmꜣw nḥꜣw* « des fourrés denses impraticables ») ; *Hannig-Wb* I, 16048 *nḥꜣ* « Unebenheit (inégalité, aspérité ; caractère accidenté) », et, 16036 « schrecklich (terrible), gefährlich (dangereux) » ; *KoptHWb* p. 526, ⲛϩⲁ⸗ (A). BARDINET 1995, p. 371 « désorganisée ». WESTENDORF 1999, p. 707 « uneben (inégal) » - « von unregelmäßiger Oberfläche (de surface irrégulière) ».

[54] Nous retrouvons ici une expression *ḥnbꜣbꜣ* mais à comprendre cette fois avec le sens de « fluctuante » dans ce contexte (pEbers 869. 107,11 /a ; pEbers 870. 107. 107,15 /a). La diacritique doit pouvoir également s'exercer en l'absence de la notion de *mt*, et au profit de la notion de *ꜥꜣt r ryt* « poche de pus ».

[55] *spd* : *Wb* IV, 108, 2-14 « spitz sein (être pointu), spitz (pointu) » ; *Alex.* 77.3541 (« être pointu », « cornes pointues »), 78.3478 (se dit : « des dents d'un serpent », « d'un couteau ») , 79.2528 (se dit : « des dents », « des doigts, des ongles ») ; *Hannig-Wb* I, 27525 « spitz sein (être pointu) » ; VYCICHL 1983, p. 219.

[56] *Wb* V, 120, 6-8 ; *Alex.* 77.4538 , var. *kfꜣ* « fond interne » ; HANNIG 1995, p. 881, 1. « Hinterteil (partie postérieure) », 2. « Boden - *e. Topfes* (fond - *du pot*) », 3. « Basis (base, fondement) » ; *Hannig-Wb* I, 35213 *kfꜣ* « Boden - *e. Topf* (fond - *du pot*) » ; Remarquer également le mot *kfꜣ* : *Wb* V, 120,9 ; *Alex.* 77.4540, 78.4380 (partie d'une plante « le tronc (?) » d'un arbre) ; HANNIG 1995, p. 181 ; *KoptHWb*, p. 512 ; VYCICHL 1983, p. 91, ⲕⲁϥ *S*, ϫⲁϥ *B*, « tronc » (d'arbre) — il pourrait bien s'agir du tronc : Job 29,18 (B) : στέλεχος « base de la tige ou du tronc ». Pour στέλεχος voir : CHANTRAINE 1977, p. 1049, B. (« tronc d'arbre », aussi « arbuste », parfois « souche, bûche » — franchement distingué de καυλός « tige »). Puis se reporter encore à : *Alex.* 77.4538 (*) *kfꜣt* « piédestal (?) » . HANNIG 1995, p. 881 *« Sockel (socle) ».

[57] *Wb* II, 22,1 - 23,6 ; *Alex.* 77.1593 (« tendre, étirer » une corde, « tendre quelque chose »), 78.1609, 79.1112 « rendre droit » ; *Hannig-Wb* I, 12176 « ausstrecken (s'étendre, s'étirer) » ; *KoptHWb* p. 233 ; VYCICHL 1983, p. 105 et 215. Voir aussi : *Alex.* 78.1610 (*) *mꜣꜥ* « cordeau ».

[58] M.-C. GRABER-BAILLIARD, « Papyrus médicaux de l'Égypte ancienne : Le traité des tumeurs (Papyrus Ebers 857 à 877) », *Kyphi* 1, 1998, p. 54-56.

[59] *Wb* I, 189, 20 ; HANNIG 1995, p. 143 [med] « Schwellung (tuméfaction) » . BARDINET 1995, p. 372 « grosseur *ꜥnwt* ». WESTENDORF 1999, p. 709 « Schwellung (*ꜥnwt*) ». Voir aussi le mot *ꜥn* : *Wb* I, 188,13 - 189,7 ; *Alex.* 77.0651 « se retourner, contourner », 78.0721 (« détourner » une offrande), 79.0480 « se retourner » ; ERICHSEN 1954, p. 61 ; *KoptHWb* p. 487, ⲁⲛⲏⲓ⸗ *A*, vgl. ⲟⲛ, ⲉⲛ- *N*. Voir aussi le fruit *ꜥnnwt* , du *ꜥnnw* : *Wb* I, 192,12 ; *Grundriss* II, p. 97. *Alex.*

79.0486 « un arbre fruitier » ; HANNIG 1995, p. 144 « Baum *prt* ≈ Frucht des Onenu-Baumes », et « Frucht des Onenu-Baumes » ; CHARPENTIER 1981, n° 246 p. 156-157 « un arbre et ses fruits que l'on conserve au grenier ». Comme  + det. (PETRIE, *Medum*, 13), cette écriture pourrait-elle être aussi une forme ancienne pour *wꜥn* « genévrier » (*Juniperus phœnicea* L.), bien attesté (DE VARTAVAN, ASENSI AMORÓS 1997, p. 144-145). L'aspect d'un processus tumoral malin serait ainsi comparable avec la surface irrégulière de son fruit.

CHAPITRE XVI

SEINS ET GROSSESSE

L'état physiologique des seins au moment de la grossesse a été l'objet d'observations attentives de la part de l'entourage médical de la femme et cela dès la période pharaonique. En effet, deux papyrus en font état comme d'un examen prédictif d'une grossesse. Il s'agit du pKahun (26. 3, 12-14) et du pBerlin (196. vs. 1, 9-11).

16.1. Les textes

16.1.1. pKahun 26. 3, 12-14

Comparer avec : pBerlin 196. vs. 1, 9-11.
Parallèle // huile, poitrine, veines, carnation.

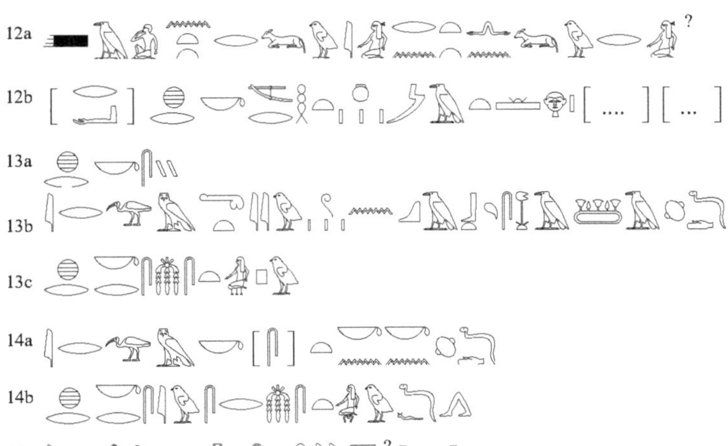

[12a] **(Afin de) discerner (une femme) qui sera enceinte (d'une femme) qui ne sera pas enceinte. (a)**
[12b] Tu dois [appliquer] de l'huile nouvelle sur [....] [...],
[13a] puis, tu dois l'[examiner].
[13b] Si [tu] constates que les veines (b) de sa poitrine sont développées (c), alors tu dois dire :

13c « en voilà une qui va donner naissance. »
14a Si tu constates que cela est flasque (d), alors tu dois dire :
14b « elle accouchera difficilement (e). »
14c Mais si tu constates que cela est comme la car[nation] (f) [....]

Notes. — (a) Même expression qu'en pKahun 19. 3, 2-3 et 32. 3,24-25. Il s'agit bien de déterminer une chose à la suite d'une observation afin d'en déduire une connaissance discriminative permettant de reconnaître une situation biologique particulière, ici une grossesse (*jwr*).

(b) « les veines *mtw* » : nous renvoyons à la note suivante pour justifier cette interprétation de nature anatomo-physiologique et gestationnelle. Pour la vascularisation du sein : *cf. supra*, 3.4. Annexes et vascularisation.

(c) *ḫꜣšꜣ* « développé » : *Wb* III, 236,4 ; *Hannig-Wb* II,2 - 22850 « prall » (ferme). BARDINET 1995, p. 441 « ferme » ; WESTENDORF 1999, p. 433 « prall(?) » ; COLLIER, QUIRKE 2004, p. 63 « distend » (dilaté). Voir peut-être les mots suivants / *ḫꜣs* : *Wb* III, 234,1 ; F*CD*, p. 185 « scramble » (escalade) ; *Alex.* 77.2997 « agripper (?) » ; HANNIG 1995, p. 584 « klettern » (grimper) ; *KoptHWb* p. 207 ; VYCICHL 1983, p. 203, ⲥⲱϣⲉ *S*, ⲥⲱϩⲉ *A*, 1. « traîner, enlever », 2. « ramper, boîter », comme nom m. « trace » d'un serpent - & - *ḫꜣs* : F*CD*, p. 185 « creek (?) » (crique, anse, cluse, cours d'eau), « runnel(?) » (rigole). *Hannig-Wb* II,2 - 22793 « Bach, Rinnsal » (ruisseau). Enfin le mot *šꜣ* : *Wb* IV, 400,6-9 ; *Alex.* 77.4058 (« l'arbre » par opposition à d'autres types de végétation) ; HANNIG 1995, p. 800 « Baum » (arbre), « Gartenbaum » ; ERICHSEN 1954, p. 493, dém. *šw* « morceau, reste » ; *KoptHWb* p. 334 ; VYCICHL 1983, p. 274, ϣⲁⲩ *SB*, « tronc, morceau, reste ».

Soit des traces sinueuses dessinant une arborescence à l'image de plusieurs cours d'eau se divisant en dévalant une hauteur.

(d) *knkn* « flasques » : *Wb* V, 134, 10 ; *Hannig-Wb* II,2 - 35370 « Zustand (*der Gefäße*) » (état – des vaisseaux) mais sans autre précision. WESTENDORF 1999, p. 433 (note 764) et p. 847 donne « pulsieren (?) » (avoir des pulsations) sur le *Wb* V, 134,11 « schlagen » (battre), mais ce mot, probablement à comparer avec *qnqn* (frapper), ne convient pas à un réseau veineux. Collier et Quirke (2004 p. 152) traduisent ce dernier mot par « crush » (pKahun 057, 3, 9) c'est-à-dire « écraser, broyer, comprimer, opprimer, réprimer » ; BARDINET 1995, p. 441 « relâché » ; COLLIER, QUIRKE 2004, p. 63 « limp » (mou, flasque, abattu).

On peut alors penser à des vaisseaux enveloppés (*knm*) dans de la graisse (*qn*) molle et donc obscurcis (*knḥ*), amoindris, « flasque », ce qui s'accorde avec le déterminatif (Aa 2). Pour l'enveloppe adipeuse du sein :

cf. supra, 3.3. Cette traduction convient mieux à l'anatomie (le réseau veineux est superficiel, tandis le réseau artériel est profond), à la physiologie (seules les artères sont pulsatiles) ainsi qu'au contexte clinique et historique (*cf. infra* : 16.2. Physiologie historique).

Déjà dans les Textes des Pyramides, Nout, enceinte de l'Osiris Pépy (*Pyr.* 1416-1417), a les seins 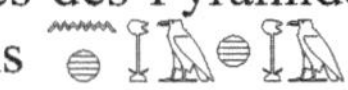 *nḫꜣḫꜣ* [1] « pendants » (*Pyr.* 1344) [2], c'est-à-dire, « pesants », « murs », déclarés affermis, « tendus » par leur maturation fonctionnelle et préparant la lactation.

Ici, les choses ne semblent pas irrémédiables dans la mesure où la suite du texte nous indique seulement des difficultés en rapport avec l'atonie.

(e) 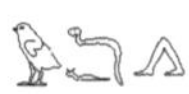 / 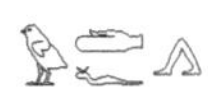 *wdf* « difficilement » : *Wb* I, 388,12 - 389,5 ; F.*CD*, p. 73 « delay (vb. and n.) » (retarder, retard), « be sluggish (of wound) » (être lent / une plaie traînant en longueur), « tardily ») ; *Alex.* 78.1147 « tarder, être en retard » ; *Hannig-Wb* II,1 - 1. 8833 « zögern » (hésiter, tarder à, tergiverser), « langsam sein » (être lent), « trödeln » (traînasser, lambiner) ; « verzögern (Geburt) » (ralentir, retarder / une naissance) - I & II, 1 - 5. 8840 « zögernd » (hésitant, indécis), « verspätet » (attarder, mettre en retard), « langwierig » (de longue durée) ; BARDINET 1995, p. 441 « en retard » ; WESTENDORF 1999, p. 433 « zögernd » ; COLLIER, QUIRKE 2004, p. 63 « late » (en retard).

Soit la femme accouchera lentement, soit après terme comme « après ces jours » mais cette forme d'expression manque. Donc, elle accouchera « difficilement ». Le travail sera long et pénible. Le pronostic est réservé.

(f) Restitué *jn*[*m*] / 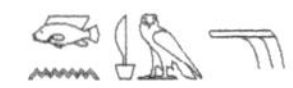 *jnm* « carnation » : *cf. supra* 3.2. *L'enveloppe cutanée*. C'est-à-dire que cela a la même apparence (*jnm*) que le reste de sa peau (*jnm*), une couleur (*jnm*) « chair ». « L'aspect » est identique (*cf.* par exemple : *Alex.* 79.0257), uniforme, il n'y a pas de différence de teinte, donc pas de veine visible. — Voir aussi BARDINET 1995, p. 441 « cou[leur de la peau de] » ; WESTENDORF 1999, p. 433 « Haut » (peau) et ajoute « [de son corps (les vaisseaux son invisibles et impalpables), cela signifie une fausse couche (?)] » ; COLLIER, QUIRKE 2004, p. 63 donne *jrn* (?) sans autre précision. Voir en *infra* : 16.1.2. pBerlin 196. vs. 1, 9-11, note g.

En somme, contrairement à la première partie de ce texte (3,13), le réseau veineux n'est pas « développé » du tout, et sa position, en quatrième partie (3,14c), après une situation intermédiaire incertaine (3,14a), montre une progression négative. Tout suggère donc un pronostic péjoratif : la grossesse ne sera pas menée à son terme.

Commentaire. — Nous avons ici trois éléments permettant de formuler des pronostics différents à partir des deuxième, troisième et quatrième parties du texte.

Le premier pronostic est bon, le second est réservé, le troisième semble péjoratif. Tout cet examen est axé sur la prolifération et la tonicité mammaires. Cette observation est bonne dans la mesure ou la glande réagit sous l'emprise hormonale déclenchée ou non par la grossesse. Le défaut de stimulation, quelle que soit son origine, entraîne une involution. Or une grossesse ne peut être menée à terme que sous influence hormonale normale. Les femmes devaient êtres vues plusieurs fois. Ces éléments pouvaient — de cette façon et très probablement — être alternés et complétés par d'autres signes.

Aussi le troisième pronostic, formulé en tenant compte d'autres phénomènes et au début d'une période d'espérance de grossesse, peut n'être que simplement négatif : alors la femme n'est peut-être tout simplement pas enceinte.

Le premier pronostic, lui, s'il est élaboré dans un faisceau de présomptions positives peut indiquer que si tout concorde, la femme doit indubitablement être enceinte et que tout semble bien pour le moment.

Si par contre les choses évoluent mal, les éléments mis au jour en alternance peuvent jouer en défaveur d'une réussite de la grossesse et une grossesse préalablement estimée possible ne pas être menée à terme.

Nous avons là, en résumé, un test clinique partiel de grossesse suivi de tests de surveillance clinique sénologique d'un éventuel état gravide et de son évolution. Il ne s'agit pas, bien entendu, d'un test de fertilité, ou bien alors a posteriori.

16.1.2. pBerlin 196. vs. 1, 9-11

Comparer avec : pKahun 26. 3, 12-14.
Parallèle // huile, poitrine, veines, carnation.

9a 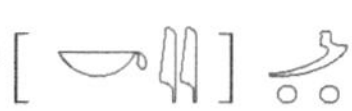

9b 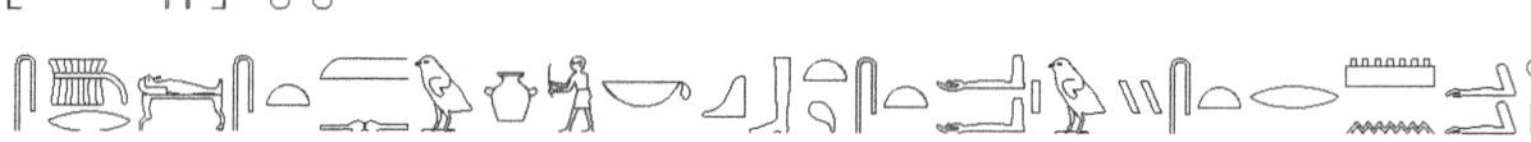

9c 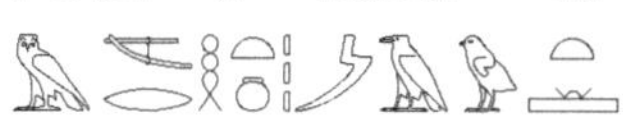

9d 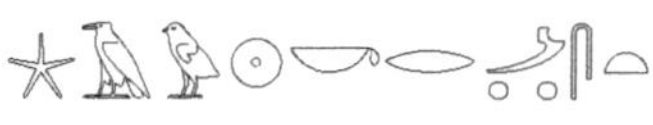

9e 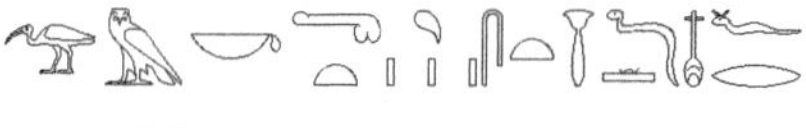

10a 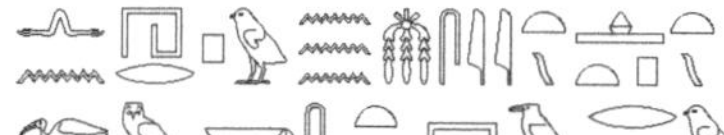

10b 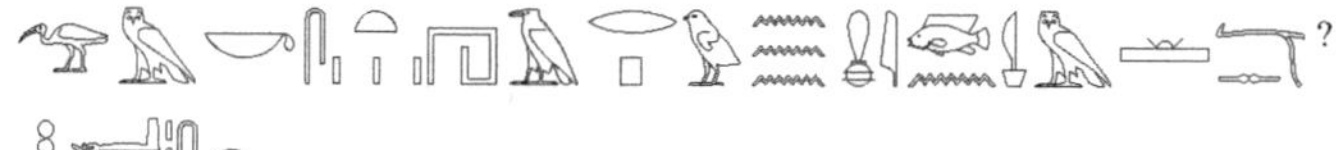

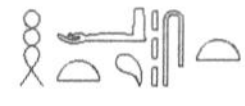

10c 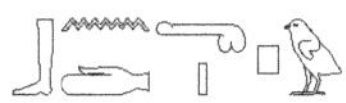

10d 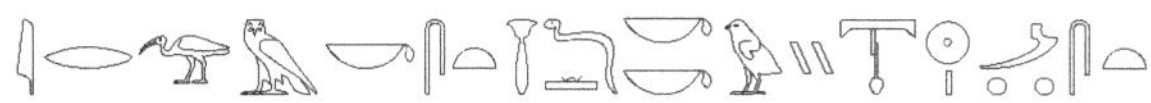

11 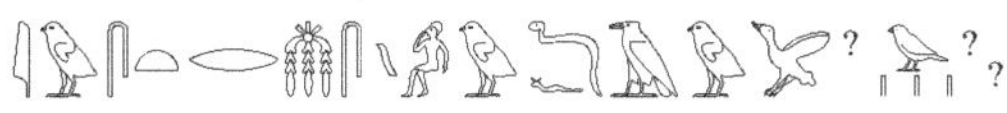

[9a] **[Autre] (moyen de) constater (a).**

[9b] (Le soir), à son coucher (b), tu dois oindre (c) sa poitrine et ses deux bras jusqu'aux épaules (d)

[9c] avec de l'huile nouvelle.

[9d] (Puis), tu dois l'examiner tôt le matin.

[9e] (Si) tu constates que ses veines sont florissantes (e)

[10a] et belles, qu'elles n'ont pas sombré (f) : naissance heureuse.

[10b] (Si) tu constates qu'elles ont sombré se confondant avec la carnation superficielle du corps (g),

[10c] cela signifie : fausse-couche (h).

[10d] Si tu constates le lendemain de l'avoir vu (que ses veines) réapparaissent mollement (i) : elle accouchera difficilement (j).

Notes. — (a)  / 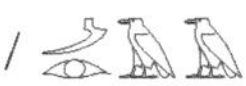 *mꜣꜣ* « voir » : *Wb* II, 7,1 - 10,7 ; *Alex.* 77.1576, 78.1596 (« voir, apercevoir, regarder », « constater », « surveiller », « contempler » *mꜣꜣ m* ou var. *mj* « considérer comme »), 79.1097 « examiner » ; *Hannig-Wb* I - 1. 12008 « sehen » (voir) - II,1 - 11. 12036 « untersuchen » (examiner), « feststellen (*Prognose*) » (constater ; établir - un *pronostic*), « bemerken » (remarquer) ; *PtoLex.* p. 393 « to see » (voir) ; ERICHSEN 1954, p. 147, dém. *mꜣꜣ* « voir » ; TAKÁCS, 2008, III, p. 30-36. BARDINET 1995, p. 442 « voir » ; WESTENDORF 1999, p. 435 « feststellen » .

Ce texte est situé parmi d'autres moyens pronostiques figurant dans le pBerlin 3038. Il s'agit donc d'un autre (*kjj*) moyen de « constater » des signes en vue de l'établissement d'un pronostic.

(b) 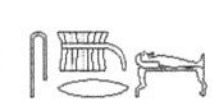 *śḏr* « coucher » : *Wb* IV,390,9 - 392,6 ; *Alex.* 77.4048, 78.4005, 79.2894 « passer la nuit, dormir » ; *Hannig-Wb* I & II, 2 - 31899 « Nacht zubringen, Nacht verbringen » (passer la nuit) ; *PtoLex.* p. 979 « to sleep » (dormir), « to spend the night » (passer la nuit) ; *KoptHWb* p. 435 ; VYCICHL 1983, p. 332, ϫⲧⲟ *S*, ϣⲧⲟ *SB*, « se coucher, être couché ». Voir aussi le mot 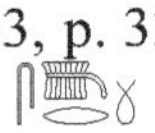 (signe Q19 indisponible) *śḏr* : *Wb* IV, 392,11 ; *Alex.* 78.4006 « natte (sur laquelle on dort), lit ».

L'onguent doit être passé la veille de l'examen, donc « (le soir) au coucher ». L'examen se fera donc au repos.

(c) 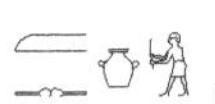 *gś* « oindre » : *Wb* V, 210,12 - 202,13 ; *Alex.* 77.4689, 78.4481 (« oindre », aussi « taner » à l'huile) ; *Hannig-Wb* II,2 - 3621 « salben » (oindre) - 36126 ; *PtoLex.* p. 1106 « to anoint » (oindre) ; ERICHSEN

1954, p. 562, dém. *gś* « oindre » ; BARDINET 1995, p. 442 « enduire » ; WESTENDORF 1999, p. 4360 « salben ». Voir le mot *gś* : *Wb* V, 202, 14-16 ; *Alex.* 78.4482 « onguent » ; *PtoLex.* p. 1107 « ointment, unguent » (pommade, onguent) ; ERICHSEN 1954, p. 592, dém. *gś* « onguent » . pEbers 104. 25,11 « les onguents *gśw* ».

Il s'agit là d'enduire avec un produit gras, donc « d'oindre ». L'onguent sera assez épais, de telle façon qu'il tienne toute la nuit, afin de bien maintenir l'hydratation de la peau sur une durée assez importante. Cela peut faciliter l'observation.

(d) Pour l'anatomie, *cf.supra* : 1.2. Le thorax, 2.1. La ceinture scapulaire, 2.2. Le bras, et, III, Anatomie du sein.

(e) *wꜣḏ* « florissantes » : *Wb* I, 264,12 - 266,9 ; *Alex.* 77.0836 (« être vert, frais, cru ; être prospère, florissant », « être frais »), 78.0870 (vêtements « neuf », « jeune animal », « juvénile », *wꜣḏj* « faire prospérer ») ; *Hannig-Wb* I & II,1 - 1. 6710 « grün sein » (être vert) « grünen » (devenir vert, se couvrir de verdure), 2. 6711 « gedeihen » (prospérer), « heranwachsen » (grandir, croître) ; *PtoLex.* p. 201 ; CAUVILLE 1997, III, p. 104 (« rendre florissant », « faire fleurir », « être florissant », « être éclatant » pour les rayons du soleil) ; ERICHSEN 1954, p. 104-105, dém. *wt* « être vert, vert, frais » ; *KoptHWb* p. 279 ; VYCICHL 1983, p. 238, ⲟⲩⲱⲧ *SB*, « verdir, pâlir, être vert, être frais », avec les comparaisons sémitiques, et, p. 270, probablement « peau fraîche ». BARDINET 1995, p. 442 « intègres » ; WESTENDORF 1999, p. 436 « blau-grün » (bleu-vert). En fait ici, pour le pBerlin, les « nouveaux » vaisseaux « prospèrent », ils sont « florissants », dilatés, formant un relief, et ainsi nous rejoignons le sens du réseau veineux « développé », en « arborescences », du pKahun 26. 3,13 et avec les mêmes heureuses conséquences (*cf. supra*).

(f) *hrp* « sombrer » : *Wb* II, 500,27 - 501,4 ; *Alex.* 77.2524 « couler, s'engloutir, s'abîmer », 79.1840 (*hrp jb* « cacher ses pensées, être discret ») ; *Hannig-Wb* II,1 - 1. 19167 « untersinken - *im Wasser* » (s'enfoncer, couler - *dans l'eau*), « untertauchen » (plonger, immerger, disparaître), 2. « unterdrücken » (oprimer, réprimer, supprimer) ; *PtoLex.* p. 607 « to sink in water » (s'enfoncer dans l'eau) ; *KoptHWb* p. 387 ; VYCICHL 1983, p. 309, ϩⲱⲣⲡ *S*, « mouiller, tremper, s'enfoncer » et « s'endormir, dormir ». BARDINET 1995, p. 442 « sans dépression » ; WESTENDORF 1999, p. 436 « il ne s'enfoncent pas ».

Ici, comme en pKahun 26. 3,13, les veines ne semblent pas disparaître, ne pas « sombrer », c'est-à-dire se « confondre » dans le tissu adipeux du sein, qui n'est donc pas en involution, mais « bel est bien » (*nfr*) en plein état fonctionnel.

(g) Par contre maintenant les veines ont « sombré », elles sont — littéralement « semblables à » (*mj*) — et donc se « confondent » avec la « carnation » du reste de la chair (peau) superficielle du corps. De fait, une hypotonie rend les trajets veineux superficiels beaucoup moins apparents. Leur dessin et leur relief peuvent disparaître complètement. Les veines ne sont plus palpables. Cela est la conséquence d'une variation hormonale moins favorable entraînant une régression du processus de lactation. Nous rejoignons très probablement là d'idée du pKahun 26. 3,14b.

(h) *bnd* « fausse-couche » : *Wb* I, 465,1 ; *Alex.* 77.1268 « pour désigner une naissance difficile ou avortée » ; TAKACS 2001, p. 241-242. Voir le mot (+ det. A81 omis, non disponible) *bnḏ* : *Alex.* 78.1336 (« déféquer », voir *bdn*, autre orthographe de ce mot) » ; VAN DER MOLEN 2000, p. 122 ; *Hannig-Wb* II,1 - 9914 « defäkieren » (déféquer). À tout le moins les choses « tournent mal » (*bnd*), comme en *KRI* I 11,2 ( ) et 5,24,7 ( ) ; CAUVILLE 1997, III, p. 157, *bnd* « être dans le malheur » (det. A1 mis pour A426B non disponible) ; TAKÁCS, 2001, II, p. 241-242 ; BARDINET 1995, p. 442 « avortement (?) » ; W. WESTENDORF 1999, I, p. 436 « Ausscheidung » (élimination, exclusion, séparation, excrétion, sécrétion), sur *bḏn* : *CT* III, 60 i.

Dans tous les cas, le mot désigne donc bien un rejet, ici dans ce contexte, une « fausse-couche ». L'imprégnation hormonale semble insuffisante pour mener une grossesse à terme.

(i) La floraison (*wꜣd*) des veines n'a pas encore disparu (*hrp*), mais elles sont visiblement moins exubérantes, moins toniques, elles semblent flasques (*knkn*), en somme, par rapport à la veille, elles « réapparaissent mollement ». Le pronostic est réservé.

(j) / *wdf* « difficilement » : *cf. supra* pKahun 26. 3,14a, note (d).

Commentaire. — Comme précédemment nous avons ici trois pronostics, mais présentés dans un ordre différent. Le premier est bon, le deuxième est péjoratif tandis que le troisième semble réservé. La formulation est différente, mais correspond à la même observation physiologique : la maturation mammaire de la première grossesse, ou, le renouvellement mammaire d'une grossesse ultérieure entraînant des afflux et des reflux sanguins caractéristiques. Les vaisseaux cités sont nécessairement superficiels et appartiennent donc au réseau veineux local et débordant dans les régions voisines du sein. La préparation de la lactation s'établissant au cours d'une gravidité est un bon indice clinique. Son absence désigne une impréparation hormonale insuffisante mettant en péril tout le processus.

En revanche, la situation intermédiaire relève d'une interprétation plus délicate mais souligne l'intérêt et la surveillance exercée.

Nous avons déjà évoqué l'examen clinique du réseau veineux local sous cutané au moment de l'inspection : *cf. supra*, 15.3.1.

Pour la disparition de la tension mammaire nous renvoyons au sous-chapitre suivant.

16.2. PHYSIOLOGIE HISTORIQUE

Comme nous l'avons déjà dit plus haut (p. 257) à propos d'une citation des Textes des Pyramides, Nout, enceinte (*Pyr.* 1416-1417) est décrite les seins 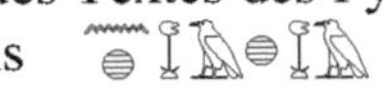 *nḫꜣḫꜣ* « pendants » (*Pyr.* 1344), c'est-à-dire, « pesants », « murs », déclarés affermis, « tendus » par leur maturation fonctionnelle et préparant ainsi normalement la lactation.

Si nous reprenons la deuxième partie de notre texte du pKahun (3, 13b-13c), nous avons vu que les choses ne semblaient pas irrémédiables dans la mesure où la suite du texte nous indique seulement des difficultés en rapport avec l'atonie. Il faut noter qu'au moment du sevrage ou en l'absence d'allaitement, la glande mammaire involue dans la mesure où l'activité sécrétoire cesse. La glande retourne à un état moins différentié et reste pratiquement au repos jusqu'à la grossesse suivante (sauf variations mineures liées au cycle).

Dans la troisième partie du texte, (3, 14a-14b), soit la femme accouchera lentement, soit après terme, donc, elle accouchera probablement « difficilement ». Le travail peut être long et pénible. Le pronostic est réservé.

Enfin nous avons déjà indiqué que dans la quatrième partie, contrairement à la première partie de ce texte (3, 13) le réseau veineux n'est pas « développé » du tout, et, sa position — en quatrième partie (3,14c), après une situation intermédiaire incertaine (3, 14a) — montre une progression négative. Tout suggère donc un pronostic péjoratif : la grossesse ne sera pas menée à son terme.

Hippocrate (*Aphorismes*, V, 3e partie : 37, 52, 53) avait remarqué des choses semblables. Pour lui, en effet,

> « Chez une femme enceinte, si les seins s'affaissent subitement, elle avorte » (*Aph.* V, 37) [3].
>
> « Quand une femme est sur le point d'avorter, ses mamelles s'affaissent. Mais si elles reprennent de la fermeté… l'avortement n'aura pas lieu » (*Aph.* V, 53a et c) [4].
>
> « Chez une femme enceinte … si les mamelles sont fermes, c'est une preuve que le fœtus est bien portant » (*Aph.* V, 52b) [5].

Cela est confirmé par le corpus galénique [6], Soranos citera également Hippocrate (I. 21,15-19) [7].

En effet, la disparition de la tension mammaire chez une femme enceinte est un signe classique de mort fœtale. Notons que ce phénomène peut être un signe très précoce de l'arrêt de l'évolution d'une grossesse débutante pouvant s'accompagner de métrorragies en cas d'expulsion [8]. L'arborescence décrite dans ces textes rappelle tout à fait, dans ce contexte particulier, le développement d'un réseau veineux superficiel accentué, dilaté, formant un relief. Or il faut savoir que la glande mammaire n'atteint la plénitude de son développement qu'au cours de la grossesse. Durant cette période privilégiée, en effet, l'inflation multi-hormonale entraînée par la gestation prépare sa fonction de lactation [9]. En conséquence, parmi les importantes modifications présentées par le sein dès le début de la grossesse, il apparaît très visiblement un réseau veineux sous-cutané très développé accompagnant le développement d'un parenchyme lobulo-alvéolaire, c'est-à-dire des structures sécrétrices et adventices — dont les réseaux veineux et lymphatiques — et qu'évolue la véritable phase de mammogénèse. Vers la fin de la gravidité, la mamelle a la structure d'une glande lobulaire composée. Chaque unité fonctionnelle se compose d'un canalicule excréteur et d'un acinus formé de cellules sécrétantes, disposées en un épithélium cubique unistratifié, et de cellules myo-épithéliales enserrant l'acinus. On assiste alors à une véritable mise sous tension et donc à une augmentation visible de la pression veineuse locale. Le drainage s'effectue alors par l'intermédiaire d'un puissant système veineux, dont un réseau superficiel ramifié, surtout visible pendant la grossesse et la lactation, dans lequel on reconnaît parfois, autour de l'aréole, un anneau anastomotique appelé cercle de Haller. De plus, ce réseau superficiel se déverse dans les veines superficielles des régions voisines. Les veines apparaissent donc à cette occasion plus « développées » qu'à l'accoutumée. C'est un bon pronostic.

16.3. LES AUTRES SIGNES

Nous avons déjà également évoqué l'examen clinique des aréoles au moment de l'inspection : *cf. supra*, 15.3.1.

Parmi les modifications apparentes du sein et apparaissant assez tôt en cas de grossesse, il faut encore noter l'amplification, la saillie en verre de montre et l'hyperpigmentation de l'aréole mammaire ainsi que l'augmentation de volume des tubercules mammaires de *Montgomery* normalement sous-aréolaires et qui sont à différencier de glandes sébacées de *Morgagni* également saillantes à cette occasion.

Enfin, au cours du troisième trimestre et dues à la distension mécanique, des vergetures plus ou moins rouges ou violacées peuvent se manifester sur la poitrine (dans environ 90 % des cas) [10].

16.4. MUSÉOLOGIE CLINIQUE

Le phénomène physiologique préparant à la lactation dont parlent les Textes des Pyramides (*cf. supra*), est perceptible sur des représentations de la déesse Nout, par exemple sur une peinture murale de la tombe de Khâbekhenet (XIe dyn., Deir el-Médîna, TT2 ; fig. 57) et sur un détail interne du sarcophage peint de Tachépenkhonsou, joueuse de sistre d'Amon-Rê (XXVe-XXVIe dyn., Louvre, E 3913 ; fig. 58).

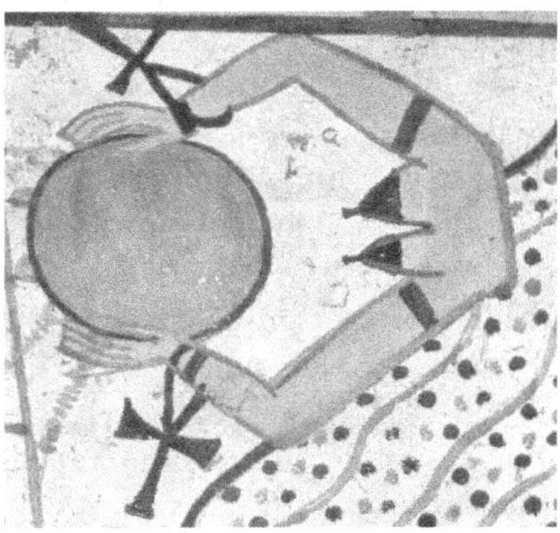

Fig. 57. Peinture murale, tombe de Khâbekhenet (TT2, Deir el-Médîna).

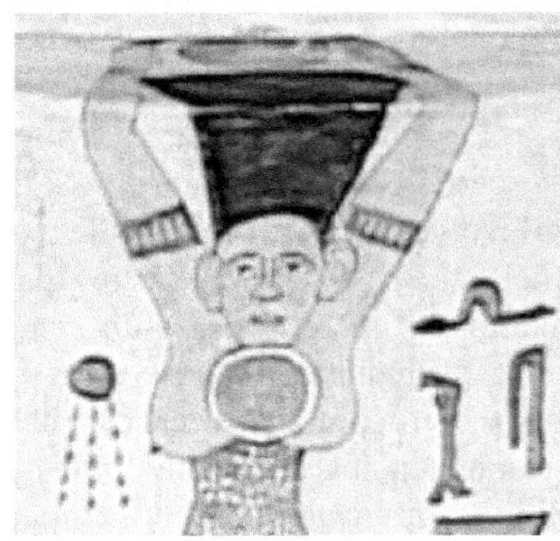

Fig. 58. détail du sarcophage de Tachépenkhonsou, joueuse de sistre d'Amon-Rê (Louvre, E 3913).

Les seins de la dame Ipouky veuve de Nebamon (TT 181) [11] sont figurés avec une pigmentation aréolaire et des lignes pouvant correspondre à un réseau veineux sous-tégumentaire accentué, dilaté, formant un relief, et pouvant bien correspondre à une modification morphologique de la glande mammaire au cours de la lactation.

Des tubercules de *Montgomery* sous-aréolaires sont bien visibles chez une femme fécondée telle probablement l'épouse même de Nakht (TT 52) à Cheikh Abd-el-Qournah (XVIIIe dyn.). Dans la même tombe [12], ou encore dans celle d'Amenemhat (TT 82), les glandes circulaires de *Morgagni*, pigmentations aréolaires et les tétons le sont également [13] (fig. 59).

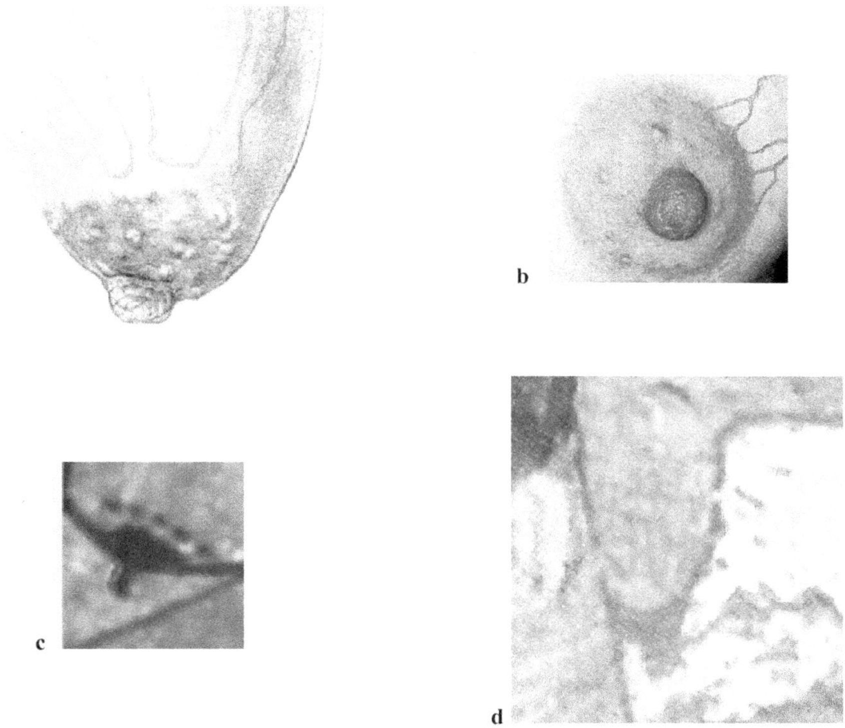

Fig. 59 : a. et b. Naturel, cercle de Hallere, veines et tubercules. c. Tombe d'Ipouky veuve de Nebamon (TT 181). d. Tombe de Nakht (TT 52).

Notes

[1] *Wb* II, 306,10 ; F*CD* p. 137 « pendulous » (pendant) ; *Hannig-Wb* I - 16227 « baumeln, herabhängen ; strotzen » (pendiller ; pendre ; regorger).

[2] FENEUILLE 2008, p. 240, col. 3. SETHE 1908-1922, II, Sp. 546, 1344a p. 241. SPELLERS 1923, I, p. 87. FAULKNER 1969, p. 211. LÓPEZ, THODE 2003, p. 166.

[3] *Aph.* V, 37 = DAREMBERG, p. 362.

[4] *Aph.* V, 53a et c = DAREMBERG, p. 363-364.

[5] *Aph.* V, 52b = DAREMBERG, p. 363.

[6] Voir par exemple : *De usu part.* XIV chapitre VIII = K. IV 178.

[7] SORANOS, *Mal. des femmes*, p. 65-66.

[8] Bien vu par P. MORICE (1992, p. 121).

[9] M. LAMOTHE-GUAY, Y. LEFEBVRE, L. LAMOTHE-FOREST, « Physiologie du sein », dans *EMC*, *Gynécologie*, 1991, p. 810-A-10.

[10] A. FOURNIÉ, A. LAFFITTE, O. PARANT, P. KO-KIVOK-YUN, « Modifications de l'organisme maternel au cours de la grossesse », dans *EMC*, *Obstétrique*, III, Paris, 2008, p. 5-008-A-10. L.-M. HOUDEBINE, « Biologie de la lactation », dans *EMC*, *Obstétrique*, III, Paris, 2008, p. 5-008-A-30.

[11] N. DE GARIS DAVIES, *The Tomb of Nakht*, New York, 1917. A. MEKHITARIAN, *La peinture égyptienne*, Genève, 1978, p. 128. Le lacis rouge figuré sur le sein à ce niveau représente bien un réseau vasculaire. Une projection de cendre aurait été dessinée en noir, en blanc ou en gris comme sur la tête de la même personne.

[12] N. DE GARIS DAVIES, *The Tomb of Nakht*, New York, 1915. Osirisnet.net/tombes/nobles/nakht.htm : Vue 57.

[13] A. MEKHITARIAN, *op. cit.* 1978, p. 40 (scène du taureau sacrifié), ou encore, chapelle C, mur latéral, premier registre : Osirisnet.net/tombes/nobles/nakht.htm : Vue 32.

CHAPITRE XVII

TROIS PETITES CONJURATIONS

Des mastopathies sont bien évoquées dans les Papyrus du Ramesseum, et pratiquement toujours à l'occasion de sentences magiques en rapport avec l'allaitement. Nous commencerons par aborder deux parties très abîmées de ce papyrus (pRam. IV. D, II 4 et Ram. IV. D, II 1-4), et une autre lacunaire mais faisant référence à la pathologie b^{cc} (pRam. III. B, 20, 23), avant d'approfondir une formule des plus importantes pour la compréhension du contexte médico-magique (pRam. III. B, 23-34). Nous examinerons ensuite des parallèles comme ceux du pEbers introduisant la pathologie du sein (808. 95, 1-3), d'un second pour sa thérapeutique (809. 95, 3-5), puis d'un troisième très synthétique (811. 95, 7-14). Tous pouvant se situer dans le contexte de Chemmis. Une symptomatologie d'Horus nourrisson citée dans le pmagique d'Athènes sera exposée dans le même environnement, et enfin, la prescription du p3027 de Berlin (7, 1-3) sera détaillée. Nous tenterons à chaque fois de préciser le domaine de la pathologie b^{cc}, puis d'en faire une synthèse.

En effet, la pathologie b^{cc} de la mère et de l'enfant est nommément citée dans au moins trois des papyrus médico-magiques que nous allons étudier (pRam. III. B, 20, 23 et 23-34 ; pBerlin 3027, 7, 1-3) et probablement suggérée dans les autres textes que nous mettons ici en parallèle. La poitrine de la mère étant idéalement symbolisée par celle de la déesse Isis, nous comparerons donc les textes qui y font allusion. La façon dont la déesse est invoquée dans les textes du Ramesseum, traduit bien une préoccupation réelle — et en outre religieuse — comme nous le montrera le troisième texte du pEbers comportant certes une conjuration, mais offrant aussi une description plus clinique.

17.1. CONJURATIONS POUR LES SEINS

Les deux passages que nous allons maintenant évoquer sont en partie illisibles. Ce qu'il en reste nous montre cependant assez bien le contexte mythologique dans lequel l'esprit égyptien concevait la pathologie du sein au cours de l'allaitement. En effet, les manifestations de cette dernière étaient réputées capables d'entraîner des répercussions pouvant êtres dramatiques pour la mère et le nourrisson, ce qui peut expliquer la recherche de leurs préventions magiques venant également potentialiser les traitements préventifs et curatifs que nous aborderons dans les papyrus suivants.

17.1.1 pRamesseum. IV. D, II. 4

Comparer avec : pRamesseum. III. B, 23-34.
Parallèle // sein // sortie des marécages.
pEbers 811. 95, 7-14.
Parallèle // Conjuration pour un sein // Chemmis.

4b 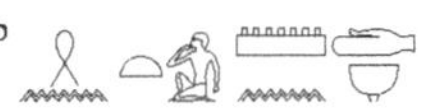

4c 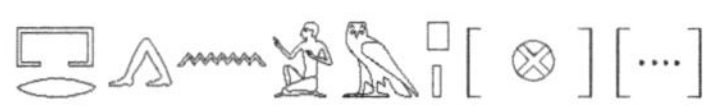

4b Conjuration (a) pour un sein (b)
4c Je suis sorti de Pé (c) [...]

Note. — (a) *šnt* « conjuration » : , : *Wb* IV, 496, 8-12 ; *Alex.* 77.4210 « incantation » ; HANNIG 1995, p. 826 « Beschwörung » (exorcisme). À rapprocher de (*Pyr.*) , (ME) *šnṯ* « combattre », un *šnṯj* « ennemi » (crocodile, hippopotame) : *Wb* IV, 519, 3-10 ; *Alex.* 77.4250 « lutter, se rebeller » ; *Hannig-Wb* I & II, 2 – 33294 « streiten » (combattre) ; *PtoLex.* p. 1024, *šnṯyw* « enemies » (*Wb* IV. 520, 3-5) ; ERICHSEN 1954, p. 364, dém. *ḫnṯ* (= phon *šnt*) ; *KoptHWb* p. 319, comparé à *šnṯj* « Feind (ennemi) : crocodile, hippopotame » (*Wb* 520,6 ; *Ptolex.* p. 1023 « crocodile ») ; VYCICHL 1983, p. 267, ϣⲉⲛⲏⲧ *S*, κυνίσ[κος] « requin ». Voir aussi les mots (*Pyr.*) puis / *šnj* « contraindre » : *Wb* IV, 494,14 ; *Alex.* 77.4205 « forcer, contraindre » ; *Hannig-Wb* I & II,2 - 33075 « zwingen » (contraindre). Voir encore / / *šnj* « combattre » : *Hannig-Wb* II,2 - 33294 « streiten ». D'où / *šnj* « exorciser » : *Wb* IV, 494, 11 ; *Hannig-Wb* I & II,2 - 33085 « beschwören, exorzieren » (exorciser). Et enfin / *šnw* « le conjureur » : *Wb* IV, 496,7 ; *Alex.* 78.4138 « le conjureur » ; HANNIG 1995, p. 826 « Beschwörer, Exorzist ». Pour une graphie , *Wb* IV, 495, 8-7, 496, 2-6, voir par exemple les inscriptions de la statue de Djed-*Ḥ*er-le-Sauveur (l. 115, 149, 155) [1], et, *PtoLex.* p. 1017 avec *šnj* « to recite spells ». Il s'agit littéralement de repousser (*šnʿ*) le mal (*šn*). Le contexte est d'emblée horien. Il s'agit ici d'un exorcisme à visée médicale combattant le mal par la magie, un peu comme le venin hostile et conscient d'un serpent « sera exorcisé par la magie » (*šd.tw.f m ḥkꜣ*) (pBrooklyn § 27). Même expression en pEbers 811. 95,7.

(b) *mnḏ* « sein » : *cf. supra* : 3.1. La glande mammaire.

(c) reconstitué , *P*, « Pé », Bouto : *Wb* I, 489, 8-9 ; *Alex.* 78.1402 « la ville de Bouto » ; *Hannig-Wb* I & II, 1 - 10298 *pj* « Buto » ; CAUVILLE 1997, III, p. 162 *P* « Pe ». Ces paroles sont donc à situer dans le contexte de la mise au monde d'Horus par Isis.

Théodynamie. — Après avoir reçu la semence posthume de son frère et époux Osiris (*Pyr.* 632 et 1635) [2] dans Pé (*CT* IV, 37g) [3] c'est-à-dire à Bouto, et que l'embryon sacré fut protégé en elle par les dieux (*CT* II, 209c-226a) [4], la déesse Isis accouche d'Horus à Chemmis (*Pyr.* 1703) [5] (*CT* IV, 37h). Dans ce lieu de solitude situé dans le delta du Nil, elle nourrit son fils (stèle C 286,16, Louvre) [6], le sauve des persécutions de Seth et de tous les dangers (Stèle de Metternich) [7]. Dans ce contexte, il s'agit donc très probablement du sein d'Isis.

Commentaire. — L'atteinte semble unilatérale et la conjuration laisse prévoir un acte préventif.

17.1.2 pRamesseum. IV. D, II. 1-4

Comparer avec : pRamesseum. IV. D, II. 1-4.
Parallèle // Conjuration, sein.
pRamesseum. III. B, 23-34. *Parallèle // sein.*
pEbers 811. 95, 7-14. *Parallèle // Conjuration pour un sein.*

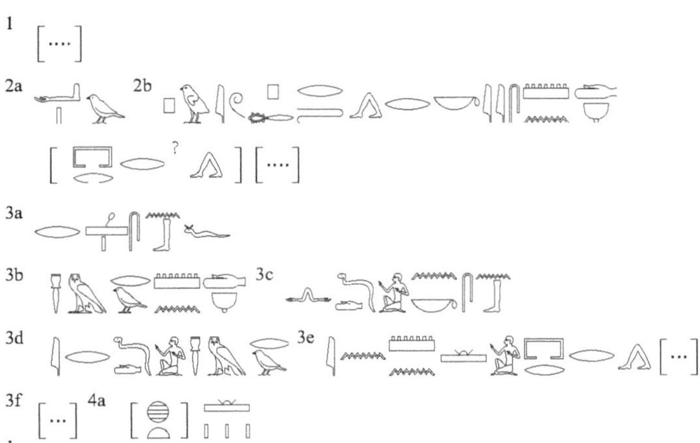

1 [**Conjuration pour un sein** ?] [...]
2b C'est passé (a) à son autre sein [...]

3a après qu'il (le sein) a recouvré la santé.

3b Quand (?) le sein est douloureux 3c je ne te dirai pas « (bonne) santé ! »

3d Quand je dis « malade », c'est alors NN qui sort [...] (b)

Notes. — (a) *pẖr* « passer » : *Wb* I, 544,12 - 547,7 ; *Alex.* 77.1475, 78.1503, 79.1030 « tourner, retourner... » ; *Hannig-Wb* I, 11183 « umwenden ... » (tourner ; retourner) ; *Ptolex.* p. 366 « to go round » (faire le tour) ; ERICHSEN 1954, p. 319, dém. *pẖr* « ensorceler » ; *KoptHWb* 157 ; VYCICHL 1983, p. 167, ⲡⲱϩⲣⲉ *L*, ⲡⲟϫⲡⲓ *O*, ⲡⲉⲉⲡ *O*, « ensorceler », qual. ⲫⲁϧⲉⲣ *B*. Le sujet de cette phrase pourrait peut-être avoir un lien avec un mot précédent compris « mal » : pLeiden 345 Rs G 4, 1 - 4, 3 - 4, 4 ; *Wb* I, 159,12. Voir également l'expression : *Alex.* 77.0544 « acte, action, activité », 78.0598 « acte (préjudiciable) » ; *Hannig-Wb* I, 4542 « Aktion, Handlung ; Einwirkung » ; HANNIG 1995, p. 122 « schlechter Einfluß » (mauvaise influence), « Einwirkung » (action). Dans le pMagique Brooklyn 47.218.156, second document, « Les textes du Bès aux sept visages. Il est fait pour éloigner mort et morte, ennemi et ennemie, adversaire mâle ou femelle ... », nous trouvons les graphies (4, 2 ; 4, 7 ; 5, 3) et (4, 5) traduit « danger », c'est-à-dire une action hostile d'un être adverse (SAUNERON, 1970, p. 23-25 et note i).

Il s'agit d'une action démoniaque en pleine activité. Ici, le mal tournerait d'un sein à l'autre, il s'acharnerait d'une manière démoniaque.

(b) C'est-à-dire le fauteur de trouble, contraint par la formule incantatoire renvoyant celui-ci à ses propres tourments.

Si l'on suppute que le passage précédent détruit est formé d'une lacune et peut-être d'une expression exprimant une réduction de volontés propres, et restituée en 4a {ivres (?)} (*) *ḫtw* / pour *tẖw* / voir le mot *ḫt* : *Wb* III, 339, 9 ; HANNIG 1995, p. 622 « Weinmaß, *Krug* » (mesure de vin, cruche). Et cela un peu comme notre expression « pinté » formé avec le mot « pinte » (de vin). Le déterminatif renvoyant à une notion plus abstraite de « drogué ». Pour *tẖj* : *Wb* V, 323,13 - 324,17 ; *Alex.* 77.4849 « s'enivrer ... » ; *Hannig-Wb* I, 37369 « berauscht, betrunken sein » (être ivre, saoul) ; *Ptolex.* p. 1150 *tẖ* « to be drunk, drunkenness » (être en état d'ébriété, ivresse) ; CAUVILLE 1997, III, p. 619 *Tẖ, wr r nṯr.w* « Celui qui enivre, celui qui est plus grand que les dieux » (le génie de Pharbaïtos n° 32) ; ERICHSEN 1954, p. 653 et 654, dém. *tẖw* et *tẖy* « s'enivrer, ivresse » ; *KoptHWb* 257 ; VYCICHL 1983, p. 225, ⲧϩⲉ *S*, ⲑⲓϧⲓ *B*, « s'enivrer ». Voir encore *tẖt* : *Wb* V, 324,15 - 325,4 ; *Alex.* 78.4599 « ivresse ». Le manque de la colonne précédente contenait-elle le nom d'un démon grisé par l'exhortation ?

Théodynamie. — La cause du mal est renvoyée sous sa forme personnalisée. NN peut représenter un démon ou un mort, une morte, « et ainsi de suite » comme en pEbers 811. 95, 10b (*cf. infra*). La place de cette autre conjuration la situe très clairement dans le contexte de Chemmis.

Commentaire. — La maladie passe d'un sein à l'autre. Ce qui peut exclure dans un premier temps une pathologie cancéreuse. Les seins successivement atteints sont cliniquement douloureux. Il s'agit d'une douleur cuisante (*mr*) (*cf. supra*, 15.1.1. *La douleur*). Ce type de douleur, ou en coup d'aiguille, pourrait évoquer une infection à *Candida* des canaux galactophores et crevasses du mamelon, passant successivement de la mère à l'enfant [8], avec réinfection cyclique de l'un par l'autre, puis d'un sein à l'autre (après mise au repos et traitement unitaire). Nous avons pu observer des cas similaires au Sahel. En dehors d'avis médicaux, des mères soignaient et mettaient au repos un sein après l'autre afin d'allaiter l'enfant « à la bouche caillée » avec le sein disponible. *Staphylococcus aureus* peut provoquer la même sensation [9]. On peut aussi penser à un début d'herpes ou d'eczéma. Il pourrait aussi s'agir d'une mastite à répétition et pouvant faire redouter cette fois un processus tumoral sur l'un des seins. Rien en effet ne permet d'exclure deux atteintes différentes.

17.2. LA PATHOLOGIE Bʿʿ

17.2.1 pRamesseum. III. B, 20-23

Comparer avec : pRamesseum. III. B, 23-34.
Parallèle // affectant bʿʿ.
pBerlin 3027. H. 7, 1-3.
Parallèle // affectant bʿʿ.
(pBerlin 3027. 7, 3-5 ; pBerlin 3027. 7, 5-6.
Parallèle // Autres médications).

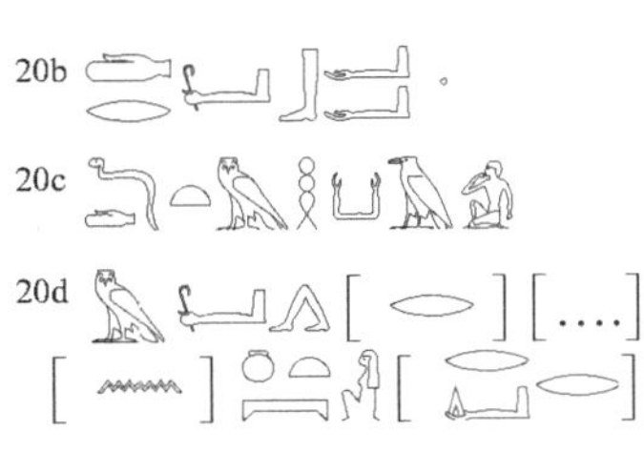

....

23a 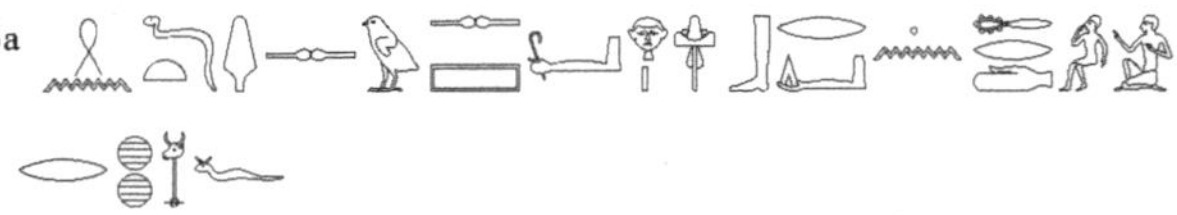

23b 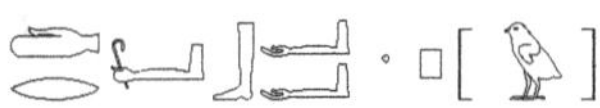

20b **Écarter la pathologie *bʿʿ* (a).**

20c **Prononcer la formule magique :**

20d « Viens contre ....

... Nout (b)....

Ensuite on pourrait comprendre[10] : « Je ne la connais pas (cette pathologie). Ne prononce donc pas mon nom (pour elle). Veille à ce que cette action soit agréable en tout pour Horus son fils en ce qui est prononcé contre cette sournoise pathologie *bʿʿ*. Cela est nécessaire. Celle qui vient écarter ce mal vient aussi écarter la faim .... ». **(À prononcer sur une amulette en forme de nœud ....) (c)**

23a **.... Acacia (d).**

23a **Ils seront tournés sur la gauche et placés au cou de l'enfant (e).**

23b C'est un moyen d'éliminer la pathologie *bʿʿ*.

Notes. — (a) / *bʿʿ* « pathologie *bʿʿ*. » : *cf. infra*, 18.1.1. pRam. III. B, 23-34, notes f et l, puis, les discussions afférentes tout le reste de l'ouvrage. Nous n'utiliserons pas ici le terme « maladie » dans la mesure où nous avons affaire en réalité au domaine plus large d'une pathologie évolutive de la mère et de l'enfant.

(b) *Nwt* : nous retrouverons la déesse Nout, qui, toujours dans le texte suivant, disposait d'un poste de soin avec des nourrices et des puéricultrices qui aidaient la déesse savante à lutter contre toutes sortes de maladies. Isis et Nephthys auront recours à elle pour soigner Horus dans le cadre de la pathologie *bʿʿ* (pRam. III. B. 27c - 31b).

(c) Cette partie du texte est très abîmée ou mal recopiée par le scribe. Seules quelques expressions sont assez sûrement reconnaissables, dont le mot *bʿʿ*.

(d) *šnḏt* « acacia » : *Wb* IV, 520, 9 - 521, 1-15 ; *Grundriss* VI, p. 500-503 ; *Alex.* 77.4254 (*Acacia nilotica*), 78.4167, 79.3046 (« l'acacia ») ; GERMER 1979, p. 34-35 ; *Hannig-Wb* I & II,2 33318, « Dornakazie (acacia à épines) *Acacia nilotica* » ; *Ptolex.* p. 1024 « Acacia tree *Acacia nilotica* L. » ; ERICHSEN 1954, p. 516, dém. *šnt.t* « acacia à épines » ; *KoptHWb* p. 319 ; VYCICHL 1983, p. 267, ϣⲟⲛⲧⲉ *S*, ϣⲱⲛϯ *B*, « acacia sount », *Acacia nilotica* L. Voir aussi le pluriel hébraïque *šittīm* pour « bois d'acacia » en Ex XXV, 5 (Sander, Trénel, 1979, p. 742), et, *šittāh* (*Es.* XLI, 19). L'hébreu moderne a conservé *šitā* et *šiyttāh* (Cohn 1977, p. 685). L'arabe donne *seyyal, sunt*, et au Caire nous avons *sant* (Jomier 1976, p. 2 ; Boutros 2000, p. 2). Charpentier 1981, n° 1127. Germer 2008, p. 135-139, 142, 176-177.

Cet arbre est bien attesté en Égypte : Baum 1988, p. 309 et suiv. ; Koemoth 1994, p. 170-174, 181-182 ; de Vartavan, Asensi Amorós 1997, mais il en existe plusieurs sortes (p. 24-32), dont celles du Nil (p. 25-27) ; L. Boulos, *Flora of Egypt*, I, Le Caire, 1999, p. 368, pl. 65 p. 367 n° 7. Nicholson, Schaw 2000, p. 279, 335, 354, 367, 477, 488 ; Aufrère, *Biblio.flore*, *ERUV* IV, 2005, p. 27, 78, 119, 130...

Voir aussi : Capus, Bois, 1912, p. 463, 467 ; Perrot 1944, II, p. 1474-1495 ; J. Vasal, *Apport des recherches ontogéniques et sémiologiques à l'étude morphologique, taxonomique et phylogénique du genre Acacia*, Toulouse, 1972.

Il s'agit probablement ici des 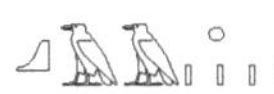 *q33* « concrétions » (pEbers 99. 24, 14-18 ; 783. 93,6-8) d'*Acacia nilotica* Willd., anciennement nommé *Acacia nilotica* Del. et appelé *sant* ou *sunt* en arabe d'Égypte, ou, tout au moins d'une partie contenant un produit de cet arbre, comme de la gomme fermentescible ou du suc (Jean, Loyrette, *ERUV* II, 2001, p. 574-576, notes d et e).

(e) Nous retrouverons également cette symbolique plus loin.

Théodynamie. — Pour la magie pure, nous retrouverons la propriété des nœuds à perdre le mal dans les méandres des fibres desquels ils sont constitués (*cf. infra* : pRamesseum III. B, 23-34). Nous dirons seulement ici que la maladie s'en voit « dévoyée ». Il faudra non seulement qu'elle se retrouve un chemin, mais aussi qu'elle se détourne de sa proie initiale. Aussi est-il préférable de la diriger vers une autre cible. Le texte est trop abîmé pour savoir sûrement en direction de quel objet elle est magiquement attirée par cette incantation. Peut-être vers l'acacia, qui est un arbre suffisamment sacré et donc assez puissant pour capter et retourner le mal dans la mesure où il peut représenter le père d'Horus lui-même [11]. Osiris peut donc chercher à protéger son rejeton et celui auquel l'enfant allaité est ici assimilé. Un passage du Papyrus Jumilhac (XVIII, 9-10) [12] donne une recette consistant précisément à sculpter un ennemi en bois d'acacia pour ensuite le détruire selon un rituel précis.

Pour se protéger lui-même, le médecin dans son exercice s'en remet au pilon dont le manche est en 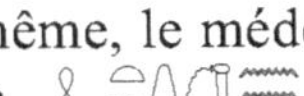 *šndt w'b* « acacia pur », forme de la main d'Isis médecin qui apaisa le dieu Rê en personne (pBerlin 190. 21,8).

L'acacia est l'arbre de Thouéris (*KRI* III 753,5 et 12). Cette déesse est parfois représentée avec une queue de crocodile. Cette symbolique signifie sans doute l'acharnement avec lequel elle défendra la mère et l'enfant, à l'image de la double assimilation du grand saurien à Seth et à Rê. Seth s'acharnant contre Apophis sur la proue de la barque solaire, puis s'acharnant à faire le mal dont il serait l'origine. Puis, Rê, réussissant finalement toujours à imposer Horus, auquel est assimilé l'enfant à protéger, et avec la complicité constantes des déesses, comme le roi des dieux l'avait toujours lui-même obtenu. Voir par exemple l'hippopotame femelle Taouret sur un pot à onguent du Musée égyptien de Turin (n° 8798). Voir également Taouret représentée dans un relief sous un acacia (New York, Metropolitan Museum of Art, n° 47.105.4) [13]. Nous aurons maintes fois l'occasion de revenir sur cette déesse protectrice des parturientes, de la période initiale de l'allaitement et probablement aussi d'une certaine liberté de la femme (JEAN, LOYRETTE, dans *ERUV* II, 2001, p. 577). L'acacia est aussi l'arbre de Sekhmet qui peut détourner les traits pour peu que l'on prenne soin de réveiller en elle ses dispositions maternelles et protectrices. Il existe aussi un rapport entre l'acacia et Iousâas [14]. Hathor pouvait être une « dame de l'acacia »[15], et une « dame de l'arbre *ʿrw* » [16].

Nous avons déjà indiqué que l'arbre *šndt* avait en commun avec l'arbre *ʿrw* une partie *qꜣꜣ* utilisée en médecine, comme une autre partie *ẖr* dont nous reparlerons. Or il faut rappeler l'importance de la représentation osirienne de l'arbre *ʿrw* et donc de la renaissance [17], probablement sous un autre acacia, lui-même pouvant être symbolisé sur une brique magique en argile crue (*sjn wꜣḏ*), une des composantes du viatique funéraire [18] et rappelant les briques de naissances.

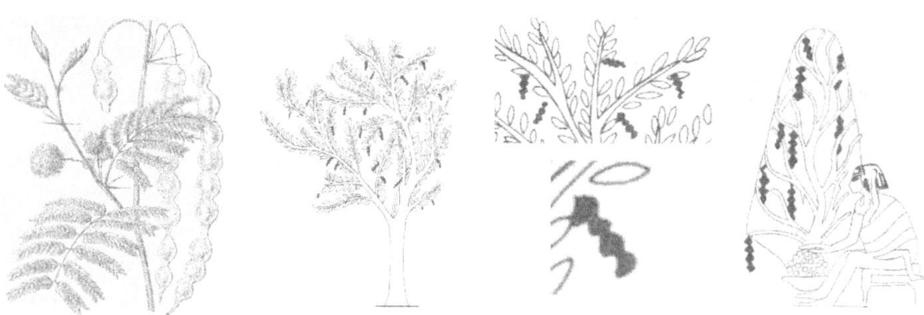

Fig. 55. ***Acacias d'Égypte***
a. « *Acacias d'Égypte* » (Bois, 1898) ; b. c. et d. (TT 31) ; e. (TT 69).

Indications historiques. — Nous avions déjà vu que l'acide lactique est un puissant spermicide pouvant être utilisé dans la contraception dès l'ancienne Égypte (pEbers 783. 93, 6-8) à partir d'une préparation contenant des concrétions d'acacia (JEAN, LOYRETTE, dans *ERUV* II, 2001, p. 575-

576). Les concrétions *qꜣꜣ* de l'arbre *šnḏt* sont encore utilisées en externe comme désinfectant (pEbers 862. 105,16 - 106,2) et en interne comme antiseptique oral (pEbers 99. 24, 14-18). La gomme d'acacia elle-même devait avoir de bonnes propriétés puisqu'elle servait de colle pour fixer les bandelettes des momies (HÉRODOTE II, 86) et cela rappelle le collodion acide moderne que nous citerons plus bas. Cependant, cette gomme peut aussi provenir d'un arbre *ꜥrw* (pBoulac III. 7,12) [19], dont les concrétions-*qꜣꜣ* sont également utilisées en médecine. Or pour P. Koemoth, cet arbre pourrait être identifié à l'*Acacia Seyal* Del. [20]. Il est tout à fait probable que plusieurs sortes d'acacias en leurs genres, espèces et sous-espèces aient été utilisées et en leurs différentes parties comprenant du suc ou de la gomme, selon les disponibilités locales, et cela, dans tous les domaines.

Textes	**Partie**	**Arbre**	**Voie et forme**	**Indications**
pEbers 99. 24, 15b	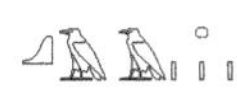	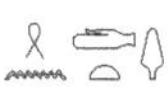	Interne *per os*	Affectants *wḫdw* Maladie *ꜥꜣꜥ* Hommes, Femmes
pEbers 862. 106,2b	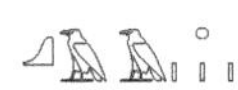	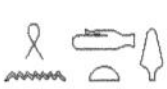	Externe poudre	Phlégmons, plaies infectées
pEbers 783. 93,7d	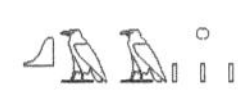	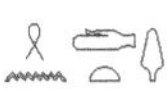	Externe tampon	Contraceptif Femmes

Tableau 4. Utilisations des concrétions *qꜣꜣ* de l'arbre *šnḏt* (*Acacia nilotica* Willd).

Textes	**Partie**	**Arbre**	**Voie et forme**	**Indications**
pEbers 99. 24, 15b	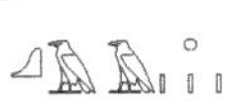	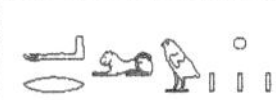	Interne *per os*	Affectants *wḫdw* Maladie *ꜥꜣꜥ* Hommes, Femmes
pEbers 182. 35,13 pHearst 16. 16,17	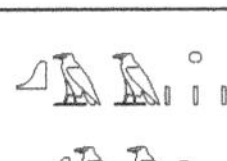	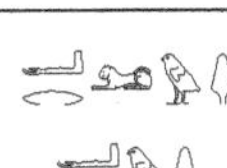	Interne *per os*	Chasser un mort du (bas du) corps
pEbers 225. 44,1	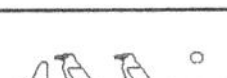	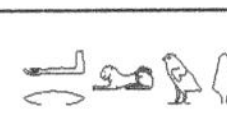	Interne	Maladie *ꜥꜣꜥ*

pHearst 83. 16,	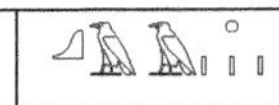	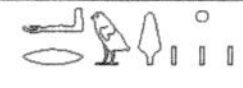	*per os*	
pEbers 713. 87,2 pHearst 10,14	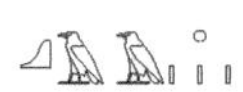 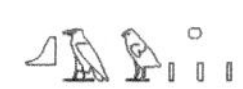	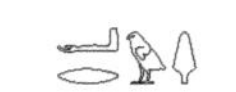 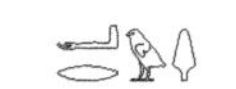	Interne *per os*	Dermatologie

Tableau 5. Utilisations des concrétions *qꜣꜣ* de l'arbre *ꜥrw* (*Acacia Seyal* Del. ?).

Hippocrate cite le fruit d'acacia d'Égypte (ἄκανθα Αἰγυπτίη) en fumigation vaginale dans la *Nature de la Femme* (*NF*, XXXIVa.20) [21].

Théophraste connaissait cette plante nommée, sans doute à cause de ses épines [22] (comme d'autres épineux : HOMÈRE, *Odyssée*, V, 328) ἄκανθα (*RC*, IV, 2, 8) [23], ainsi que la gomme, κόμμι [24], qui est un mot égyptien. Cet auteur indique que des parties de cet arbre étaient utilisées en médecine.

Au Iᵉʳ siècle, les indications de Dioscoride (I, 133 [25] / I, 115 [26]) seront reprises par Pline, sauf pour les diarrhées et les brûlures. Pline parle donc bien du suc d'un acacia provenant d'Égypte (*HN*, XXIV, 109) [27], puis de la gomme (110) qu'il avait déjà citée (*HN*, XIII, 64 et 66)[28]. Astringente, réfrigérante, elle est une bonne médication pour les yeux, notamment pour soigner les ptérygions. Elle stoppe les ulcères de la bouche. Elle est utilisée aussi pour guérir l'érysipèle, les ulcères serpigineux, les abcès, les contusions articulaires, les engelures, et, probablement, les dermatoses des plis (*umida uitia corporis / sudamina*). Elle arrête les pertes excessives, la procidence de la matrice et du siège et les ulcères des parties génitales.

Le pméd. copte de Méshaïkh édité par Chassinat (1921) cite plusieurs fois l'acacia, sous forme d'extrait, de gomme, et d'autres parties avec, par exemple, en ophtalmologie : VII (18), p. 64 ; XLI (77), p. 147 ; acacia et silique en L (95) p. 156 (voir aussi les p. 225, 243, 294-295, 295, 303, 315) ; gomme d'acacia en XC (175), p. 196. En gynécologie : CXXIII (259), p. 243-244 (dans un tampon pour soigner un problème douloureux de l'utérus). En gastroentérologie : CCXXXIV (416), p. 322. Le n° XCIII, p. 204-206 : contenant de l'acacia (181), de la gomme et des siliques d'*Acacia nilotica* (182) est recommandé comme collyre pour les yeux, l'enflure du corps, la douleur des membres, la goutte, les plaies et l'ankylose du genou.

Avicenne à la fin du Xᵉ siècle tient aussi l'acacia pour un astringent (*PM*, 1038) [29]. Maïmonide cite également l'acacia (n° 12, p. 10 ; n° 278, p. 135) [30]. Pour Ibn al-Baytar (1758) [31], le *qaradh*, ou *sant*, aiguise la vue et sert contre les pustules de l'œil. La gomme est employée contre l'afflux des humeurs. On l'applique aussi contre le pubis et le périnée.

Plus tard, vers la fin du XVIᵉ siècle, Prosper Alpin (*Plantes d'Égypte*, 10-15) [32] rapporte, par exemple, que les Égyptiens de son époque utilisent le suc d'acacia pour les yeux, pour les abcès de la bouche et des oreilles, les gerçures des lèvres, pour soulager les articulations, contre les hémorragies et les ménorragies, la procidence de l'utérus et de l'anus, pour soigner « les ulcères opiniâtres des parties honteuses et autres organes délicats », pour dessécher les pustules, surtout celles de la syphilis. Il indique ailleurs que l'acacia est ajouté à une potion appelée *China* quand on veut l'utiliser pour soigner une diarrhée (*La Médecine des Égyptiens*, 268) [33]. Pour Nicolas Lémery à la fin du XVIIe siècle (1699, p. 3 et 339), le suc de l'*Acacia vera seu Ægyptiaca* est entre autres fort astringent, antihémorragique et antidiarrhéique et bon pour les maladies des yeux.

L'écorce et les gousses d'A. *nilotica* Willd. sont encore utilisées par exemple au Rwanda et au Mali pour traiter les aphtes, les gingivites, les stomatites, les diarrhées, les dysenteries et les douleurs intestinales. A. *seyal* Del. jouit au Maroc d'à peu près la même réputation. Parmi les quelques cinq cents espèces d'acacia, on notera qu'*A. abyssinica* Hoechst. est communément utilisé au Rwanda pour soigner les furoncles, les ulcères phagédéniques, les mastites et les gerçures des mamelons. Au Mali, *A. macrostachya* Bent. est préconisé pour soigner les diarrhées et les dysenteries infantiles, tout comme *A. gummifera* Willd [34]. *A. catechu* Willd. est encore utilisé en Inde contre les dysenteries.

En France, *A. catechu* Willd. (*Codex* 1818), enlevé en 1837, a été réinscrit au *Codex* (1975). L'ELIXIR GODFRIN © des Laboratoires Godffroy, ou encore le MORISLAND © des Laboratoires Bonvarlet, étaient des spécialités françaises utilisant cette plante à Cachou bien connue et utilisée en phytothérapie contre les troubles fonctionnels digestifs. Voir encore maintenant l'ELIXIR BONJEAN © (CIS 6 664 285 6 - 2008) [35] des Laboratoires Dexo (JFS Pharma).

Considérée comme émolliente et adoucissante, la gomme arabique non fermentée a été utilisée pour préparer des tablettes, des pâtes pectorales et comme agent émulsifiant. Cependant, la gomme arabique est maintenant utilisée pour ses propriétés neutres, par exemple dans les pâtes officinales.

Le « suc d'acacia du Levant ou d'Égypte » (*Codex* 1818), enlevé en 1837, a été réinscrit au *Codex* en 1975. L'acacia à gomme, *Acacia senegalensis* L. Willd. et « autres espèces d'acacias d'origine africaine », est inscrit à la liste des plantes médicinales de la Pharmacopée Française (X^e^ édition, IV.7.A) [36] pour ces exsudations (partie utilisée). Le suc d'acacia est astringent.

Les pays anglo-saxons utilisent encore l'écorce pour ses propriétés astringentes, par exemple en gargarismes et en lotions.

Pharmacodynamie. — Il est intéressant de rappeler que de l'acacia suinte de la gomme arabique initialement à réaction acide et susceptible de produire d'autant plus de l'acide lactique par fermentation que celle-ci est brute. En effet, l'agglutination des gommes par chauffage annihile les diastases, les peroxydases, et tue les saprophytes. Ainsi, l'acide lactique peut être assez facilement produit pour le commerce, par l'action d'une diastase. Donc la force utile en acide lactique semble ne pouvoir être atteinte qu'à partir de cette fraction pouvant correspondre à la partie *qꜣꜣ* c'est-à-dire probablement des concrétions excroissantes en forme de boules ou de marrons (avec une croûte extérieure), c'est-à-dire la partie exsudative naturelle en protubérances visibles sur les branches d'un acacia gommifère. Ces exsudations spontanées peuvent être simplement récoltées. Un léger épluchage de l'écorce en améliore cependant le rendement. Une autre forme d'exsudation spontanée provient de multiples piqûres d'insectes. Elle produit par dessiccation de sa surface des centaines de vermicelles limpides et incolores irisant sous le soleil comme des duvets cristallins. Cette gomme vermiculée peut être facilement recueillie. Plusieurs recettes du pHearst prescrivent des parties d'acacia pour soigner les orteils : H. 180. 12,9, H. 182. 12, 9-10, H. 184. 12, 11-13, H. 191. 12, 17-13, pour les feuilles, H. 194. 13, 3-4, pour les feuilles d'acacia et de la gomme. Voir peut-être aussi : H. 195. 13,4 pour *šnw n qꜣꜣ* litt. des « cheveux de la plante *qꜣꜣ* » (JEAN, LOYRETTE, dans *ERUV* II, 2001, p. 574, note d).

L'acide lactique : CH_3—CHOH—COOH, est classiquement obtenu en décomposant du lactate de calcium par de l'acide sulfurique (*Codex* 1884). Industriellement, il est produit par l'action de la diastase du malt sur de l'amidon et de la fécule, ce qui rappelle l'autoréaction naturelle citée plus haut. L'acide lactique existe naturellement, par exemple, dans le suc gastrique et dans beaucoup de produits fermentés. De ce fait, on peut également le préparer par fermentation de jus sucrés par le bacille lactique existant dans le lait, puis les crèmes et le fromage aigres.

La prise de *lactobacillus*, classiquement utilisé en thérapeutique (Antibiophilus ®, Lactophilus ®...) a pour effet d'augmenter l'acidité intestinale. L'acidification ainsi obtenue élimine certains germes pathogènes. À ceci s'ajoute vraisemblablement une influence stimulante due à la vitamine B2 sur la croissance des bactéries acidogènes de la flore commensale. *Bacillus subtilis* et autre *Bifidibacterium bifidum* bien connus peuvent produirent des actions bénéfiques identiques. La flore de Döderlein provoque la même action préventive dans le milieu vaginal. Or, nous avions déjà étudié ce dossier à propos des crèmes acidulées képhiroïdes et décrit le cycle des saprophytes favorisé par l'emploi de *mhwy* en gynécologie (JEAN, LOYRETTE, dans *ERUV* III, p. 443-449). Le produit utilisé pour traiter la femme est sûrement une « crème acidulée moyenne », c'est-à-dire au grade 2, pour être à la fois suffisamment efficace et moins agressive dans le cadre de cette pathologie (pEbers 837. 97, 11-12). Nous avons vu par contre que cette médication pouvait être employée plus fortement chargée en ferments et en acide lactique comme le confirment les pH mesurés.

Voir maintenant le Lactéol ® des Laboratoires Axcan Pharma (CIS 6 053 548 4) [37] avec *Lactobacilus fermentum* et *Lactobacilus delbrueckii*. Il s'agit d'une souche de *Lactobacilus* tuée ayant libéré, entre autre, de l'acide lactique. La forme forte (340 mg / sachet : CIS 6 195 739 2) [38] est employée contre la diarrhée.

Nous rejoignons donc une double possibilité thérapeutique utilisant, à des dosages différents, soit un produit naturel vivant ou tué en composition douce, soit un produit de transformation obtenu par une autofermentation plus active ou chimiquement et représentant donc une forme encore plus forte et non compatible avec une prolifération bactérienne. Le produit laitier est préventif et curatif tout en respectant les muqueuses. Le suc d'acacia lactique est curatif et plus agressif. Les pharmacopées modernes de l'entre-deux-guerres et de l'après-guerre ont conservé les deux concepts en en régulant les productions, mais en gardant, en gros, du moins théoriquement dans les pays développés (*cf. La Pharmacopée Française, La Pharmacopée Suisse, La Pharmacopée Canadienne, United States Pharmacopeia*, et maintenant, *La Pharmacopée Européenne*), une grande partie des anciennes indications, en particulier dans les domaines de la dermatologie, de la gynécologie, de la gastroentérologie, de l'urologie et de la chirurgie. Ils sont même préconisés, avec des indications peu différentes bien que plus étendues, dans les anciennes colonies, puis dans les pays en voie de développement, même à l'heure actuelle (*cf. Missions Étrangères catholiques françaises et protestantes suisses et allemandes, Rapports des Grandes Endémies*).

L'acide lactique a été utilisé en interne et sous la forme d'un sirop (Sirop de lactophosphate de chaux : *Codex* 1866) [39] contre la diarrhée verte du nourrisson, contre le choléra, les entérites cholériformes ou tuberculeuses, la fièvre typhoïde. L'acide lactique était ordonné dans les dyspepsies, avec du képhir [40]. La médication lactique était prescrite dans les diarrhées aiguës sous forme d'acide lactique dilué, de limonade lactique et de ferments lactiques vivants (levures) [41]. Dans les diarrhées aiguës infantiles, les mêmes médicaments étaient employés comme antiseptiques intestinaux [42].

En externe, l'acide lactique (*Codex* 1866), puis en solution (Acide lactique officinal dilué : *Codex* 1937) [43], était, entre autres choses, employé contre les ulcérations bucco-pharyngées, le croup, la pelade ou encore en chirurgie, par exemple dans le lavage vésical, la détersion des plaies infectées ouvertes ou en instillations et lavages par sondes *in situ* (Armées ; AP-HP) [44]. Voir aussi le collodion de surface (Collodion ac. composé : *Codex* 1949).

Pour des spécialités encore en usage et comprenant de l'acide lactique dans leur composition, voir par exemple le DUOFILM ® des Laboratoires Stiefel (CIS 6 668 496 9 - 2008). KERAFILM ®, des Laboratoires Dermatologiques Ducray (CIS 6 906 117 6 - 2008). Ils sont déclarés anti-infectieux, antifongiques et kératolytiques. Ces solutions pour applications locales sont assez dosées (16,7 %) pour venir à bout des verrues plantaires, des verrues vulgaires de la main et des « verrues mosaïques » [45]. Ils constituent également un traitement local d'appoint des corps, durillons et des œils-de-perdrix [46]. Notons encore ici que ces médicaments peuvent comprendre à la fois de l'acide lactique et de l'acide salicylique, tout comme certaines formulations égyptiennes peuvent contenir à la fois de l'acacia et du saule. Nous y reviendrons.

L'acide lactique est encore utilisé de nos jours en chirurgie septique. Voir par exemple la Solution d'Acide Lactique Isotonique pH 4,5 Braun ® en solution pour irrigation des Laboratoires B Braun Médical (CIS 6 901 090 8 - 2008) [47].

Commentaire. — Ce texte fait mention d'acacia qui, en dehors de l'aspect magique espéré de la formulation, possède en plus un pouvoir bactéricide certain et cela en interne comme en externe. Il peut donc contribuer, comme nous l'avons vu dans l'historique des médications lactiques vivantes ou chimiques, à soigner des diarrhées infantiles et à constituer un antiseptique local préventif au niveau des mamelons de la mère, et même, un traitement curatif. Le cercle infectieux et maléfique peut donc être de cette façon, « efficacement », comme le disent d'autres textes, contrarié. Le traitement actif se trouve donc potentialisé par la croyance magique. Nous aurons à resituer cette problématique psychanalytique. On peut aussi penser que le fait d'accrocher quelque chose au cou de l'enfant peut constituer une sorte de pense-bête destiné à faire utiliser un désinfectant avant la tétée. Nous avons déjà vu en Afrique Centrale des nourrissons portant de minuscules godets fermés comprenant un onguent et attaché parmi un monceau syncrétique constitué de grigris d'origine animiste ou contenant un extrait du Coran, et même d'une croix. Les femmes s'en servaient pour adoucir leurs mamelons et éventuellement une « kéké » (piqûre) du bébé, provoquée par un épineux. Nous avons seulement réussi à savoir que la composition provenait d'un petit épineux local.

Il s'agit peut-être d'une gomme naturelle acide pouvant servir à :

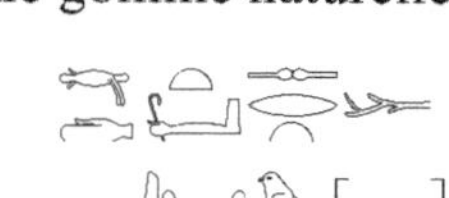

« retirer une épine » : *njdw* [...] (pRamesseum IV C. 7).

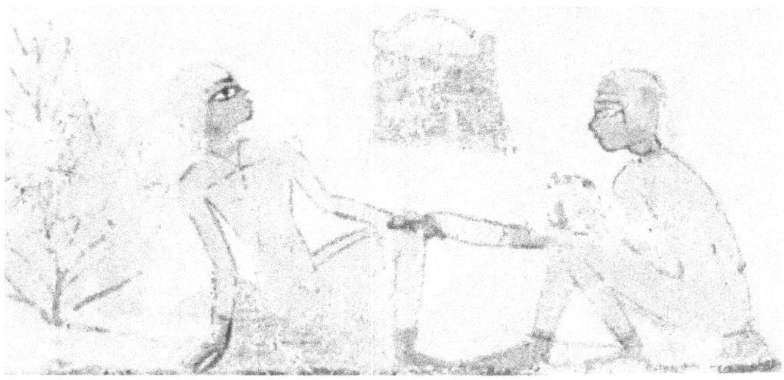

Fig. 56. Fillette enlevant une épine du pied à une jeune glaneuse (Tombe de Menna, TT 69, Cheikh Abd el-Qournah).

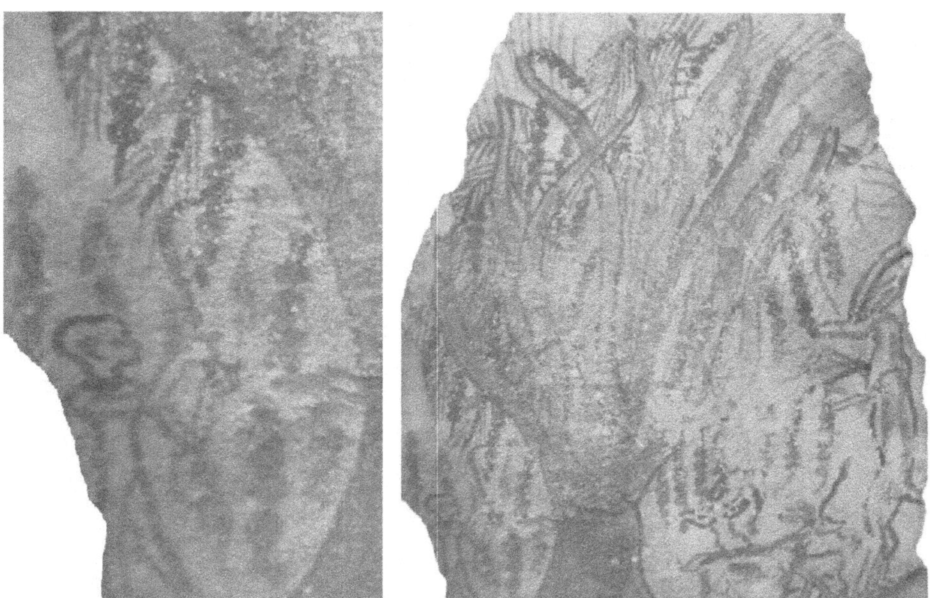

Fig. 57. Détail et ostracon : un enfant, à gauche, cueille les gousses d'un acacia (Louvre E 14349).

Notes

[1] É. JELINKOVA-REYMOND, *Les Inscriptions de la statue de Djed-Ḥer-le-Sauveur*, *BdE* XXIII, Le Caire, 1956, p. 56-58.

[2] SPELEERS 1923, I, p. 47 et 101 ; FAULKNER 1969, p. 120 et 244.

[3] DE BUCK 1935-1961, Sq6C, BIC ; FAULKNER 1973, p. 214 et n. 8 p. 215 ; CARRIER 2004, I, p. 672-673.

[4] FAULKNER 1973, p. 125-126 ; CARRIER 2004, I, p. 350-355.

[5] SPELLERS 1923, I, p. 105 ; FAULKNER 1969, p. 252a.

[6] A. MORET, « La légende d'Osiris à l'époque thébaine d'après l'hymne à Osiris du Louvre », *BIFAO* 30, 1931, p. 743-744.

[7] A. MORET, « Horus Sauveur », *RHR* LXXII, 1915, p. 232 ; Ét. DRIOTON, *Revue de l'Égypte ancienne* II , 1930, p. 174.

[8] P. THOMASSEN, V. JOHANSSON, C. WASSBERG, « Breastfeeding, pain and infection », *Gynaecological and Obstetric investigation*, 1998, 46, p. 73-74.

[9] V.H. LIVIGNSTONE, L.J. STRINGER, « The treatment of Staphylococcus Aureus infected sore nipples : a randomized comparative study », *Journal of Human Lactation*, 1999, 15, p. 241-246.

[10] BARNS (1956, p. 22, pl. 13) ne se prononce pas. Les auteurs du *Grundriss* (V, p. 504) ne se prononcent pas. BARDINET (1995, p. 470), ne se prononce pas. Voir WESTENDORF (1999, I, p. 441) que nous suivons en partie.

[11] KOEMOTH 1994, p. 170-175.

[12] J. VANDIER, *Le Papyrus Jumilhac*, Paris, 1962, p. 130.

[13] Ces deux exemples sont facilement accessibles dans A. KOZLOFF, dans Cat. *Aménophis III le Pharaon Soleil*, Paris, 1993, p. 348-349, fig. 105 et 105a.

[14] KOEMOTH 1994, p. 177.

[15] *Ibid.*, p. 176.

[16] *Ibid.*, p. 180.

[17] *Ibid.*, p. 179-193.

[18] I. RÉGEN, « À propos d'une mention de l'arbre *ʿrw* dans le chapitre 151A du Livre des Morts », dans S.H. AUFRÈRE, *ERUV* II, 2001, p. 299-318.

[19] SAUNERON 1952, § 25, 4. GOYON 1972, p. 68.

[20] KOEMOTH 1994, p. 179-193.

[21] HIPPOCRATE, *Nature de la femme* (éd. F. BOURBON, Les Belles Lettres, Paris, 2008, p. 48).

[22] CHANTRAINE I-II, 1968, p. 45-46.

[23] THÉOPHRASTE, *Recherches sur les plantes*, IV, éd. S. AMIGUES, Paris, Belles Lettres, II, 1989, p. 65-66.

[24] CHANTRAINE I-II, 1968, p. 561.

[25] DIOSCORIDE [1549], *Dioscoridis Libri Octo Graece et Latine*, p. 35-36 ; DIOSCORIDE [1559] (éd. Martin MATHÉE, ch. CXIII, p. 84-85) ; DIOSCORIDE [1579] (éd. André MATHIOLE, Chez Guillaume Rouillé à Lyon, 1579, p. 139).

[26] DIOSCORIDE [1680] (éd. Pierre-André MATHIOLE, Jean-Baptiste de Ville à Lyon, 1680, p. 95-97).

[27] PLINE L'ANCIEN, *Histoire Naturelle*, XXIV (éd. J. ANDRÉ, Paris, Belles Lettres, 1956, p. 62-63).

[28] PLINE L'ANCIEN, *Histoire Naturelle*, XXIV (éd. A. ERNOUT, Paris, Belles Lettres, 1972, p. 39).

[29] AVICENNE, *Poème de la Médecine* (éd. JAHIER, NOUREDDINE, 1956, p. 79).

[30] MAÏMONIDE, *L'Explication des noms des drogues* (éd. MEYERHOF, 1940, p. 10 et 135).

[31] IBN AL-BAYTAR, *Traité des simples* (éd. LECLERC, 1883, III, p. 76-77).

[32] PROSPER ALPIN, *Plantes d'Égypte*, 1980, p. 19-27.

[33] PROSPER ALPIN, *La Médecine des Égyptiens*, 1980, II, p. 354.

[34] Pour tout cela, on se reportera essentiellement aux publications de la coopération française : J.L. POUSSET, *Plantes médicinales africaines,* Paris, 1989 ; D. MALGRAS, *Arbres et arbustes guérisseurs des savanes maliennes*, Paris, 1992 ; P.C. RWANGABO, *La médecine traditionnelle au Rwuanda*, Paris, 1993 ; A. SOFOWORA, *Plantes médicinales et médecine traditionnelle d'Afrique*, Paris, 1996 ; J. BELLKHDAR, *La pharmacopée marocaine traditionnelle*, Paris, 1997.

[35] VIDAL, 2001, p. 700-701. VIDAL-pro, 2008, login/pass (www.vidalpro.net).

[36] PHARMACOPÉE FRANÇAISE (X^{e} édition), *Liste des plantes médicinales*, (IV.7.A), Ministère de la Santé, AFSSAPS, Saint-Denis, 2005, p. 7.

[37] VIDAL, 2001, p. 1130-1131. VIDAL-pro, 2008, login/pass (www.vidalpro.net).

[38] VIDAL, 2001, p. 1130. VIDAL-pro, 2008, login/pass (www.vidalpro.net).

[39] *Codex* 1866, p. 236-237.

[40] P. SAVY, *Traité de thérapeutique clinique*, Paris, 1942, I, p. 477.

[41] *Ibid.*, p. 548, 564, 563.

[42] *Ibid.*, p. 551-553.

[43] *Codex* 1937, p. 523-525.

[44] Nous renvoyons pour tout cela par exemple aux formulaires de la Pharmacie Centrale des Armées ou à ceux de l'AP-HP. Voir aussi : *Codex* 1866, p. 236-237. *Codex* 1937, p. 523-525 ; DORVAULT 1987, p. 32-33.

[45] VIDAL, 2001, p. 671 ; VIDAL-pro, 2008, login/pass (www.vidalpro.net).

[46] VIDAL, 2001, p. 1108 ; VIDAL-pro, 2008, login/pass (www.vidalpro.net).

[47] VIDAL-pro, 2008, login/pass (www.vidalpro.net).

CHAPITRE XVIII

UNE PLUS GRANDE CONJURATION

18.1 La pathologie *B*ˁˁ de la mère

Nous avons déjà évoqué la pathologie *b*ˁˁ dans le texte précédent (III. B, 20,23) et nous la ré-évoquerons encore nommément dans un texte du pBerlin 3027 (7, 1-3). Il est encore question d'un engorgement mammaire et de sa thérapeutique dans le chapitre suivant à propos du pEbers (808. 95, 1-3).

Nous entrons ainsi dans un champ pathologique affectant la mère, puis l'enfant. Nous remarquerons aussi qu'il peut constituer un véritable cercle vicieux de contaminations réciproques. Il semble que les anciens Égyptiens aient bien perçu ce phénomène et cherché à s'en prémunir par le biais de la magie, et à l'aide de formulations, dont il ne faut toutefois pas négliger les pistes thérapeutiques indiquées par l'emploi de certains éléments pouvant constituer de véritables remèdes, dans la mesure où il représentent bien des matières médicales à part entière, mais incluses dans un processus incantatoire qui peut révéler un subconscient divinatoire et prédictif de guérison. Ainsi, nous abordons l'acte « médico-magique » consistant à imposer une « formule magique » et à prescrire une « formulation médicamenteuse », et non un simple « support conventionnel » dont l'action ne serait que surnaturelle. Nous sommes sans doute ici en présence de la plus ancienne des conceptions de soin. Les textes de cette nature sont probablement nés bien avant l'apparition de l'écriture en Égypte. Ils sont formés sur la base de la récitation de « formules incantatoires » destinées à être retenues en mémoire et restituées avec le moins de déperdition possible. La « parole magique » est ainsi fondue avec « l'élément repéré actif » et pouvant être aisément confondue avec un support dédié, comme, par exemple, une poupée ou des nœuds qui n'agiront évidemment pas de la même façon qu'un extrait d'acacia. Les deux parties des « séries de paroles », l'une fondamentalement magique et que nous appelons « théodynamie » en raison des ses assises mythologiques, et l'autre, empirique bien qu'assurément « pharmacodynamique » et fondée sur l'observation clinique, n'en constituent pas moins deux traitements dans une thérapeutique globale. L'un potentialisant l'autre. Nous aurons l'occasion d'approfondir la notion placebo qu'entraîne nécessairement l'usage de ces deux traitements joints. Tous ces discernements, religieux, psychologiques, pharmaceutiques et cliniques sont à « lire » dans les paroles fixées. Ce genre littéraire prélude celui, plus naturaliste, des recettes médicales pures, et constituant, elles, de véritables formulaires, mais où pourront toutefois perdurer de très anciennes traces des exercices antérieurs moins rigoureux. Nous sommes donc maintenant à la jonction même de deux manières de « clamer » la médecine. L'une engage la tradition orale ; elle est encore en usage dans beaucoup d'endroits en Afrique ; l'autre s'en affranchit par sa fixation dans l'écriture. Les textes que nous étudions se situent encore à cette lisière, ce qui explique leur aspect conjuratoire, et donc de la même façon, l'étiologie démoniaque contre laquelle il faut lutter : elles sont appelées ici l'affectant b^{cc} (25c, 26b, 30d), appellation provenant de son petit nom, B^{cc} (26b), responsable de la maladie b^{cc} (33b) évoluant dans un cadre pathologique plus large du même nom et que tout tenterons progressivement de cerner, tout en essayant de dégager objectivement les réponses thérapeutiques découvertes et mises en pratique par les médecins égyptiens à cet égard, et cela dès l'époque pharaonique. Ce *pathos* est d'une importance considérable dans la mesure ou il cristallise en lui-même bien plus qu'un simple état pathologique éprouvé par des patients, mais aussi une lutte capitale pour le maintien de la justice divine. Cette pathologie représente en effet le reflet des fondements de la royauté en ce qu'ils représentent la résultante d'une légitimité horienne durement acquise et âprement défendue. On pourrait dire que la pathologie b^{cc} « récapitule », avec d'autres atteintes infantiles comme les morsures d'animaux venimeux, la théologie salvatrice dont naît la médecine terrestre, tant la « sauvegarde » d'Horus, l'enfant roi, est fondatrice.

Nous découvrirons aussi progressivement et en partie grâce à l'exemple de la pathologie b^{cc}, la genèse, l'évolution et les parentés des traditions de soins résumés ci dessous (tabl. 6).

Théologie	Trad. orale	Étiologie démoniaque	Croyance	*Oubli*	
	Trad. écrite	Symptomatologie	Observation	Clinique	Biologie
Magie	Trad. orale	Formule magique	Souvenir	*Oubli*	
	Trad. écrite	F. Médicamenteuse	Fixation	Formulaire	Codex
Médecine	Trad. orale	Recette	Triage	*Oubli*	
	Trad. écrite	Traitement	Élimination	Retenue	Prescription

Tableau 6 : Genèse, évolution et parentés des traditions de soins.

18.1.1. pRamesseum. III. B, 23-34

Comparer avec : pRamesseum. III. B, 20-23.
*Parallèle // affectant b*ᶜᶜ.
pEbers 811. 95, 7-14.
Parallèle // engorgement gsw.
Papyrus Ebers (808. 95, 1-3).
Parallèle // Isis.
pBerlin 3027. H. 7, 1-3.
*Parallèle // affectant b*ᶜᶜ.
(pBerlin 3027. 7, 3-5 ; pBerlin 3027. 7, 5-6.
Parallèle // Autres médications).

[....]

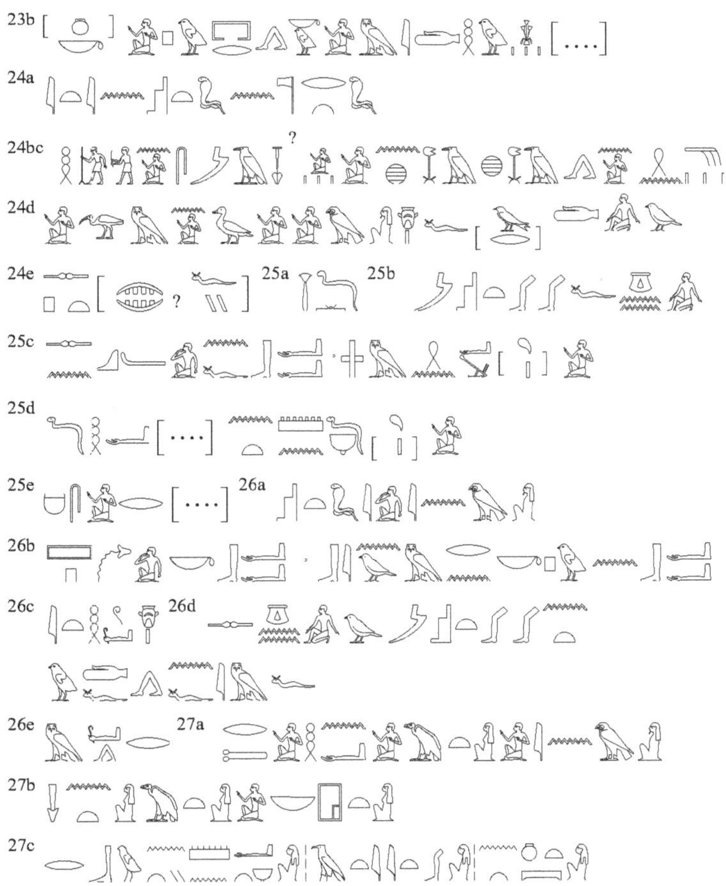

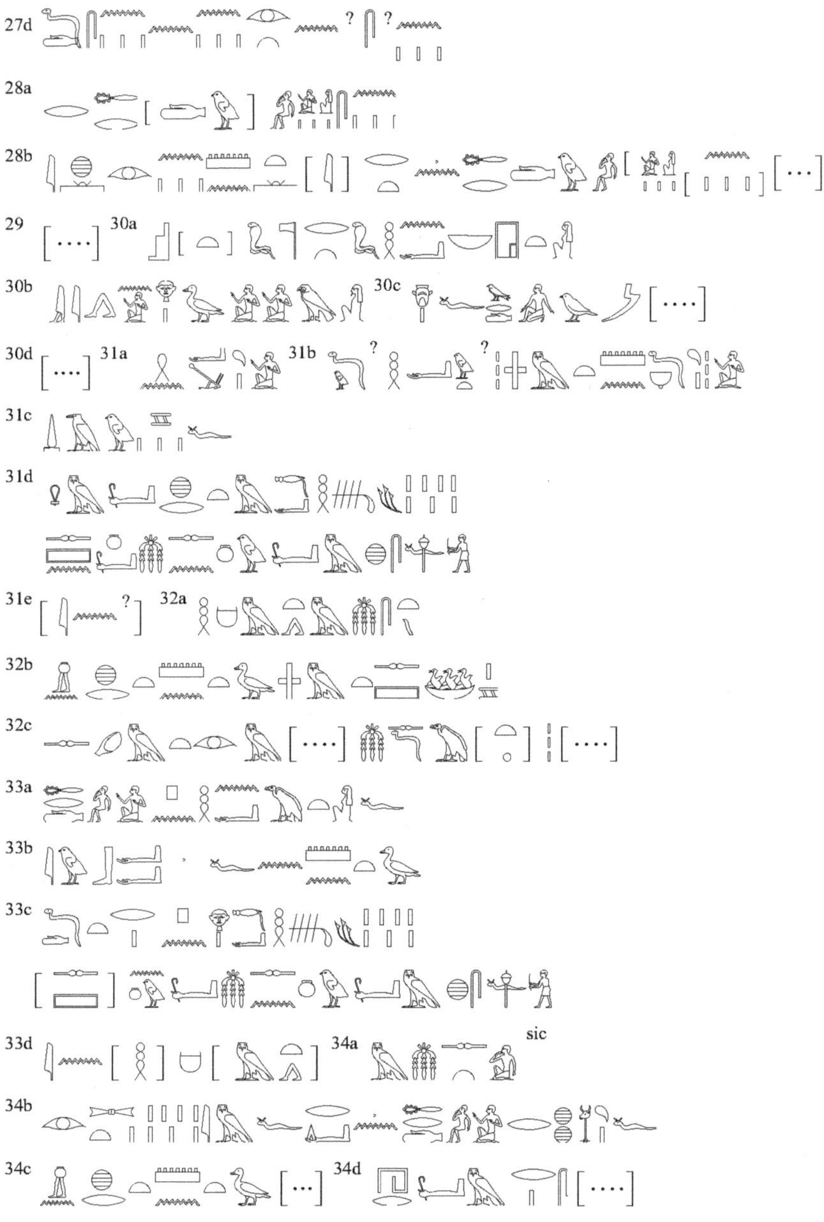

[....] (Une autre conjuration) :

23b Voici que je sortis des marécages (a) [....]

24a confesse Isis la déesse

24bc J'ai battu mes mèches (b), défait (c) mes cheveux (d)

24d ayant retrouvé mon fils Horus le cœur affaibli,

24e les lèvres 25a livides, 25b les genoux sans force,

[25c] (après qu'il eut) tété (e) l'(affectant) b^{cc} (f) qui était dans ma poitrine (g),

[25d] l'agent pathogène (h) [....] (qui était) dans mon sein (i)

[25e] Assieds toi pour [....] [26a] Ô Isis ! dit Horus.

[26b] Va t'en (j), (affectant) b^{cc} malin (k) en ce tien nom de B^{cc} (l)

[26c] (toi qui) dérobe (m) le cœur, [26d] rend atonique (n) les genoux
de celui dans lequel il s'éternise (o).

[26e] Viens (lutter) contre [27a] le vilain (p) avec moi, Ô ma mère ! dit Horus

[27b] — (et toi aussi) sœur de ma mère, Nephthys —

[27c] (rendons-nous) au poste (q) des nourrices (r) (et) des puéricultrices (s) de Nout,

[27d] afin qu'elles nous indiquent comment elles ont agi [28a] contre (le mal) pour leurs enfants.

[28b] Ainsi, nous pourrons procéder de la même façon pour les enfants de [....]

[29] [....] [dit] [30a] Isis, la déesse, avec Nephthys :

[30b] Je suis venu pour mon fils Horus, [30c] dont le cœur est affaibli, les genoux [atoniques] [....],

[30d] [après qu'il eut tété l'(affectant) b^{cc} qui était dans] [31a] ma poitrine,

[31b] l'agent pathogène qui était dans mon sein.

[31c] **Sa prévention (t) :**

[31d] **sceller avec sept brins de lin tressés et enroulés en pelote (u)**

[32a] **[par] (une femme) qui vient (à peine) d'accoucher (v) ;**

[32b] **aller chercher une hirondelle qui est (encore) dans son nid (w) ;**

[32c] **que l'on farde (ses yeux) avec [...] et de la galène [...]** [33a] **cet enfant et sa mère (x).**

[33b] (Alors) sa maladie-b^{cc} (passe) à l'hirondelle (y).

[33c] Dire cette sentence sur sept fils de lin tressés et enroulés en pelote

[33d] **(par une femme)** [34a] **qui vient (à peine) d'accoucher ;**

[34b] **en faire sept nœuds, à disposer contre la gorge de l'enfant.**

[34c] **Aller chercher une hirondelle [...] 'instiller du lait' (z) dans son bec [....]**

Notes. — (a) *jnk pw, pr*〃*kw* (litt. « c'est moi, et je suis sorti... ») *m jdḥ.w* « des marécages ». Signe ǀ ǀ ǀ omis par GRAPOW (*Grundriss* V, p. 504), pour 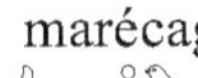 *jdḥw* : *Wb* I, 155, 5-8 ; *Alex.* 77.0539 « les marais du Delta », 78.0592, 79.0393 « fourrés de papyrus » ; *Hannig-Wb* I, & II,1 4457 « Sumpfgebiete des Delta » (région marécageuse du Delta) ; *PtoLex.* p. 128 « papyrus marshes of the delta » (marais de papyrus du delta).

C'est dans cet endroit humide que la déesse procrée Horus et l'allaite dans la solitude (Hymne à Osiris, stèle d'Amenmes C 286,16, Louvre,

XVIIIe dyn.) [1]. Pour les marais de *ꜣḫ-bjt* « Chemmis » : *cf. infra* : pEbers 811. 95, 8b, note c.

(b) Signe (G 1) omis par Grapow (*Grundriss* V, p. 504). Pour *smꜣ* « mèche » : *Wb* IV, 122, 1-6 ; *Alex.* 77.3573, 78.3514 « la chevelure » ; *Hannig-Wb* I & 2, 2 - 27848 « Schläfe (tempe), *Haaransatz* (naissance des cheveux), Skalp (scalp) », « ... *Haare schütteln* (secouer les cheveux) » ; VAN DER MOLEN 2000, p. 492 « scalp », 493 « locks of hair, 'temporal region', side-locks » ; *PtoLex.* p. 841 « crown of the head ...tress ... locks of hair » ; BARDINET 1995, p. 470 « tresses » ; WESTENDORF 1999, p. 441 « Harrflechten » (cheveux tressés) ; *KoptHWb* 187 ; VYCICHL 1983, p. 190, ⲥⲙⲁⲩ *S°B*, ⲥⲙⲁⲁⲩ *B*, « tempe », « *sudg*, mèche de cheveux qui couvre les tempes ». Pour une graphie *smꜣ*, de la tempe, voir pEbers 260. 48,18.

Dans un contexte osirien, sur la voix plaintive d'Isis et de Nephthys (*Pyr.* 1004) — et en signe de désespoir — les âmes de Pé s'agitent, battent leur chair, se tordent les bras et sont à leurs mèches (*Pyr.* 1005c). Ils défont leurs boucles (*Pyr.* 1974c) [2]. Faulkner traduit par « side-locks » (mèche latérale) [3]. Dans les Textes des Sarcophages, on trouvera le mot *smꜣw* au sujet de Sokar (*CT* VII, 251x) [4]. Il peut s'agir de mèches temporales arrangées ensemble et individualisées de part et d'autre du reste de la coiffure et maintenues par un bandeau. Cela avait pour effet de relever la chevelure au moment du travail et durant les premières périodes de l'allaitement [5]. Cela est visible [6] par exemple sur trois ostraca de Deir el-Médîna (British Museum, EA 8506 ; Louvre, E 25333 ; Ifao, cat. 2858). En pratique, les cheveux, une fois rabaissés, étaient ensuite recouverts d'un fichu en lin, laissant apparaître une mèche de cheveux de chaque côté du visage de la nourrice, comme le montrent certains vases anthropomorphes (Louvre : N 969, E 11276, AF 1660 ; Berlin 14476 ; Moscou, anc. coll. Golenischeff ; ou encore de Leyde). Durant d'autres travaux, elles pouvaient les enfermer totalement, par exemple pour aller glaner (TT. 57, de Khaemhât) [7]. Les mères pouvaient encore glisser leurs mèches derrière les oreilles et les maintenir par un bandeau étroit (TT. 34, de Montouemhat : relief. Brooklyn Museum, 48.74, XXVe ou XXVIe dyn.). Les mèches des personnes de qualité pouvaient être soigneusement peignées (Groupe. calcaire, MMA.NY, 22.235, XIIe dyn.) puis tressées (Statue. Calcaire. Brooklyn Museum, 51.224, XIIe dyn.). Au moment des relevailles, les cheveux pouvaient être recouverts d'une perruque surmontée d'un bandeau avec un cône d'onguent et une fleur de lotus (O. Louvre : E 25318, E 27661, E 14337 ; tous de la XIXe-XXe dyn.). Pour une princesse, la perruque pouvait être agrémentée d'un diadème (Statue. cuivre. Brooklyn Museum, 43.137, XIIIe dyn.). Isis allaitante est le plus souvent représentée parée d'une lourde perruque avec une dépouille de vautour, un uraeus ou deux (Bronze. Louvre E 3637, Basse Époque) et / ou avec une tête de vautour (Bronze. Louvre E 3721, Basse Époque) et une couronne hathorique.

(c) *nḫꜣḫꜣ* « défaire » : BARNS 1956, p. 22 ; *Wb* II 306,10 avec le det. ; HANNIG 1995, p. 425 ; *Hannig-Wb* II,1 - 16228 « zerzausen (Haar) » (ébouriffer, tirailler, décoiffer). Voir le mot *nḫnḫ* : *Wb* II, 312,12-13 ; *Alex.* 77.2180 « lacérer, labourer » ; HANNIG 1995, p. 427 ; *Hannig-Wb* II,1 - 16292 « angreifen » (saisir, attaquer), cf. *nḫn* ; *KoptHWb* 368 ; VYCICHL 1983, p. 298, ϩⲟⲗϩⲗ *S*, ϧⲟⲗϧⲉⲗ *B*, « égorger, assommer ».

En fait, il s'agit bien de mettre un grand désordre dans son abondante chevelure, et par suite, dans son apparence générale.

(d) Cela indique que pas un cheveu ne pouvait rester en ordre à la suite de cette action : ils sont désunis. L'utilisation successive des termes *smꜣw* et *šnw* semble indiquer une désorganisation *nḫnḫ* plus profonde avec le signe (F 36) entrant dans la composition du lien d'union *smꜣ* de *Smꜣ Tꜣwy* ici menacé, la boucle défaite, justifiant une impérieuse raison de se *nḫj* [8] « lamenter ». Dans notre cas, la déesse se comporte un peu à la manière d'une pleureuse (TT. 181, de Nebamon ; TT. 87, de Minnankht ; Statue. bois. Louvre E 27247 ; Fig. 58 g-i). Cette déstructuration contraste avec les arrangements parfois savants (oBritish Museum EA 8506 ; oLouvre E 25333 ; oIFAO 2858 ; Vase Louvre N 969 ; Vase Louvre E 11276, Vase Louvre E 1660 ; Fig. 58 a-f).

(e) *znk* / *snḳ*, « téter » (*cf. supra* : 6.2.1. Le lait maternel).

(f) (en pBerlin 3027) *bꜥꜥ* : *Wb* I, 446,12 ; *Grundriss* 244, 245 ; BARNS 1956, pl. 13-14, p. 22 note 20 (où il parle d'un det. ?) ; BORGHOUTS 1978, p. 43 (69) ; *Alex.* 78.1296 « une maladie infantile » ; HANNIG 1995, p. 249 ; *Hannig-Wb* II, 1 - 9637 « Kinderkrankheit » (*gedacht als durch die Muttermilch eingesogen*) ; BARDINET 1995, 470 et 477 « substance *bââ* » ; WESTENDORF 1999, p. 441 « *bꜥꜥ*-Krankheit » ; YAMAZAKI 2003, p. 28, 37 note j, p. 62 « Problem mit der Muttermilch ». Voir aussi *bꜥꜥ* : TAKÁCS 2001, II, p. 157. Nous adopterons ici la solution du *Wörterbuch* et du *Grundriss* dans le sens d'une maladie de l'enfant qui a sucé le sein de sa mère.

Il s'agit donc d'une « pathologie *bꜥꜥ* » transmise par la mère dont le sein est atteint par « l'affectant *bꜥꜥ* ». Nous aurons à revenir ultérieurement sur les raisons de ce choix.

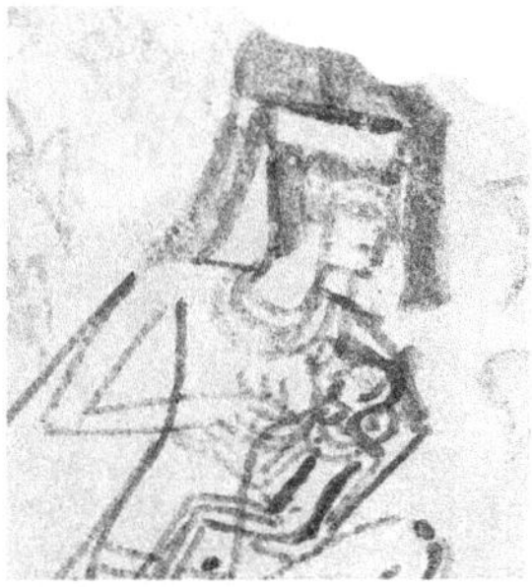

a. O. British Mus. EA 8506.

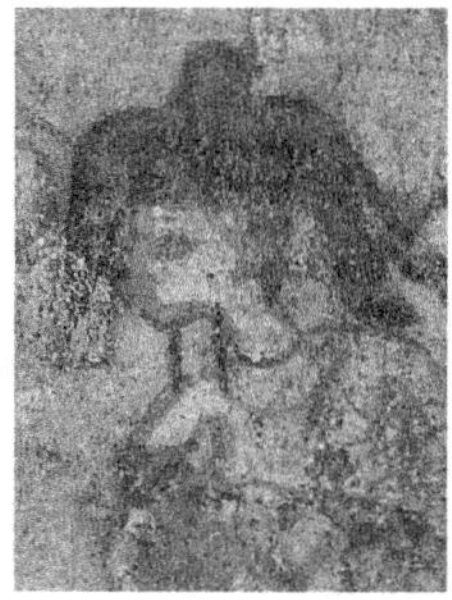

b. O. Louvre E 25333.

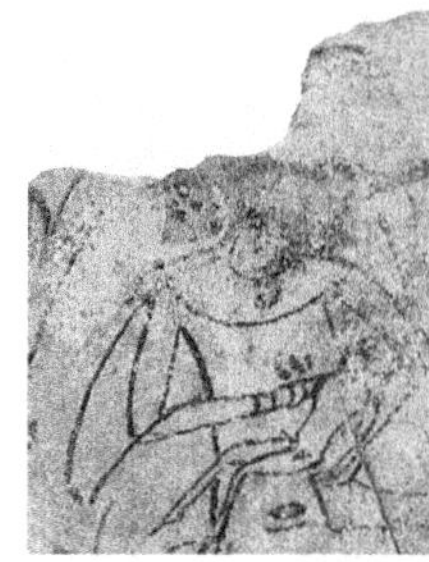

c. O. IFAO cat. 2858.

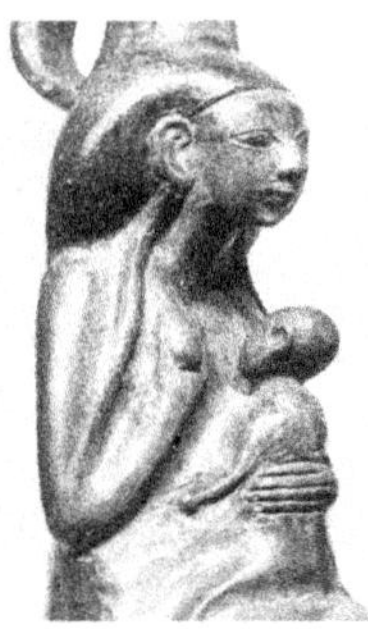

d. Vase, Louvre N 969.

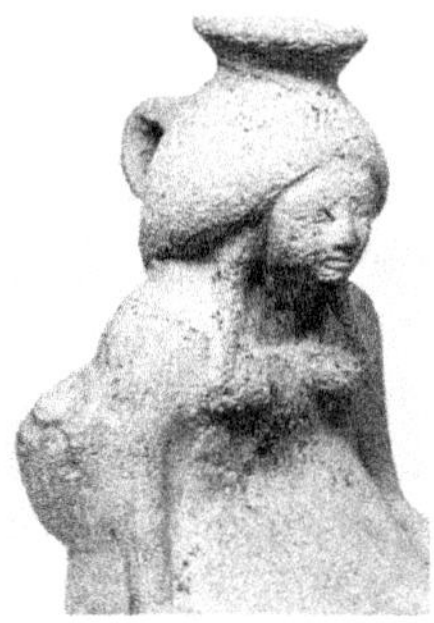

e. Vase, Louvre E 11276.

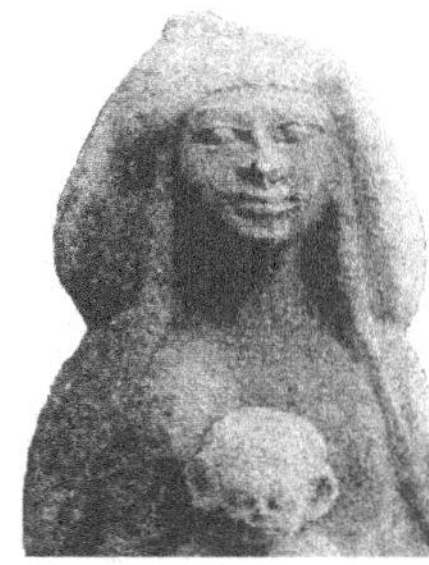

f. Vase, Louvre E 1660.

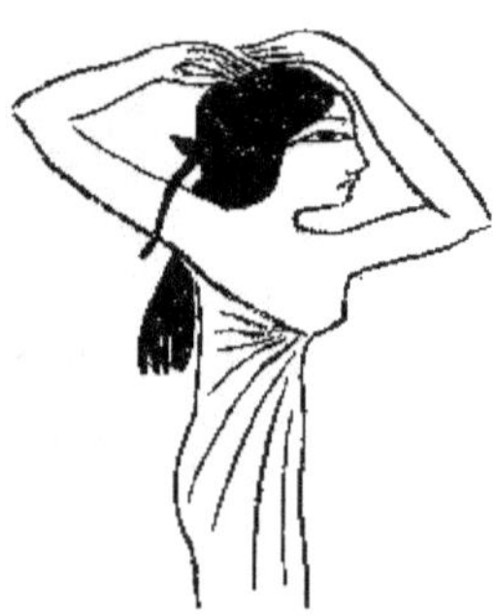

g. Pleureuse se décoiffant
TT 181, Nebamon.

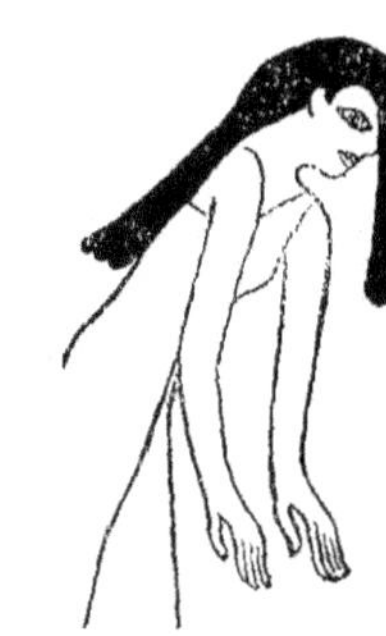

h. Pleureuse décoiffée
TT 87, Minnakht.

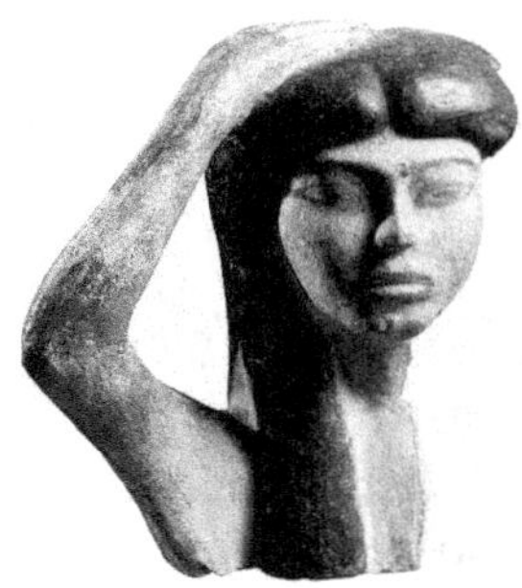

i. Pleureuse, Isis ou Nephthys
Statue, Louvre E 27247.

Fig. 58. a.-i. : Coiffures et leurs destructions volontaires.

(g) *šnʿ* « poitrine » (*cf. supra* : 3.1. La glande mammaire).

(h) […] *ḏḥʿ[wt]* (25c), (31b), pour *ḏḥʿwt* : HANNIG 1995, p. 1014 « *Bitterkeit » (amertumes) . Voir le mot *dḥȝj* : *Wb* V, 481,10 « bitter » ; *Alex.* 77.5087 « amer ». Se reporter à *dḥr* : *Wb* V, 482,14 - 483,4 ; *Alex.* 77.5087 « être amer» ; HANNIG 1995, p. 985 « bitter sein » (être amer) ; *PtoLex.* p. 1206 « bitterness » (amertume) ; ERICHSEN 1954, p. 653, dém. *tḥr, tḥꜣ, tḥ* « amer» ; *KoptHWb* 256 et 245 (ⲧⲱⲣϩ) ; VYCICHL 1983, p. 225, ⲧϩⲟ *SB* 1. « être mauvais », 2. « corrompre » ; p. 222, ⲧⲱⲣϩ, ⲧⲱϩⲣ *S*. Voir également la graphie *dḥꜣ* : *Wb* V, 481,10 ; *Alex.* 79.3585 « se morfondre ». *dḥrt* : *Wb* V, 483, 5-10 ; *Alex.* 77.5088 « amertume », 78.4826 (« tristesse ». Aussi « le mal ») ; HANNIG 1995, p. 985-986 « 1. Bitternis (amertume), Bitterkeit (grande amertume), 2. Betrübendes (ce qu'attriste), 3. [med] Bitternis (eine dämonische Krankheit) » ; *KoptHWb* 245 (ⲧⲱⲣϩ) et 550 (ⲑⲟⲩⲣⲉ) ; notons qu'un verbe *ḏḥꜥ* est attesté à l'Ancien Empire (*Hannig-Wb* I, 40318) ; BARDINET 1995, p. 470 « substance pathogène » ; WESTENDORF 1999, I, p. 441 « Bitterstoffe » (amertumes) .

Nous traduirons par « agent pathogène » en relation directe avec « l'affectant *bꜥꜥ* », lui-même personnalisé en 26b.

(i) *mnḏ* « sein » (*cf. supra* : 3.1. La glande mammaire).

(j) *šp* « va-t'en ! » : *Wb* IV, 443,14 - 444,7 ; *CD*, 246 « flowout, depart, of morbid fluid or evil spirit » ; *Alex.* 78.4086 « s'écouler, tomber à terre », 79.2973 « expulser (Apopis) » ; HANNIG 1995, p. 814 « ausfließen (s'écouler), zugrunde gehen (maladie), zunichte machen (détruire, anéantir) » ; *Hannig-Wb* I, 32571 « zugrunde gehen (maladie), zunichte machen (détruire, anéantir) ». Avec le sens de « déjouer » (les plans de Seth) en *Pyr.* 64 (Faulkner 1998, p. 15 « bring to naught »), voir aussi le pBremner-Rhind, 28,15 et 30,2.

Il s'agit ici de se défaire de l'esprit de malignité (26b) désirant s'éterniser (26c) dans ce dieu afin de l'annihiler physiquement : *šp≠k bꜥꜥ bjn m rn≠k pw n(y) Bꜥꜥ jtḥ(w) jb śgnn(w) mꜣś.ty nt(y) wdf n≠f jm≠f* (26bcd).

(k) *bjn* « malin » : *Wb* I, 442,15 - 443,7 ; *Alex.* 77.1215 « mauvais», 78.1287 (*nfr m rꜣ-pw bjn* « que ce soit bon ou mauvais »), 79.0872 ; *Hannig-Wb* I & II,1 - 9578 « schlecht sein... » (être mauvais...) ; *PtoLex.* p. 308 « to be bad » (être mauvais) ; ERICHSEN 1954, p. 112, dém. *bn, bjn* « mauvais » ; *KoptHWb* 25 ; VYCICHL 1983, p. 28, ⲃⲱⲱⲛ *S*, ⲃⲱⲛ *B*, ⲃⲟⲩⲟⲩⲟⲛⲉ *A*, « mauvais », p. 29, ⲃⲟⲟⲛ *S*, ⲃⲟⲛⲓ *B* « mal, malheur, dommage ». Voir encore les mots coptes : *KoptHWb*, 32 ; VYCICHL 1983, p. 38 : ⲉⲃⲓⲏⲛ *SBAF*, ϩ ⲉⲃⲓⲏⲛ *A*, ⲃⲓⲏⲛ *L*, « pauvre, malheureux » ; *Alex.* 78.1287 (OSING, *JEA* 64, p. 187) ⲉⲃⲁⲛ. Voire encore VYCICHL 1983, p. 25 : ⲃⲱⲱⲃⲉ *S*, ⲃⲟⲟⲃⲉ *B*, « mauvais ». *bjn* : *Wb* I, 444, 1-9 ; *Alex.* 79.0873 (« le mal », *rwj bjn* « écarter le mal » : K*RI* II, 57,15) ; *Hannig-Wb* I, 9600 « das Schlechte ... (le mal ...) » ; VYCICHL 1983, p. 28, ⲃⲟⲟⲛ *S*, ⲃⲟⲟⲛⲓ *B*, « mal, malheur, dommage ». *bjn.t* : *Wb* I, 444, 10 « das Schlechte (le mauvais), das Böse (le mal) » ; ce mot est employé pour qualifier un lait

« mauvais » en pEbers 788. 93,17a (*cf. supra* : 6.2.2, avec l'analyse). Pour le déterminatif , voir : A. DAVID, *De l'infériorité à la perturbation, l'oiseau du 'mal' et la catégorisation en Égypte ancienne*, Göttingen, 2000.

Noter l'expression *bjn rn f* : *Wb* I, 443, 18 (*Belegst.* : MAR., *Dendérah* IV 79 ; 62a). Dans notre cas l'affectant *bʿʿ* est qualifié de « mauvais », avec le sens le plus péjoratif de « malin », car il qualifie le résultat de la volonté d'un être pensant qui a un nom (*cf.* note suivante).

(l) · « *Bʿʿ* » : l'affectant *bʿʿ*, en tant qu'entité animée et consciente, est ici démasqué. Nommé, le démon est ainsi rendu volontairement accessible à la magie. Identifié, il devient également responsable de la pathologie de la mère et du mal transmis à son enfant par l'intermédiaire de son sein instrumentalisé. La puissance démoniaque est suffisamment forte pour atteindre la déesse à distance, dans un lieu secret. Elle se transmet insidieusement par les voies on ne peux plus normales de l'allaitement, afin de contaminer, dans la constitution même de sa chair – donc au plus profond de lui même — l'héritier divin. Cette tentative de possession par insinuation quasiment « génétique » — en ce sens qu'elle tend à se substituer à quelques composants issus d'Isis — ne peut sans doute provenir que d'un dieu, Seth lui-même, dont un nom serait ici dévoilé. Notons peut-être ici la graphie (, ,) *B*, de *Bꜣby*, Bébon (*Wb* I, 410,9), (*Edfou* VI, 121). Cette entité peut être vue à la proue de la barque solaire (*cf. infra*).

(m) *jtḥ* « dérober » : *Wb* I, 148, 12-23 ; *Alex.* 77.0516 « tirer, traîner », 79.0378 « attraper, oiseler » ; *Hannig-Wb* I & II,1 - 4250 … « herausreinßen » (arracher, enlever, extirper) ; *PtoLex.* p. 124 « to pull (tirer), drag out (faire sortir de force, traîner) » ; ERICHSEN 1954, p. 14, dém. *ꜣtḥ* « tirer » ; *KoptHWb* 295 ; VYCICHL 1983, p. 251, ⲱⲧϩ *SB*, (1. « attacher, joindre », 2. « coudre », 3. « tresser », 4. « tisser »). Voir aussi le mot : ⲧⲁⲧϩⲟ *B* : *KoptHWb* 251 ; VYCICHL 1983, p. 223 « empêcher, restreindre ».

La malignité consiste à faire se dérober le cœur, ce qui a pour conséquence d'anéantir la tonicité.

(n) *gn(n)* « atonique » : *Wb* V, 174,13 - 175,17 ; *Alex.* 77.4655, 78.4458 « être faible, fatigué », 79.3292 « être faible, sans force » ; *Hannig-Wb* I & II, 2 - 35866 « schwach (faible), schlaff (mou), kraflos (sans force) » ; *PtoLex.* p. 1101 « weak one » (faible) ; ERICHSEN 1954, p. 581, dém. *gnn* « être tendre, doux, humide, douceur » ; *KoptHWb* 459 ; VYCICHL 1983, p. 342, ϭⲛⲟⲛ *SB*, « être doux, tendre, mou ». Cela, dans le contexte musculo-tendineux d'une l'articulation comme celle du genou, évoque une atonie. C'est sans doute là l'origine de cette expression car dans ce cas la personne ne tient plus debout, elle est effondrée, les bras ballants, comme le représente bien le déterminatif (A 7).

Ici, nous avons en deuxième déterminatif le signe (G 37), comme pour bien signifier : 1°) l'état de débilité dans lequel ce mal plonge l'enfant, et 2°) le risque dans lequel plonge le monde sous l'influence de ce dieu démoniaque (au sujet de *nḏs* anti-Maât, voir : N. SHUPAK, « Where can Wisdom be found ? », *OBO* 130, Göttingen, 1993, p. 94-95).

(o) *wdf* « éterniser » : *Wb* I, 388,12 – 389,5 ; *CD*, 73 ; *Alex.* 78.1147 « tarder, être en retard » ; *Hannig-Wb* I & II,1 8835 - 8840 (avec l'idée de retarder). Dans notre cas il s'agit probablement d'un dessein à long terme. Le Démon désire se maintenir longtemps dans cette nouvelle possession pour la réduire et la dominer. Le malheureux enfant-dieu est ici réduit à l'état pathologique d'enfant malade (voir aussi : pBerlin 3027, V. vso VI,5). Il est voulu « atteint » durablement, c'est-à-dire aussi longtemps que son adversaire voudra tarder à lui consentir la royauté, son héritage — idéalement — jamais : d'où notre traduction par le verbe « éterniser » (on pourrait traduire : il reste dans la place où il s'est insinué, il s'incruste … ; voir le mot *wdj*).

(p) *rmṯ* (au singulier) « vilain » : *Wb* II, 421, 12 - 422,12 ; *Alex.* 77.2380 (« simple employé », *rmṯ nb* « toute personne »), 78.2400 (« un homme, quelqu'un », *rmṯ jst* « homme d'équipe »…, 79.1749 (« *rmṯ* suivi d'un nom de divinité : D. MEEKS, *OLA* 6, 645n n. 177 ») ; *Hannig-Wb* I & II,2 17851 - 17881 ; *Ptolex.* p. 583-584 « men, mankind » (les hommes, le genre humain) ; ERICHSEN 1954, p. 247-248, dém. *rmt* « homme », *rmt.t* « femme » ; *KoptHWb* 164 ; VYCICHL 1983, p. 172, ⲣⲱⲙⲉ *S*, ⲣⲱⲙⲓ *B*, ⲗⲱⲙⲓ *F*, 1. « homme, être humain », 2. « homme, personne mâle, ami, serviteur », 3. dans une phrase négative « personne », voir aussi p. 174, le néo-égyptien *rmṯ jw⸗f mwt* , puis le dem. *rmt jw⸗f mwt* « (un) mort ».

Le démon est ici assimilé à un manant sur lequel on veut pouvoir peser. La divinité à son tour souhaite prendre possession du vilain et le maintenir en servage. Mais la réduction à l'état laïque (au sens hiérarchique) d'une turbulence supra humaine, souffle de mort, « agent pathogène », ne peut facilement se réaliser chez les simples mortels avec qui l'on veut le fondre pour mieux l'atteindre — c'est-à-dire parmi des personnes de condition non divine — peu aptes, de par leur nature, à se compromettre dans ce genre de combat singulier. Comparer avec un passage du pBoulaq 6 (r° VI, 2-3), où Isis appelle à son secours les habitants des marais et les pêcheurs du delta, mais aucun n'est capable de guérir Horus. Aussi, cette dangereuse manipulation de fragilisation d'un être supérieur nécessite-t-elle de prendre conseil auprès de mains expertes en soins divins. Cet épisode participe bien à la réduction à l'état plus vil d'un être divin — c'est-à-dire, à sa marginalisation — et en consacrera en partie sa chute.

(q) *bw* « poste » : *Wb* I, 450,8 - 452,4 ; *Alex.* 77.1230, 78.1303, 79.0878 « lieu, endroit » ; *Hannig-Wb* I & II, 1 - 9677 « Ort … » (lieu). Il s'agit ici d'un espace technique où exercent des personnes qualifiées dans l'art de soigner un petit enfant, de le surveiller et de le nourrir (*cf.* les notes suivantes).

(r) *mnꜣwt* « nourrice » (*cf. supra* : 6.2.1. Le lait maternel ; 13.1. La nourrice royale).

(s) (/), *ꜣṯyt* « puéricultrice » : *Wb* I, 23, 10 ; *Alex.* 78.0109 « nourrice » ; HANNIG 1995, p. 17 « Amme » (nourrice), « Kindermädchen » (bonne d'enfant) ; *PtoLex.* p. 27 « nurse ». Dendara VIII, 110,7. Voir le mot (/), *ꜣṯ (ꜣṯj)* : *Wb* I, 23, 9 ; *Alex.* 77.0099 « nourrir, élever un enfant », avec les graphies et + det. B83 ; *Hannig-Wb* I & II,1 - 536 « aufziehen - Kind (élever), « hegen (prendre soin), * « säugen (allaiter) » ; *PtoLex.* p. 26 « to nurse ». Voir encore l'expression *ꜣṯw* : *Wb* I, 23,14 et I, 288, 9-14 (sv. *wʿrtw* : - *wʿrtw n mšʿ*) ; *Alex.* 77.0100 (« chef militaire » … « nourricier, dans le titre pour désigner le prêtre d'un dieu-enfant », 78.0110 (« éducateur, précepteur », « surveillant, responsable », titres sacerdotaux), 79.0062 ; HANNIG 1995, p. 17 ; *Hannig-Wb* I & II,1 - 538.

Les deux expressions se suivent en Hatnub 16, 9-10 : « j'étais une nourrice et une garde d'enfant (*mnʿt ḥr ꜣty* + det. B5D) pour quiconque était venu malade, jusqu'à ce qu'il eût été guéri. » Les deux fonctions se complètent ; on pourrait traduire par : « j'étais une nourrice et une infirmière » (pour tout malade, jusqu'à sa guérison). Dans notre texte, les techniciennes expérimentées auxquelles on veut recourir s'occupent des enfants, ce qui explique qu'elles sachent vraiment quoi faire en de pareils cas médicaux. Tout indique que nous n'avons pas à faire à de simples suivantes ou servantes de Nout, mais bien à des femmes spécialement habilitées à soigner et à guérir des nourrissons comme Horus, (donc pour nous aujourd'hui), des puéricultrices.

(t) *ḏꜣw* « prévention » : *Grundriss* II, p. 995. *Alex.* 78.4865 « protection magique (?) » ; HANNIG 1995, p. 993 « Schutzzauber » (protection magique) ; BARDINET 1995, p. 470 « amulettes de protection » ; WESTENDORF 1999 « Schutzmittel (moyen de défense) ».

Il s'agit de la mise en œuvre d'un moyen préventif destiné à s'opposer (*ḏꜣj*) à des actions malfaisantes (*ḏꜣjt*).

(u) *ḫtm(?) ḫrt(w)* : le cachet est organisé en une pelote faite de sept brins de lin tressés. Les trois dernières expressions

(*sšnw* / *zšnw*, *msnw* / *mznw*, *ẖsf*) semblent insister sur l'enchevêtrement nécessaire à sa constitution et à sa fonction.

(v) *ḥmt m mst* : la proximité de l'accouchement habilite à cette production (*cf. infra*).

(w) *mnt* « hirondelle » : *Wb* II, 68, 2-4 ; HANNIG 1995, p. 335 « Schwalbe (hirondelle) » ; *PtoLex.* p. 438 ; ERICHSEN 1954, p. 117, dém. *bny* « hirondelle » ; *KoptHWb* p. 24 ; VYCICHL 1983, p. 28, ⲃⲏⲛⲉ *S*, ⲃⲏⲛⲓ *B*, « hirondelle ».

Rappelons les deux noms de l'hirondelle que sont *mnt* det. ou , et, *wr* [9], dès l'Ancien Empire pour ce dernier. Cet oiseau est décrit dans les Textes des Sarcophages comme *mn.t psš" t(j) sd* « une hirondelle à la queue fourchue » (*CT* VI. 305 a) [10]. Le même texte nous indique qu'elle passe la nuit à travers le pays. Comme sous nos latitudes, elle dort dans les maisons et les palais, ce qui a pu inspirer un signe (Ancien Empire) [11]. Elle se perche sur les édifices (vignettes), des cordages et donc des proues de bateaux. Elle chante dès que le pays s'éclaire à l'aube (pHarris 500, r° 5,6) [12], elle réveille [13]. Certaines, migratrices, sont messagères de l'abondance due à l'inondation du Nil. Les voies migratoires passent toutes par le Delta. Un ostracon ramesside [14] précise que des oiseaux se posent dans les environs de Chemmis ou dans le Fayoum, c'est-à-dire dans l'ouest, ayant, pour une partie, franchi la Méditerranée. Des congénères pouvaient aller nidifier plus loin en Afrique, probablement à Pount, selon les Égyptiens, et donc avoir un lien avec Hathor [15] et la Lointaine. Il s'agit vraisemblablement là d'*Hirundo rustica* L., ordre des passériformes, famille des Hirundinidae bien attestée en Égypte. Cette hirondelle est prise au « nid » *sš* [16], ce mot peut signifier au pluriel « les fourrés des marais » comme dans *Ḥr nb zšw* « Horus maître des marais » (*Alex.* 79.2771). Voir aussi l'expression *sš n Ꜣḫ-bjt* « le nid de Chemmis » comme berceau royal (P. LACAU, H. CHEVRIER, *Une chapelle d'Hatshepsout à Karnak*, I, Le Caire, p. 137 l.20, 140 n.x).

S. CRAMP (éd.), K.E.L. SIMMONS, *Handbook of the Birds of Europe, The Middle East and North Africa. The Birds of the Western Palearctic*, Oxford, V, 1988, p. 262, pl. 17 ; R.D. ETCHECOPAR, F. HÜE, *Les oiseaux du Nord de l'Afrique (de la mer Rouge aux Canaries)*, Paris, 1964, p. 378-379, pl. XV ; S.M. GOODMAN, P.L. MEININGER, *The Birds of Egypt*, Oxford, 1989, p. 369-370. Pour la phylogénie, voir : C.G. SIBLEY, B.L. MONROE, *Distribution and taxonomy of birds of the world*, Yale University Press, New haven-London, 1990, XXIV-1111.

LORTET, GAILLARD, I, 1903, p. 179 ; P.F. HOULIHAN, *The birds of ancient Egypt*, Warminster, 1986, p. 122-124 ; B. BRUUN, S.B. EL DIN, *Common Birds of Egypt*, The American University in Cairo Press, Le Caire, 1990, p. 12 ; R. MEINERTZHAGEN, *Nicoll's Birds of Egypt*, London, I, 1930,

p. 302 ; base (1933-1957) - index 2004, II, « Hirundinidae » ; P. VERNUS, J. YOYOTTE, *Le bestiaire des pharaons*, 2005, p. 383-385.

(x) On peut comprendre que l'hirondelle, l'enfant et sa mère sont à farder de la même façon, avec un produit à base de galène : c'est-à-dire avec un collyre.

(y) *jw bꜥꜥ f n mnt* : la maladie *bꜥꜥ* est désormais censée être transférée à l'hirondelle dès qu'elle se présente.

(z) *hr m rꜣ-s* « instiller du lait », probablement : 'se débarrasser d'une mauvaise goutte de lait maternel' dans son bec, c'est-à-dire : « presser le sein de la mère » (*hr*) pour en exprimer du lait et l'introduire dans le gosier de l'hirondelle. Pour 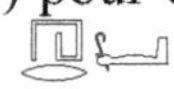 *hr* : *cf. supra*, 6.2. *La production du lait.* Dans cette hypothèse, il s'agirait bien de « traire » un peu de « mauvais lait » quand cela se présente, afin de faire supporter le mal à l'oiseau plutôt qu'à l'enfant. La maladie est ainsi « renvoyée » puis rendue inopérante par la Grande en Magie. Le rapport entre l'hirondelle et Isis est donc ici encore plus manifeste. Ce geste peut également être thérapeutique. En effet, l'expression du lait évite la stase qui est elle-même une cause d'infection (*cf.* nos tableaux). Cet acte est-il rappelé ou rythmé par les cris des hirondelles ? Le rite initie-il une suite d'actions, par la suite accompagnées de la même, mais en simple récitation, en souvenir de la prescription à renouveler par la mère qui doit perdre ainsi de son lait, un peu à la façon d'une aide psychologique : « je répugne à perdre de mon lait, mais je dois exécuter la prescription, à chaque fois, l'hirondelle en est témoin, Isis me guérira » ?

18.2. PREMIÈRE APPROCHE DU TRAITEMENT

Nous n'aborderons ici que les spécificités de ce texte et renvoyons au chapitre suivant pour des développements plus approfondis.

Le traitement préventif de la mère et de l'enfant. — Le traitement magique s'effectue de deux façons complémentaires. L'une fait appel à un processus de fixation puis d'égarement du mal, l'autre à un processus d'éloignement et d'anéantissement dès son apparition.

• Traitement préventif de l'enfant avec la pelote de sept brins de lin tressés noués sept fois, confection et application :

1) Confection par une femme venant d'accoucher, c'est-à-dire bénéficiant de l'aura d'une femme venant tout juste de triompher d'une épreuve importante et l'habilitant ainsi, à l'image de la déesse [17], à intervenir efficacement dans la confection d'une tresse [18] reliant ce qui ne doit pas être délié sous la forme d'une amulette. Il est difficile de ne pas évoquer ici

l'amulette *tjt* [19] , ou nœud d'Isis [20]. La boucle tend les bras au défunt à Héliopolis (*LdM* 75). Il prend son nom pour traverser jusqu'au Champ des Souchets (*LdM* 99). Enfin sa formule à dire sur le nœud de jaspe rouge [21] suspendu à son cou est : « Tu as ton sang, Isis ; tu as ton pouvoir magique, Isis ; tu as ta magie, Isis, l'amulette qui est la protection de ce grand dieu, qui réprime celui qui lui cause du tort » (*LdM* 156) [22]. Cependant, le processus de fabrication correspond mieux à une amulette *ḥ* [23]  mise en boule à la façon d'un cachet, probablement dans un premier temps pour sceller le mal, le fixer, c'est-à-dire le paralyser.

2) Faire sept [24] nœuds [25]. L'enchevêtrement propre à un tel appareillage noué sept fois peut constituer un chemin infranchissable au mal [26] contraint à en suivre sans fin les méandres. Il doit s'agir de « canaliser » le mal pour qu'il se perde. Application sur la gorge, afin de dévier le mal des sept trous anatomiques de la tête d'un enfant vivant et par lesquels il cherche à s'engouffrer. Cet endroit est choisi pour ne pas étouffer ou trop gêner l'enfant. Cette application externe constitue un tropisme rendu inévitable par la magie. Ainsi déporté, le mal est rendu inopérant. L'image de cette localisation peut-elle renvoyer à la tête de l'hirondelle émergeant de son nid, laquelle, après avoir emporté le mal, le cantonnerait dans les sinuosités de boue séchée tressant sa maison, le maintenant ainsi loin de l'enfant ?

Théodynamie. — Dans la Formule 531 des Textes des Sarcophages, la tresse *ḥnsktyt* du défunt est celle d'Hedjedjet (*CT* VI, 124g / M35 et M36C) [27]. Pour D. Meeks [28], l'aspect noueux de la queue de la déesse scorpion Hedjedjet est aussi identifié « à divers cordages du navire céleste ou aux liens qui immobilisent Apopis ». Dans le Livre des Morts, la tresse du défunt est celle de Ptah-Sokar (*LdM* 151 B) [29]. Or, l'hirondelle est aussi considérée comme un des oiseaux de Sokar [30]. Le sac de nœuds dont il est question dans notre texte tire-t-il son efficience d'une analogie solaire caractérisant tout ce qui est spécialement tressé, comme la protection contre l'élément liquide nattée à la proue de la Barque — et sur laquelle se pose l'hirondelle et l'enfant rougeoyant — ou encore le nœud d'Isis et une amulette *ḥ* archipelotonnée. Chaque tissu divin correspondant alors à l'ordre, par opposition au chaos, et cela malgré les apparences et les entrelacs, parce que leurs ordonnancements sont précisément issus d'un plan sacré, dont le dessein s'inscrit dans ses fibres. C'est probablement ce que la Grande Magicienne reproduit dans l'épisode où elle désorganise sa propre chevelure — non pas comme un aveu de faiblesse et un signe de désespoir — mais en signe de la lutte sans cesse reprise contre le mal afin de maintenir le lien divin tissant l'équilibre du monde, la royauté légitime, la santé, c'est-à-dire le *smꜣ*. Le tressage réorganisera le monde et le re-liera au projet divin. C'est une recomposition. Isis est toujours représentée recoiffée, parée.

• Traitement de la mère et de l'enfant à l'aide de deux hirondelles, assez probablement en deux temps opératoires et mobilisant chacun un individu différent : *cf. infra*, au chapitre suivant (XIX), où nous développerons également la théodynamie et le commentaire de ce texte et où nous préciserons le domaine de la pathologie *bʿʿ*, ses étapes, ainsi que les stades de traitement de la nourrice en fonction de la progression du mal.

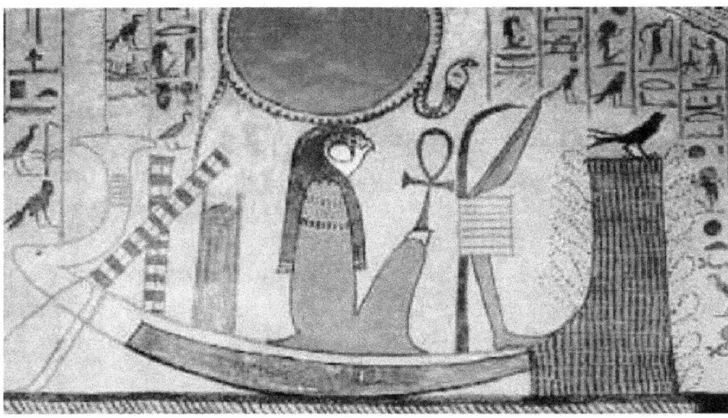

Fig. 59. Hirondelle posée sur l'élément de protection natté à la proue de la barque (Tombe de Sennedjem, TT1).

Notes

[1] A. MORET, « La légende d'Osiris à l'époque thébaine d'après l'hymne à Osiris du Louvre », *BIFAO* 30, 1931, p. 743-744.

[2] SPELEERS 1923, I, p. 115.

[3] FAULKNER 1969, p. 169 et p. 285.

[4] FAULKNER 1978, p. 126.

[5] Voir également : F. MARUÉJOL, « La nourrice : un thème iconographique », *ASAE* 69, 1983, p. 311-319.

[6] Nous ne tiendrons pas compte des coiffures extraordinaires des représentations dite « concubines du mort », qui avaient des raisons rituelles. Nous renvoyons pour cela à : Chr. DESROCHES NOBLECOURT, « "Concubines du mort" et mères de famille au Moyen Empire, à propos d'une supplique pour une naissance », *BIFAO* 53, 1953, p. 7-47. Pour un autre vase anthropomorphe, voir le n° E 4990 des Musées Royaux

d'Art et d'Histoire de Bruxelles (Fl. DOYEN, dans E. WARMENBOL, *Ombres d'Égypte, le peuple de Pharaon*, Treignes, 1999, n° 45, p. 77).

[7] Pour des chevelures plus limitées, voir par exemple pour l'Ancien Empire : A.M. MOUSSA, H. ALTENMÜLLER, *Das Grab des Nianchchnum und Chnumhotep*, Mainz, 1977, pl. 23.

[8] *Wb* II 305, 11-14 ; *Alex.* 79.1599 « se lamenter » ; HANNIG 1995, p. 425 « wehklagen (se lamenter), flehen (implorer) ».

[9] *Wb* I, 326, 11 ; *Alex.* 77.0951, 78.1008 « l'hirondelle » ; *Hannig-Wb* I, 7736 « Schwalbe (hirondelle) » ; ERICHSEN 1954, p. 117, dém. *bny* « hirondelle » ; *KoptHWb* p. 495, ⲃⲓⲣⲓ *B* ; VYCICHL 1983, p. 28, ⲃⲏⲛⲉ *S*, ⲃⲏⲛⲓ *B*, « hirondelle ».

[10] FAULKNER 1973-1978, II, p. 245. BARGUET 1986, p. 430. CARRIER 2004, II, p. 1540-1541.

[11] H.G. FISCHER, « The Evolution of Composite Hieroglyphs in Ancient Egypt », *MMJ*, Supplement : vol. 12-13, 1977-1978, fig. 2 c, p. 9. Voir aussi : S. HASSAN, *Excavations at Gîza*, V, Cairo, 1944, fig. 122, p. 266.

[12] B. MATHIEU 1996, p. 62.

[13] Il existe même à Esna une variante du signe avec le bec ouvert : MEEKS 2004, § 246, p. 91.

[14] H.-W. FISCHER-ELFERT, *Literarische Ostraka der Ramessidenzeit in Übersetzung*, Wiesbaden, 1986, p. 50.

[15] On peut lire sur une stèle conservée au Musée égyptien du Caire : « Mon ba suivra Hathor et accomplira sa transformation en hirondelle de la terre du dieu pour humer le parfum des arbres à encens » (CGC 34057).

[16] *Wb* III, 483, 12 - 485, 2 ; *Alex.* 77.3863, 78.3816 « nid », 79.2771 « marais » ; *Hannig-Wb* I, 30439 « Sumpf *mit Vögeln* (marais avec oiseaux) » ; HANNIG 1995, p. 761 5. « Nest (nid) » ;

[17] Dans ce cas, la femme n'est pas considérée en situation d'impureté. La pureté étant fondamentale à une réalisation rituelle (VON KÄNEL 1984, p. 237-239).

[18] Rappelons que le mot « tresse » ne signifie pas seulement un « assemblage de trois longues mèches de cheveux », mais aussi un « cordon plat fait de plusieurs fils entrelacés ». En effet, le verbe « tresser » désigne l'acte d'assembler en tresses, par exemple, du fil de soie. Entrelacer (des brins végétaux), de manière à former un réseau fait de tresses, comme une natte de joncs tressés. Voir aussi les expressions : « tresser des corbeilles », « tresser un câble », « tresser des guirlandes »... (A. REY, *Dictionnaire alphabétique et analogique de la langue française*, 1970, p. 1830). En Afrique, les tresseuses de cheveux organisent des frisures entrelacées de fines mèches en nombre pair ou impair.

[19] *Wb* V, 238,4 ; *Alex.* 77.4738, 79.3358 « nœud d'Isis » ; HANNIG 1995, p. 917 « Tit-Amulett, Isis-Blut ».

[20] Voir par exemple : PETRIE 1914, n° a – l, pl. VII.

[21] Comme l'exemplaire EA 17066 du British Museum : C. ANDREWS 1994, p. 98 fig. 100 (a).

[22] BARGUET 1967, p. 113, 136, 225. Pour une illustration, voir la vignette du *LdM* d'Any (British Museum EA 10470, s XIXe dyn., sheet 33) : C. ANDREWS 1994, fig. 68.

[23] L. KEIMER, *BSRGE*, 18, 1934, p. 83-84.

[24] Sur le chiffre « sept », voir : J.-C. GOYON, « Nombre et univers : réflexions sur quelques données numériques de l'arsenal magique de l'Égypte pharaonique », *La Magia in Egitto ai Tempi dei Faraoni*, Atti Convegno Internazionale di Studi Milano, Milano, 1987, p. 57-76.

[25] Pour une corde à sept nœuds, voir l'exemplaire n° 10826 de Berlin. Pour d'autres « sacs de nœuds », voir : PETRIE 1914, pl. XVII-XVIII.

[26] Comme dans le pmag. de Turin, VII. 135,6 - 135,10 : « fais sept nœuds et mets-les (comme obstacle) au venin ! Si le venin dépassait sept nœuds qu'on a fait pour les membres d'Hor, il ne laisserait pas luire le soleil pendant le jour ... » (LEXA 1925, II, p. 53).

[27] CARRIER 2004, II, p. 1275.

[28] D. MEEKS, « Hededet », *LÄ* II, col. 1076-1078, et note 4.

[29] BARGUET 1967, p. 218.

[30] C. GRAINDORGE-HÉREIL, *Le dieu Sokar à Thèbes au Nouvel Empire*, Wiesbaden, 1994, I, p. 22-27.

CHAPITRE XIX

PROPOSITIONS THÉRAPEUTIQUES

19.1. Les propositions thérapeutiques du pEbers

Après avoir examiné quatre conjurations du Papyrus du Ramesseum entrant dans le domaine de la pathologie b^{cc}, et avant d'en aborder une autre très importante mais située dans le Papyrus Ebers (811. 95, 7-14), nous nous attarderons maintenant un peu sur une suite de propositions thérapeutiques indiquées dans la même partie de ce dernier traité consacré à la sénologie.

Ainsi nous étudierons successivement les textes du pEbers 809 (95, 3-5) ou nous retrouvons d'une autre façon la recommandation de l'hirondelle et dont il faut détailler les indications et les modes opératoires des deux dernières prescriptions (pRamesseum III. B, 20-23 et pEbers 809. 95, 3-5), puis, dans les chapitres suivants, le pEbers 808.b (95, 1-3) et le pEbers 810 (95, 5-7).

19.1.1. pEbers 809. 95, 3-5.

Comparer avec : pRamesseum. III. B, 23-34.
Parallèles // sein // hirondelle.

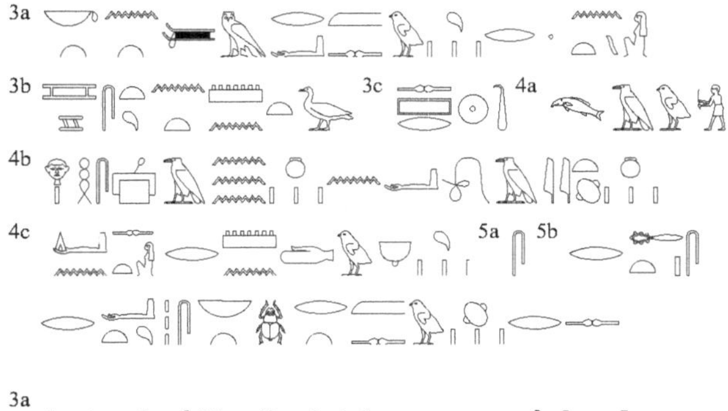

[3a] **Autre (médication) (a) pour empêcher les engorgements (b) chez une jeune maman (c) :**
[3b] foie (d) d'hirondelle [3c] desséché, pilé dans du mucilage fermenté (e) ;

[4c] appliquer sur les seins (f), [5b] sur le ventre, sur le corps d'une femme présentant de tels engorgements.

Notes. — (a) ( ) *k.t (pẖr.t) n.t* « autre médication pour », sur pEbers 810. 95, 5 // pEbers 808bis 1b. Afin de différencier de la traduction « préparation », voir : JEAN, LOYRETTE 2001, dans *ERUV* II, p. 579, note a.

(b) , noter les graphies (P.Ebers 808.bis 95,2b) et (pEbers 809. 95, 5b) *gzw* « engorgements » : *Wb* V, 203,7 ; HANNIG 1995, p. 907 « Überfluß » (surabondance, superflu, en excès), « Überquellen *Mutterbrust* » (déborder, *débordement des seins de la mère*). Voir le mot *gzgz* : *Wb* V, 207, 8-9 ; *Alex.* 77.4698 « déborder, submerger » ; HANNIG 1995, p. 908 « überlaufen *Nil, Scheune* » (déborder, *inondation du Nil, grange débordante*) ; *KoptHWb*, p. 196 ; VYCICHL 1983, p. 325, ϭⲁⲧⲥⲉ *S*, dans ϭⲁⲣϭⲁⲧⲥⲉ *K*, « pet ». Il pourrait y avoir un rapport lointain avec l'arabe *zaḳaᶜ*, *yazḳaᶜ* « lacher un gros pet » (*ḏḳ-* : *zḳ-*). BARDINET 1995 (p. 447) donne « substance gesou ». WESTENDORF 1999 (II, p. 683), livre « ein Überquellen (der Brüste) » (débordement du sein).

(c) *rnw.t* « jeune maman » : *Grundriss* VII, p. 1022-1023 ; HANNIG 1995, p. 470, *rnnt.* *rnnt* : *Wb* II, 436,16 ; HANNIG 1995, p. 472 « Amme » (nourrice). Ce mot provient de , , , *rnn* : *Wb* II, 436, 2-15 ; *Alex.* 77.2390, 78.2410, 79.1761 « élever, nourrir (un enfant) » ; *Hannig-Wb* I & II, 1 - 18094 « aufziehen (*Kind durch Mutter, Amme, Göttin* » (élever, nourrir un enfant). Il doit s'agir là d'une jeune mère, c'est-à-dire d'une femme ayant accouché récemment, au tout début de l'allaitement.

(d) / *mjzt* « foie » : *Wb* II, 44, 11-14 ; GARDINER, *Onom.* II, 245*-249* ; LEFEBVRE 1952, § 38 p. 33 ; LACAU 1970, § 406 p. 150 ; *Alex.* 77.77.1656, 79.1164 « le foie » ; HANNIG 1995, p. 326 ; *Hannig-Wb* I & II,1 - 12501 / *mjzt, mrzt* « Leber (*Mensh, Tier*) ». Voir aussi les graphies , de la forme ancienne *mrzt* (G. ROQUET, « Chronologie relative des changements phonétiques », dans J. VERCOUTTER, *Hommages à Serge Sauneron*, Le Caire, 1979, I, p. 437 et 443), et (*Alex.* 79.1164) ; WALKER 1996, p. 269 « liver » ; *Ptolex.* p. 412 « liver » (le foie) ; ERICHSEN 1954, p. 187, dém. *mws* « foie » ; *KoptHWb*, p. 107 ; VYCICHL 1983, p. 127, ⲙⲁⲟⲩⲥⲉ, ⲙⲁⲟⲩⲥⲓ *O*, (un organe du corps, prob. le « foie »).

(e) *ḥsꜣ n ᶜwꜣy.t* « mucilage fermenté » : *cf.* JEAN, LOYRETTE 2001, dans *ERUV* II, p. 572, n. e, f, et *Pharmacodynamie*.

(f) 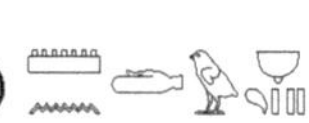 *mnḏw* « seins » (*cf. supra* : 3.1. La glande mammaire).

19.1.2. Le foie

Théodynamie. — Le foie est considéré comme un organe noble, il bénéficie à ce titre d'une procédure particulière lors de la momification. Après son embaumement, il est déposé dans le vase canope correspondant à Imset (calcite, XXVIe dyn., musée des Beaux-Arts de Lyon, G 307 : IE 691, Louvre 3384) [1], un des quatre fils d'Horus préposés à la garde des viscères (*RE* § III ; *pMag. Turin*). Celui-là, associé à la ville de Bouto (*LM* 112 ; *CT* II. 348b-c), est spécialement affecté à la conservation de cet organe et en compagnie d'Isis. Il restera androcéphale après la XVIIIe dyn. Pour les défunts moins fortunés, l'organe était bandeletté autour de la figurine de cire [2]. Dans le foie réside une forme de volonté définissant le comportement d'un individu. Par exemple, Maât siège dans le foie de Rê. Dans un contexte juridique, la locution *pẖꜣ mjzt*, lit. « étaler son foie » doit signifier « avouer la vérité ». Une invocation s'adressant à Sekhmet (*Edfou* III. 303,6) proclame « Salut à toi, Sekhmet, le foie qui livre les pouvoirs magiques efficients s'ouvre pour toi ». Une telle offrande à la déesse dangereuse, comme le cœur et le foie des ennemis, doit donner pouvoir sur leurs intentions profondes. Dans les Litanies du Soleil, il est dit que le foie de Rê est Ânkhet « la Vivante ». Cette appellation d'Isis [3] correspond aussi avec le nom d'une déesse hippopotame en lien avec la naissance et la destinée [4]. Nul doute que le foie de la très fidèle hirondelle ayant attiré à elle les intentions démoniaques, sera scruté, la magie et l'efficience négative neutralisées.

Indications historiques. — Le foie de daim séché broyé est utilisé *per os* contre les morsures de serpents (pBrooklyn 47.218.48+85 § 47b // 47a ; § 48a). Le foie de tortue s'inscrit dans une procédure conjuratoire, où une mèche nouée enduite de foie de porc est introduite dans l'anus d'une femme pour « renforcer l'œuf », dissuader tout sang et action divine néfastes, ainsi que pour éviter les cauchemars (pméd. Londres 40. 13, 9-14). Le foie d'âne est recommandé localement contre la chute des sourcils (pEbers 463. 66, 4-7) et pour lutter contre la calvitie (pHearst 148. 10, 9-10). On demande à une femme de manger un foie d'âne frais dans une pathologie gynécologique accompagnée de troubles visuels [5] (pKahun 1. 1, 1-5). Le foie de taureau est donné *per os* dans un problème urinaire (pEbers 267. 49, 10-11), tandis que le jus de son foie rôti est indiqué localement dans une affection ophtalmologique (pEbers 351. 57, 11-12 et pméd. de Londres 35. 12, 2-3).

Les auteurs classiques n'ont pas dédaigné cette médecine, et les foies d'animaux ont été utilisés jusqu'à la période moderne. Voir par exemple

Hippocrate avec le foie de mouton ou de chèvre contre les vents d'une parturiente (*NF*, LXIX, 1)[6]. Voir aussi Pline (*HN*, XXVIII-XXXII). À Rome, le foie de pigeon était ordonné dans l'hépatite, le foie de renard desséché dans l'asthme. On utilisait aussi le foie de loup, de belette...

Le pméd. de Méshaïkh préconise le foie de bouc contre « l'obscurcissement des yeux » (CLXXXVIII, l. 352) [7].

On utilisait des extraits de foie comme l'EXTRAIT DE FOIE HÉPATROL ®, en ampoules buvables des Laboratoires de l'Hépatrol durant les années 1930-1950 relayé par le FOIE LYOPHYLISÉ ROLAND ® [8], des Laboratoires Roland jusqu'à la fin du XXe siècle, il y a donc très peu de temps. En opothérapie des produits fabriqués par exemple par la société ORGANOTECHNIE, ancienne filiale de RHÔNE-POULENC, correspondaient à du foie lyophilisé, comme de l'autolysat de foie de canard ou encore la lécithine de foie. Il existait aussi des extraits alcooliques ou glycérinés. La poudre de foie de porc était obtenue par dessiccation et sa teneur en lipides ne devait pas être inférieure à 9 % (*Codex* 1937). Les extraits buvables de porc ou de veau devaient contenir au moins 4 microgrammes de vitamine B 12 par gramme rapporté au produit sec (*Codex* 1965). Les ampoules pour préparations injectables prescrites dans le traitement de l'anémie pernicieuse correspondaient à 40 mg de foie frais (*Codex* 1965). Les extraits hépatiques lyophilisés pouvaient être utilisés dans les insuffisances hépatiques, y compris graves avec syndromes hémorragiques.

Tout le monde connaît l'huile de foie de morue riche en vitamine A puis D (*Codex* 1908). Voir par exemple l'HUILE DE FOIE DE MORUE COOPER ® [9] des Laboratoires Cooper. Il existe une forme présentée en gélules : ARKOGÉLULES HUILE DE FOIE DE MORUE ® [10], des Laboratoires Arkopharma.

L'huile de foie de flétan riche en vitamines A est encore utilisée localement comme agent de cicatrisation dans certains pays. De nos jours, en Europe, seul le foie de poisson riche en rétinol est utilisé localement dans des protecteurs et cicatrisants cutanés, spécialement pour la mère et l'enfant avec par exemple MITOSYL IRRITATIONS ® [11], pommade des Laboratoires SANOFI-SYNTHÉLABO.

19.2. LES HIRONDELLES

Nous venons d'assister à deux prescriptions mettant en œuvre des hirondelles, l'une magique, avec le texte du pRamesseum III. B, 20-23 décrite dans le chapitre précédent (XIII), et, l'autre médicale, dans ce chapitre-ci (XIV) avec le pEbers 809. 95, 3-5. Nous allons essayer, d'une façon un peu synthétique, d'en déterminer la raison.

Théodynamie de l'hirondelle. — L'hirondelle se tient sur la barque solaire. Dans le pd'Ani (British Museum, 10470 ; XIXe dyn.), l'hirondelle figure en proue de la barque de Rê tenant le signe ☥ (Ch. 15) [12]. Il est dit dans les Textes des Pyramides, que dans sa montée au ciel, le roi est comparé à une hirondelle *wr* 𓅨𓅪 volant comme un faucon *bjk* 𓃀𓇋𓎡𓅃 (*Pyr.* 1770a) [13] ; le roi, en tant qu'hirondelle *wr* se dirige vers les étoiles circumpolaires [14] elles-mêmes qualifiées d'hirondelles *wr.w* (*Pyr.* 1216c) [15]. Les textes des sarcophages reprennent le thème de l'envol sous la forme de cet oiseau (*CT* III, 98j ; VI, 199j, 305o / v. B1B0...), ainsi que le Livre des Morts, où le défunt doit prendre l'aspect et la mobilité d'une hirondelle pour triompher du Lac-de-Flamme (*LdM* 86 [16], et vignette du livre d'Ani [17]). Dans une autre vignette, l'oiseau perché sur une butte est dit « hirondelle, maîtresse de la Douat » (XXIe dyn.) [18]. L'hirondelle a aussi une fonction d'éveil à la vie sur le modèle de l'éveil du jour (*LdM* 166) ; elle annonce aux amoureux la venue de l'aube (pHarris 500 - BM 10060, R°, B. 5,6) [19] ; elle est donc le signe d'un éternel recommencement. Elle est, de ce fait, rassurante, prévenante, et préventive comme nous l'avons déjà indiqué à propos de ses rapports avec Sokar. Citons encore d'autres rapports et avec d'autres divinités.

1°) Rapports avec Hathor : la relation entre Hathor et l'hirondelle apaisant les braises matinales a été montrée par Fr. Servajean [20]. L'auteur signale deux vignettes d'un papyrus mythologique (XXIe dyn.) [21], qui placées côte à côte représentent, l'une, l'hirondelle posée sur une butte, l'autre, le chat d'Héliopolis sous la forme d'une chatte (avec des mamelles). Cette association est retrouvée sur la stèle étudiée de Deir el-Médîna (Turin, cat. 1591 = GCT 50056 ; XIXe dyn.) [22], ainsi que dans un passage des Textes des Sarcophages (*CT* IV, 46f-47d / B1C) [23]. Dans la vignette illustrant la Formule 17 du Livre des Morts d'Ani [24], on retrouve l'oiseau à la proue de la barque solaire du jour. Dans la tombe de Sennedjem (DM. 1), l'hirondelle également présente à l'avant. Fr. Servajean [25] détaille les figurations de la voûte céleste — Nout — illustrant le Livre du Jour et le Livre de la Nuit, figurations peintes dans la tombe de Ramsès VI [26]. Au cours du dernier épisode du registre de la nuit (sous les pieds de Nout), l'hirondelle est posée sur une sorte de « natte » (dont nous avons déjà parlé au chapitre précédent) à la proue de la barque du jour, tandis qu'un nouveau-né est accroupi sur celle de la barque de la nuit [27]. L'auteur met en relief une double série d'associations et d'oppositions : Isis / jour / hirondelle / barque du jour, et, Nephthys / nuit / embryon / Barque de la nuit. Après l'accouchement et la délivrance, aux heures du jour où les barques ne sont plus halées, ne subsistent plus ni natte, ni hirondelle ni nouveau-né. « L'hirondelle incarne donc, à l'est, les premiers rayons du soleil » [28].

2°) Rapports avec Hedjedjet : dans le Livre des Morts, il est dit : « Je suis une hirondelle, cette hirondelle Hedjedjet [29], fille de Rê ! » (*LdM* 86). La représentation de cette déesse allaitant assise est connue (Statuette. Porphyre, XXVe dyn.) [30]. Le vocable *ḥḏḏ(.t)* peut-il être en rapport avec *ḥḏ* [31] « être blanc » — comme du lait ? Pour J.-Cl. Goyon [32], et dans le contexte de cette déesse, « il est certain qu'à l'époque tardive les scribes sacrés ont spéculé sur les graphies *ḥdd* / *ḥḏḏ* et les assonances évoquant des termes dérivés de la racine *ḥḏ* 'être blanc' d'où 'lumineux' et 'éclairer' », avant d'indiquer que cette spéculation paraissait s'être exercée essentiellement à partir du thème d'Isis-Sôthis dont le lever annonçait la crue. L'inondation suivie de l'étiage ne rappelle-t-elle pas la séparation des éléments, l'émergence d'une terre rouge dans la lumière de laquelle l'hirondelle de la butte primordiale réveille le monde. (Le rôle apaisant serait-il déjà évoqué dans le groupe archaïque 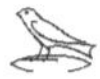 [33] où l'hirondelle est figurée posée sur le signe 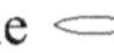, et cela se retrouvant aux époques tardives [34] ?) La montée de la lumière saluée par l'hirondelle, dernier témoin du sang de naissance du soleil, peut-elle être assimilée à la montée laiteuse produite par le propre sang d'Isis au profit de l'Héritier divin chargé de maintenir le cosmos ?

3°) Rapports avec Isis : nous avons déjà évoqué les Litanies du Soleil où il est dit que le foie de Rê est Ânkhet « la Vivante », et indiqué que cette appellation d'Isis correspond aussi au nom d'une déesse hippopotame en lien avec la naissance et la destinée (*cf. supra*). Pline l'Ancien (10, 94b) rapporte que les hirondelles consolident chaque année la pointe d'une île consacrée à Isis près de Coptos. Il dit aussi dans ce passage qu'il existerait sur la bouche héracléotique une sorte de digue constituée de nids d'hirondelles s'opposant aux débordements du Nil (10, 94a). Pour l'association avec Isis, voir aussi : H. TE VELDE, « The Swallow as Herald of the Dawn in Ancient Egypt », *Ex Orbe Religionum*, I, Leiden, 1972, p. 31 ; et R. WASSERMANN, « Schwalbe », dans *LÄ* V, 1984, col. 754 et n. 14.

4°) Rapports avec Isis et Nephthys : dans certains papyrus mythologiques, il est question de deux hirondelles. Dans l'un d'eux (XXIe dyn.) [35] les inscriptions nous indiquent que l'une est « le grand *bꜣ* d'Isis » (*bꜣ wr ꜣst*) et que l'autre est « le *bꜣ* vivant de Nephthys » (*bꜣ ꜥnḫ n(y) Nb.t-ḥwt*) [36]. Nous avons déjà évoqué la double série d'associations et d'oppositions relevée dans la tombe de Ramsès VI (*cf. supra*).

5°) Rapports avec Horus : voir un ostracon de Deir el-Médîna [37], sur lequel une hirondelle grimpe à une échelle pour gagner un arbre où se trouve un hippopotame, comme sur le papyrus satirico-érotique (55001) de Turin (X+10) [38]. Il faut remarquer que cet oiseau est en fait un « composé » de faucon et d'hirondelle. Ainsi l'hippopotame se trouvant dans l'arbre est bien un « ennemi ».

6°) Rapports avec Thot : nous retrouvons ce dieu comme protecteur d'Horus, de sa germination dans le corps d'Isis à sa royauté entretenue par le « bon lait » divin annoncé par l'hirondelle, partie énergétique intégrante de l'Œil du Soleil ramené par la déesse Lointaine et qu'il raccompagne sous sa forme de Chou. Il sera considéré comme un dieu de la médecine. Si une identification de l'hirondelle avec Thot est possible (*CT* III, 143f-144b) [39], il y a en tout cas un lien avec le transport de l'Œil-oudjat (*CT* III 327 b) [40]. Notons que dans ce dernier texte, le *bꜣ* du défunt revient de l'Île de l'Embrasement (327 e). Notons au passage que l'opposition existant entre Baba et Thot est connue ; ce dernier le sacrifiera. J. Vandier conclut dans sa traduction du pJumilhac : « Connaître l'explication du chien rouge qu'on sacrifie le jour de la fête de Thot : le chien rouge, c'est Baba, et Baba, c'est Nébedj » (Surnom fréquent de Seth) [41].

7°) Rapports avec Bébon et Seth : un autre personnage peut aussi s'occuper de la proue de la barque solaire, et peut-être en constituer le garde-fou (*ḫsfw*) [42], c'est Bébon (*LdM* 99, version du Moyen Empire) [43]. Son phallus peut servir de mât à la barque utilisée par un défunt (*Urk.* V. 187,1). Cette maîtrise du sexe et du feu se retrouve chez le dieu Seth (pChester-Beatty VII. v° 2,2), également à l'avant de la barque solaire. Cette présence à bord a sûrement favorisé l'assimilation de Bébon avec Seth, tous deux chargés de repousser les ennemis de Rê (*Urk.* V. 152,17 - 153,3). Le pJumilhac (16, 22) confirme que « Bébon c'est le méchant ». Dans les lamentations d'Isis et de Nephthtys contenues dans le pBremner-Rhind (14, 13-5), la déesse s'entend dire : « Bébon est ligoté, ne crains rien, ton fils Horus te défend, il renverse pour toi les compagnons du mauvais. » Il s'agit probablement ici des compagnons de Seth (Plutarque). Pour Hellanicos de Lesbos (*FGrH,* p. 1), Manéthon (*FHG* II frgt. 76) et Plutarque (*Isid.* 49) [44], Bébon n'est qu'un des noms de Seth (= Typhon). Comme Seth, ce dieu rouge a été appelé une fois « fils aîné de Nout » (*CT* V, 12 e / T1L, Moyen Empire). Dans le pmag. de Leyde et de Londres, un génie appelé *Bꜣ bꜣw* est invoqué comme « le taureau de la nuit » et « le fils de Nout » [45]. Cet être complexe, singe, chien ou couronne de Haute-Égypte, peut donc être un protecteur ou se révéler un ennemi dangereux dominant le feu (*LdM* 17 et 86). Mais l'hirondelle incarnant l'embrasement matinal possède un certain pouvoir sur le gardien du Lac-de-Flamme. Dans la tradition solaire, le *bꜣ* d'Apophis sera consumé, son corps brûlé, ses membres livrés à l'Œil brûlant (stèle Sabattier, 82) [46]. Vaillant sur la proue, l'oiseau participe en quelque sorte de cette puissance ignée développée par « le » Seth vainqueur, et cela en ramenant à Rê ce qui lui appartient dans tous ses feux. Seth est représenté précédé de l'hirondelle dans une vignette du papyrus de la chanteuse d'Amon Herouben [47].

Détermination taxonomique. — Au vu de tout cela, il est fort probable que les hirondelles employées dans le cadre de ces pratiques aient été choisies pour leur couleur rousse en rapport avec la théodynamie qui les caractérise. Dans la mesure ou les anciens Égyptiens pouvaient avoir remarqué que certaines migraient et d'autres pas, il leur était possible de mettre à profit cette différence pour désigner les individus les plus aptes à remplir les rôles de substituts des divinités. Devons-nous cependant nous limiter aux *bꜣw* d'Isis et de Nephthys tant l'écheveau des associations semble déjà complexe ? Un individu donné remplit-il plusieurs fonctions en tant que répondant et à différents moments salvateurs de sa mission ? La mixité semble de toute façon s'imposer, au seul but de concourir à un objectif favorable dans le temps et dans l'espace. D'ailleurs, le traitement s'effectue en deux fois et avec deux oiseaux spécialement requis. Nous pouvons alors avoir recours à une espèce migratrice représentée par *Hirundo daurica rufula* Temminck [48], en accord avec la fonction hathorique correspondant au premier temps, et une espèce locale représentée par *Hirundo rustica savignii* Stephens [49], en accord avec la fonction isiaque correspondant au deuxième temps. (*Cf. infra*, Théodynamie du pRam. III.B,23-34).

Indications historiques. — Les hirondelles ne semblent pas consommées en Égypte [50]. Elles sont toutefois utilisées dans la pharmacopée. Au pméd. Berlin 69. 6, 9-10 et 70. 6, 10-11, la fiente d'hirondelle figure dans deux préparations de fumigations, prescrites à l'occasion d'un problème dermatologique pour le premier, ORL pour le second, tous deux d'étiologies démoniaques. En pEbers 737. 88, 21-22, du sang d'hirondelle est ordonné contre les hématomes (sur pEbers 734. 88, 16-19). En pEbers 457. 65, 16-18, on donne à une hirondelle une tête de milan venant d'être tué par le patient, et cela dans une action contre la calvitie (sur pEbers 453. 65, 10-12). Notons que toutes ces prescriptions ont un rapport avec le sang.

Mais surtout, le foie d'hirondelle est prescrit contre les manifestations des engorgements mammaires dans notre Papyrus Ebers 809. 95, 3-5, puis, probablement dans les abcès suppurés du sein en pBerlin 15. 2, 2-3 et encore au pRamesseum III A 1-2 dans une formulation pédiatrique (*cf. infra* : 23.3.1).

Les Grecs pensaient que l'hirondelle se servait du latex de la chélidoine (*Chelidonium majus* L.) pour nettoyer les yeux de leurs petits et ont ainsi donné son nom (χελιδών) à cette plante (χελιδόνιον puis *hirundinaria*) [51].

Au Iᵉʳ siècle, Celse (IV, 7, 5) [52] s'interroge sur l'utilité de l'emploi des hirondelles pour soigner les maux de gorge. Dioscoride (II, 60) [53] dit que pour améliorer la vue, il faut manger des hirondelles et appliquer leurs cendres. Celles-ci sont également bonnes contre les angines. Pline (*HN* XXX,

34) dit que les hirondelles conservées dans du sel, ou même un nid, guérit de l'angine. Il rapporte (*HN* XXX, 33) qu'Ovide préconisait la cendre d'hirondelle pour soulager cette maladie. Il rappelle également une croyance selon laquelle il suffit de manger un petit d'hirondelle de n'importe quelle espèce à titre préventif toute l'année (*HN* XXX, 33) [54]. Le même auteur précise ailleurs que les petits (d'*Hirundo urbica* L. ?) réduits en cendres, guérissent les maux de gorge mortels et d'autres choses (*HN* X, 95). Enfin il préconise la fiente d'hirondelle contre une morsure de chien enragé. Pour d'autres utilisations citées par Pline (*HN* XXX), voir encore par exemple les § 68 (nid), 91 (pierres de jeunes hirondelles), 102 (entières, cœurs, fientes), 145 (cendre de becs), 148 (petits)...

Deux formules du pméd. de Méshaîkh utilisent, l'une un nid d'hirondelle, broyé dans du vinaigre (CCXIV, l. 386) [55] pour enlever des épines des mains, l'autre, de la fiente d'hirondelle comme vomitif dans un empoisonnement (CCXIX, l. 408) [56].

Pour Hildegarde de Bingen (*LSCD*, II, 59), la graisse d'hirondelle guérit les scrofules.

Pour Ibn al-Baytar (810), l'œil d'hirondelle écrasé s'emploie en friction sur l'ombilic d'une femme en couche. Son sang calme la libido des femmes. Abdelrazzaq Muhammad Ibn Hamadush (447) rapporte que les Arabes utilisent l'écume de foie grillé pour oindre l'albugo.

Prosper Alpin (*HN*, 198) cite deux espèces d'hirondelles, l'une est indigène, l'autre est migratrice.

Pour Lémery (1699, p. 360-361) la fiente d'hirondelle est considérée comme « discussive » (résolutive) c'est-à-dire utile pour dissiper les humeurs d'une tumeur ou d'un engorgement. Elle est aussi intérieurement apéritive, puis, prescrite contre les coliques néphrétiques et contre la rage. Il conseille encore l'hirondelle contre l'épilepsie, les inflammations de la gorge, pour fortifier la mémoire et la vue. La pierre de son estomac est bonne pour les yeux. L'auteur dit encore que des pierres d'hirondelle attachées au cou ou au bras des enfants préviennent l'épilepsie, bien que ce fut un remède de petite vertu.

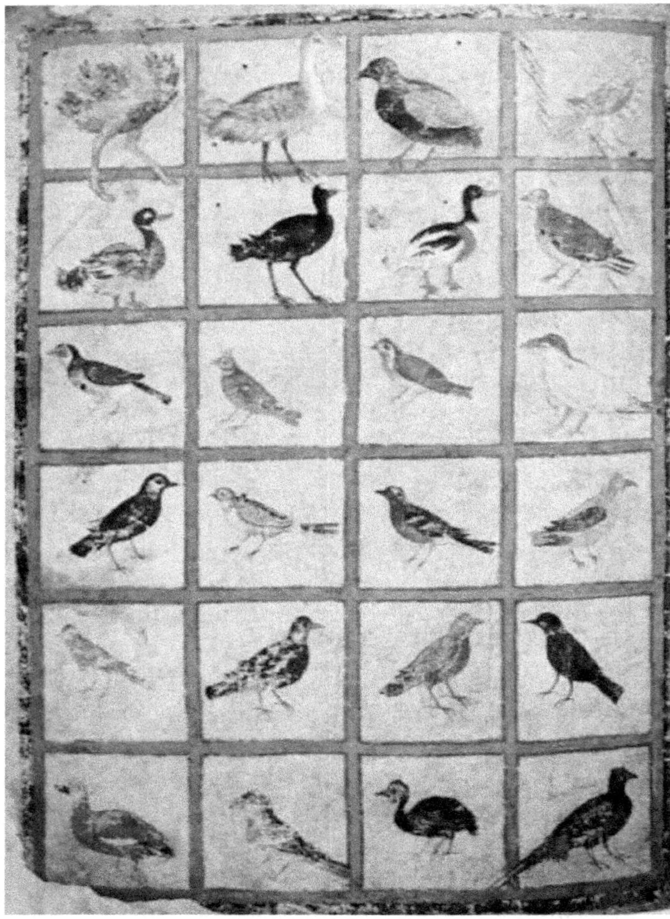

Fig. 60. Page du *Codex Dioscurides* de la Bibliothèque Nationale de Vienne ayant appartenu à la princesse byzantine Juliana Anicia (VIe siècle, Cod. Med. Gr. 1).

Commentaire du pEbers 809. 95, 3-5. — L'engorgement mammaire peut se rencontrer certes chez la jeune nourrice, mais aussi chez la jeune maman n'allaitant pas, par exemple chez une femme de haute condition venant de confier l'allaitement de son enfant à une tierce personne. Il peut exister une symptomatologie identique à distance de l'accouchement chez les femmes ayant interrompu brusquement l'allaitement. L'indication portée peut donc aussi être plus large. L'engorgement [57] se manifeste par une congestion des seins au moment de la « montée de lait », habituellement au troisième jour du post-partum. Cet œdème du tissu interstitiel peut devenir pathologique, surtout si l'allaitement est mal conduit. La douleur bilatérale peut être assez importante à partir des troisième et sixième jours. Une fièvre modérée peut alors accompagner des signes locaux avec une peau plus chaude, luisante, tendue, accompagnée d'une déformation de l'aréole. L'engorgement est banal et doit régresser en 24 à 48 heures, ou la stase entraîne une galactophorite, qui, négligée, peut se compliquer d'une lymphangite mammaire (mastite). La mastite est due, dans 50 % des cas, à une infection. Le traitement habituel consiste à faire des massages circulaires avec expression manuelle du lait, afin d'assouplir l'aréole et de soulager la pression. On peut aussi utiliser un tire-lait mais de façon très douce. Avant les tétées, des compresses, douches ou bain d'eau chaude sont recommandées. On peut proposer un pansement antiphlogistique. Dans certains cas, on utilise ponctuellement l'ocytocine [58]. Dans notre texte, le traitement est appliqué localement pour apaiser les seins, puis le ventre et le reste du corps — et donc vraisemblablement de faire des sortes de massages, avec une crème faiblement alcoolisée à base de foie d'hirondelle contenant des protides, des lipides et des vitamines des groupes A et B. Réalisés par des mains expertes, les canaux lactifères pouvaient s'en trouver débouchés, une cloque blanche percée au passage avec les ongles ou un tissu comme les matrones savent le faire. Tout pouvait donc très bien se passer.

Théodynamie du pRam. III. B, 23-34. — Le traitement de la mère et de l'enfant à l'aide de deux hirondelles a assez probablement lieu en deux temps opératoires et mobilisant chacun un individu différent.

1) L'hirondelle du premier temps opératoire.

Le Fardage : la galène est destinée, comme nous l'avons déjà indiqué (*cf. supra*, note w), à un individu appartenant à la variété méridionale *Hir. cahirica* Licht. d'*Hirundo rustica* L. possédant, comme principale caractéristique discriminative, un ventre roux. Cette apparence séthienne [59] peut-elle être considérée comme un moyen supplémentaire de « tromper » le mal, qui, rassuré, s'y dirigerait volontiers — attiré, en quelque sorte, par son propre reflet ? L'hirondelle ainsi fardée comme une déesse bénéficie-t-elle de la même identification. Peut-être s'agit-il ici de *Hirundo daurica rufula* Temminck, ou hirondelle rousseline. Le retour salvateur de la Lointaine, et donc aussi de Tefnout, rapproche mieux cette hirondelle de la fonction hathorique.

2) L'hirondelle du deuxième temps opératoire.

Instillation d'un mauvais lait : il s'agit de l'oiseau ayant un rapport avec le sang, donc de l'ancienne variété méridionale *Hirundo cahirica* Licht. au ventre roux, ou de l'actuelle *Hirundo rustica savignii* Stephens. Cette couleur n'est pas antinomique d'Isis, qui peut prendre cet aspect en tant qu'Isis la rouge. Pour S.H. Aufrère [60] il est vraisemblable que le vocable *ḫnmt* « jaspe rouge » ait été rapproché, par antiphrase, de *ḫnmt* avec le sens de « gardienne, nourrice » dont l'emploi est souvent parallèle à *mnʿt* [61]. Ainsi est-il possible de considérer une amulette *tjt* de jaspe rouge (ou de cornaline,

CT VI, 214) comme « une défense féminine » [62], représentant pour nous un linge imprégné des suites de couches divines ? Ce qui explique qu'une femme les hanches ceintes du même linge participe d'un prestige identique, réactivé par la magie en principes sacrés (*cf. supra*). La localisation casanière rapproche mieux cette hirondelle de la fonction isiaque.

Dans ce texte, Isis elle-même, la grande déesse magicienne en personne, transmet le mal à Horus, son fils. Un passage indique que les nourrices de Nout ont également propagé un dommage, puis y ont ensuite remédié (comparer avec le texte suivant). Le milieu divin ne serait donc pas « immunisé ». Certes, nous savons que le corps d'un dieu ou d'une déesse peut être atteint et même qu'il peut vieillir [63]. Cependant, il est impensable que l'intégrité d'un dieu-enfant puisse être menacée par la substance même de sa mère divine. L'essence d'Isis ne peut être mauvaise car nous avons vu que les laits divins sont réputés « bons » et même « salvateurs ». Que se passe-t-il alors pour que cet enfant tombe malade au lieu d'être nourri et fortifié par un lait de telle origine ? Quelle part de malignité Isis détiendrait-elle . Pour Th. Bardinet, la « substance b^{cc} » n'affecte pas la mère « réceptacle involontaire de ce mal » [64], parce que, semble-il, cette substance vivante, donc animée et consciente, est accessible à la magie. En effet, le traitement imprécatoire fait reculer le mal. Mais la nature même des deux consciences ne s'oppose-t-elle pas ? Que dire d'une maîtresse de magie se laissant envahir ainsi passivement au point de risquer la vie de son enfant ? Quel instinct maternel laisserait-il la place à une volonté démoniaque ? Quelle entité serait assez puissante pour, à son insu, parasiter son sein, et passer ainsi librement dans son fils ? Enfin, de quel démon s'agit-il sinon de l'affectant b^{cc} incriminé par les textes ? Dans la mesure où les praticiens de l'époque avaient quelques notions cliniques, nous pensons plutôt qu'il y eut identité lexicale entre la cause et son effet. Ainsi l'effet b^{cc} sur l'enfant doit provenir d'une étiologie b^{cc} transmise par la mère et donc d'une pathologie b^{cc} transmissible de la mère à l'enfant. Les suites anormales qui en résultent légitiment l'anxiété maternelle et le recours aux traitements. En réalité, la cure prouve l'efficacité de la Grande en Magie. Elle sait triompher de cette maladie provoquée par un élément pathogène, justement parce que le fait qu'elle en soit potentiellement porteuse, indique son pouvoir dangereux et disséminateur. Peut-être doit-on mieux préciser la puissance divine, capable de se laisser infecter, mais aussi de maîtriser les forces du mal en en faisant dans un premier temps l'expérience, puis en luttant contre elles à la manière d'une doctoresse-magicienne. Ainsi Isis, mère, transmet la maladie qu'éprouve une partie d'elle-même, en l'occurrence son sein malade, par l'intermédiaire de son lait affecté d'une présence pathogène mais sur laquelle elle a cependant quelques pouvoirs par le biais de la magie (pRam III. B, 20-23 et 23-34 ; pBerlin 3027. 7, 1-3, 7, 3-5 et 7, 5-6). La déesse s'accable d'une manière orale et gestuelle pour bien marquer son désarroi (24a) — d'où notre traduction : « confesse Isis la déesse », — et non son désespoir. En effet, la suite du texte nous montre que cette attitude plaintive provoque une réaction intemporelle, puisque reproductible, de l'immunité sacrée qui se révèle ainsi dès la prime enfance d'Horus. Cela peut être compris comme une sorte de ruse entendue de la Grande-en-Magie, une provocation de réflexe de survie. En effet, son fils va réagir, capter le message de la Mère et y répondre pour lui-même et finalement toute l'humanité à venir. C'est un dialogue extratemporel qui s'amorce, une véritable éducation au sauvetage dont l'enfant divin sera désormais l'auteur. Loin de l'amoindrir, cette lamentation consacre pleinement la déesse comme mère divine car elle transmet par cet acte le pouvoir ultime du Père à se régénérer. En quelque sorte, elle s'efface — en s'accusant (en disant sa condition secondaire de passagèrement accessible au mal) — devant la primauté de l'Héritier (en passe de devenir inaccessible au mal durablement), seul à être appelé à gouverner par la volonté divine. Cette fidélité absolue autorisera la déesse à intercéder efficacement auprès du dieu Sauveur (après sa victoire définitive). Elle confirmera donc également là son pouvoir de grande magicienne. — Cette intelligence tactique et de mère aimante s'inscrit dans un schéma volontaire de perspective théologique — cela inaugure en quelque sorte une « procédure » qui sera réutilisée bien plus tard tout en évoluant cependant vers la forme un peu différente de *Mater Dolorosa.* (Les auteurs bibliques et les théologiens ne retiendront pratiquement en effet que la douleur éprouvée par la Θεοτόκος [65] devant son Fils meurtri. Elle sera magnifiée pour sa foi et son abnégation, puis chargée d'intercéder).

Commentaire du pRam. III. B, 23-34. — Rien dans ce texte ne nous indique que la grande déesse se soit aperçu de quelque chose avant la constatation qu'elle fit elle-même des effets de son lait sur l'enfant-dieu. Cela peut s'expliquer dans la mesure où, quelle que soit son origine, une poche peu inflammatoire de petite taille, limitée par une thèque interne fibreuse et peu tendue, dont la sensation de lourdeur est confondue avec une tension mammaire excrétrice physiologique doit pouvoir passer inaperçue. Sa vidange partielle dans des canaux galactophores avoisinants ou dans un sinus lactifère par le biais d'une petite fistulisation, peut être, dans un premier temps, peu ressentie par la mère. D'où l'illusion de « porteuse saine » laissée par ce texte [66]. Ces problèmes peuvent bien survenir à bas bruit ou non, après une dermatose (pRam. IV. D, II. 1-4), ou bien un engorgement mammaire tel que nous l'avons étudié (pEbers 809. 95, 3-5), se compliquant d'une galactophorite pré-suppurative (pBerlin 3027. 7, 1-3), puis suppurative en pEbers 811. (95, 7-14) cliniquement plus précis mais pouvant également décrire un eczéma surinfecté (*cf. infra*). Le tout pouvant se continuer par une abcédation plus ou moins importante (pRam. III. B, 23-24).

Une collection purulente peut aussi simplement se développer à partir d'une ulcération du mamelon (gerçure, crevasse) pouvant apparaître vers la quatrième semaine de l'allaitement. Au début le sein est plus ou moins lourd et douloureux, surtout pendant la tétée. Ce stade peut durer de cinq à dix jours et régresser spontanément. Mais la femme peut présenter des signes de mastite avec augmentation du volume du sein, réseau veineux nettement dessiné sur la peau tendue, douleurs entraînant une insomnie, fièvre et frissons. Une lymphangite et une réaction ganglionnaire dans l'aisselle (adénopathie axillaire) complètent généralement le tableau clinique. *Staphylocococcus aureus*, *Staphylocococcus albus* (coagulase-positifs), *Escherichia coli* et *streptocoques* (alpha, bêta, ou non hémolytiques), sont des germes les plus habituellement rencontrés dans les mastites et les abcès du sein. *Candida albicans* (*C. tropicalis, parakrusei...*) peuvent aussi provoquer des abcès isolés. La formation d'un galactocèle est plus rare. Enfin des mastites compliquant la fièvre typhoïde et d'autres salmonelles ont été décrites [67].

Notons qu'une fois abcédée, la lésion grave devait pouvoir bénéficier d'un traitement chirurgical. Le sein (*mnḏ*) et le bout des seins (*bnty*) sont nommément cités dans le contexte chirurgical du traité des tumeurs du pEbers (877. 109,18 - 110,9 c). Au stade tumoral *šfwt*, on trouvera plusieurs autres solutions possibles, allant du traitement médical (pEbers 565. 73, 12-17), au petit traitement chirurgical (569. 74, 2-3 ; 570. 74, 3-4), avec utilisation d'un drain dans un deuxième temps thérapeutique (571. 74, 4-9). Un traitement *per os* peut être adjoint (585. 75, 5-7 ; 586. 75,7 ; 587. 75, 7-8). De son côté, le pSmith (39. 13, 3-12) traite de la cure chirurgicale des abcès surinfectés de la poitrine *qꜣbt*, et nous avons vu que ce mot pouvait aussi désigner les seins de la femme (*cf. supra* : 3.1. La glande mammaire).

Les auteurs anciens préconisaient l'évacuation chirurgicale (Soranos ; Oribase). Soranos d'Éphèse (II, 3, 1-20) [68] indique que la σπάργησις « congestion », pouvant faire suite à un χονδρίασις « engorgement » mammaire, se traite comme une inflammation, par exemple en utilisant localement des dattes. L'auteur préconise la chirurgie s'il se produit une suppuration.

En effet, une intervention doit apporter la guérison en dix à quinze jours. Autrement, il faut redouter une fistulisation ou une extension à tout le sein avec rétractation cicatricielle et problèmes sécrétoires. Alors le sein peut se tarir. En tout état de cause, le médecin devait adapter son action en fonction de la gravité et de l'évolution [69].

Texte	Pathologie *b*ʿʿ	Traitement
pRam. IV. D, II. 4	*crevasses, staph., candidose*	Magie (+ traitement ?)
pRam. IV. D, II. 1-4	*tumor, rubor, dolor, calor*	
pEbers 809. 95, 3-5	*engorgement mammaire*	Foie d'hirondelle en local
pBerlin 3027. 7, 1-3	*(stase, inflammation) galactophorite présuppurative*	Latex de sycomore, dattes, ricin, chanvre, épilobium, lessive : *per os*
pEbers 811. 95, 7-14	*(infection) galactophorite suppurative ou eczéma surrinfecté*	Cyperacées et panicule de jonc en local
pRam. III. B, 23-34	*abcédation*	Magie de la natte et de l'hirondelle
		Chirurgie ?

Tableau 7 : Domaine de la pathologie *b*ʿʿ, possible progression et stades de traitements de la nourrice.

Leucocytes et bactéries / ml de lait	Stades	C	Traitement actuel
$<10^6$ leu., $<10^3$ bac.	Stase laiteuse		Maintien de l'allaitement
$>10^5$ leu., $<10^3$ bac.	Mastite non infectieuse		Expression complément. après chaque tétée
$>10^6$ leu., $> 10^3$ bac.	Mastite infectieuse		Expression du lait, antibiothérapie générale
	Abcès		Chirurgie

Tableau. 8. Causes, stades, et traitements actuels des complications des stases laiteuses (*cf.* THOMSEN, 1984).

Notes

[1] J.-Cl. GOYON, *Des objets qui racontent l'Histoire, « Les Voies d'Osiris en Rê »*, Lyon, 2002, p. 34-35.

[2] Voir par exemple : J.-Cl. GOYON, *Rituels funéraires de l'Ancienne Égypte*, Paris, 1972, p. 31-32 ; 179.

[3] E. HORNUNG, *Das Buch der Anbetung des Re im Westen*, Genève, 1964, II, p. 143, note 476. Voir aussi dans le Temple d'Assouan (Ass, E 14.2) : R. PREYS, *Leuven Online Index of Ptolemaic and Roman Hieroglyphic Texts*, Leuven, 2005.

[4] Voir à propos de tous ces sujets : D. MEEKS, « Le foie, Maât et la nature humaine », dans T. DUQUESNE (éd.), *Hermes Aegyptiacus, Egyptological studies for B.H. Stricker*, Oxford, 1995, p. 145-156.

[5] *Cf.* JEAN, LOYRETTE 2005, dans *ERUV* III, 2.2.2. Les signes physiques, p. 369.

[6] HIPPOCRATE, *Nature de la femme* (éd. F. BOURBON, Les Belles Lettres, Paris, 2008, p. 73).

[7] CHASSINAT 1921, p. 293-294.

[8] VIDAL 1988, p. 666.

[9] VIDAL-pro, 2008, login/pass (www.vidalpro.net).

[10] VIDAL 2001, p. 136. VIDAL-pro, 2008, login/pass (www.vidalpro.net).

[11] VIDAL 2001, p. 1302. VIDAL-pro, 2008, login/pass (www.vidalpro.net).

[12] R.O. FAULKNER, O. GOELET, *The Egyptian Book of the Dead. The Book of Going forth by Day*, San Francisco 1998, pl. 21.

[13] SPELEERS 1923, I, p. 108. FAULKNER 1969, p. 259.

[14] Les étoiles impérissables (*jḫmw-sk*) tournent autour de l'étoile du nord et ne disparaissent jamais. Dans la mesure où elles ne se lèvent ni ne se couchent, elles ne passent jamais dans le monde souterrain. Elles sont donc un gage de vie éternelle. Probablement pour cette raison, et durant l'Ancien Empire, l'entrée des pyramides demeurera sur la face nord (voir par exemple : K. SETHE, *Altägyptische Vorstellungen vom Lauf der Sonne*, Klasse, 1928, p. 26).

[15] SPELEERS 1923, I, p. 80. FAULKNER 1969, p. 193. Parallèles : DE BUCK 1935-1961, Sq6C, BIC. FAULKNER 1973-1978, p. 214 et note 8 p. 215. CARRIER 2004, I, p. 672-673.

[16] BARGUET 1967, p. 123-124 ; Fr. SERVAJEAN, « À propos d'une hirondelle et de quelques chats à Deir al-Médîna », *BIFAO* 102, 2002, p. 366.

[17] R.O. FAULKNER, O. GOELET *op. cit.*, 1998, pl. 25.

[18] A. NIWINSKI, « Studies on the Illustrated Theban Funerary Papyri of the 11th and 10th Centuries B.C. », *OBO* 86, 1989, pl. 31(c), p. 274.

[19] MATHIEU 1996, p. 62.

[20] SERVAJEAN, 2002, p. 353-369.

[21] A. PIANKOFF, « Mythological Papyri II », *Bollingen Series*, 40/3, New York, 1957, n° 15.

[22] M. BORLA, « Stèle de Nebrê » (cat. 218) ; G. ANDREU (éd.), *Les artistes de Pharaon. Deir el-Médineh et la Vallée des Rois*, Paris, 2002, p. 270-271 ; SERVAJEAN 2002, fig. 1, p. 370.

[23] FAULKNER 1973-1978, p. 219 et note 1 ; SERVAJEAN 2002, p. 354-355 et note 6 p. 354.

[24] R.O. FAULKNER, O. GOELET, *The Egyptian Book of the Dead. The Book of Going forth by Day*, San Francisco, 1974, pl. 10.

[25] SERVAJEAN 2002, p. 362-364.

[26] A. PIANKOFF, « The Tomb of Ramesses VI », *Bollingen Series*, 40/1, New York, 1954, fig. 130-133, pl. 149-159.

[27] Voir aussi par exemple : R.O. FAULKNER, *The Ancient Egyptian Book of the Dead*, New York, 2004, il. Spell 136 p. 127 ; E. HORNUNG, *Das Totenbuch des Ägypter*, Zürich, 1990, Abb. 9 p. 76. R.O. FAULKNER, GOELET 1998, pl. 18, 5e vignette.

[28] SERVAJEAN 2002, p. 364. L'oiseau incarne les premières et les dernières lueurs rougeoyantes, au petit matin à l'est et le soir à l'ouest (p. 368).

[29] Sur : 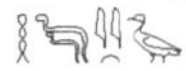 , 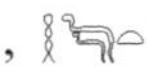, 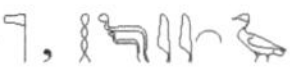 : *CT* IV, 33 (prototype de la Formule 86 du *LdM*), à cette époque son nom ne comporte pas toujours le déterminatif du scorpion, il peut même n'être suivi que de l'idéogramme de l'oiseau ; postérieurement, le déterminatif du scorpion sera de mise (GOYON 1978, p. 446), assez souvent accompagné de l'oiseau (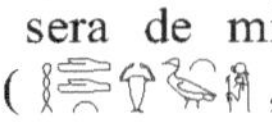, 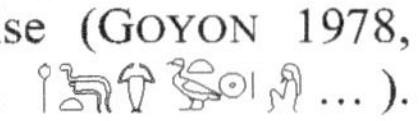 ...). Voir aussi FAULKNER-GOELET 1998, pl. 25, f. 86, col. 2-5. BARGUET 1967, p. 124 et note 1 ; SERVAJEAN *op. cit.* 2002, p. 366.

[30] S. SCHOSKE, D. WILDUNG, *Gott und Götter im Alten Ägypten,* Mainz, 1992, n° 38, p. 58-59.

[31] SERVAJEAN 2002, p. 366, et note 77. Pour *ḥḏ* « lait », *cf. supra*, 13.6.2., Le lait de déesse.

[32] J.-Cl. GOYON, « *HEDEDYT* : Isis-scorpion et Isis au scorpion », *BIFAO* 78, II, 1978, p. 453-454.

[33] FISCHER 1977-1978, p. 7 ; MEEKS 2004, § 247, p. 92.

[34] Comme en *Dendara* II, pl. CXIII ; MEEKS 2004, § 247, p. 92. Voir aussi : M. ALY, F.-A. HAMID, C. LEBLANC, *Le temple de Dandour*, II, Le Caire, 1979, D.5.

[35] A. PIANKOFF, « Mythological Papyri II », *Bollingen Series*, 40/3, New York, 1957, n° 18.

[36] SERVAJEAN 2002, p. 365.

[37] J. VANDIER D'ABBADIE, *Catalogue des ostraca figurés de Deir el Médineh*, Le Caire, 1959, II / 3, p. 64 et fig. 31. Voir aussi : E. BRUNNER-TRAUT, « Ägyptische Tiergeschichte und Fabel », *Saeculum* X / 2, 1959, fig. 8.

[38] OMLIN 1973, p. 30 et pl. I, X, localisation : premier rouleau, à droite, registre inférieur (+10), XIII, puis XVIII b, et enfin XIV-XV (réinterprétations couleur), et XVI-XVII (n&b).

[39] FAULKNER 1973, p. 167 et note 1 (voir commentaires : p. 158 et note 4 ; p. 155 note 2). Donné comme « swallow » en *CT* III 144b par D. VAN DER PLAS et J.F.

BORGHOUTS dans le *Coffin Texts Word Index*, p. 71 et par p. R. van der Molen, 2000, 95-96 (→*m-*↑ *mj ḏhwty*).

[40] BARGUET 1986, p. 230. CARRIER 2004, I, p. 592-593.

[41] J. VANDIER, « La légende de Baba (Bébon) dans le papyrus Jumilhac », *RdE* 9, 1952, p. 123.

[42] G. JÉQUIER, « Essai sur la nomenclature des parties de bateaux », *BIFAO* 9, 1911, p. 54-55 ; 49-51.

[43] Ph. DERCHAIN, « Bébon, le dieu et les mythes », *RdE* 9, 1952, p. 24-47.

[44] HOPFNER, *Fontes Hist. Rel. Aeg.*, *op. cit.* 72.

[45] GRIFFITH-THOMSON, *Demotic Magical Papyrus*, 27, 6 et 29,6 recto.

[46] G. LEGRAIN, « Textes recueillis dans quelques collections particulières », *Recueils et Travaux*, 14, Paris, 1983, p. 59 ; SERVAJEAN 2002, p. 367.

[47] M.G. NAGEL, « Set dans la Barque Solaire », *BIFAO* 28, 1929, p. 35.

[48] À propos des oiseaux migrant en Égypte, voir les travaux de Jean-Yves PIEL (FAORNE).

[49] R. MEINERTZHAGEN, *Nicoll's Birds of Egypt*, London, 1930, p. 305-306. R.D. ETCHECOPAR, F. HÜE, *Les oiseaux du Nord de l'Afrique*, Paris, 1964, p. 378-379. B. BRUUN, S.B. EL DIN, *Common Birds of Egypt*, The American University in Cairo Press, Le Caire, 1990, p. 12, n° 6 pl. 11, p. 36.

[50] H. JUNKER, *Gîza*, III, Wien, 1938, p. 85, n. 1. Rien dans : WISSA WASSEF 1971 ; DARBY, GHALIOUNGUI, GRIVETTI 1977 ; PETERS-DESTERACT 2005. Notons que dans la Bible, le Deutéronome (Dt 14,15) et le Lévitique (Lv 11,16) interdisent peut-être de manger des hirondelles. C'est ainsi que certains traducteurs ont rendu le mot hébreu *taḥems* (par exemple : ZADOC KHAN 1967, p. 314 ; PASSELECQ, POSWICK 1974, p. 506) ; SANDER-TRENEL 1979, p. 782 « Nom d'un oiseau impur, hibou, autruche mâle, hirondelle ? ». La Septante donne γλαύξ « chouette ». La Vulgate donne *noctua* « chouette ». TRINQUET 1973, p. 247 et 399 donne « chat-huant » (hulotte).

[51] ANDRÉ 1985, p. 62 et 125.

[52] CELSE, *Traité de médecine* (éd. A. VÉDRÈNES, textes latin et français, Paris, 1876, Livre IV, ch. 7, 5, p. 225).

[53] DIOSCORIDE [1549], *Dioscoridis Libri Octo Graece et Latine* (éd. ARNOLD BIRCKMAN, II, 60, p. 80) ; DIOSCORIDE [1559] (éd. Martin MATHÉE, II, 47, p. 136) ; DIOSCORIDE [1579] (éd. PIERRE ANDRÉ MATHIOLE, II, 49, p. 239) ; DIOSCORIDE [1680] (éd. Pierre André Mathiole, trad. A. Du Pinet, II, 49, p. 160 (20-40) col. 2).

[54] PLINE L'ANCIEN, *Histoire Naturelle*, XXX (éd. A. ERNOUT, Édition des Belles Lettres, 1963, p. 35).

[55] CHASSINAT 1921, p. 305.

[56] CHASSINAT 1921, p. 319.

[57] Voir par exemple : N. FARADJI, dans M. ESPIE, A. GORINS (éd.), *Le Sein*, Paris, 1995, p. 92-93 ; A.-F. PAUCHET (éd.), *Allaitement Maternel*, ANAES, Paris, 2002, p. 110-127.

[58] Comme du SYNTOCINON® (IM, 2 U, 20 mn. avant la tétée pendant 48 H pour favoriser l'éjection du lait).

[59] J. YOYOTTE, *Ann. EPHE* V, 89, 1980-1981, p. 44-45.

[60] AUFRÈRE 1991 II, p. 554.

[61] DAUMAS 1958, p. 444.

[62] AUFRÈRE 1991 II, p. 554.

[63] Voir par exemple à ce sujet : N. GUILLOU, *La vieillesse des dieux*, Montpellier, 1989, p. 84-85.

[64] Th. BARDINET, « Le mot *bââ* dans les papyrus médicaux de l'Égypte pharaonique », *Histoire de la médecine, leçons méthodologiques*, Paris, 1995, p. 60.

[65] « Θεοτόκος » (celle qui a enfanté Dieu), Alexandre, Patriarche d'Alexandrie, Concile de Nicée, 325. Concile de Constantinople, 381. Nestorius refusera de voir un « Dieu formé dans le sein d'une femme ». Pour lui, Marie est la mère de Jésus (l'homme) et non du Verbe (éternel). Cyrille, évêque d'Alexandrie fait condamner cette thèse. Le Concile œcuménique d'Éphèse retiendra en 431 la maternité divine de Marie.

[66] Y compris dans le cas d'une candidose cyclique, à l'origine vaginale et transmise par la mère au cours de l'accouchement. Le « porteur sain » transmet bien là une moniliase qui doit ici être traitée. Le muguet buccal peut progresser et devenir envahissant.

[67] Pour tous ces problèmes, on peut aussi se reporter à : Col., *Mastite, Causes et prise en charge*, Département Santé Développement de l'Enfant et de l'Adolescent, OMS, Genève, 2005.

[68] SORANOS D'ÉPHÈSE, *Maladie des femmes* (éd. P. BURGIÈRE, D. GOUREVITCH, Y. MALINAS, Les Belles Lettres, Paris, II, 1990, p. 14).

[69] Ce type de symptomatologie correspond à des pathologies devenues rares en Europe, et leurs traitements sont améliorés par l'antibiothérapie, voir l'hormonothérapie. Cependant ils se rencontrent encore dans les pays en voie de développement. Nous avons pu constater des suites dramatiques. Les médecines traditionnelles, la cure chirurgicale, le drainage et les désenvoûtements peuvent encore cohabiter.

CHAPITRE XX

UNE PROPOSITION MÉDICO-MAGIQUE

20.1. LE FLUX SALVATEUR

La proposition prophylactique et thérapeutique du pEbers figure en tête de la section traitant de la sénologie. Elle constitue le début de la deuxième partie du livre du pEbers consacrée en propre à la femme (la première partie s'étendant de pEbers 783. 96,6 à 807. 94, 21-22). Cette portion commence par cinq descriptifs concernant la sénologie (pEbers 808. 95,1b ; 809. 95, 3-5 ; 810. 95, 5-7 ; 811. 95, 7-14 ; puis, la recette n° 836. 97, 10-11ab que nous avons déjà analysée ; *cf. supra*, 7.2.1).

Ce texte, qui n'est pourtant pas incantatoire, semble bien au premier abord relever de la magie. Sa situation débutant une série de prescriptions à caractère gynécologique, peut très bien s'expliquer si l'on assimile l'excrétion féminine préconisée au flux divin lui-même confondu avec le « sang d'Isis ». Cette série se retrouve donc d'emblée sous la protection de la grande déesse.

20.1.1. pEbers 808. 95, 1-3

Comparer avec : pEbers 809. 95, 3-5.
Parallèles // engorgement.

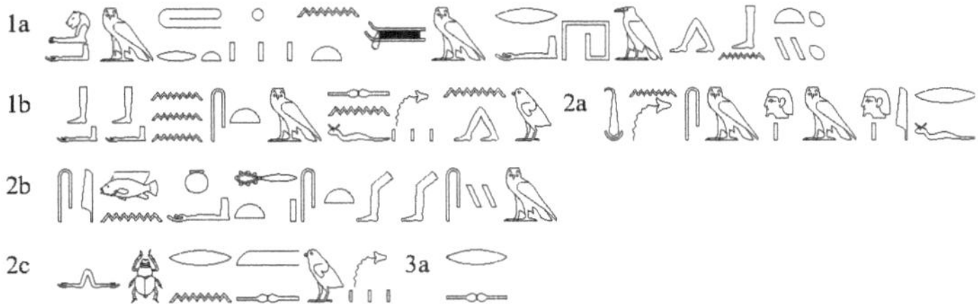

[1a] **Commencement des ordonnances (médicales) pour** (a)
[1b] **empêcher que les deux mamelons (b) ne se déforment** (c) **:**
[1c] Les inonder (d) avec le sang provenant [2a] du début de la menstruation (e),
[2b] en frictionner son ventre et ses cuisses.
[2c] (Ainsi), les engorgements (f) lui seront évités.

Notes. — (a) *ḥꜣt-ꜥ m pẖr.(w)t* « Commencement des ordonnances (médicales) » *n(yw)t* « pour »... : *ḥꜣt-ꜥ* « commencement » (voir aussi pEbers 783. 96,6) : *Wb* III, 25, 2-6 ; *Alex.* 79.1880 (« début, commencement » d'un récit, d'un texte, d'un mémorial) ; *Hannig-Wb* I & II,1 - 19477 « Anfang (*von Sprüchen ... Rezepten*) » (commencement, début, *de sentences... de recettes*). Par suite donc, et conformément au contexte, le mot *pẖrt* prend ici la valeur « d'ordonnance (médicale) » afin de le différencier d'un emploi où il doit prendre la valeur technique de « médication », même en sous-entendu dans *k(y).t (pẖrt) n(y).t* « autre (médication) pour » (pEbers 809. 98,3a), ou encore, de « préparation » (pKahun 22. 3,7a). Une ordonnance médicale, rappelons-le, représente un écrit regroupant un ensemble de prescriptions faites par le médecin au malade. Ainsi, elle concerne aussi bien les traitements médicamenteux (médications) que d'autres actions nécessitant d'autres produits (préparations), ou encore, des examens complémentaires nécessitant l'utilisation de substances modificatrices de la physiologie (tests) ou de laboratoire (réactifs). Elle peut également ici comporter d'autres prescriptions d'ordre magique (formulations). Notons seulement maintenant que ces dernières pouvaient être utiles si l'on considère la médecine psychosomatique.

(b) *bn.ty* « mamelons » (*cf. infra*, 3.2). L'enveloppe cutanée, et fig. 12, 13 et 14. C'est-à-dire ici mamelons et aréoles.

(c) *ḥꜣj* « déformer », litt. « affaisser » : *Wb* II, 472,3 - 474,25 ; *Alex.* 77.2460 (« descendre, tomber », « déposer » une statue, « entrer en fonction »), 78.2464 (« toucher », « s'en aller », denrée « épuisée »), 79.1807 (« arriver », « entrer ») ; *Hannig-Wb* I & II, 1 - 18681 « herabsteigen... » (descendre) ; *PtoLex.* p. 597 « to go down, to fall » (descendre, tomber) ; Erichsen 1954, p. 266, dém. *hy* « tomber, périr » ; *KoptHWb*, p. 349, 258 ; Vycichl 1983, p. 285, ϩⲉ *S*, ϩⲉⲓ *B*, « tomber ».

Le symptôme est ici défini par l'expression : *ḥꜣj bn.ty*, soit une « déformation aréolaire » exprimée par une impression de bouts des seins qui « tombent » sous le poids de l'inflammation.

(d) *bꜥbꜥ* « inonder » : *Wb* I, 447, 1-4 ; *Alex.* 77.1223 « plonger, baigner », 78.1297 « boire » ; *Hannig-Wb* I - 1. 9638 « trinken, saufen » (boire, boire à l'excès), 2. 9640 « begießen (*m* mit Blut) » (arroser - de sang) ; *PtoLex.* p. 311 « to bath in (the blood of) » (baigner dans du sang de) ; Cauville 1997, III, p. 152 *bꜥbꜥ m snf* « boire (le sang) ». Comparer à *bꜥbꜥ(t)* : *Alex.* 77.1224 « le flot qui baigne (les terres), l'inondation » ; *Hannig-Wb* II,I - 9642 « Bach, Flüsschen » (ruisseau, un ru). *bꜣbꜣj* : *Alex.* 77.1173 « couler à flot ». Comparer encore à , , *Bb*, (*Edfou* III, 98, 5 ; IV, 365, 7 ; *Dendara* I, 58b, 12) du nom d'un génie de l'inondation (Ph. Derchain, « Bébon, le dieu et les mythes », *RdE* 9, 1952,

p. 39-40), et, à *bb* « eau de l'inondation » (*Wb* I, 419, 6-8). *KoptHWb* p. 20 ; ČERNÝ 1976, p. 20 ; VYCICHL 1983, p. 25, ⲃⲉⲉⲃⲉ *S*, ⲃⲉⲃⲓ *B*, « sourdre, se déverser », « pluie » (litt. « eau qui se déverse ».

Il s'agit très probablement d'un superlatif de / *bꜣjw* « mouiller » (pSmith 7. 3,19, glose D, en parlant de la sueur qui « dégouline »), c'est-à-dire ici : « répartir *bꜣbꜣ* (un liquide) en arrosant *bꜥbꜥ* c'est-à-dire en « l'inondant ». Nous verrons que l'utilisation de cette expression n'est pas neutre.

(e) / *ḥśmn* « menstruation », (pSmith 20. 13), *ḥsmn* « menstrue » (pEbers 833. 97,2) : *Wb* III, 163, 8 ; F*CD*, p. 178 « menstruation » ; HANNIG 1995, p. 562 « Menstruation » ; *PtoLex.* p. 679 « menstruating woman ». Ce phénomène pouvait être vécu par la femme comme l'évacuation d'une souillure incompatible avec l'exercice d'une fonction sacrée avant de s'en trouver naturellement « purifiée » [1], ce qui n'exclut pas ici, l'exploitation d'une de ses parties, à des fins prophylactiques et thérapeutiques (*cf. infra*, Théodynamie). Voir aussi le mot : *ḥsmn* : *Wb* III, 163, 3-6 ; *Alex.* 77.2856, 78.2821 « purifier » ; *Hannig-Wb* I - 21924 « reinigen » (purifier) ; *PtoLex.* p. 679 « to cleanse, purify ». Voir encore *ḥsmn* : *Wb* III, 162, 11-163, 2 ; *Alex.* 77.2856, 78.2822, 79.2065 « natron » ; *Hannig-Wb* I & II,2 - 21916 « Natron » ; *PtoLex.*, p. 679 « Natron ». Il existe aussi une « aiguière de toilette » *ḥzmnj* : *Wb* 163,7 ; *Alex.* 77.2857 ; *Hannig-Wb* I & II, 2 - 21927 « Waschkrug ». Nous aurons en grec καθαρμός « purification, menstrues » (Aristote, *HA*, 7, 10, 6 ; PLUTARQUE, *Morales* 134d, καθαίρω). Soranos titre son exposé sur les règles : « La purification menstruelle » (Περὶ ἐμμνήων καθάρσεως). Cette « purification » (ou « purgation » dans un vocabulaire plus ancien) consiste à éliminer des surplus gênants, ici le sang superflu (περισσεῦον αἷμα). Plus tard, Celius Aurelianus utilisera bien le mot *purgatio* « purgation » (*Gynécologie* I, 22).

Le texte veut parler ici du début de la période menstruelle.

(f) *gsw* « engorgement » : *cf. supra*, 19.1.1. pEbers 809. 95, 3-5, et note b.

Théodynamie. — Cette prescription est très probablement inspirée de la sécrétion féminine divine : celle d'une grande mère, puis celle de la fille de Rê. La divinité agit alors sous tous ses aspects liquides et rouges, dont ceux de la Lointaine s'étirant du Sud au Nord, jusque dans les marais, où, à l'image d'Isis, se substitue la mère. La femme espère alors la clémence salvatrice d'un flux interne concédé à une suivante par la Lionne apaisée pouvant se repentir de son trait, ou encore user de son autorité solaire afin de forcer le mal à quitter la malade, émue qu'elle est devant la maternité allaitante pour devenir un chatte aux mêmes instincts. Ici l'acte correspond à la prière, comme par exemple dans un rituel d'encensement. Mais là l'offrande, au lieu d'être renvoyée en fumées odorantes aux narines du dieu qui daigne la procurer mais aussi en jouir, est « frictionnée » sur le corps de la « plaignante », afin de réveiller émotionnellement par ce geste l'origine même du dieu, le ventre d'Isis, et la poitrine ayant allaité l'héritier divin, au grand désespoir du Malin. L'offrande est considérée comme le retour, par le truchement d'une tierce personne, de la matière même de la divinité à sa possédante initiale représentée par la mère qui s'identifie à Isis soignant le sein devant allaiter Horus. La matière rouge doit idéalement se transformer en matière blanche pour mener à bien le nourrissage par la mère/déesse de l'enfant/dieu. Le « saint nourrissage » implique de ce fait une saine nourriture, la guérison du sein de la mère ou de la nourrice devient alors inéluctable. Ainsi la mère, par la transmutation du sang dans son sein en lait et en chair (pJumilhac XII, 24) [2], puis, en substitut nutriment externalisé blanc, peut être secondée par une nourrice incarnant en elle une « transsubstantiation » du sang de la mère en lait nourricier sécrété « légitimement » pour un héritier « légitime » protégé par Rê. Isis elle-même, nous l'avons vu, eut recours aux divinités pour se guérir et par suite sauver l'enfant-roi (pRam. III. B, 23- 29). Il n'est alors pas étonnant de voir proposer une telle excrétion, en ce sens qu'elle représente le reflet d'un sang non utilisé pour un processus complet de maternité, et donc ainsi disponible pour le renforcer sous un autre aspect obligatoire à la vie de l'enfant, la bonne production du lait. Les deux flux ainsi se rejoignent, l'un est blanc, l'autre est rouge. Ces tissus vivants étant une chair liquide en dissolution, il participent tous deux à la nourriture de l'enfant, à la nourriture des hommes, à l'union et à la prospérité du pays et au maintien du monde par la divinité solaire. Ainsi la « plaignante » peut recevoir justice, la même justice obtenue pour la divinité auprès du tribunal des dieux, et cela par l'intermédiaire d'une émission assimilée à celle qui est divine. Maât s'en trouve confortée. L'efficacité psychosomatique d'une telle identification à l'Inondation (*bꜥbꜥt*) prélevée au plus près de son émission (*Bꜥbꜥt*), aidée par un processus magique d'application (*bꜥbꜥ*), peut être retenu comme favorable à l'évolution d'un allaitement bien mené eu égard à la surveillance de la mère. Ce schéma est classique en médecine postnatale. De cette façon, le même résultat peut être obtenu en utilisant un élément de substitution.

Cependant, l'eau de la crue du Nil ne peut être utilisée fraîche et, dans ce contexte, seulement au début de l'inondation, donc, une fois par an. Il faut donc la « remplacer » par un autre élément, ici une « matière » en harmonie théologique. En ce qui concerne les « matières médico-magiques » il faut signaler qu'un fluide d'oestrus animal, par exemple celui de la chienne ne peut être prélevé que deux fois par an, le liquide vaginal clair de la chatte trois fois par an. Cela explique probablement l'utilisation pratique des règles féminines plus facilement accessibles, et de plus, correspondant bien à la fonction isiaque recherchée. C'est un juste retour des choses.

Dans la mesure où seul le premier sang est utilisé de façon prophylactique et sans doute thérapeutique, c'est peut-être parce qu'il pourrait bien alors être considéré comme « vierge », c'est-à-dire « innocent » de sa non-transformation en « chair d'enfant ». Il échapperait ainsi à « l'impureté » de la non-production de vie. L'émission du reste cataménial peut, lui, être perçu comme une sorte de « purgation » d'un sang, idéalement, en tout cas potentiellement, réservé à la formation d'un rejeton dans le ventre de sa mère terrestre. Comme la femme n'allaite pas non plus, il est donc « perdu », il échappe ainsi au projet divin, il est déclaré « impur ». La pureté s'obtient, dans ce domaine divin, en « satisfaisant » le besoin de reproduction. C'est-à-dire en garantissant la jouissance du dieu à la façon de la déesse Iousaâs et par suite « justement » par son assimilation à Maât, ou/en et à la suite, aboutissant à donner naissance à un enfant, ce qui a pour effet de consacrer, en définitive, la « virginité » au sens égyptien de l'assurance du respect de la volonté divine positive comme nous l'avions déjà indiqué (*cf. supra*. 14.3 La nourrice pure). Il n'y aurait donc pas d'opposition à prescrire le « premier jet » du sang féminin par excellence, celui-là annonçant en définitive, et au plus tôt dans sa vie de femme, sa première disponibilité physiologique à enfanter. Cela est un message — c'est maintenant une grande fille, elle peut avoir un enfant selon le projet divin. En revanche la suite de l'émission contrarie en quelque sorte ce projet. Elle constitue donc une « impureté transitoire » de la femme libre de toute conception. « Indisposée » là à transmettre son nom (*rn*), réalisant ainsi, provisoirement tout au moins, une rupture du cercle idéal (*rn*) de la reproduction. Nous savons qu'en Égypte, la femme était libre de « consommer » cette rupture, par exemple par le biais anticonceptionnel (JEAN, LOYRETTE, dans *ERUV* II, 2001, p. 537-592). Nous voyons donc qu'elle peut tout à fait avoir recours à cette méthode. Cependant, désignée par cette « purgation » d'un produit non utilisé et donc devenu impur dans sa deuxième fraction, elle doit alors se priver de rapport avec la divinité, et cela, tout le temps de sa non-réponse estimée à la durée de ses menstruations totales de femme nubile. Et par suite, seul l'arrêt des règles re-consacrera la femme à son destin de mère, ou, d'ancienne mère ménopausée, qui a fait son devoir à l'égard du dieu et des hommes en perpétuant l'humanité. Il s'agit d'une personne « vierge de non-vie », telle qu'elle a été, ou sera, pour les autres, « pleines de vie » de façon à rejoindre le plan divin de la lutte contre le mal et la mort.

De plus, cela se déroule à l'image du Flux annonciateur de vie, dont la première partie boueuse et fertilisante ne peut en aucune façon être vécue comme une souillure. Les suites d'une inondation trop importante peuvent, elles, avoir des effets contraires. Cela peut aussi expliquer la prescription d'un flux assimilé au début de l'inondation.

Pour les autres détails concernant le placenta, le flux menstruel féminin, les flux divins des déesses et l'Inondation, ainsi que leurs assimilations, *cf. infra* : 11.1.1. le pRamesseum IV. C, 17-19a.

Divinités	Soleil / Nout	Isis	Nil	Substituts
Produits	Rougeoiements Suites de couches	Règles	Inondations	Humains Animaux Végétaux Minéraux
Disponibilités	**Journalière**	Mensuelles	Annuelle	Permanente

Tableau 8. Produits assurant la régénération solaire et la génération humaine.

Inondation *bʿbʿ(t)*			
Demi-mots	(*bʿ* ?)	(*bʿ* ?)	
Géographie	Nord	Sud	
Nil	*Bʿbʿt* →	*bʿbʿ*	*Bb*
Inondation	Début de l'inondation	Fin de l'inondation	
Lointaine	Ocre		
Menstruations	Premières règles	Règles suivantes	
	1re fraction menstruelle	2e fraction menstruelle	
Lieux	Ventre d'Isis	Marais	
Couleurs	Rouge	Blanc	Rouge
Sein	Lait blanc	Lait infecté	Pathologie *bʿʿ*
Valeurs	Positives	Négatives	*Bʿbʿ*
Inversion		←	
Prévention et thérapeutique	1er sang	Guérison	Rouge
Suites favorables		Bon lait	Blanc

Tableau 9. Hypothèse des fractionnements des flux et de leurs assimilations.

Indications historiques. — Nous avons déjà indiqué que plusieurs papyrus médicaux impliquent bien la surveillance des règles. En ce qui le concerne, le placenta correspondant pour les Égyptiens au sang non encore utilisé pour la confection de la chair de l'embryon, voir encore le pRam. IV, C 17-18 (JEAN, LOYRETTE, dans *ERUV* II, 2001, p. 561-563). Les indications égyptiennes des produits de substitution aux matières sanguines maternelles comme dans certaines conditions le flux de l'Inondation correspondent aux mêmes soucis. Nous aurons l'occasion d'y revenir.

Au Ier siècle, Pline l'Ancien, au moment où il rapporte les croyances de son temps en matière de menstruation, note que leurs conséquences, bien que parfois jugées néfastes, peuvent aussi parfois être réputées très positives (*HN*

XXVIII, XXIII) [3]. C'est le cas, par exemple de femmes indisposées nues éloignant la grêle et les tourbillons (§ 77), ou, parcourant les champs de Cappadoce la robe retroussée par-dessus leurs fesses pour chasser les cantharides (§ 78 ; Métrodore de Skepsis), les chenilles [4], les vers, les scarabées et d'autres insectes nuisibles aux cultures. En fait parfois, la femme indisposée se voyait attribuée des pouvoirs divins et royaux comme celui d'améliorer les écrouelles. Bien entendu certains attribuaient aux menstrues des vertus médicales, comme par exemple pour guérir des fièvres (§ 82 ; Diotimus de Thébes ; § 83 ; Sotira). Les fièvres tierces et quartes et les morsures de chien enragé pouvaient guérir par la magie d'une laine de bélier noir imprégnée de sang menstruel, sertie d'un bracelet d'argent (§ 82 ; Laïs, Salpé). La fièvre quarte pouvait en outre être réduite par un coït au début des règles (§ 83-84 ; Icatidas). D'autres croyaient soulager les membres goutteux en les badigeonnant avec leur sang cataménial (§ 82). En les touchant simplement au moment de leurs règles, les femmes améliorent l'état des écrouelles — nous l'avons déjà évoqué, — mais aussi les parotidites, le feu sacré (zona), les furoncles, les pannus (trachome) et les yeux qui coulent (§ 82). Ou encore réduites en poudre, et appliquées sur le front avec de l'huile rosat, elles calment les maux de tête, surtout chez les femmes (§ 85). Elles réveillent aussi les épileptiques (§ 83). Elles sont aussi appréciées pour guérir les ulcères des bêtes de somme (§84). Ce sang cataménial entre également dans la composition de recettes de fécondité, ou, à visée abortive (§ 81 ; Laïs et Éléphantis), mais Pline l'Ancien indique avec sagesse au sujet de leur efficacité que « le mieux est de n'en rien croire » [5] (§ 81).

Galien (*De remediis parabilibus*, II, 4,6) [6] préconise du sang menstruel d'une femme de sa propre famille en lotion oculaire contre les leucomes de l'enfant. On peut le remplacer par le sang du petit doigt de sa mère.

Pour Dioscoride (IV, 5 [7] ; II, 71 [8] ; II, 72 [9] : LXXII), le sang menstruel des femmes, en liniment, bien qu'il rende les femmes stériles, allège et ôte la douleur de la goutte et du mal de saint Antoine (ergotisme). On dit aussi qu'il empêche de concevoir, même si une femme ne fait que parler au dessus !

Au XIVe siècle, Henri de Mondeville (*Chirurgie*, I, XVI) [10] ordonne du sang menstruel comme topique après scarification dans la « gada » (impétigo).

Au XVe siècle, chez les Arabes, le sang menstruel est recommandé contre les morsures de chien, les dartres, les taches de rousseur, et aussi, afin de conserver la fermeté des seins. Les navigateurs sont, par son utilisation, assurés contre les tempêtes et les méfaits d'un monstre marin dénommé « poisson des menstrues » (*ḥūt al-ḥayd*) en fixant un linge souillé de ce sang menstruel à la poupe de leurs navires [11].

Au XVIIe siècle, Pierre André Mattiole dans son commentaire sur Dioscoride (VI, 25) [12], rappelle encore que le sang menstruel, surtout celui provenant de celles qui sont bilieuses, pris en breuvage, enchante tellement ceux qui en boivent et les infecte de telle sorte qu'ils en perdent tout sens. Son contrepoison principal est la poudre de perles prise dans de l'eau de mélisse.

Jusqu'à la fin du XIXe siècle, dans les provinces françaises, le sang menstruel était encore préconisé pour éloigner les insectes des plantes. En Anjou et dans le Beaujolais, les femmes indisposées étaient envoyées dans les cultures les jupes retroussées afin de protéger les choux des chenilles. Dans le Morvan, on se protégeait aussi de cette façon des sauterelles. En Côte-d'Or, les règles étaient censées guérir les furoncles, surtout quand ils étaient mal placés [13]. Encore au XIXe siècle en Écosse on notera l'utilisation du sang menstruel pour protéger le bétail du mauvais œil [14].

Chez certains peuples et jusqu'à aujourd'hui, le sang des règles peut être récupéré pour servir à la confection de talismans. En Afrique par exemple, dans l'aire mandé, la fabrication de certains objets magiques requiert du sang menstruel, du placenta humain ou animal [15]. À la Réunion, le sang menstruel et le sang lochial seraient encore utilisés dans des actes de sorcellerie [16]. Pour d'autres peuples, le placenta et le sang des règles ne doivent pas être maltraités afin de porter atteinte à aucun enfant [17].

À voir aussi, dans un tout autre contexte, et il n'y a pas si longtemps en Europe, certaines propositions homéopathiques employant les « auto-isothérapies de sang menstruel » contre l'herpès [18], ou encore de villosités placentaires [19].

Pharmacognosie. — Nous avons déjà eu l'occasion de signaler quelques groupes moléculaires issus des tissus sanguins humains et autres comme les défensines, et aussi du lysozyme, pouvant avoir, dans certaines conditions, une réelle efficacité sur des microorganismes. En résumé, nous savons que certaines cellules de mammifères sécrètent activement des molécules antimicrobiennes [20]. Les tissus urogénitaux féminins contiennent aussi des défensines [21]. Tous ces produits participent à l'immunité non-spécifique en réponse à une infection bactérienne : *cf.* JEAN, LOYRETTE, 2005, *ERUV* III, p. 467-471.

Des chercheurs de l'université de Yale ont découvert dans le sang menstruel des « cellules régénératives endométriales » (CREs/ERCs), c'est-à-dire des cellules-souches capables de se multiplier beaucoup plus vite et de secréter en outre énormément plus de facteurs de croissance que leurs congénères issues par exemple du cordon ombilical [22]. Des applications thérapeutiques modernes découleront de ces travaux.

Pharmacodynamie. — En conséquence, en utilisant du sang ou du sang modifiés issu des règles, les médecins égyptiens ont pu précéder quelques indications rapportées par les auteurs anciens, comme par exemple en application locale sur une rupture cutanée. Ici notre texte ne mentionne pas de fissure, mais le fait d'en prescrire sur une aussi grande partie du corps féminin n'en exclut probablement pas la partie atteinte ou à protéger, c'est-à-dire la poitrine. Le sang menstruel utilisé a été collecté au début des règles d'une tierce personne, probablement une jeune personne en bonne santé et choisie dans l'entourage le plus proche. Il s'agit donc de la première fraction physiologique émise. Ainsi, si la composition du sérum et la lyse tissulaire autorise la libération de produits actifs tels que des défensines, du lysosyme ou d'autres éléments favorables au moment de l'application, il est peut-être possible d'en retirer un bénéfice. On pourrait alors espérer, dans ce cas, une action antimicrobienne et cicatrisante des tissus superficiels. Le risque viral cependant n'est pas exclu. Ou alors, la partie haute du corps a été exclue au cours des dernières rédactions de façon à éviter une propagation virale perçue comme une possibilité clinique supplémentaire au fil des expériences thérapeutiques, un peu comme nous ajoutons aujourd'hui parfois des contre-indications à des médicaments et à la suite d'observations postérieures restrictives. Bien entendu, la phase infectieuse devait être attribuée à un « infectant » de nature démoniaque. Nous ne connaissons nous-mêmes les virus que depuis relativement peu de temps (IVANOVSKI, 1892 ; BEIJERINCK, 1898-1900 ; REED, 1900)[23]. Cette dernière solution est finalement la plus probable dans la mesure où les bénéfices escomptés sur les lésions externes pouvaient être compensés par d'autres médications comme celles qui étaient réservées à la mère, que nous allons étudier au chapitre suivant. De toute façon, un tel traitement, s'il a été appliqué avec quelques succès locaux sur des crevasses ou un abcès ouvert, et sans douleur puisqu'il s'agit d'une excrétion physiologique, ne pouvait pas être très utile pour atteindre les structures profondes de la glande mammaire, et donc de guérir le sein d'une complication de son « engorgement » ni de la prévenir. Il est vrai que cette médication ne pouvait au mieux qu'aider, de façon assez confortable, à passer un stade non évolutif. Il est tout de même intéressant de se demander si nous ne sommes pas en présence, comme nous l'avons déjà suggéré plus haut, d'une trace de discrimination thérapeutique à l'égard d'un comportement qui peut s'avérer dangereux à long terme pour la femme. Ce raisonnement correspondrait alors tout à fait à la notion moderne de bénéfice/risque, que nous avons maintenant en recherche clinique. Si la législation actuelle nous impose, avec raison, des contraintes importantes dans le domaine de l'expérimentation pharmacologique clinique chez le volontaire malade et chez le volontaire sain, c'est que, nous le savons bien, la sagesse humaine n'a pas toujours su éliminer à temps tous les inconvénients des thérapeutiques proposées. Soit par ignorance de certains phénomènes toxicologiques ou infectieux, soit même, par l'interêt thérapeutique à court terme. Nous ne tiendrons pas compte ici des situations malhonnêtes. Si cette hypothèse se vérifie, nous aurions là pour la première fois un texte dont l'exégèse médicale inclinerait à penser que les médecins égyptiens avaient, à la longue, appris à bien faire la part des choses entre un traitement utile ou non dangereux, et, un traitement utile mais avec des effets secondaires morbides. Nous nous réservons l'occasion d'en montrer d'autres exemples afin de pas alourdir ici le propos.

Commentaire. — Vers le troisième jour après l'accouchement, la « montée de lait » s'accompagne volontiers d'une certaine congestion des deux seins. Cependant, cet œdème du tissu interstitiel peut devenir pathologique. L'engorgement peut survenir entre les troisième et sixième jours. La poitrine est douloureuse. On trouve à l'examen une peau luisante et tendue, une augmentation de la chaleur locale et une « déformation des aréoles » (symptôme défini ici par l'expression : 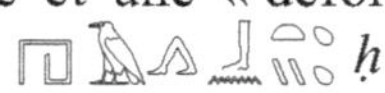 *ḥ3j bn.ty*) qui empêche l'enfant de téter. Une fièvre modérée peut également apparaître.

Cette affection peut se compliquer d'une mastite. Cette inflammation est due soit à une stase du lait en raison de l'obstruction d'un canal galactophore, soit (dans 50 % des cas) à une infection due à des staphylocoques dorés, à la présence d'*E. Coli* ou de streptocoques provenant de l'extérieur, par exemple de fissures infectées. La phase d'inflammation du tissu conjonctif entre les canaux est suivie d'une phase d'adénite avec l'infection des canaux eux-mêmes et alors la possibilité de présence de pus dans le lait. En dernier lieu, une troisième phase voit se manifester une collection avec la création d'un abcès très douloureux au niveau d'un sein. Plus rarement la mastite peut être bilatérale. Il peut aussi s'agir d'un phénomène à répétition, l'anémie est une cause favorisante. Enfin, les récidives peuvent être d'origine tumorale.

Notons qu'il est aussi possible de prendre l'expression *ḥ3j bn.ty* à la lettre pour des « seins qui tombent » en comprenant qu'il s'agit des bouts du mamelon qui se nécrosent dans certains cas d'ulcérations compliquées. Cela pouvait arriver autrefois [24] et être suivi d'une mastite aiguë.

Notes

[1] Voir à ce sujet : MEEKS, « Pureté et Impureté. Égypte », dans *SDB* IX, 1987, col. 441, d.

[2] VANDIER 1962, p. 124.

[3] PLINE L'ANCIEN, *Histoire Naturelle*, livre XXVIII (éd. A. Ernout, Belles Lettres, Paris, 1962, p. 46-49).

[4] Voir également : PLINE, *HN* XVII, XLVII § 266-267 (PLINE L'ANCIEN, *Histoire Naturelle*, livre XVII (éd. J. ANDRÉ, Belles Lettres, Paris, 1964, p. 110) ; XXVIII, 23 § 78. Voir aussi : COLUMELLE, X, 357-365, XI, 64 ; DÉMOCRITE, *op. cit.*, col. 11, 3, 64 ; PALLADIUS, I, 35 a ; ÉLIEN, *HA* VI, 36.

[5] L'auteur continue au chapitre suivant : « Voilà ce que nous avons cru pouvoir rapporter, et encore, pour la plupart de ces recettes, non sans nous excuser de les produire ; le reste n'est qu'abomination et infamies… » (PLINE, *HN* XXVIII, 24).

[6] GALIEN, *De remediis parabilibus*, II, 4,6 (§ 610) : C.G. KÜHN, *Galeni, opera omnia*, XIV, Leipzig, 1827, p. 412.

[7] DIOSCORIDE [1549], *Dioscoridis Libri Octo Graece et Latine* (éd. Arnoldi BIRKMANNI, p. 198).

[8] DIOSCORIDE [1559] (éd. Martin MATHÉE, p. 155-156).

[9] Pietro Andrea MATTIOLI, *Sur Dioscoride*, p. 178.

[10] Henri de MONDEVILLE, *Chirurgie* (éd. E. NICAISE, DR. SAINT-LAGER, F. CHAVANNE, *Chirurgie de maître Henri de Mondeville, chirurgien de Philippe le Bel, roi de France, composé de 1306 à 1320*, Paris, 1893, p. 615). On consultera également : A. BOS, *La Chirurgie de maître Henri de Mondeville*, Firmin-Didot, tome II, Paris, 1897.

[11] Ch. PELLAT, « Dam », dans C.E. BOSWORTH, E. VAN DONZEL, B. LEWIS, C. PELLAT (éd.), *Encyclopédie de l'Islam*, Supplément, livraison 3-4 (Batriyya-Djawhar), E.J. Brill, Leiden & Maisonneuve et Larose, Paris, 1981, p. 192, col. a.

[12] Pietro Andrea MATTIOLI, *Sur Dioscoride*, [1680], p. 569.

[13] F. VOSSELMANN, *La menstruation : légendes, coutumes et superstitions*. Thèse de Médecine, Facuté de Médecine de Lyon, 1935, p. 105.

[14] J.G. FRAZER, *Le Rameau d'Or*. Coll. Bouquins, I, Paris 1981.

[15] J.-P. COLLEYN, « L'alliance, le dieu, l'objet », *L'Homme*, 2004, 2, n° 170, p. 73.

[16] L. POURCHEZ, « Tanbav. Sens et étiologie d'une maladie infantile », *Sciences sociales et santé*, CNRS, Villejuif, 7, septembre 1999, p. 5-27, note 30.

[17] Voir encore, par exemple, R. DUFOUR, *Femme et enfantement, sagesse dans la culture Inuit*, Québec, 1988, p. 37.

[18] R. ZISSU, « Réflexions sur l'isothérapie. Premiers résultats et indications de l'isothérapie faite à partir de sang menstruel », *Ann Hom Fr*, 1962, 4, p. 10-22 ; C. GAUCHER, J.-M. CHABANNE, M. BASTIDE, *Traité d'homéopathie*, Masson, Paris, 2003, p. 346.

[19] I.E. RUBINSTEIN, *Homéopathie et isothérapie*, Dossier scientifique, Pharmacie du Pont de l'Europe, Strasbourg, 2008.

[20] R.I. LEHRER, A.K. LICHTENSTEIN, T. GANZ, « Defensins : antimicrobial and cytotoxic peptides of mammalian cells », *Annu Rev Immunol*, 1993, 11, p. 105-128.

[21] E.V. VALORE, C.H. PARK, A.J. QUAYLE, K.R. WILES, P.B. MCCRAY, T. GANZ, « Human b-Defensin-1 : An Antimicrobial Peptide of Urogenital Tissues », *J Clin Invest*, vol. 101, n° 8, avril 1998, p. 1633-1642.

[22] H.S. TAYLOR, « Endometrial cells derived from donor stem cells in bone marrow transplant recipients », *JAMA,* 2004, 292, p. 81-85 ; J.E. GIRLING, P.A. ROGERS, « Recent advances in endometrial angiogenesis research », *Angiogenesis,* 2005, 8, p. 89-99 ; H.S. TAYLOR, D. HONGLING, E.F. WOLFF, A.B. WOLFF, « Demonstration of multipotent stem cells in the adult human endometrium by in vitro chondrogenesis », *Reprod Sci,* 2007, 14, p. 524-533 ; X. MENG, T.E. ICHIM, J. ZHONG, A. ROGERS, Z, YIN, J. JACKSON, H. WANG, W. GE, V. BOGIN, K.W.

CHAN, B. THÉBAUD, N.H. RIORDAN, « Endometrial regenerative cells : a novel stem cell population », *J Transl Med,* 2007, 5, p. 57 ; K.E. SCHWAB, P. HUTCHINSON, C.E. GARGETT, « Identification of surface markers for prospective isolation of human endometrial stromal colony-forming cells », *Hum Reprod,* 23, 2008, p. 934-943 ; A.N. PATEL, E. PARK, M. KUZMAN, F. BENETTI, F.J. SILVA, J.G. ALLICKSON, « Multipotent menstrual blood stromal stem cells : isolation, characterization, and differentiation », *Cell Transplant,* 2008, 17(3), p. 303-311.

[23] H. LECOQ, « Découverte du premier virus, le virus de la mosaïque du tabac : 1892 ou 1898 ? », *Comptes rendus de l'Académie des Sciences*, Série 3, Sciences de la vie, Paris, vol. 324, n° 10, 2001, p. 873-963 et 929-933.

[24] Voir par exemple : A. BRINDEAU, J. CHAMBRELENT, *La pratique de l'Art des accouchements*, Paris, 190

CHAPITRE XXI

AUTRES PROPOSITIONS

21.1. DEUX PROPOSITIONS PRÉGALÉNIQUES

Intéressons-nous maintenant à deux autres propositions thérapeutiques, l'une du pEbers (810. 95, 5-7) figurant en troisième position de la section traitant de la sénologie que nous continuons ici à étudier, et l'autre formant un parallèle appartenant au pBerlin (17. 2, 3-4). Elles correspondent bien, comme nous allons le voir dans ces deux chapitres, à des préparations pré-galéniques.

21.1.1. pEbers 810. 95, 5-7

Comparer avec : pBerlin 17. 2, 3-4
Parallèles // fiel de bovin, crottes de mouches, ocre jaune.
pEbers 808b. 95, 1-3.
Parallèles // seins malades.
pEbers 809. 95, 3-5.
Parallèles // seins malades.

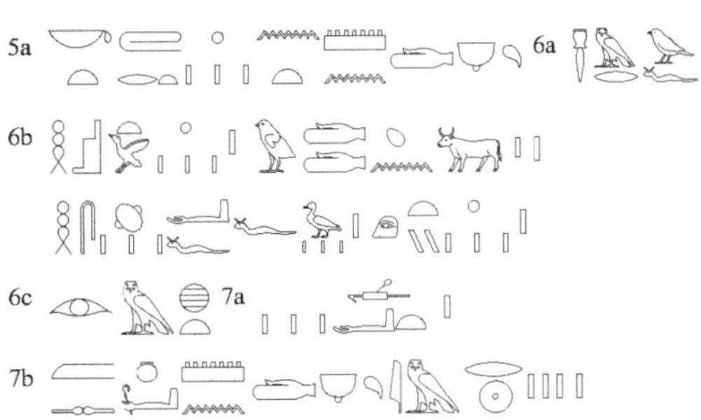

5a **Autre médication pour un sein douloureux (a) :**

6b litharge (traitée) (b) : **1** ; fiel (c) de bovidé : **1** ;

crottes de mouches : **1** ; ocre jaune (d) : **1**.

6c Agréger (e-f).

[7b] Enduire le sein avec (cela) quatre jours de suite.

Notes. — (a) *mr* « douleur » : *cf. supra*, 15.1.1. La douleur. Soit ici, un sein « douloureux », dans la phrase : *k.t pẖr.t n.t mnḏ mr〃f* « Autre médication pour un sein quand il est douloureux. »

(b) *ḥtm* « litharge traitée » : *Wb* III, 199, 1-2 ; *Alex.* 77.2907 « la galène », 79.2101 « calamine ? » ; AUFRÈRE 1991, II, p. 737-738 et note d : soit de l'oxyde de manganèse, ou, de la calamine, soit de l'oxyde de zinc ; HANNIG 1995, p. 570 « Mineral » (oxydes minéraux : Mg, Zn). BARDINET 1995, p. 447 « calamine » ; WESTENDORF 1999, p. 683 « Zinkmineral : Galmei ? » (sel de zinc : calamine ?).

Il s'agit probablement là d'une « litharge traitée » jusqu'à l'obtention d'un composé comprenant des sels de plomb comme de la galène, de la cérusite, mais aussi de la phosgénitre et de la laurionite (*cf. infra*).

(c) *Cf. infra* : chap. XXII, pBerlin 17. 2, 3-4, note (a).

(d) *šty* « ocre jaune », graphie par confusion hiératique du signe D 19 mis pour le signe Aa 32, pour le mot *šty* : *Wb* III, 488, 3-6 ; *Alex.* 77.3946 « ocre jaune », 78.3912 ; *Hannig-Wb* II,2 - 31176 « gelber Ocker » (ocre jaune) ; *PtoLex.* p. 954 « ochre » ; AUFRÈRE 1991, II, p. 652 « ocre jaune ».

(e) *ḫt* / *jḫt* : *Wb* I, 124,2 - 125,7 ; *Alex.* 77.0432 (« bien, possession », « quelque chose », « les vivres, la nourriture », *jḫt nfrt* « vivres constituant un ensemble »), 79.0458 (*jḫt nbt* « tout, quoi que ce soit », *m jḫt nbt* « en quoi que ce soit, totalement », « substance », *m jḫt wꜥt* « en une seule substance », « ensemble », *jḫt nbt wꜥbt* « toute chose pure », *jḫt nbt bnrt* « toute chose sucrée »), 79.0322 « chose », *m jḫt nbt* « en toute chose ») ; *Hannig-Wb* I & II, 1 - 3673 « Sache, Ding » (chose), « Habe » (un bien), « Besitz » (possession), 3678 (*m jḫt wꜥt* « zusammen, zu einer Masse » (ensemble, en une masse) ; *PtoLex.* p. 104 « offering, thing » (offrande, chose), puis, p. 106-107 (« relics », *jḫt-Ḥr* « substance of Horus ») ; CAUVILLE 1997, III, p. 60 (« la masse », « la matière »). Voir aussi les dérivés postérieurs : ERICHSEN 1954, p. 41, dém. *jḫ* « quoi ? » ; VYCICHL 1983, p. 20, ⲁϣ *SB* … « qui, quoi ? ».

(f) *wꜥt*, dans la phrase *jr(〃w) m jḫt wꜥ.t* « agréger » (6c-7a), litt. « faire une seule masse », donc ici « faire en sorte d'en préparer une masse unique », « agréger ». *wꜥt* , cette expression technique provient du chiffre , *wꜥ* « un » : *Wb* I, 273, 3 - 276, 9 ; *Alex.* 77.0851 (chiffre « un », « l'un, quelqu'un d'unique », *mj wꜥ* « comme un seul homme », « l'unique » roi ou dieu, *wꜥ wꜥw* « seul et unique »), 78.0889 (*m jḫt wꜥt* « en une seule masse »), 79.0623, (« *jw〃f m wꜥ* « qu'il soit un seul », *wꜥ wꜥtj* « un et unique » ;

Hannig-Wb I & II,1 - 6829 « [num] 1, eins », 6835 (*m jẖt wꜥt* « in/zu einer Masse ») ; *PtoLex.*, p. 211 « one », puis, bien entendu les épithètes correspondant au *Wb* I, 277, 1-4, « be one, alone » ; *KoptHWb* p. 265 ; VYCICHL 1983, p. 229-230, ⲟⲩⲁⲁ⸗ *S*, ⲟⲩⲁⲧ⸗ *B* « seul, même » ; voir aussi p. 229, ⲟⲩⲁ *S*, ⲟⲩⲁⲓ *B* m. et ⲟⲩⲉⲓ *S*, ⲟⲩⲓ *B* f. « un » et « une », et, p. 228, ⲟⲩ- *SB* m. et f. « un, une » article indéfini renvoyant au dém. *wꜥ* et *wꜥ.t*. (SPIEGELBERG 1927, § 44 ; ERICHSEN 1954, p. 81, dém. *wꜥ* « Einer »), la distinction de genre s'étant perdue en néo-égyptien (NEVEU 1996, 2.2. p. 6). Les langues romanes, germaniques et le chinois moderne par exemple utilisent aussi le nom de nombre « un » comme article indéfini.

21.1.2. Le minéral 

Détermination du minéral. — Pour Harris [1], ce minéral 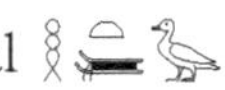 sert à fabriquer des coupes *ḥnwt*, il s'agit donc d'un minerai et dont l'emploi remonte au moins à l'Ancien Empire [2]. Comme la galène *mśdmt* et la chalcopyrite *gśfn*, ce minéral peut provenir du pays *Mndt* « le Pays de la Paupière *Mnḏt* (fardée) » se situant probablement dans la région du Gebel el-Zeit [3], donc anciennement aux confins de Pount [4]. Il se trouve aussi parfois associé ou substitué à des fards pour les yeux. En effet, il figure dans beaucoup de textes religieux en rapport avec les fards et la galène, au point d'en constituer, parfois, un synonyme (*Dendara* I, 70, 6 – Trésor D') [5]. On le rencontre aussi en compagnie de la même substance dans des textes médicaux (pEbers 367. 59, 4 ; 388. 61, 5 ; 391. 61, 11 ; pHearst 229. 15, 9). Cela pousse Sauneron à proposer un minéral très voisin du sulfure de plomb.

Les sources égyptiennes dépouillées à ce jour ne livrant pas de renseignement sur les détails de l'industrie pharaonique à l'égard des traitements chimiques des minerais de plomb destinés à la pharmacopée et à la cosmétologie, il faut se reporter à Dioscoride (V, 52) [6] et à Pline l'Ancien (*HN* XXXIII, 35, § 106-109) [7], qui, au Iᵉʳ siècle, nous rapportent suffisamment d'éléments pour qu'une équipe de chercheurs modernes puisse tenter de reconstituer les opérations, ce qui fut fait sous l'impulsion de Jean-Pierre Mohen, Directeur du Centre de Recherche et de Restauration des Musées de France (C2RMF), et avec J.-L. Lévêque de L'Oréal-Recherche.

Les travaux engagés ont permis de comprendre comment les Égyptiens, et cela dès l'époque pharaonique, avaient résolu de transformer la litharge en un composé blanc formé de laurionite et de phosgénite, qui sont des composés de synthèse originaux chlorés sûrement recherchés pour des besoins strictement prophylactiques et thérapeutiques, dans la mesure ou nous savons bien qu'ils possédaient déjà de la blanche cérusite.

En effet, les produits à base de plomb représentent la très grande majorité des résultats d'analyses pratiquées sur un ensemble de vases extraits des collections égyptiennes du musée du Louvre [8]. Cette étude a été menée par Philippe Walter et Georges Tsoucaris, du C2RMF (UMR 171 du CNRS, localisée au Louvre), par Pauline Martinetto, Eric Dooryhée, du Laboratoire de cristallographie du CNRS de Grenoble, par R. Bréniaux, M.A. Lefebvre, G. Richard et J. Talabot. Ainsi, ces chercheurs ont pu déterminer que la galène (PbS) et la cérusite ($PbCO_3$) étaient bien présents dans les échantillons. Ils ont aussi, comme nous l'avons vu, découvert que la phosgénite ($Pb_2Cl_2Co_3$) et la laurionite (PbOHCl) faisaient également partie des composés majeurs de cet ensemble représentatif [9].

Indications historiques. — Sauneron, nous l'avons vu, a donné son avis au sujet de ce minéral. Ce fut à propos de l'inscription écrite sur le pourtour d'un petit vase cylindrique en poterie rose très fine et appartenant à une collection particulière égyptienne. Il s'agit de la recette d'un onguent dont le mode d'emploi local figure après la composition comprenant : de la sciure de bois (peut-être de saule), des feuilles d'acacia, de ce minéral *ḥtm* et de la graisse d'oie [10]. Cependant, pour des raisons que nous énoncerons par ailleurs, il ne s'agit pas obligatoirement pour nous d'un collyre. Les pommades pouvaient, comme aujourd'hui, avoir plusieurs indications thérapeutiques au niveau de plusieurs appareils.

C'est très probablement en effet à partir de galène argentifère que les anciens récupéraient la litharge (PbO) et ont réussi à la traiter, comme nous en avons vu la restitution scientifique au C2RMF, pour obtenir un produit que nous sommes très tentés de rapprocher du composé minéral *ḥtm* et dont nous résumons les indications dans notre tableau 10.

Hippocrate utilisait la litharge pour assécher les plaies sans les abîmer (VI § 13-14) [11], contre les hémorroïdes de la femme (VI, § 9) [12] et encore chez la femme contre les phlyctènes provoquées par le lichen (*MF*, VIII, § 191) [13].

Tableau 10 : Le minéral [redacted] dans les textes médicaux.

Textes	Graphies	Autres composants	Voies et formes	Indications
Ebers 367 59, 4	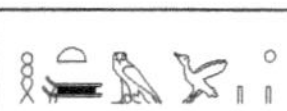	Galène, suc de baumier, *, ocre rouge (*trw*), oliban frais, minéral *śjꜣ* du Sud	Dosé Finement broyé Agrégé (emplâtre)	OPH /ORL exsudat *ḫnt* (catarrhe occulo-nasal)
Ebers 374 59, 19	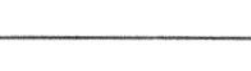	Ocre rouge (*mnš.t*), bois pourri, magnétite, *, œuf d'autruche, minéral *śjꜣ* du	Dosé (ââ) Agrégé (emplâtre)	OPH formation *ꜣd.t* (ptérigyon ?)

		Sud, poudre d'*ḥnw.t*, miel		/ 369. 59, 10-13
Ebers 388 61, 5	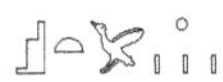	Galène, minéral *šjꜣ* du Sud, ocre rouge (*ṯrw*), * bois pourri	(emplâtre)	OPH fard d'hivers
Ebers 391 61, 11	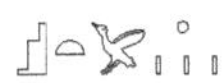	Galène, bois pourri, suc de baumier, *, ocre rouge (*ṯrw*), oliban sec, graines de la plante *tntj*	Dosé Fard (emplâtre)	OPH / ORL / Pneumologie exsudat *ḫnt* (catarrhe. oc.-nas. et br.)
Hearst 104 8,8	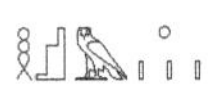	Résine de térébinthe, miel, graisse, minium, plante *jbšꜣ*, *, oliban sec,	Embrocation Panser	Apaiser les *mtw*
Hearst 229 15, 9	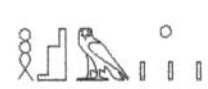	Résine de térébinthe, cire, miel, graisse d'oie, minium, plante *jbšꜣ*, galène, *, oliban sec, oliban de 1re qualité	Dosé (ââ) Cuit Agrégé Embrocation Panser	Adoucir (les *mtw*) (après fractures ?)
Ebers 634 79, 21	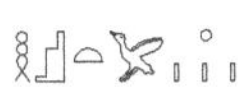	Sel marin, *nḥd.t*, graisse d'ibex, miel, résine de térébinthe, céleri, plante *ḥnj-tꜣ*, *, ail, déchets de cuivre, graisse de petit bétail, cumin, graisse, natron	Dosé (ââ) Broyé Onguent Panser	Assouplir (les *mtw*) du genou
Ebers 810 95, 6	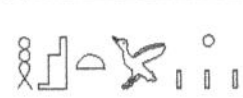	*, fiel de bovidé, crottes de mouches, ocre jaune	Dosé (*ââ*) Agrégé Enduire	Sein douloureux
Vase Sauneron	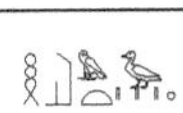	Sciure de bois (de saule ?), feuilles d'acacia, * graisse d'oie	Panser	

Tableau 10 : Le minéral [redacted] dans les textes médicaux.

Pour Dioscoride (V, 70) [14], ce produit « traité » est bon comme collyre pour les yeux, pour soigner les cicatrices infectées, pour effacer les rides et les taches du visage.

D'après Pline (*HN*, XXXIII, 35, § 110) [15], on s'en sert pour les collyres, et en pommade pour faire disparaître chez les femmes les vilaines cicatrices et les taches de la peau, et aussi pour se laver les cheveux. Ses propriétés sont siccatives, émollientes, réfrigérantes et modérément purgatives. Ce produit colmate les ulcères, calme les tumeurs ; on l'incorpore aux emplâtres gras ou non destinés à ces plaies. Associé à des plantes, il soigne l'érysipèle et guérit les engelures des pieds.

Le pméd. copte de Méshaîkh [16] l'indique contre les ulcères (XXXV, l. 68) [17], en emplâtre (CXVIII, l. 250 [18] ; CXLIX, l. 302) [19] pour assécher les plaies anciennes (XXXVII, l. 70) [20], douloureuses (CXXXI, l. 271) [21], pour les jambes excoriées (CLXXXVI, l. 348) [22], contre les éruptions vésiculeuses (CXVI, l. 246) [23], un eczéma ulcéré (CLXIII, l. 319) [24], en collyre (XX, l. 44) [25], collyre hémostatique (CXXXVII, l. 280) [26], ou encore en chirurgie (CXLI, l. 287) [27]. Un fragment de codex en parchemin issu d'un livre de médecine en copte thébain découvert par U. Bouriant au Couvent-Blanc (Deir el-Abiad à Atripé) (p. 214) [28] indique, pour traiter les seins, une préparation composée de litharge, de céruse, de plomb, d'opium, d'une plante nommée « œil de chat » (*ââ*), du suc de jusquiame, le tout cuit dans du « vinaigre femelle » et conservé dans un vase de plomb.

Au XIIIe sièlce, Ibn al-Baytar (2114) [29] considère la litharge comme un cicatrisant et rapporte que pour Avicenne, les femmes en donnaient aux enfants contre la diarrhée et les ulcères intestinaux. Mais il ajoute que c'est un poison.

Au XVIIe siècle, pour Lemery (p. 442-443), les litharges sont dessiccatives, détersives, rafraîchissantes et donnent de la consistance à plusieurs emplâtres.

Au XVIIIe on sait que « le sel marin décompose la litharge » (VIREY, I, p. 141, puis, remarquer la note 1 p. 257 tome II, où l'on utilise du sel marin pour une préparation blanchie de litharge). La litharge rouge était utilisée dans l'emplâtre *diapalme*. Ce dernier est dit dessiccatif, astringent, cicatrisant, détersif et résolutif. L'emplâtre *diachylon* simple est réputé émollient maturatif, résolutif et « digestif sur les tumeurs » (VIREY, II, p. 256-257).

Abdelrazzaq Muhammad Ibn Hamadush (523) [30] emploie la litharge argentée en emplâtre pour calmer les douleurs des ulcères et inciser les humeurs putrides, comme cicatrisant, dans les intertrigos et même comme déodorant.

Pour Guibourt, en 1836 [31], l'acétate de plomb est utilisé en local comme astringent et siccatif. Soubeiran [32] écrit enfin en 1863 qu'il ne vaut mieux ne plus utiliser les sels de plomb en interne en raison de leur toxicité, mais qu'en externe, il pouvaient encore servir de siccatifs d'astringents et de résolutifs.

Les sels de plomb étaient encore utilisés au siècle dernier. Les écailles jaune rougeâtre de la litharge (*Codex* 1937, p. 680) ont été utilisées, par exemple, dans certains onguents comme « l'onguent de la mère », l'onguent

Manus Dei, ou des emplâtres comme celui dit de Vigo. L'acétate neutre de plomb (*Codex* 1937, p. 677) était utilisé en interne dans les diarrhées coliquatives, et à l'extérieur, comme astringent siccatif. L'acétate basique de plomb (*Codex* 1937, p. 676) était utilisé en médecine vétérinaire en externe contre diverses contusions et les brûlures. L'iodure de plomb (*Codex* 1937, p. 679) était utilisé en pommade résolutive, et aussi contre l'ulcération des paupières. Voir aussi l'iodure double de mercure et de plomb [33] et le soluté d'acétate basique de plomb (*Codex* 1965). Il faut encore citer l'emplâtre zincico-plombique à base de litharge et de céruse, auxquelles on pouvait ajouter de la plombagine [34].

Pharmacodynamie. — Contrairement à ce que l'on pouvait craindre, il s'avère que certains sels de plomb, comme la laurionite (PbOHCl), ayant pu être utilisée par les Égyptiens et par les Grecs pour soigner les yeux et la peau, ne sont pas trop toxiques utilisés localement. En effet, d'après une étude menée par Madeleine Besnard, Francis Puisieux et Pierre Tchoreloff, du Laboratoire de physique pharmaceutique de Châtenay-Malabry (UMR 8612 du CNRS) et Marine Cotte, Georges Tsoucaris et Philippe Walter du C2RMF (UMR 171 du CNRS), il se trouve que le plomb se retrouve essentiellement concentré dans le *stratum corneum*, sa teneur dans le reste de l'épiderme décroissant très rapidement. Les essais menés avec un traitement organique ont montré des résultats comparables. Aussi les auteurs concluent-ils que « la toxicité d'une application cutanée de produits à base de plomb pourrait donc être limitée grâce à une très faible solubilité des dérivés de plomb, à la fois en milieu aqueux et en milieu organique » [35]. Il se trouve également que les essais très dernièrement menés par Christian Amatore (UPCM / CNRS / ENS Paris) et Philippe Walter (C2RMF) et en cours de publication montrent que « la laurionite induit la production cellulaire de monoxyde d'azote connue pour activer le système immunitaire »

Commentaire. — Ces sels de plomb exercent une bonne action bactéricide. Leurs effets secondaires locaux semblent limités. De plus, Si la majorité des échantillons indigènes montre des impuretés riches en zinc, les produits importés en comportant d'autres, comme de l'antimoine (pour un des échantillons mesurés sur vingt), il est certain que tout cela concourait à l'effet antiseptique local puissant de ces composés [36]. D'autre part, et d'après les auteurs, la modification de la pression sanguine « entraînée par la production locale de monoxyde d'azote (NO) sous l'action de la laurionite stimule l'action des macrophages et favorise donc l'immunité non spécifique ».

21.1.3. Les autres produits

• Pour le fiel de bovin, *cf. infra* : chap. XXII, pBerlin 17. 22, 3-4 ; 22.1.2. Les produits biliaires, et les tableaux 11 à 17.

• Pour les *ḥś ʿff* « crotte(s) de mouche(s) » et ses possibles effets antimicrobiens, nous renvoyons à notre article : JEAN, LOYRETTE, dans *ERUV* III, 2005, p. 477-479, et, au tableau 27 p. 477.

Pline (XXX 39 § 113) [37] indique par exemple la cendre de chiure de mouches additionnée de nitre dans les cancers ulcérés.

Les crottes de mouches pourraient donc bien avoir une certaine action antibactérienne Gram+ et Gram- ainsi qu'une action antifongique.

La difficulté consistait, dans cette formulation, à obtenir suffisamment de produit pour remplir un instrument de mesure, même réduit. Pour de petites préparations, le grattage d'une paroi souillée peut convenir. Pour des volumes plus importants, il est possible de concevoir une sorte d'élevage en lieu clos comme le pratiquent les producteurs d'asticots médicinaux (*cf.* JEAN, LOYRETTE, dans *ERUV* III, 2005, p. 476). Une autre solution pourrait aussi consister, après piégeage et capture, à presser un par un l'abdomen de chaque insecte comme cela se fait pour extraire le nectar collecté par les fourmis à miel, ou, les intestins de grosses mouches vertes comme nous l'avons vu faire dans le Guéra pour soigner les intertrigos infectés. Deux produits d'insectes, contenus de leurs abdomens et le miel, étaient directement mélangés et écrasés sur la peau. Le lendemain, l'endroit était lavé avec du lait, puis l'opération était renouvelée. Sœur Odilon, originaire du Bénin, nous a dit que dans son pays on obtenait la même chose avec du fiel de chèvre, ou, le contenu d'une vésicule biliaire « séchée dans sa bourse » que l'on pouvait trouver sur le marché local. Ces deux traitements étaient intéressants à signaler ici, même si les produits ne figuraient pas dans la même formulation.

• En ce qui concerne la matière *śty* « l'ocre jaune », nous renvoyons pour le moment à l'utilisation de certaines terres dans la pharmacopée égyptienne : JEAN, LOYRETTE, dans *ERUV* III, 2005, p. 408-416 et aux tableaux 8a à 10b p. 425-429.

Les ocres comprennent de la kaolinite (support argileux composé de silicate d'alumine) et du quartz. Elles sont donc des terres argileuses friables colorées dans des variétés de jaunes, de rouges ou de bruns par des quantités variables d'hydroxyde de fer et parfois d'oxyde de manganèse.

Pour Lemery (p. 539-540), les ocres sont résolutives, dessicatives, astringentes. Les sels de fer étaient utilisés sous plusieurs appellations comme l'*Eau stypique de Loof*, l'*Huile de fer*, l'*Essence* et la *Teinture de Mars* comme astringent en externe [38]. La *Pharmacopée de Paris* donne encore les *emplâtre stiptique* et *opodeltoch*.

Au début du XXe siècle, les *Teintures de Mars* étaient prescrites comme astringent dans les hémorragies utérines passives [39]. L'oxyde de manganèse a été couramment employé comme siccatif contre les dartres, la teigne et la gale [40].

Les ocres ont des propriétés apaisantes et cicatrisantes. Elles sont très utilisées en cosmétologie.

En ce qui concerne la symbolique, nous renvoyons à : AUFRÈRE, 1991, II, p. 33, et 651-653. Elle servait à dessiner l'œil *wḏ3t*.

21.1.4. La préparation prégalénique

Aujourd'hui, une préparation est dite « galénique » car il s'agit de réaliser un médicament sous l'une ou l'autre forme galénique usuelle : pommade, emplâtre, solution externe..., ou, pilule, sirop, potion à usage interne ... Ces préparations sont dites « officinales » quand la composition et le mode opératoire sont décrits par la Pharmacopée. Elles sont dites « magistrales » quand la composition est précisée dans une ordonnance prescrivant une préparation extemporanée.

Le mot galénique (1581) vient de *Galenus*, nom latin de Galien qui étudia la médecine à Pergame et surtout à Alexandrie. En effet historiquement, le médecin grec Claude Galien (v. 131-201) a construit une doctrine fondée sur l'utilisation des remèdes végétaux et par suite, un « remède galénique » y était réputé conforme. La notion galéniste puriste a évolué jusqu'à désigner plus largement « la pharmacie galénique » qui a pour objet de recueillir et de choisir les matières premières médicinales, d'en vérifier la valeur, de donner à celles-là une forme facilitant leur conservation et leur administration, puis, de les mélanger suivant certaines règles pour en composer les médications. Son but est donc la préparation, la conservation et la dispensation des médicaments. Nous voyons donc que l'exercice de la pharmacie est placé sous l'égide de Galien, qui vers 150 de l'ère chrétienne, tenait officine sur la Voie sacrée de Rome et composait des drogues pour d'aussi illustres clients que les empereurs Marc Aurèle, Commode et Septime Sévère.

Aussi employons-nous ici le terme de « galénique » au sens moyen où la pharmacie galénique était encore un Art empirique encore intimement lié à la médecine pré-scientifique élaborée à l'ombre des temples, et donc, en Égypte pharaonique, « pré-galénique », c'est-à-dire comprenant les fondements mêmes de ce qui inspirera les Alexandrins et leurs successeurs.

Cette préparation et bien d'autres que nous rencontrerons peuvent être qualifiées de pré-galéniques en ce sens que les anciens Égyptiens avaient constitué des descriptifs médicaux plus ou moins complexes, que nous verrons également par ailleurs, et dans lesquels pouvaient rentrer comme ici :

• Les ingrédients selon la « Matière Médicale Pharaonique » :

— Ici, un composé de sels de plomb dont nous avons vu qu'il était confectionné à l'avance avec méthode, puis, conservé.

— Un produit opothérapique modifié comme nous l'indiquons dans le chapitre suivant, puis, conservé.

— Un minéral commun prélevé et pouvant être stocké.

— Un extrait animal nécessitant un mode particulier de récolte, ou, de production et de récolte, afin d'en obtenir la quantité suffisante.

• Leur dosage :

— Ici, en quantités égales (ââ).

— Ce qui nécessite un moyen de mesure correspondant à une dose individuelle ou une industrie.

• Le mode opératoire :

— Ici, il faut faire en sorte d'en préparer une masse unique et homogène, « agréger les composants », afin d'obtenir une pâte applicable, une sorte d'emplâtre.

• L'indication :

— Ici, en sénologie.

• L'organe cible :

— Ici, « le sein douloureux ».

• La voie d'application :

— Ici, externe « enduire ».

• La durée du traitement :

— Ici, « quatre jours de suite ».

— On pouvait ensuite renouveler l'ordonnance,

— Ou bien avoir recours à « une autre médication ».

Sans nul doute nous voyons bien là que ce médicament était préparé en officine dépendant du temple avant d'être prescrit aux femmes. Nous ne sommes pas très loin de l'énonciation moderne : Forme et présentation, Composition, Propriété, Indication, Précautions d'emploi (deux formules), Mode d'emploi et posologie.

Le médecin savait qu'il existait d'autre part une autre formulation simplifiée plus douce (pBerlin 17. 2, 3-4). En fait nous pensons que le praticien exerçait comme propharmacien un peu à la façon de ce qui se faisait autrefois dans les campagnes françaises.

Notes

[1] J.R. HARRIS, *Lexicographical Studies in Ancient Egyptian Minerals*, Berlin, 1961, p. 176-178.

[2] POSENER-KRIÉGER 1976, I, p. 165-166.

[3] G. CASTEL, G. POUIT, G. SOUKIASSIAN, « Les mines de galène pharaoniques du Gebel-Zeit (Égypte) dans le Miocène du rift de la Mer Rouge », *Chron Rech Min*, 1988, 492, p. 19-31 ; G. CASTEL, G. SOUKIASSIAN, *Gebel el Zeit, I, Les mines de galène (Égypte, Ier millénaire av. J.-C.)*, Le Caire, 1989, p. 11-12.

[4] Voir pour tout cela : AUFRÈRE 1984, *Études* V, p. 4-18.

[5] AUFRÈRE 1991, II, p. 737-738, et notes b, d.

[6] DIOSCORIDE [1549], *Dioscoridis Libri Octo Graece et Latine* (éd. ARNOLD BIRCKMAN, V, 102, p. 292-293) ; DIOSCORIDE [1958], *De materia medica*, Greek (éd. Max WELLMAN, Weidman Verlag, Berlin, (1906-1914) reprint : 1958, V, 52, p. 58-60) ; DIOSCORIDE [1559] (éd. MARTIN MATHEE, V, 52, p. 477) : DIOSCORIDE [1579] (éd. PIERRE ANDRÉ MATHIOLE, p. 743) ; DIOSCORIDE [1680] (éd. PIERRE ANDRÉ MATHIOLE, trad. A. DU PINET, V, 62, p. 507 (40-50) col. 2).

[7] PLINE L'ANCIEN, *Histoire Naturelle*, XXXIII, éd. H. ZEHNACKER, Les Belles Lettres, Paris, 2003, p. 90-93.

[8] P. WALTER, P. MARTINETTO, G. TSOUCARIS, R. BRÉNIAUX, M.A. LEFEBVRE, G. RICHARD, J. TALABOT, E. DOORYHÉE, « Making make-up in Ancient Egypt », *Nature*, 397, 1999, p. 483-484.

[9] P. MARTINETTO, M. ANNE, E. DOORYHÉE, P. WALTER, G. TSOUCARIS, J.-L. LÉVÊQUE, « Les formulations cosmétiques à base de plomb de l'Égypte ancienne », *Acte du colloque Pharmacie et Archéologie* : *Sciences Chimiques*, CRNS, Paris, 79, Numéro spécial « Pharmacie et Archéologie », mars 2003, p. 7-12.

[10] S. SAUNERON, « Une recette égyptienne de collyre », *BIFAO* 57, 1958, p. 157-161.

[11] HIPPOCRATE (éd. LITTRÉ, VI, Plaies § 13-14, p. 416-417).

[12] HIPPOCRATE (éd. LITTRÉ, VI, Hémorroïdes § 9, p. 445).

[13] HIPPOCRATE (éd. LITTRÉ, VIII, Maladies de femmes, § 191, p. 371).

[14] DIOSCORIDE [1549], *Dioscoridis Libri Octo Graece et Latine* (éd. ARNOLD BIRCKMAN, V, 102, p. 292-293) ; DIOSCORIDE [1958], *De materia medica*, Greek (éd. Max WELLMAN, Weidman Verlag, Berlin, (1906-1914) reprint : 1958, V, 52, p. 58-60) ; DIOSCORIDE [1559] (éd. MARTIN MATHEE, V, 52, p. 477) ; DIOSCORIDE [1579] (éd. PIERRE ANDRÉ MATHIOLE, p. 743) ; DIOSCORIDE [1680] (éd. PIERRE ANDRÉ MATHIOLE, trad. A. DU PINET, V, 62, p. 507 (40-50) col. 2).

[15] PLINE L'ANCIEN, *Histoire Naturelle*, XXXIII (éd. H. ZEHNACKER, Les Belles Lettres, Paris, 2003, § 110, p. 92-93).

[16] CHASSINAT, *Papyrus Médical Copte*, p. 105, 137, 139, 238, 240, 260, 265, 267, 271, 279, 293.

[17] *Ibid.*, p. 137.

[18] *Ibid.*, p. 240.

[19] *Ibid.*, p. 271.

[20] *Ibid.*, p. 139.
[21] *Ibid.*, p. 260.
[22] *Ibid.*, p. 293.
[23] *Ibid.*, p. 238
[24] *Ibid.*, p. 279.
[25] *Ibid.*, p. 105.
[26] *Ibid.*, p. 265.
[27] *Ibid.*, p. 267.
[28] U. BOURIANT, « Fragment d'un livre de médecine en copte thébain » *CRAIBL*, 1887, série 4. 15 (1888), p. 319-320 ; 376-377.
[29] IBN AL-BAYTAR (éd. L. LECLERC, III, p. 311-312).
[30] ABDELRAZZAQ MUHAMMAD IBN HAMADUSH (éd. L. LECLERC, 1866, n° 523, p. 378-379).
[31] N.-J. B.-G. GUIBOURT, 1836, I, p. 188-189.
[32] E. SOUBEIRAN, *Traité de pharmacie théorique et pratique*, Paris, 1863, p. 423.
[33] DORVAULT, 1948-1987, sel, métal, années.
[34] DORVAULT 1987, p. 580.
[35] M. BESNARD, F. PUISIEUX, P. TCHORELOFF, M. COTTE, G. TSOUCARIS, Ph. WALTER, « Recherches physico-chimiques à la frontière entre la pharmacie et l'archéologie », dans *Acte du colloque Pharmacie et Archéologie* : *Sciences Chimiques*, CNRS, Paris, 79, Numéro spécial « Pharmacie et Archéologie », mars 2003, p. 43-46.
[36] I. TAPSODA, St. ARBAULT, Ph. WALTER, Ch. AMATORE, « Finding out Egyptian Gods' secret using analytical chemistry : biomedical properties of Egyptian black makeup revealed by amperometry at single cells », Analytical Chemistry, 15 janvier 2010 (DOI: 10.1021/ac902348g).
[37] PLINE L'ANCIEN, *Histoire Naturelle*, XXX (éd. A. ERNOUT, Édition des Belles Lettres, Paris, 1963, p. 63.)
[38] J.-E. BERTRAND, *Description des Arts et Métiers*, Neuchâtel, 1774, II. § XL, p. 545, § XIII et XIV p. 549.
[39] DORVAULT 1987, p. 1724.
[40] *Ibid.*, p. 1112.

CHAPITRE XXII

UNE PROPOSITION SIMPLIFIÉE

22.1. DEUXIÈME PROPOSITION PRÉGALÉNIQUE

Voyons maintenant la deuxième proposition thérapeutique (pBerlin 17. 2, 3-4) et qui se trouve simplifiée par rapport à celle que nous venons d'étudier partiellement (pEbers 810. 95, 5-7). Elle correspond bien également à une préparation pré-galénique.

22.1.1. pBerlin 17. 2, 3-4

Comparer avec : pEbers 810. 95, 5-7.
Parallèles // fiel de bovin, crottes de mouches, ocre jaune.
pEbers 808b. 95, 1-3.
Parallèles // seins malades.
pEbers 809. 95, 3-5.
Parallèles // seins malades.

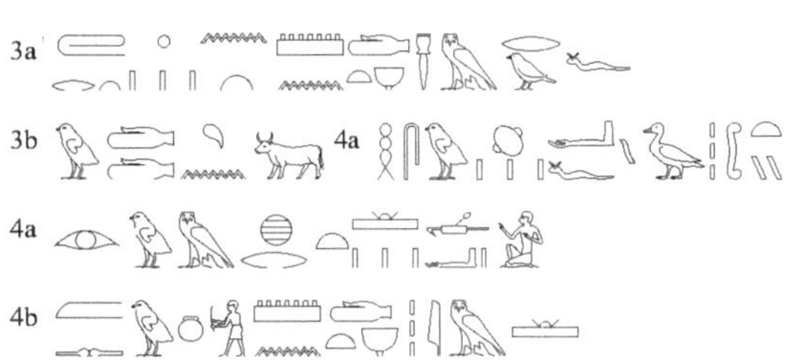

Médication pour un sein douloureux :
fiel (a) de bovidé ; crottes de mouches ; ocre jaune.
Agréger.
Enduire le sein avec (cela).

Notes. — (a) 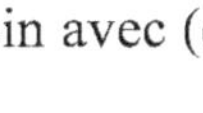 *wdd* « fiel » (*n jḥ* « de bovidé ») : *Wb* I, 394, 2-4 ; *Grundriss* VI, p. 145-146 § 1 « Galle » ; F*CD*, p. 73 « gall, gall-blader » (bile, fiel, vésicule biliaire) ; *Hannig-Wb* II, 1 - 8930 « Galle, Galenblase » (bile, fiel, vésicule biliaire). LEFEBVRE 1952, § 38 p. 34 ; WALKER 1996,

p. 268 ; BARDINET 1995, p. 447 « fiel de taureau » ; WESTENDORF 1999, II, p. 683 « Galle des Rindes » (fiel de bovidé).

Deux autres mots sont utilisés dans la pharmacopée égyptienne pour désigner un produit de la vésicule biliaire, ce sont *bnf* et *šḫw*.

Pour *bnf* : *Wb* I, 460,1-2 ; *Grundriss* VI, p. 170-171 § 1 « Galle » ; F*CD*, p. 82 « gall » ; *Hannig-Wb* II, 1 - 9814 « Galle » ; TAKÁCS II, 2001, p. 223-224 ; LEFEBVRE 1952, § 38 p. 34.

Pour *šḫw* : *Wb* IV, 228, 9-11 ; *Grundriss* VI, p. 460-461 § 1 « Galle » ; *Alex.* 77.3780 « le fiel » ; *KoptHWb* p. 206 ; VYCICHL 1983, p. 203, ⲥⲓϣⲉ *S*, ⲛⲥⲁϣⲓ *B*, ⲥⲓϩⲉ *A* 1. « amertume », 2. « fiel ». Ce mot est construit sur la notion d'amertume : voir encore ERICHSEN 1954, p. 453, dém. *šḫy* « être amer » ; WALKER 1996, p. 275.

22.1.2. Les produits biliaires

Théodynamie. — Les teintes de ce produit naturel varient du jaune au vert jusqu'au noir. Toutes des couleurs de vie, avec le jaune solaire, le vert osirien et le noir de la fertilité. C'est donc déjà à priori un produit positif. Pline rapporte que le fiel de taureau était utilisé pour dorer les statues et les vases de bronze (*HN* XXVIII, 40 § 146) [1], et sans doute aussi coupe et aiguière (*wdḥ*). Il peut rappeler l'or fondu (*wdḥ*) bouillonnant (*wdd*) dans son creuset. C'est aussi un produit qui mousse, donc qui respire, il peut par analogie, être utile à la poitrine, la rendre saine (*wḏꜣ*) en la verdissant (*wḏwḏ*). Le fiel d'un poisson du genre tilapia (*wḏ*) était aussi utilisé. Le contenu biliaire desséché est jaune et oblong comme un œuf ainsi que le plus souvent les calculs bovins. Cette forme a pu inspirer le déterminatif (H8) dont le fruit à terme donnera un être sevré (*wḏḥ*).

Indications historiques. — Les fiels *wdd*, *bnf* et *šḫw* (*cf. supra*, note a) que nous avons retrouvés dans les textes médicaux égyptiens sont extraits des bovins, des caprins, des porcins, des tortues, des oiseaux et des poissons. Ces mots sont déterminés par les signes (F 51) désignant une partie animale, (Aa 3) désignant un produit issu d'une vésicule animale. Les mêmes termes peuvent prendre le déterminatif (H 8) représentant très probablement ici une partie solidifiée d'un animal. On peut penser à des calculs biliaires, mais aussi à un produit préalablement séché et conservé, en se reportant aux modes opératoires des fiels animaux en Égypte et dont les procédures sont rapportées par Dioscoride (*cf. infra*). Ainsi, une expression graphiée *wdd n štyw* « fiel de tortue » (pEbers 347. 57, 5-6), doit avoir une signification différente de *wdd n štyw* « fiel de tortue (conservé) » (pEbers 360. 58, 6-15). Cette dernière renvoie sans doute à un produit déjà traité et qu'il faut, par exemple, « piler » dans du miel, et cela avec les mêmes ingrédients et pour la même indication thérapeutique, mais avec une forme différente. Ailleurs on précise « sécher et broyer fin » (pEbers 392, 61,12-14). Il existait aussi une lotion prête à l'emploi appelée *mw wdd* « eau de fiel », et correspondant donc à un « fiel dilué » et dans lequel on pouvait aussi écraser de l'ocre (pEbers 467. 66,13-15). Le produit peut aussi être « agrégé » à d'autres composants. Parfois, les autres composants nécessitent eux-mêmes, en raison leur texture ferme (vieux grains, graines diverses, charbon ...), d'être écrasés et mélangés en compagnie d'un fiel non préalablement traité pouvant être graphié *wdd n ꜥnḫt* « fiel (frais) de chèvre » (pBrooklyn § 46 e...). Les graphies du type *bnf n jḥ* sont utilisées pour soigner des plaies infectées de la poitrine dans le pchirurgical Smith pour indiquer un produit liquide entrant dans la composition d'un pansement (41. 13, 18 - 14, 6 ; 46. 15, 20 - 16,16). Ce produit est utilisé localement ou *per os*. Il est utilisé en local en ophtalmologie, en ORL, en infectiologie, dont des plaies de la poitrine, bien sûr en sénologie, en chirurgie, en traumatologie, en dermatologie et en cosmétologie. Il est utilisé *per os* en ophiologie, en parasitologie, et, peut-être en gastroentérologie, si nous comprenons ainsi la situation anatomique clinique se caractérisant par des douleurs en projections sous-diaphragmatiques des côtés *ḏrww* (*cf. infra*, 1.2 - 1.3), — ce qui justifierait en outre le traitement prescrit dans le pChester Beatty VI 38 (8, 11-13). En effet, on pourrait fort bien admettre, dans ce texte-là, une douleur sous-costale, et/ou, par irradiations, mais dont le siège réel correspondrait aux organes situés sous la coupole diaphragmatique. L'examen clinique consiste à, littéralement, « plonger » les mains sous les côtes du patient. Cette palpation, qui est en réalité abdominale, recherche des points hépatiques, pancréatiques et spléniques. Elle peut avoir lieu après des douleurs importantes « à l'inspiration ». Ces choses pouvaient donc être perçues dans des contextes apparents plus ou moins thoraciques, pulmonaires, voir cardiaques. Quitte à bouleverser un certain nombre d'autres hypothèses sur le réchauffement, et, sur le refroidissement thérapeutique du cœur par des lavements, par exemple, on peut proposer tout bonnement un contexte physiopathologique gastro-intestinal. Comme aujourd'hui, les hépatites ne devaient pas être rares. Elles pouvaient êtres compliquées. Il faut aussi penser aux pancréatites aiguës. Certaines douleurs gastriques peuvent être prégnantes. Il y a aussi les colites, les angles coliques droit et gauche. Avoir « mal au cœur » dans le langage moderne ne correspond pas non plus à un symptôme cardiaque. Nous apporterons en leurs temps d'autres éléments.

Dans la Bible le fiel de poisson est considéré comme un collyre contre les leucomes (Tobie 6,4-9 ; 11, 4-14).

Hippocrate (*P.* XV,1 [2] ; XII,1 [3]) utilise le fiel de bœuf séché pour déterger les plaies et comme hémostatique local (*P.* XIV,1) [4].

Au Ier siècle, Dioscoride indique la façon de conserver les fiels d'animaux en Égypte (II, 71) [5]. Il faut ligaturer le col de la vésicule biliaire, l'ébouillanter environ sept minutes et la faire sécher dans un lieu ventilé. On peut aussi la conserver liée et suspendue dans un vase de miel pour les indications ophtalmologiques. L'auteur cite des fiels de poissons de tortues de mer, d'oiseaux, d'hyène, de chèvre sauvage, de bouc, de taureau, de porc, de brebis et d'ours. Ils sont souvent joints à du miel. Les fiels sont donnés dans les problèmes oculaires, taies, les ulcères, la « dureté des paupières », en instillation auriculaires avec du lait de femme ou de chèvre. Le fiel de tortue est utilisé contre les ulcères buccaux des enfants. Le fiel de taureau avec du miel soigne les angines. Ils sont bons en dermatologie. Ils guérissent les ulcères du fondement et les fait cicatriser. Ils soignent les abcès, les chancres et les plaies, mêmes celles qui sont causées par des animaux venimeux. En suppositoires, ils font aller à la selle, surtout les petits enfants. Ils sont bons pour les coliques, les douleurs vésicales. Dioscoride cite également l'épilepsie.

Pline rapporte aussi sa conservation et que ses propriétés sont « d'échauffer, de mordre, de diviser, d'attirer et de résoudre » (*HN*, XXVIII, 40 § 146) [6]. Pour lui, le fiel de poisson est un excellent cicatrisant et un très bon collyre (*HN*, XXXII, 7 § 69) [7], comme celui de la chèvre dans l'héméralopie (*HN*, XXVIII, 47, § 170) [8], ou de bœuf contre les taies et les taches blanches des yeux (*HN*, XXVIII, 47, § 167-168) [9]. Il soigne aussi l'alopécie (*HN*, XXXII, 7 § 67) [10], les oreilles (*HN*, XXXII, 7 § 77) [11]. Le fiel de bœuf et la graine de roquette blanchit les cicatrices noires du visage (*HN*, XX, 69 § 125) [12].

Les Coptes utilisaient le fiel en chirurgie dentaire (CLI, l. 305) [13]. Ils donnaient du fiel de poulet et d'ichneumon (?) dans les cas de cataracte (CLXV, l. 323) [14]. Le fiel de bouc avec du lait de femme était prescrit en ophtalmologie contre la cataracte et les taies (XLII, l. 78) [15], et avec son foie et du miel (CLXXXVIII, l. 352) [16], ou simplement avec du miel dans la baisse de l'acuité visuelle (CXCV, l. 361) [17], ainsi que du fiel de poisson avec celui du labis noir (*Cyprinus niloticus* L.) (CXIII, l. 241 ; CXCIV, l. 360) [18], et du « fiel de bœuf desséché » (XLI, l. 76) [19]. Le fiel de veau était bon dans la cataracte, et/ou, la baisse de l'acuité visuelle (CCIV, l. 371) [20]. Les fiels de corbeau, de milan et de vautour avec, entre autres, du « plomb brulé » de la gomme et du miel était ordonné pour les yeux privés de cils (IV, l. 10) [21].

Au XIIIe siècle, Ibn al-Baytar (2118) [22] reprend la méthode de conservation et quelques indications de Dioscoride.

Au XVIe siècle, Prosper alpin (*ME*, I, p. 204) rapporte que les femmes égyptiennes prenaient pendant neuf jours « un *chirat* de bile de vache dissoute dans de l'eau de *calaf* » pour être bien plantureuses.

Au XVIIe siècle, dans son commentaire, André Mathiole indique la « pierre » (calcul biliaire), par exemple contre le « haut mal » (épilepsie) et la jaunisse. Pomet (II, p. 132-133) rapporte que le « bezoar » de bœuf ou de taureau, d'égale qualité, est souverain contre la jaunisse et certaines maladies oculaires. Elle est sudorifique, apéritive, antivenin, antidiarrhéique, et antiépileptique. Pour Lemery (p. 115), le « fiel pétrifié » (calcul biliaire) de bœuf est, entre autres, sudorifique, apéritif, antivenin, antidiarrhéique, et antiépileptique.

Au XVIIIe siècle, Abdelrazzaq (546) utilise les fiels en collyre, en suppositoires, contre les ulcères infectés et encore par exemple en dermatologie. Il indique que l'on remplace un fiel l'un par l'autre. Pour une liste de fiels médicinaux en ophtalmologie arabe, voir Al-Ghafiqui (p. 191). *L'Encyclopédie* de Diderot et d'Alembert (Ire éd. IV, p. 296) [23] signale une liqueur cosmétique pour le visage contenant du « fiel de bœuf distillé ». En effet, beaucoup de savons de luxe en seront composés. Voir encore James (p. 905-907) [24] et Vitet (p. 465) [25].

Au XIXe siècle, Portal signale « que l'on conseille avec succès la bile des animaux » comme cholagogue (1813). Pour Souberan (1863, p. 75), l'extrait de bile de bœuf était recommandé comme tonique et fondant, dans les constipations et les digestions difficiles. La bile de bœuf était prescrite contre l'héméralopie, c.-à-d. une *anyctalopie* qui est une maladie consistant à ne plus voir dès que le soleil est au-dessous de l'horizon (Commentaires thérapeutiques du *Codex*, 1868, p. 40). Le *Fel tauri* (*Codex* 1866) était réduit en *Extractum fellis bovis* par évaporation (p. 34 et n° 435 p. 444). Cet « Extrait de fiel, ou, de bile de bœuf », était utilisé sous le nom de « Fiel épaissi » (*Codex* 1884).

Au XXe siècle, la prescription comme cholagogue est recommandée par Lyon mais cette fois en pilules dans la lithiase biliaire (1911, p. 619). Savy (1942, I, p. 534) la recommande en pilules et lavement contre les constipations, et encore en pilules comme cholérétique (I. p. 764 et 766). L'Extrait de bile de bœuf (*Codex* 1949 ; 1937, p. 356) était considéré comme stomachique et cholagogue. Il pouvait être prescrit en pilules spéciales. L'Extrait de bile purifié et desséché (*Codex* 1949 ; 1937, p. 357) se présente sous l'aspect d'une poudre jaune clair, hygroscopique, sternutatoire, d'une saveur douceâtre, puis amère. Elle produit une solution moussante dans l'eau qui s'en trouve un peu opalescente. Elle se donnait par voie orale et rectale.

De nos jours en France, des médicaments réputés cholagogues, cholérétiques et régulateurs digestifs comme HÉPACLEM ® des Laboratoires Clément mis sur le marché en 1937, confirmés en 1949, contenant encore de l'extrait sec de fiel de bœuf (VIDAL 1988, p. 771), ont été révisés sans ce produit ni poudre de foie en 1994 (VIDAL 2001, p. 958) [26]. Voir encore VULCASE ® en comprimés enrobés des Laboratoires Teopharma contre la constipation (VIDAL 1988, p. 1830 ; 2001, p. 2241) [27]. Ce médicament contenait, entre autres également, des extraits biliaires depuis 1921 (CAS 8008-63-7). Il ne contient plus depuis 1992 que de l'extrait d'aloès (CIS 6 078 949 3).

Pour un médicament contenant encore de la bile, voir RECTOPANBILINE ® gel ou suppositoires des laboratoires Meda Pharma et à l'extrait de bile de bœuf en traitement symptomatique de la constipation basse, notamment par dyschésie rectale (VIDAL 2001, p. 1729 ; 2009 [28], CIS 6 029 504 6).

Pharmacodynamie. — La bile est une sécrétion exocrine du foie. Le fiel de bœuf par exemple est un liquide jaune à verdâtre ou noirâtre, visqueux, d'une odeur particulière et d'une saveur amère désagréable. Elle renferme, notamment, du taurocholate et du glycocholate de sodium, du cholestérol, des corps gras, des matières colorantes, des protéines et des sels minéraux. Sa réaction est alcaline (*Codex* 1937, p. 357-358).

Formulation vésiculaire moderne :

Composition	BHV	Rôles initiaux et actions
Eau	92 %	Transport, dilution
Mucus (mucine)	5 %	Protides protecteurs
Sels biliaires amphipathiques (dont acides cholique, chénodésoxycholique)	6 % (1,5 des 3 % matière sèche)	Ils ont un pôle hydrophile et un pôle hydrophobe - Détergents favorisant l'émulsification des graisses - Solubilisation du cholestérol - Pouvoir osmotique important
Cholestérol	0,3 - 0,9 %	
Lécithines (phospholipides composé de choline, de glycérol et de phospahte)	0,3 %	La choline est une substance azotée, un alcool à fonction ammonium quaternaire - Solubilisation du cholestérol
Bilirubine (prod. de dégradation de l'hémoglobine)	0,3 %	Pigment principal (jaune)
Bicarbonates (BH)	v	Milieu basique (pH 7.6 à 8,6)
Sodium, potassium, chlore (calcium, magnésium)	v	Concentration - Effet osmotique
Xénobiotiques de l'alimentation	v	Composants exogènes rejetés par l'organisme et dépendant de l'alimentation
Total matière sèche	17 à 40 g/l (bovins)	Agents tensio-actif / solvants des lipides / détergents

Tableau 11. Composition et actions de la bile.

Rappelons seulement ici que le rat, le cheval, le chameau, l'éléphant, le cerf et le pigeon par exemple n'ont pas de vésicule biliaire [29].

Les extraits biliaires font partie de la classe « opothérapie », ils sont considérés comme : apport opothérapique, cholagogue, laxatif, laxatif par réflexe exonérateur. Ils peuvent êtres administrés par voie orale et rectale chez l'adulte (*Pharmacopée française*, X^{e} édition).

Commentaire. — Cette formulation simplifiée du pBerlin (17. 2, 3-4) comporte donc un composant de moins, la litharge traitée. Il reste donc le fiel de bovidé, les crottes de mouches et l'ocre jaune. Il est donc moins fort. Il n'est pas non plus dosé. Sa posologie n'est pas indiquée. Cette médication ne constitue pas pour pourtant une régression dans la mesure où, même si elle peut avancer un énoncé antérieur à celui du pEbers, elle semble bien persister dans la littérature médicale égyptienne et fournir ainsi au médecin un espace de liberté de prescription lui permettant d'intervenir sans trahir le « Codex ». Son expérience, jointe à celle de ces pairs, lui permettait de profiter de l'action connue d'un élément ou d'un ensemble d'éléments et de les prodiguer de cette façon et sans doute aussi séparément en fonction d'un enseignement dans lequel pouvait persister un fond d'oralité. Ainsi pouvait-il très facilement moduler les traitements en fonction des évolutions.

Il reste donc dans un gel protidique protecteur :

Un composé contenant un ammonium quaternaire détergent et à fort pouvoir osmotique et pouvant peut-être, par la même occasion, neutraliser des animalcules contenus dans un excrément d'insecte. Des crottes de mouche contenant des défensines, des cécropines, du lysosyme, et, pour certaines mouches comme la *Drosophila melanogaster* commune, de la drosomycine et du thanatin avec pour tout cela des effets antibactériens et antifongiques.

Sa partie minérale lui confère également des propriétés asséchantes avec l'oxyde de manganèse, puis, résolutives et astringentes avec les autres composés de l'ocre.

Cette formulation doit être de nature à aider à lutter contre des douleurs du sein provoquées par des fissures ou des dermatoses des plis.

Commentaire sur les deux médications. — Les deux formulations de ces médications (pBerlin 17. 2, 3-4 et du pEbers 810. 95, 5-7) sont pourtant différentes puisque nous avons un composé en plus, pour la médication énoncée par le pEbers, c'est-à-dire, de la « litharge traitée » (*cf. supra*. chap. XXI).

Ainsi nous aurions de surcroît pour cette dernière préparation :

de la galène, de la cérusite, de la phosgénite et de la laurionite.

À ces sels de plomb, il doit falloir sans doute ajouter des impuretés efficaces, elles aussi, comme des sels de zinc et d'antimoine.

Cet ensemble minéral renforce l'effet antiseptique local et augmente les effets siccatifs astringents et résolutifs de la médication.

Il y a une autre différence.

Comme nous l'avons vu, les ingrédients sont dosés chacun à partie égale (ââ). De cette façon, la matière fournie par les insectes pourrait bien, ici, approcher un seuil de concentration utile à dégager des principes actifs biologiques, les rendant ainsi efficients, en résolvant une partie importante de la difficulté, celle qui consistait justement à concentrer des quantités suffisantes pour agir et risquer d'intervenir un temps soit peu au niveau de l'antibiose (*cf.* JEAN, LOYRETTE, dans *ERUV* III, 2005, p. 482-483).

Cet ajout permettait encore de neutraliser un plus grand ratio de parasites ayant réussi à survivre aux puissantes productions chimiques de défenses internes de l'insecte. Il semble que les selles de l'animal soient moins riches en micro-organismes pathogènes que par exemple ses pattes et surtout sa trompe. A contrario, on pourrait poser la question de la compatibilité avec les sels métalliques, mais sans que cela entraîne, à première vue, de contre-indications. Il faudrait réaliser des études plus poussées en laboratoire.

En ce qui concerne le mode d'emploi et la posologie, le texte nous indique que les applications locales doivent être poursuivies quatre jours de suite. Naturellement, cette prescription est renouvelable par le praticien au vu de l'évolution, ou, être alternée avec une autre médication plus douce.

Cette formulation doit bien être de nature à aider à lutter contre des douleurs du sein provoquées par des fissures, des fissurations infectées, des abcédations, des dermatoses des plis, des dermatoses infectées. Elle peut aussi avoir, en alternance avec d'autres, des usages chirurgicaux, par exemple pour déterger des abcès ouverts du sein et faire tolérer un drainage.

22.1.3. Tableaux des fiels médicinaux égyptiens

Tableau 12. Les produits biliaires dans les textes médicaux.

Textes	Graphies	Autres composants	Voies et formes	Indications
		OPH		
Ebers 405 62,6	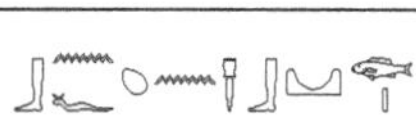 *bnf n ꜣbḏw*	* (poisson *ꜣbḏw*), galène	Broyé fin Local	Albugine *śḥḏw* / Ebers 402

Ebers 347 57, 6-7	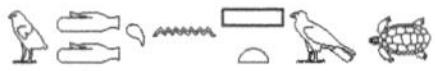 *wdd n štyw*	* (tortue), miel	Dosé Appliqué paupières	Albugine *šḥḏw*
Ebers 360 58,14	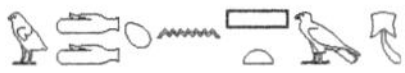 *wdd n štyw*	* (tortue), miel	Pilé Appliqué paupières	Albugine *šḥḏw*
Ebers 428 63,21	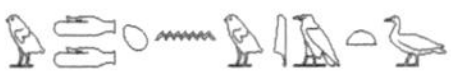 *wdd n wjꜣt*	* (oiseau *wjꜣt*)	Appliquer avec un roseau après ablation cil	Trichiasis
Ebers 392 61,12	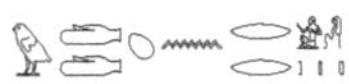 sic *wdd n rrj*	1) * (porc) 2) * (porc), miel	1) matin (séché, broyé fin) 2) soir	Pathologie oculaire
Ebers 350 57,10	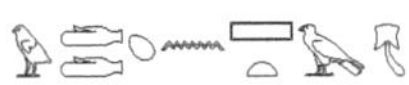 *wdd n štyw*	* (tortue), onguent *jbr*	Dosé Local	Trachome
		ORL		
Berlin 200 rs. 2,7	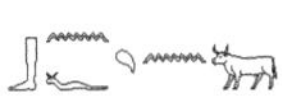 *bnf n jḥ*	Conyse, résine de thérébinthe, céleri, piset, * (bovin)	Dosé Tampon auriculaire	Lourdeur auriculaire
		Dermato-cosmétologie		
Ebers 467 66,14	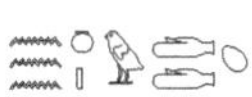 *mw wdd*	Ocre rouge, * (bovin)	Pilé Local	Maladie *mššq* des cheveux
Ebers 449 65,6	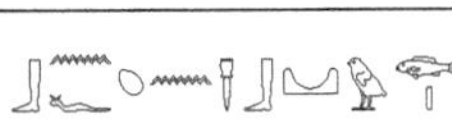 *bnf n ꜣbḏw*	Graisse d'autruche, * (poisson *ꜣbḏw)*, poudre de châtaigne de cheval, résine *sꜣ-wr*, goudron végétal, résine de térébinthe	Agrégé Oindre / 4 j	Maladie *ḫnšyt* / Ebers 437
Ebers 718 87,10	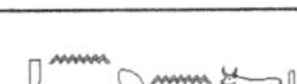 *bnf n jḥ*	* (bovin), graisse, gomme, poudre d'œuf d'autruche, *bdt ḥꜥwrt*, mucilage	Pâte pilée Laver	Antiride / Ebers 717. 87, 8-10 (étirer le visage)

Ebers 857 c 104,5	*bnf n jḥ*	Minéral *śjꜣ*, plante *twn*, sang de mouche, * (bovin), sel marin, farine de fève	Broyer Panser / 4j	Tuméfaction antérieure du cou phlycténisée
Infectiologie, sénologie, chirurgie				
Ebers 113 26,10	*wdd n jḥ*	* (bovin), sel marin, miel, eau	Dosé Agrégé Local	*wḥꜣw* et *wḫdw*
Ebers 117 26,20	*bnf n jḥ*	* (bovin), sel marin, miel	Dosé Agrégé Local	*wḥꜣw* et *wḫdw*
Smith 41 16,4	*bnf (n jḥ)*	2e : feuilles de la plante *jmꜣ*, * (bovin), fruit de la plante *ḥnj-tꜣ*, *qsnty*	Local	Plaie infectée de la poitrine, fièvre
Smith 46 16,9	*bnf n jḥ*	4e : feuilles de la plante *jmꜣ*, * (bovin), fruit de la plante *ḥnj-tꜣ*	Panser	Complication infectée de la poitrine, fièvre
Ebers 810 95,6	*wdd n jḥ*	Litharge (traitée), * (bovin), crottes de mouches, ocre	Dosé Agrégé Local / 4 j	Sein douloureux
Berlin 17 2,3	*wdd n jḥ*	* (bovin), crottes de mouches, ocre	Agrégé Local	Sein douloureux
Ebers 433 64, 7-8	*wdd wꜥty*	2e : résine de térébinthe, ocre, * (chèvre)	Dosé Agrégé Panser	Morsure humaine / E 432 64, 7-8
Hearst 22 2,7	*wdd wꜥty śṯꜣ*	2e : résine de térébinthe, ocre, * (chèvre)	Dosé Agrégé Panser	Morsure humaine / H 21 2, 6-7
Gastroentérologie				
Beatty VI - 38 8,11	[........] *wdd (n ?)*	* (de ?), sel marin. Traitement accompagné d'un autre lavement / 4j	Dosé Broyé fin Pilule	Douleurs sous-diaphragmatique des côtés *ḏrww*

Parasitologie				
Ebers 75 22,7	*bnf n gw*	fruit de la plante *šny-tꜣ*, résine, graisse, natron rouge, * (bovin)	Dosé Gâteau Oral / j	Vermifuge ver *pnd* / Ebers 69. 21, 14-20
Traumatologie				
Ebers 510 69,18	*wdd n jḥ*	Miel, * (bovin), natron du potier, suc de la plante *śꜣr*, vin de dattes	Cuit Panser	Hématomes
Ram III B 2	*wdd n jḥ*	3e : * (bovin), insecte *śḥjḥt*	Écraser Panser	Pathologie du genou
Berlin 123 10,12	*śḫw (n) jb* *śḫw (n) jn*	* (chevreau), * (poisson *jn*) (*tilapia nilotica*)	Panser	Bas de la jambe (chevilles)
Ophiologie				
Brooklyn § 47c 3,18	*wdd n jḥ dšr*	Plante queue-de-souris, bouse de taureau rouge, * (bovin), vin	Broyer fin Oral / 1 j	Morsure de cobra à col noir / § 47 a
Brooklyn § 46a 3,12	*wdd n ꜥnḫt dšrt*	Plante queue-de-souris, vieux grains, ail, poudre de l'arbre *jmꜣ*, plante-*ṯrrḥś*, * (chèvre rouge), résine *mnj*, plante *qbw*, vin ou bière	Dosé Broyé fin Filtré Oral / 4 j	Morsure du serpent *śḫtf*
Brooklyn § 46e 3,14	*wdd n ꜥnḫt*	Balle *ꜥmꜥꜥ* (de céréale), graine de la plante *njꜣjꜣ*, résine *mnj*, * (chèvre), charbon de saule, vin ou bière	Dosé Broyé fin Pâte Oral	serpent *śḫtf* / § 46a
Brooklyn § 46g 3,15	*wdd n ꜥnḫt*	Plante à scorpion, natron, * (chèvre), bois de *ksbt*, bière ou eau	Dosé Broyé Oral	serpent *śḫtf* / § 46a

Tableau 12. Les produits biliaires dans les textes médicaux.

(* fiel, de bovin, de chèvre, de chevreau, de poisson, de tortue, d'oiseau, de porc)

• Les fiels *wdd* et *bnf* de bovidé

Tableau 13. Les produits biliaires bovins dans les textes médicaux.				
Textes	**Graphies**	**Autres composants**	**Voies et formes**	**Indications**
		ORL		
Berlin 200 rs. 2,7	*bnf n jḥ*	Conyse, résine de térébinthe, céleri, piset, * (bovin)	Dosé Tampon auriculaire	Lourdeur auriculaire
		Dermato-cosmétologie		
Ebers 467 66,14	*mw wdd*	Ocre rouge, * (bovin)	Pilé Local	Maladie *mśśq* des cheveux
Ebers 718 87,10	*bnf n jḥ*	* (bovin), graisse, gomme, poudre d'œuf d'autruche, *bdt ḥʿwrt*, mucilage	Pâte pilée Laver	Antiride / Ebers 717. 87, 8-10 (étirer le visage)
Ebers 857 c 104,5	*bnf n jḥ*	Minéral *śjꜣ*, plante *twn*, sang de mouche, * (bovin), sel marin, farine de fève	Broyer Panser / 4j	Tuméfaction antérieure du cou phlycténisée
		Infectiologie, sénologie, chirurgie		
Ebers 113 26,10	*wdd n jḥ*	* (bovin), sel marin, miel, eau	Dosé Agrégé Local	*wḥꜣw* et *wḫdw*
Ebers 117 26,20	*bnf n jḥ*	* (bovin), sel marin, miel	Dosé Agrégé Local	*wḥꜣw* et *wḫdw*
Smith 41 16,4	*bnf*	2e : feuilles de la plante *jmꜣ*, * (bovin), fruit de la plante *ḥnj-tꜣ*, *qsnty*	Local	Plaie infectée de la poitrine, fièvre
Smith 46 16,9	*bnf n jḥ*	4e : feuilles de la plante-*jmꜣ*, * (bovin), fruit de la plante *ḥnj-tꜣ*	Panser	Complication infectée de la poitrine, fièvre

Ebers 810 95,6	*wdd n jḥ*	Litharge (traitée), * (bovin), crottes de mouches, ocre	Dosé Agrégé Local / 4 j	Sein douloureux
Berlin 17 2,3	*wdd n jḥ*	* (bovin), crottes de mouches, ocre	Agrégé Local	Sein douloureux
Gastroentérologie				
Beatty VI - 38, 8,11	[........] *wdd (n ?)*	* (de ?), sel marin. Traitement accompagné d'un autre lavement / 4j	Dosé Broyé fin Pilule	Douleurs des deux angles coliques *ḏrww*
Parasitologie				
Ebers 75 22,7	*bnf n gw*	Fruit de la plante *šny-tꜣ*, résine, graisse, natron rouge, * (bovin)	Dosé Gâteau Oral / j	Vermifuge ver *pnd* / Ebers 69. 21, 14-20
Traumatologie				
Ebers 510 69,18	*wdd n jḥ*	Miel, * (bovin), natron du potier, suc de la plante *šꜣr*, vin de dattes	Cuit Panser	Hématomes
Ram III B 2	*wdd n jḥ*	3e : * (bovin), insecte *šḫjḫt*	Écraser Panser	Pathologie du genou
Ophiologie				
Brooklyn § 47c 3,18	*wdd n jḥ dšr*	Plante queue-de-souris, bouse de taureau rouge, * (bovin), vin	Broyer fin Oral / 1 j	Morsure de cobra à col noir / § 47 a

Tableau 13. Les produits biliaires bovins dans les textes médicaux.

• Les fiels *wdd* et *śḫw* des caprins

Textes	Graphies	Autres composants	Voies et formes	Indications
		Infectiologie, sénologie, chirurgie		
Ebers 433 64, 7-8	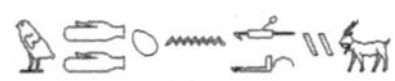 *wdd wˁty*	2e : résine de térébinthe, ocre, * (chèvre)	Dosé Agrégé Panser	Morsure humaine / E 432 64, 7-8
Hearst 22 2,7	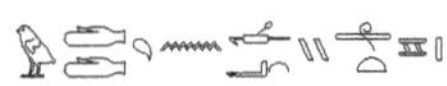 *wdd wˁty śṯ3*	2e : résine de térébinthe, ocre, * (chèvre)	Dosé Agrégé Panser	Morsure humaine / H 21 2, 6-7
		Gastroentérologie		
Beatty VI 38,	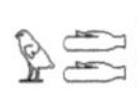 [........] *wdd (n ?)*	* (de ?), sel marin. Traitement accompagné d'un autre lavement / 4j	Dosé Broyé fin Pilule	Douleurs des deux angles coliques *ḏrww*
		Traumatologie		
Berlin 123 10,12	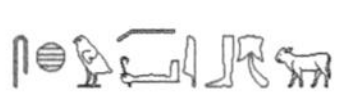 *śḫw (n) jb*	* (chevreau), * (poisson *jn*) (*Tilapia nilotica*)	Panser	Bas de la jambe (chevilles)
		Ophiologie		
Brooklyn § 46a 3,12	 *wdd n ˁnḫt dšrt*	Plante queue-de-souris, vieux grains, ail, poudre de l'arbre *jm3*, plante *ṯrrḥś*, * (chèvre rouge), résine *mnj*, plante *qbw*, vin ou bière	Dosé Broyé fin Filtré Oral / 4 j	Morsure du serpent *śḫtf*
Brooklyn § 46e 3,14	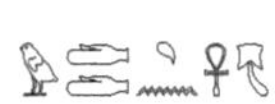 *wdd n ˁnḫt*	Balle *ˁmˁˁ* (de céréale), graine de la plante *nj3j3*, résine *mnj*, * (chèvre), charbon de saule, vin ou bière	Dosé Broyé fin Pâte Oral	serpent *śḫtf* / § 46a
Brooklyn § 46g 3,15	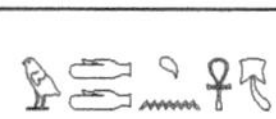 *wdd n ˁnḫt*	Plante à scorpion, natron, * (chèvre), bois de *ksbt*, bière ou eau	Dosé Broyé Oral	serpent *śḫtf* / § 46a

Tableau 14. Les produits biliaires caprins dans les textes médicaux.

• Les fiels *wdd* et *bnf* et *šḫw* des poissons

Tableau 15. Les produits biliaires des poissons dans les textes médicaux.				
Textes	**Graphies**	**Autres composants**	**Voies et formes**	**Indications**
		OPH		
Ebers 405 62,6	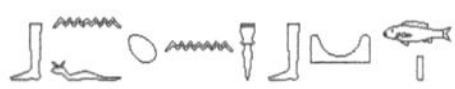 *bnf n ꜣbḏw*	* (poisson *ꜣbḏw*), galène	Broyé fin Local	Albugine *šḥḏw* / Ebers 402
		Dermato-cosmétologie		
Ebers 449 65,6	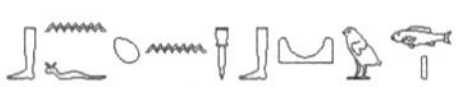 *bnf n ꜣbḏw*	Graisse d'autruche, * (poisson *ꜣbḏw)*, poudre de châtaigne de cheval, résine *sꜣ-wr*, goudron végétal, résine de térébinthe,	Agrégé Oindre / 4 j	Maladie *ḫnśyt* / Ebers 437
		Gastroentérologie		
Beatty VI - 38, 8,11	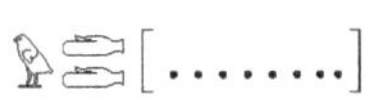 *wdd (n ?)*	* (de ?), sel marin. Traitement accompagné d'un autre lavement / 4j	Dosé Broyé fin Pilule	Douleurs des deux angles coliques *ḏrww*
		Traumatologie		
Berlin 123 10,12	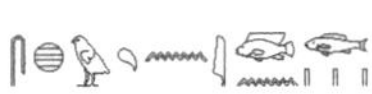 *šḫw (n) jn*	* (chevreau), * (poisson *jn*) (*Tilapia nilotica*)	Panser	Bas de la jambe (chevilles)
Tableau 15. Les produits biliaires des poissons dans les textes médicaux.				

• Les fiels *wdd* des tortues

Tableau 16. Les produits biliaires des tortues dans les textes médicaux.				
Textes	**Graphies**	**Autres composants**	**Voies et formes**	**Indications**
		OPH		
Ebers 347 57, 6-7	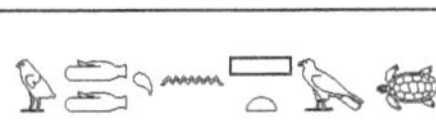 *wdd n štyw*	* (tortue), miel	Dosé Appliqué paupières	Albugine *šḥḏw*

Ebers 360 58,14	*wdd n štyw*	* (tortue), miel	Pilé Appliqué paupières	Albugine *šḥdw*
Ebers 350 57,10	*wdd n štyw*	* (tortue), onguent *jbr*	Dosé Local	Trachome
Gastroentérologie				
Beatty VI - 38, 8,11	[........] *wdd (n ?)*	* (de ?), sel marin. Traitement accompagné d'un autre lavement / 4j	Dosé Broyé fin Pilule	Douleurs des deux angles coliques *ḏrww*

Tableau 16. Les produits biliaires des tortues dans les textes médicaux.

• Les fiels *wdd* d'oiseaux

Tableau 17. Les produits biliaires d'oiseau dans les textes médicaux.

Textes	Graphies	Autres composants	Voies et formes	Indications
OPH				
Ebers 428 63,21	*wdd n wjꜣt*	* (oiseau-*wjꜣt*)	Appliquer avec un roseau après ablation cil	Trichiasis
Gastroentérologie				
Beatty VI - 38, 8,11	[........] *wdd (n ?)*	* (de ?), sel marin. Traitement accompagné d'un autre lavement / 4j	Dosé Broyé fin Pilule	Douleurs des deux angles coliques *ḏrww*

Tableau 17. Les produits biliaires d'oiseau dans les textes médicaux.

• Les fiels *wdd* de porc

La graphie du pEbers 392 (61,12), lit. « bile humaine », est probablement à corriger en *wdd n rrj* « fiel de porc » le déterminatif devant être fautif pour *rrj* « porc », mot connu dans un texte gynécologique du même papyrus médical avec l'expression *ꜣ(j)š n rrj* « cervelle de porc » (pEbers 814. 95,18).

Tableau 18. Les produits biliaires de porc dans les textes médicaux.				
Textes	**Graphies**	**Autres composants**	**Voies et formes**	**Indications**
		OPH		
Ebers 392 61,12	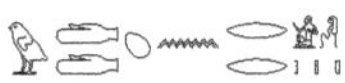 sic *wdd n rrj*	1) * (porc) 2) * (porc), miel	1) matin (séché, broyé fin) 2) soir	Pathologie oculaire
		Gastroentérologie		
Beatty VI - 38, 8,11	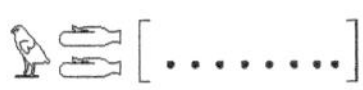 *wdd (n ?)*	* (de ?), sel marin. Traitement accompagné d'un autre lavement / 4j	Dosé Broyé fin Pilule	Douleurs des deux angles coliques *ḏrww*

Tableau 18. Les produits biliaires de porc dans les textes médicaux.

Notes

[1] PLINE L'ANCIEN, *Histoire Naturelle*, XXVIII (éd. A. ERNOUT, Les Belles Lettres, Paris, 1962, p. 71).

[2] HIPPOCRATE, *Plaies* (éd. M. P. DUMINIL, HIPPOCRATE, VIII, *Plaies, Nature des os,cœur, anatomie*, Les Belles Lettres, Paris, 1998, p. 64).

[3] HIPPOCRATE, *Plaies* (éd. M. P. DUMINIL, p. 60).

[4] HIPPOCRATE, *Plaies* (éd. M. P. DUMINIL, p. 63).

[5] DIOSCORIDE, *Graece et Latine*, [1549], II, chap. XCVI, p. 92-93 ; DIOSCORIDE [1559], II, ch. LXX, p. 154-155 ; DIOSCORIDE [1880], II, chap. LXXI, p. 177-178.

[6] PLINE L'ANCIEN, *Histoire Naturelle*, XXVIII (éd. A. ERNOUT, Les Belles Lettres, Paris, 1962, p. 71).

[7] PLINE L'ANCIEN, *Histoire Naturelle*, XXXII (éd. E. DE SAINT DENIS, Les Belles Lettres, Paris, 1966, p. 45).

[8] PLINE L'ANCIEN, *Histoire Naturelle*, XXVIII (éd. A. ERNOUT, Les Belles Lettres, Paris, 1962, p. 78-79).

[9] PLINE L'ANCIEN, *Histoire Naturelle*, XXVIII (éd. A. ERNOUT, *op. cit.* p. 79).

[10] PLINE L'ANCIEN, *Histoire Naturelle*, XXXII (éd. E. DE SAINT DENIS, *op. cit.*, p. 44).

[11] PLINE L'ANCIEN, *Histoire Naturelle*, XXXII (éd. E. DE SAINT DENIS, *op. cit.*, p. 48).

[12] PLINE L'ANCIEN, *Histoire Naturelle*, XX (éd. J. ANDRÉ, Les Belles Lettres, Paris, 1965, p. 69-70).

[13] CHASSINAT 1921, p. 272.

[14] *Ibid.*, p. 283.

[15] *Ibid.*, p. 148.

[16] *Ibid.*, p. 293-294.

[17] *Ibid.*, p. 296.

[18] *Ibid.*, p. 236 et 296.

[19] *Ibid.*, p. 147.

[20] *Ibid.*, p. 300.

[21] *Ibid.*, p. 56.

[22] IBN AL-BAYTAR, III, p. 313-314.

[23] D. DIDEROT, J. LE ROND D'ALEMBERT, *Encyclopédie*, Ire éd., 1754, IV, « Cosmétique », p. 291.

[24] R. JAMES, *Dictionnaire universel de médecine*, Paris, 1746, p. 905-907.

[25] L. VITET, *Matière médicale réformée*, Lyon, 1780, p. 465.

[26] VIDAL 2001, p. 958. VIDAL-pro, 2009, login/pass (www.vidalpro.net).

[27] 2001, p. 2241. VIDAL-pro, 2009, login/pass (www.vidalpro.net).

[28] VIDAL 2001, p. 1729. VIDAL-pro, 2009, login/pass (www.vidalpro.net).

[29] Éléments communiqués par Monsieur le Prof. P.-L. Toutain de l'École Nationale Vétérinaire de Toulouse (septembre 2008).

CHAPITRE XXIII

HUIT PROPOSITIONS THÉRAPEUTIQUES

Nous aborderons maintenant plus rapidement six propositions thérapeutiques provenant toutes du pmédical de Berlin (3038). Les trois premières représentent trois prescriptions ordonnées pour un sein douloureux (pBerlin 13. 1,11 - 2,1 ; pBerlin. 17. 2,3-4 ; pBerlin 18. 2, 4-5). Les trois dernières ordonnent trois traitements pour des abcès suppurés situés sur le sein ou un autre endroit du corps (pBerlin 14. 2, 1-2 ; pBerlin 15. 2, 2-3 ; pBerlin 16. 2,3). Ils seront suivis de deux petits passages du papyrus du Ramesseum (III A 1-2 et III A 9-10).

23.1 LE SEIN DOULOUREUX

Les deux prescriptions que nous allons traduire ici sont simplement indiquées pour un sein douloureux sans autre précision (pBerlin 13. 1,11 - 2,1 ; pBerlin 18. 2, 4-5), tout comme celle du pBerlin. 17. 2, 3-4, que nous avons déjà étudiée en détail dans le chapitre précédent. La prescription de tête est très abîmée.

23.1.1. pBerlin 13. 1,11 - 2,1

Comparer avec : pBerlin 17. 2,3-4.
Parallèles // sein douloureux.
pBerlin 18. 2, 4-5
Parallèles // sein douloureux.
pEbers 810. 95,5
Parallèles // sein douloureux.
pRamesseum IV. D, II. 3b
Parallèles // sein douloureux.

1,11b [....]

1,11c 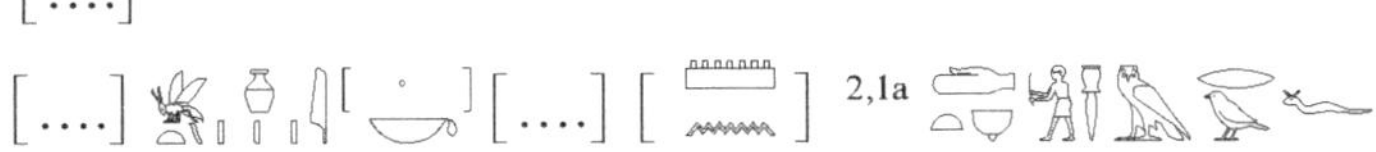

1,11b **[....] :**

[1,11c] [....] ; miel ; [....] ; [....] un sein qui est douloureux (a).

Notes. — (a) 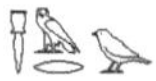 *mr*, un sein « douloureux » : *cf. supra*, 21.1.1. pEbers 810. 95, 5a, note a, puis, le pRamesseum IV. D, II. 3b, le pBerlin 17. 2,3-4, le pBerlin 18. 2, 4-5. Donc un sein malade et douloureux.

Commentaire. — Ces trois petits textes signalent un point clinique, le « sein douloureux », sans plus de détail. Cette imprécision rappelle certaines habitudes modernes consistant à ne signaler, par exemple, sur une fiche d'évacuation d'un blessé militaire, « douleur au pied » pour toute forme de pathologie chirurgicale pouvant concerner cette partie du corps, et cela pour en laisser l'appréciation au médecin traitant. Ici, ce sera également au praticien et à chaque consultation, de juger de l'état et de l'évolution des problèmes rencontrés afin d'en déduire, à chaque stade, le traitement approprié. On pourrait aussi penser que cette latitude permettait plus facilement d'exercer selon une expérience éprouvée dans un domaine sénologique pas toujours facile. Même maintenant, il n'est pas toujours aisé de déterminer des frontières entre des phases actives si l'on prend les stades de certaines entités pathologiques différentes (engorgement, mastite inflammatoire, mastite infectieuse) [1].

Classiquement en situation d'allaitement, des douleurs peuvent provenir d'une candidose mammaire, et aussi en cas d'apparition de cloques blanches ou jaunes juste après la tétée (elles peuvent entraîner une mastite), en cas d'eczéma, en cas d'herpès, ou encore en présence d'un mamelon plat et invaginé ou ombiliqué.

Pour les autres pathologies du sein, dont les tumeurs cancéreuses ou non, nous renvoyons aux ouvrages spécialisés comme par exemple : M. ESPIÉ, A. GORINS (éd), *Le sein*, Paris, 1995.

23.1.2. pBerlin. 17. 2, 3-4 : *cf. supra*, chap. XXII.

23.1.3. pBerlin 18. 2, 4-5

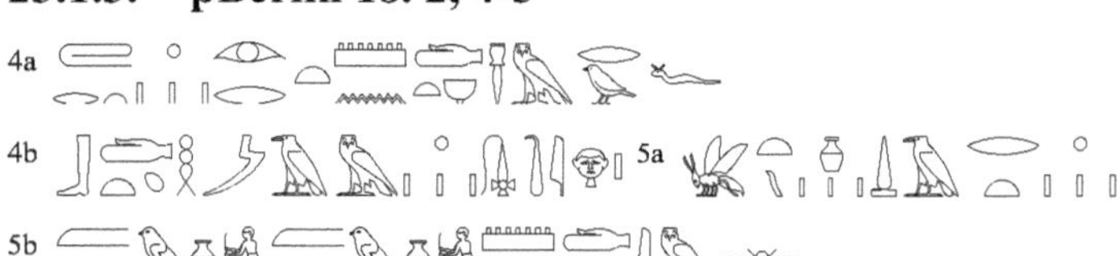

[4a] **Médication à préparer (pour) un sein douloureux :**
[4b] (Un) épi de soude (a) cuit dans du miel ; (pulpe de) caroube (b).
[5b] En enduire le sein.

Notes. — (a) *bdt* « épi » de *ḥmꜣyt* « soude », c'est-à-dire très probablement ici d'un seul épi d'*Atriplex* L. : JEAN, LOYRETTE, *ERUV* III, 2005, note i p. 385-386, puis, p. 387-406 ; GERMER 2008, p. 94-95.

(b) *ḏꜥrt* « (pulpe de) caroube » : *Wb* V, 526, 5-13 et 520, 10-11 ; GERMER 1979, p. 350 *sq* ; *Alex.* 77.5150 ; 79.3621 « un fruit » ; *Hannig-Wb* II,2 - 39558 « Karobe (*Ceratonia siliqua*) ; Koloquinthe (*Citrullus colocynthis*) » (Caroube ou coloquinte) ; *PtoLex.*, p. 1220 « Carob » (caroube) ; *KoptHWb* p. 415 ; VYCICHL 1983, p. 324, ϫⲓⲉⲓⲣⲉ *S*, ϫⲏⲣⲓ *B*, aussi ϫⲓⲛⲓⲣⲓ *B*, « cosse de caroube » (Luc 15,6). Voir aussi l'arabe *ḫarnūb* « caroube » (REIG 2004, col. 1484).

AUFRÈRE, « Étude II », *BIFAO* 86, 1983, p. 28-31 ; DE VARTAVAN, ASENSI AMORÓS, 1997, p. 70-71 ; GERMER 2008, p.166-170.

PERROT, 1944 II, p. 1529-1530.

Il s'agit donc ici de la « (pulpe de) caroube » *Ceratonia siliqua* L.

Pharmacodynamie. — Ces deux médications contiennent du miel. La deuxième formulation comprend encore deux végétaux dont l'un est cuit et probablement appliqué encore tiède à la façon d'un cataplasme résolutif. L'hyperosmolarité et l'alcalinité de la soude végétale active devraient pouvoir être compensées par le miel et la pulpe de caroube qui est de plus adoucissante.

Commentaire. — Ce traitement pourrait convenir en cas d'engorgement mammaire, ou encore pour accélérer l'évolution d'un abcès.

23.2. LES ABCÈS SUPPURÉS DU SEIN

Les trois prescriptions du papyrus de Berlin que nous aborderons ici ordonnent cette fois chacune un traitement pour des abcès suppurés situés sur le sein ou un autre endroit du corps (pBerlin 14. 2, 1-2 ; pBerlin 15. 2, 2-3 ; pBerlin 16. 2,3).

Nous les compléterons par deux passages du pRamesseum en raison d'une proposition de traduction rejoignant une problématique rencontrée dans des chapitres précédents.

23.2.1. pBerlin 14. 2, 1-2

Comparer avec : pEbers 811. 95,11c.
Parallèle // suintement (wsšt) d'une formation pathologique du sein.

1a 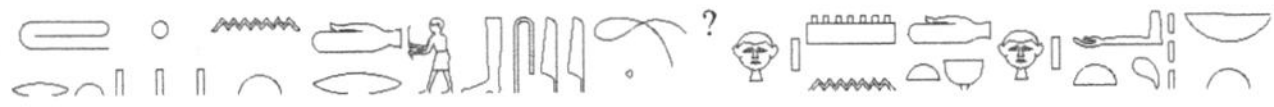

1b
2a
2b

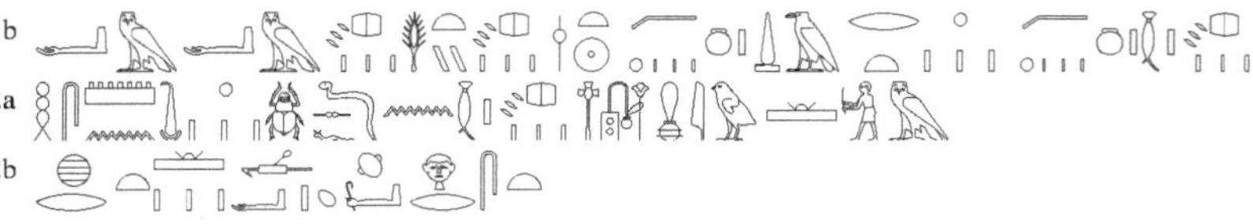

[1a] **Médication pour éliminer un suintement (a) qui se trouve sur un sein ou sur un autre endroit du corps.**

[1b] Semence d'épautre (b) ; farine de caroube ; farine de dattes ;

[2a] natron (c) ; moût fermenté de dattes (d).

[2b] Broyer fin et agréger.

[2c] Panser avec cela.

Notes. — (a) *bšy* / / *bsj* « suintement » : *Wb* I, 474, 5-18 ; *Alex.* 77.1309 « couler, sortir, ressortir », 78.1359 (en parlant de la crue) ; *Hannig-Wb* I - 10055 *bšj* / *bsj* « hervorkommen » (sortir) , &, II, 1 - 10054 « hervorquellen, hervorkommen » (jaillir, sortir) ; *PtoLex. bš* p. 332, et, *bš* p. 333 « to spit out » (cracher) ; CAUVILLE 1997, III, p. 159 *bšj* « être issu de, faire surgir (la crue), surgir » ; TAKÁCS II, 2001, p. 310-313. Voir aussi le mot *bš* « cracher ».

LEFEBVRE 1956, p. 99-100 « enflure » ; BARDINET 1995, p. 411 « tumeur suintante » ; WESTENDORF 1999, p. 307 « Hervorquellung ».

Il s'agit ici d'un terme technique désignant ici un « suintement » pathologique du sein probablement déterminé par le signe (V 12) évoquant la possibilité d'une cure par drainage simple, d'une évacuation et drainage, ou d'un acte chirurgical complet (*cf. infra*, 26.5 : La cure chirurgicale de l'abcès du sein).

En pEbers 811. 95,11c, le mot *wsšt* désigne également un « suintement » issu d'une formation pathologique du sein (*cf. infra* : chap. XXIV). Ce dernier terme doit désigner une forme purulente plus avancée.

(b) *ˁmˁm bdt ḥḏt*, lit. « semences de blé blanc » : Il s'agit probablement ici de grains de *Triticum spelta* L., donc, de « l'épeautre ». On retrouve ce composant dans la formule d'un emplâtre destiné à « enlever le pus » (pEbers 560. 73, 4-6 / pEbers 557. 72,21 - 73, 2), ainsi que dans une médication obstétricale externe (pEbers 800. 94, 14-15).

(c) *ḥšmn* / *ḥsmn* « natron » : c'est-à-dire, du natron minéral (*cf. infra*, Pharmacodynamie).

(d) *ḫpr-ḏš* *f n bnrw* « moût fermenté de dattes » : il ne s'agit pas d'un vin, mais un « moût » (*cf. infra*, Pharmacodynamie).

Pharmacodynamie. — Deux produits retiendront ici notre attention :

• Le natron

À l'occasion du Protocole CROCO I (JEAN, LOYRETTE, dans *ERUV* II, 2001, p. 580), nous avons, avec É. Ferrary, mesuré l'osmolarité d'un natron égyptien datant de la XVIIIe dyn. La moyenne obtenue pour l'osmolarité est de 76,4 mosm/mg (valeurs individuelles : 88, 0 ; 77, 9 ; 69, 0 ; 71, 8 ; 75, 3). Le pH en solution à 0.1 g/ml, mesuré avec C. Sifer, est de 8.8.

L'addition de natron ne peut que renforcer l'hyperosmolarité d'une prescription médicale. Ce phénomène biophysique provoque la rupture de la membrane des cellules, l'abaissement de la tension superficielle entraînant la mort des microorganismes par déséquilibre osmotique.

• Le produit fermenté de dattes

Les dattes sont riches de 60 % de sucres fermentescibles et une fermentation classique produit d'emblée un bon degré alcoolique. Le moût peut être enrichi de levures *Saccharomyces uvarum* et/ou *Cerevisiae* que l'on trouve très facilement localement, par exemple en raclant des déchets de dattes. Il doit s'agir ici d'un moût enrichi bien fermenté non filtré. Après avoir fait cette expérience dans des pots de terre cuite où nous avons introduit 5 litres d'eau à 40° C pour 4 kg de dattes écrasées enrichies de moût en fermentation de raclures de déchets de dattes et réservé à l'ombre à température ambiante, nous avons obtenu environ 16° à 17° en volume filtré. Sans autre opération, ce taux décline ensuite assez rapidement. Utilisé à ce moment, le mélange a des propriétés antiseptiques non négligeables. Il vaut mieux ainsi l'employer de cette façon en extemporanée. Si on laisse se prolonger le processus, on aboutit, après un certain temps, à un vinaigre de 7°. Ce dernier peut aussi avoir des indications thérapeutiques ou aider à tamponner des ingrédients égyptiens parfois très basiques comme les natrons végétaux et minéraux.

Commentaire. — Cette médication employée comme un emplâtre antiseptique, absorbant et adoucissant est bien de nature à limiter une infection localisée après rupture naturelle ou provoquée. Elle peut également agir sur un abcès tubéreux. Le traitement aussi bien s'appliquer sur un sein ou un autre endroit du corps. Ce qui est bon pour un organe aussi fragile ne peut être que bon ailleurs. Cette remarque pourrait être un ajout postérieur.

23.2.2. pBerlin 15. 2, 2-3

Comparer avec : pRamesseum III A 1-2.

Parallèle // s3 wr « protection d'hirondelle ».

2a

2b

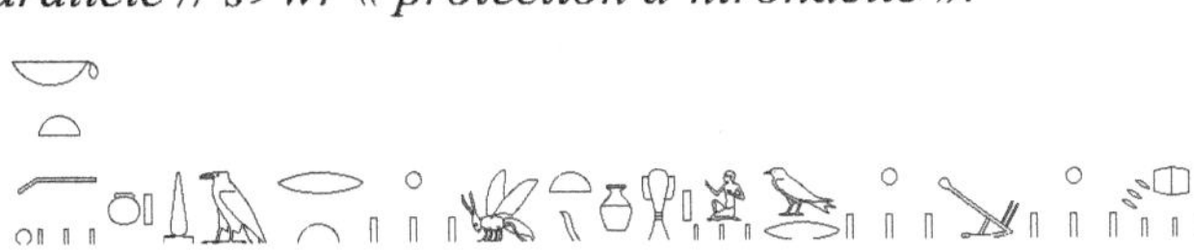

3 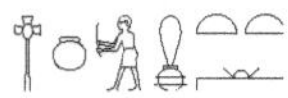

[2a] **Autre (médication) :**
[2b] Farine de caroube ; miel (a) ; protection d'hirondelle (b) ; orge mondée (c).
[3] Broyer fin. Utiliser de même manière.

Notes. — (a) *byt* « miel » : *Wb* I, 434, 6-12 ; *Alex.* 77.1199, 78.1270, 79.0859, « miel » ; *Hannig-Wb* I & II,1 - 9489 « Honig » (miel) ; *PtoLex.* p. 309-310 « honey » (miel) ; ERICHSEN 1954, p. 36, dém. *jby* « miel » ; *KoptHWb* p. 32 ; VYCICHL 1983, p. 38, ⲉⲃⲓⲱ *SB*, « miel ». TAKÁCS II, 2001, p. 107.

Il s'agit probablement ici d'un miel liquide déterminé par les signe (W 22). Il existe aussi du *ḥḏt* « miel blanc » (H. BRUNNER, *Die südlichen Räume des Tempels von Luxor*, Mayence, 1977, pl. 60,15 ; 165,10 ; 168,15), ce « miel blanc » correspondait peut-être à notre « miel despumé » c'est-à-dire d'un miel bouilli et écumé (*anaphromeli*). Ces miels peuvent être contenus dans des flacons à col moyen. Quant au « miel jaune », il doit être réservé en pot ou en flacon à col plus large, comme le vase (W 24). Voir aussi le mot ⲉⲃⲓⲉϩⲟⲟⲩⲧ *S*, pour un « miel sauvage » (*Marc* 1, 6 ; VYCICHL 1983, p. 38).

Voir maintenant : L. BAQUÉ MANZANO, « Bees and Flowers in Ancient Egypt. A Symbiotic Relationship within the Mythopoeic Concept of Light », dans *ERUV* III, 2001, p. 493-519.

(b) *sꜣ wr* « protection d'hirondelle » : *Wb* III, 415, 21 ; *Alex.* 79.2389 « une drogue » ; *Hannig-Wb* I & II,2 - 25817 « Großer Schutz » (Grande protection).

BARDINET 1995, p. 411 « résine-*sa-our* » ; WESTENDORF 1999, p. 307 « Großer Schutz ».

L'expression *sꜣ wr* figure déjà dans les Textes des Pyramides (*Pyr.* Sp. 254, § 285d) [2] à endroit où « N prend sa place au ciel » et où il est question auparavant d'un pélican *ḥnt* et d'un pelican *psḏt* (§ 278).

On retrouve une locution *sꜣ wr* en pRamesseum III A 1-2 dans une formulation pédiatrique (*cf. infra* : 23.3.1) et où il est question plus loin de réhydrater un enfant (pRamesseum III A 9 ; *cf. infra* : 23.3.2). Il s'agit bien d'une « protection » (*sꜣ*) et nous nous référons, dans notre contexte pathologique particulier, au rôle prophylactique et thérapeutique de « l'hirondelle » (*wr*) tel que nous l'avons défini dans nos chapitres XVIII et XIX.

Il pourrait alors s'agir d'un produit sec ( ) de l'hirondelle ou du martinet et considéré comme une protection. Soit du nid de martinet riche en mucus mucilagineux, soit de son foie, ou, du foie d'une hirondelle vraie. Nous penchons pour la dernière solution pour des raisons autant théologiques que médicales, mais nous pourrions aussi évoquer les « pierres d'hirondelles » (*lapides chelidonii*), alcalines selon Lemery (1699, p. 361), de la grosseur d'une lentille et prélevées, dit-on, dans les estomacs de quelques jeunes hirondelles ou dans leur nid. Elles étaient utilisées en externe en ophtalmologie, comme pierre prophylactique et autre « porte-bonheur ». Il faudrait les comparer avec des gastrolithes appelés « yeux d'écrevisse » (*oculi, lapides, concrementa cancrorum / Aslacus fluviatilis*) dans la mesure ou leur composition commune serait à base de carbonate de calcium et de gélatine, ce qui pourrait expliquer parfois leur utilisation locale comme hémostatique, bien qu'ils fussent le plus souvent indiqués dans les maux de ventre et en particulier chez la femme enceinte et l'enfant. Le carbonate de calcium de différents mollusques était utilisé contre les brûlures et les maladies de peau dont l'herpès.

Pour les textes médicaux, nous proposons donc la traduction : « protection d'hirondelle ».

(c) 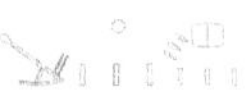 *prt jt* lit. « grains d'orge » : c'est-à-dire probablement de l'orge *Hordeum sativum Pers.* volontairement débarrassé, dans cette acception, de son enveloppe extérieure, donc, de « l'orge mondée ». Cela n'est pas neutre dans un texte médical, et lui confère une plus grande concentration en principes actifs (*cf. infra*, Pharmacodynamie).

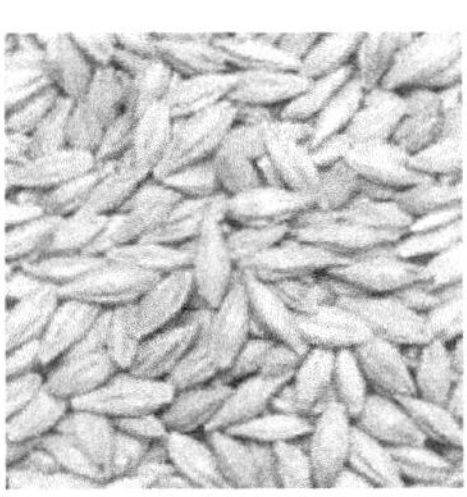
Fig. 66. Orge.

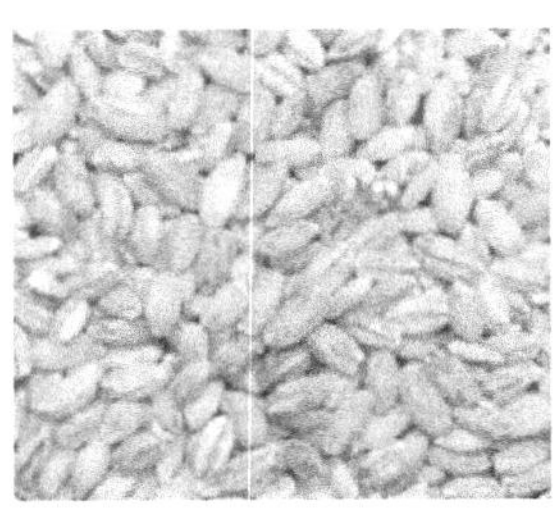
Fig. 67. Orge mondée.

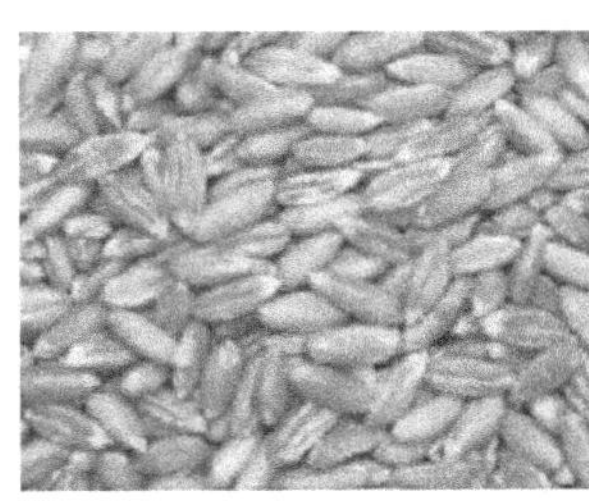
Fig. 68. Épeautre.

• Le miel

Théodynamie. — Le miel doit être considéré comme un « produit royal » et donc une véritable panacée.

Pharmacodynamie. — Le miel a un rôle propre. Le miel possède en effet une glucose-oxydase [3], qui, en s'attaquant au glucose produit de l'eau oxygénée antiseptique et fatale pour les microbes. Le miel peut aussi contenir de l'acide formique.

À l'occasion du Protocole CROCO I concernant la contraception en Égypte (JEAN, LOYRETTE, dans *ERUV* III, 2001, p. 576), les tests effectués sur un miel d'Égypte reconstitué, rapporté par nos soins et composé de 1/3 de miel d'acacia du Fayoum, de 1/3 de miel toutes fleurs d'Assouan et de 1/3 de miel à l'antique de papyrus des marais de la région de Al-Saala, ont donné les résultats suivant :

— C. Sifer a trouvé un pH de 7.1.

— É. Ferrary et M. Teixeira ont montré que ce miel avait une osmolarité moyenne de 4,19 mosm/mg (valeur individuelles : 4,15, 4,26, 4,16). Rapporté en litres, l'osmolarité est de 6243 mosm/l. Cette osmolarité très élevée du miel seul (20 fois la valeur plasmatique) permet de rendre compte de l'effet bactéricide par une lyse rapide des protozoaires et des bactéries.

Les glandes hypopharyngiennes et mandibulaires d'*Api mellifera* et la gelée royale contiennent des substances actives contre les germes Gram+, des champignons et certains virus [4]. La propolis contient un antibiotique actif, notamment contre un streptocoque responsable de la loque des abeilles [5].

• L'orge

Pharmacodynamie. — L'orge renferme des antioxydants comme les flavanols et la vitamine E cicatrisante.

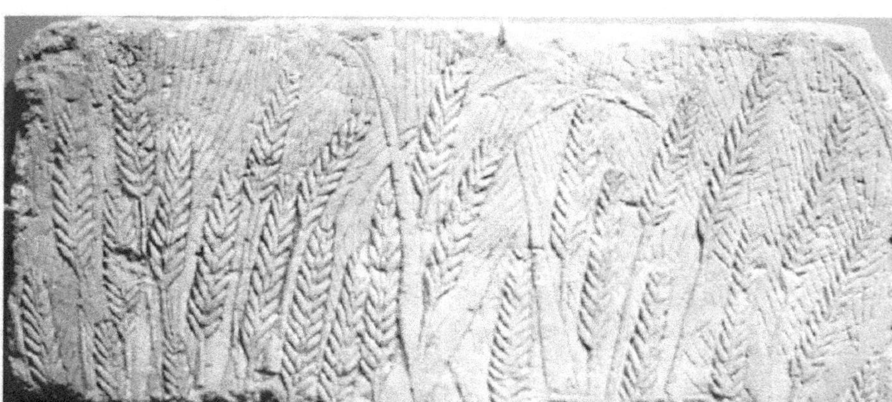

Fig. 69. *Hordeum vulgare* L. (Amarna, XVIIIe dyn., New York, MET, 328.21).

Commentaire. — Cette médication serait alors à considérer comme une forme d'emplâtre antiseptique (miel), cicatrisante (foie, orge), adoucissante (caroube) et riche en symbolique (miel, hirondelle).

23.2.3. pBerlin 16. 2,3

3a 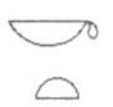

3b 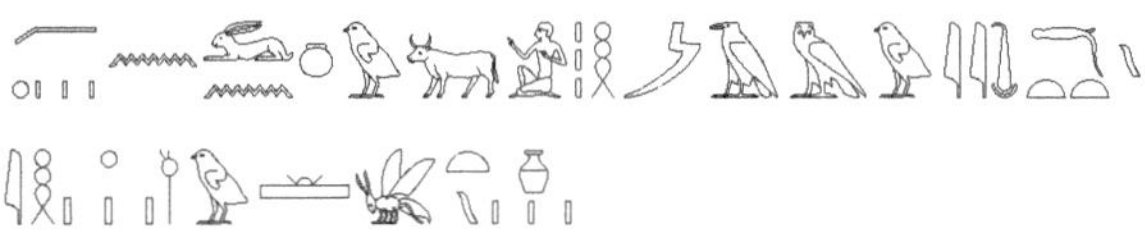

3c 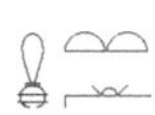

[3a] **Autre (médication) :**
[3b] Farine d'acacia *ṯwn* (a) ; sel de mer ; fruit *jḥw* frais ; miel.
[3c] Utiliser de même manière.

Notes. — (a) *ṯwn* : BARDINET 1995, p. 411 « plante-*tjoun* » ; WESTENDORF 1999, p. 307 « Pflanze *ṯwn* (Akazienart ?) ».

Commentaire. — Le miel, le sel et l'acacia fourniraient ici une bonne sorte d'emplâtre hyperosmotique, détergente, antiseptique et légèrement acide. Elle serait bien indiquée en alternance avec la prescription du pBerlin 14. 2, 1-2 et avant la phase de cicatrisation facilitée par la formulation du pBerlin 15. 2, 2-3.

23.3 DEUX TEXTES DU PAPYRUS DU RAMESSEUM

Nous donnerons ici simplement deux autres petits textes très abîmés du pRamesseum. Le premier est mis en parallèles avec un passage du pBerlin traduit ci-dessus (15. 2, 2-3) probablement en raison d'un produit de protection de l'hirondelle (*cf.* également *supra* les Chap. XVIII et XIX). Le deuxième passage en donne l'étiologie.

23.3.1 pRamesseum III A 1-2

Comparer avec : pBerlin 15. 2, 2-3.
Parallèle // s3 wr « protection d'hirondelle ».

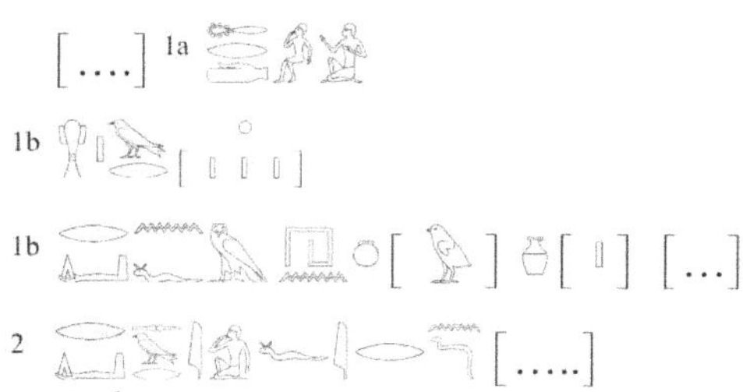

[....] [1a] Un enfant

[1b] Protection d'hirondelle (a).

[1b] Lui donner dans un vase *ḥnw* [...].

[2] Lui faire boire. Si [.....].

Notes. — (a) *sꜣ wr* (*cf supra*, 23.2.2. pBerlin 15. 2, 2-3).

Théodynamie. — Cette « protection d'hirondelle » provenant de la « Grande en Magie » est tout à fait opérationnelle dans le contexte de Chemmis. Le foie d'hirondelle est déjà assimilé à un produit sanguin d'Isis proche de l'animal (pEbers 809. 95, 3-5 ; *cf. supra* et nos chap. XVIII et XIX). Le placenta est un autre produit sanguin assimilable au sang d'Isis. Il est donné à l'enfant avec du lait dans un test biologique de viabilité (pRamesseum IV. C, 17-19a ; *cf. supra* : chap. XI). L'action salvatrice du sang cataménial même de la déesse est souhaitée dans une médication prescrite contre les engorgements du sein (pEbers 808. 95, 1-3 ; *cf. supra*, chap. XX).

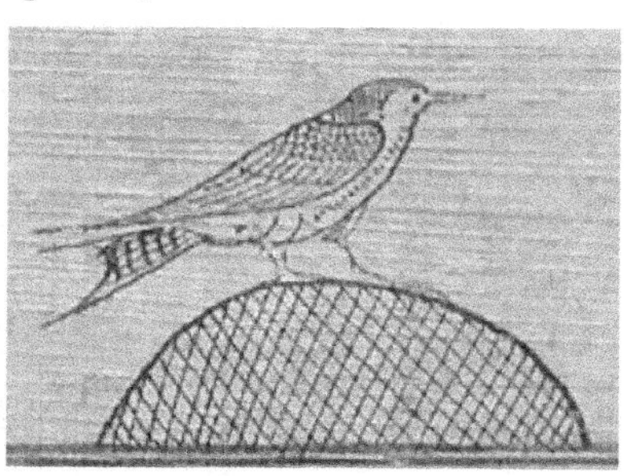

Fig. 70. Hirondelle de la Formule 86 du Livre des Mort d'Hornedjitef (Ier s. av. J.-C., Louvre, N 3081).

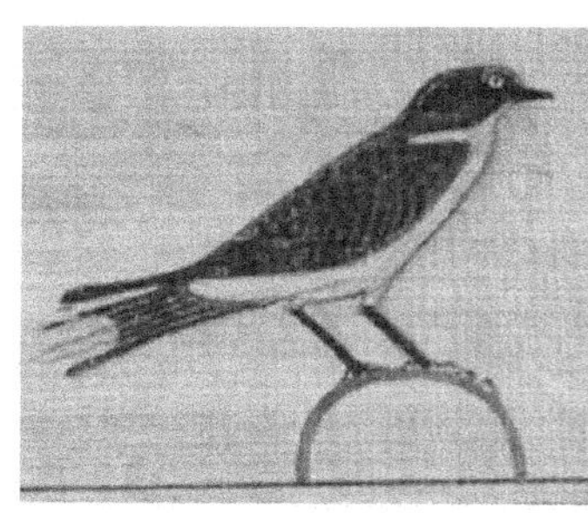

Fig. 71. Hirondelle de la Formule 86 du Livre des Mort de Nebqed (XVIIe dyn., Louvre, N 3068).

Pharmacodynamie. — Cette boisson tonifiante contenant un extrait sec de foie d'hirondelle en poudre riche en vitamines du groupe B est de nature à réhydrater et à stimuler un enfant atteint de diarrhée infectieuse. Ce besoin d'hydratation est réclamé en pRamesseum III A 9 (*cf. infra*). Si l'on traduisait par « pierre d'hirondelle » le mélange serait simplement enrichi en calcium.

23.3.2 pRamesseum III A 9-10

9 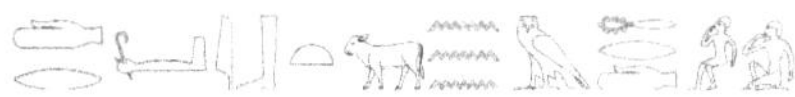

10 [.....]

9 **Réhydrater (a) un enfant.**

10 [.....].

Notes. — (a) Chasser la soif d'un enfant dans un environnement textuel médical revient à le « réhydrater ».

Commentaire. — Ce texte nous donne l'étiologie et l'intention du traitement envisagé plus haut en pRamesseum III A 1-2.

Théodynamie. — La notion thérapeutique, entrevue dans ces deux très courts textes du pRamesseum, trouve toute sa place dans la pathologie de la mère et de l'enfant dans le contexte de Chemmis.

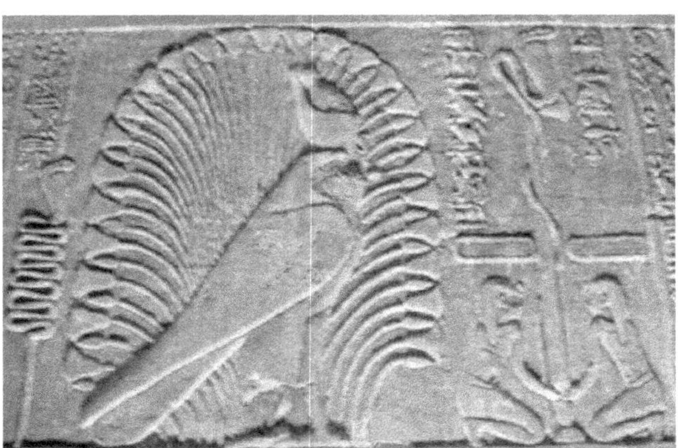

Fig. 72. Faucon d'Horus dans le marécage (Mammisi de Philae).

Textes	Notions	Rapport avec la pathologie *b*cc
	Mère	
pBerlin 13. 1,11 - 2,1	Douleur	Possible
pBerlin. 17. 2,3-4	Douleur	Possible
pBerlin 18. 2, 4-5 - 2,1	Douleur	Probable
pBerlin 14. 2, 1-2	Abcès suppuré	Possible
pBerlin 15. 2, 2-3	Abcès suppuré / B14	Très probable
pBerlin 16. 2,3	Abcès suppuré / B 14	Possible
	Enfant	
pRamesseum III A 1-2	Traitement	Très probable
pRamesseum III A 9-10	Réhydratation	Possible

Tableau 20 : Rapports avec la pathologie *b*cc.

Notes

[1] Voir par exemple à ce sujet : D. ROTTEN, « Allaitement maternel », dans D. CABROL, J.C. PONS, F. GOFFINET (éd), *Traité d'obstétrique*, Paris, 2003, p. 1080. Notons que les appréciations diffèrent encore au sujet même de la limitation des formes cliniques entre les habitudes latines, anglo-saxonnes, médecines traditionnelles africaines.

[2] SETHE 1908-1922, Sp. 254, § 285d ; SPEELERS 1923, I, p. 23-24 ; FAULKNER 1969, p. 63-64 ; LÓPEZ, THODE 2003, p. 59-60.

[3] J.W. WHITE, « The identification of inhébine the antibacterial factor in honey as hydrogen perosyde and its origin in a honey glucos oxydase system », *Biochim Biophys Act*, 73, 1903, p. 57-70.

[4] A. STOCKER, E. BENGSCH, « Isolement et caracterisation des substances actives de la Gelée Royale », *Résumés du VIIème colloque de l'ADOC*, Centre de Biophysique Moléculaire, CNRS, Orléans, 2002. On peut également consulter les travaux de M. Suschetet du Laboratoire de Toxicologie Nutritionnelle, à l'INRA de Dijon.

[5] M. VIAN, D. HODARA, E. ROUX, *Gaz Méd de France*, 87, 27, 19 septembre 1980.

CHAPITRE XXIV

UNE CONJURATION CLINIQUE

24.1 UN TEXTE CONJURATOIRE ET CLINIQUE DE LA PATHOLOGIE *B*ᶜᶜ

Nous aborderons maintenant un document du Papyrus Ebers dont la nature est conjuratoire dans le contexte de Chemmis mais nous apportant aussi un certain nombre de renseignements cliniques.

24.1.1. pEbers 811. 95, 7-14

Comparer avec : pRam. III. B, 23-34.
Parallèle // Isis // marécages.
pRam. IV. D, II 1-4.
Parallèle // Pé.
pBerlin 3027. 7, 1-3, 7, 3-5 et 7, 5-6.
Parallèle // étiologie.

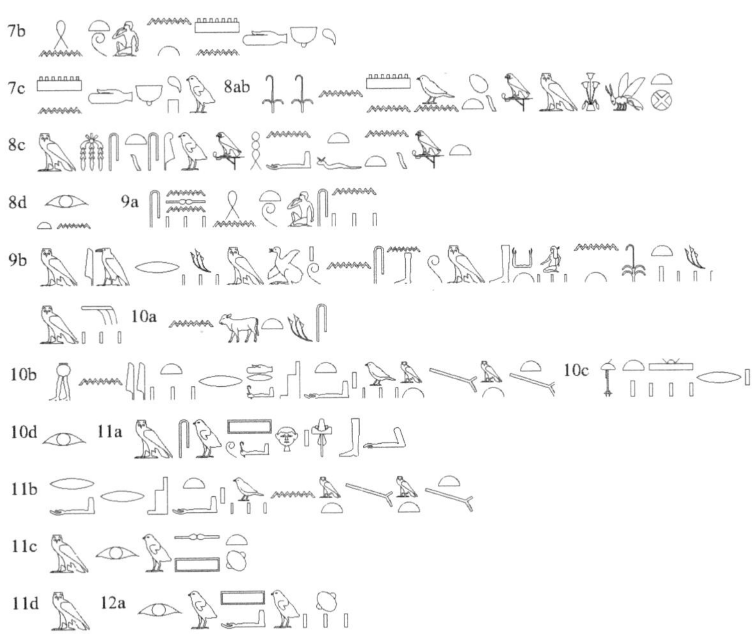

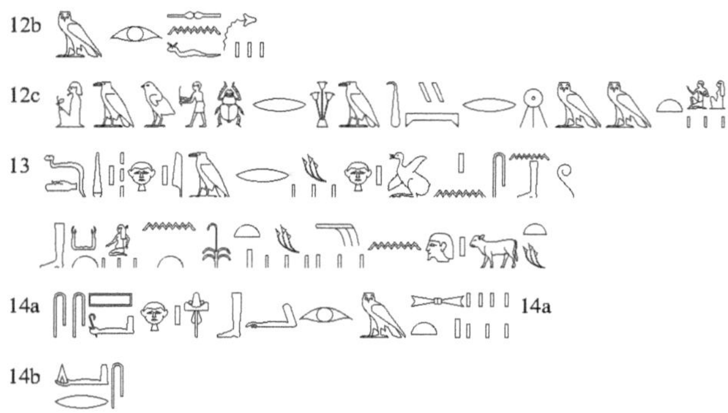

7b **Conjuration pour un sein :** (a)

7c Cela est le sein (8ab) dont souffrit Isis (b) dans (le marais de) Chemmis (c)

8c quand elle mit au monde Chou et Tefnout (d).

8d-9a Ce qu'elle fit pour eux (ses seins) fut de les exorciser

9b avec du souchet *jꜣr* (e), avec un bulboïde *tꜣ* (f) de souchet *snb* (g), avec la panicule *bkꜣt* (h) du jonc *swt* (i), avec ses fibres internes (j) ;

10b (tout cela) apporté pour repousser l'intrusion d'un mort, d'une morte 10c **et ainsi de suite** (k).

10d À préparer 11a en une bande roulée à gauche,

11b placer sur (la région) d'intrusion d'un mort, d'une morte (en prononçant l'incantation) :

11c « Ne cause pas de suintements (l) ! »

12a « Ne déclenche pas de brûlures dévorantes (m) ! »

12b « N'occasionne pas de saignements (n) ! »

12c « Prends garde (o) au sujet de (ce qui est habituellement) voilé au regard (p), à l'encontre des personnes (q) ».

13a **À réciter sur du souchet *jꜣr*, sur un bulboïde *tꜣ* de souchet *snb*, avec la panicule *bkꜣ.t* du jonc *sw.t* (et) avec ses fibres internes.**

14a **À préparer en une bande roulée à gauche, faire sept nœuds,**

14a **Apposer sur (la lésion).**

Notes. — (a) *šn.t n.t mnḏ* : litt. « conjuration d'un sein (sous-entendu “quand il est douloureux”) » (génitif indirect). Même mot qu'en pRam. IV. D, II. 4. Cette incantation accompagne néanmoins un traitement local.

(b) *mnḏ pw nn n mn.n ꜣst* : « Ceci est le sein dont souffrit Isis » (où *nn* est un pronom démonstratif neutre sujet d'une proposition à prédicat substantival avec *pw*).

(c) pour *ꜣḫ-bjt* : *Wb* I, 13, 4 ; *Hannig-Wb* I, 40617 « Chemmis, Achbit », 46917 (≈ *nt Ḥr* « Achbit des Horus »). Mot formé de : *ꜣḫj* : *Wb* I, 18,8 ; *CD* p. 4 *ꜣḫ* « papyrus thicket (fourré de papyrus) » (*CT* V, 159a) ; *Alex.* 78.0078 « fourré de papyrus » , 79.0046 « pâturage » ; HANNIG 1995, p. 13 - et de *bjtj* « roi de Basse Égypte », suivi du dét. (O 49) de région. Ce lieu désigne le pays de l'héritier promis à la royauté divine. Autres graphies possibles : (*Pyr.* 2190), , , , , . Remarquer aussi l'expression simplifiée « marécages » dans le même contexte : *cf. supra* : pRamesseum III. B, 23b (note a). Les marais de *ꜣḫ-bjt*, Χέμμις (*Hdt.* 2, 156) Chemmis (*Pyr.* 1703) [1], devaient être proches de *P*, Bouto (*CT* IV, 37g-h) [2]. En pRam. IV. D, II 4, c'est sans doute Isis elle-même qui déclare être sortie de Pé (*cf. supra*). Pour Chemmis, voir : A. KLASENS, « A Magical Statue Base », *OMRO* 33, 1952, p. 69, note 52 avec références.

(d) Sur Chou et Tefnout, voir : A. DE BUCK, *Plaats en betekenis von Sjoe in de egyptische theologie (Mededeelingen der Kon. Nederlandsche Ak. van Wetenschapen, Afd.),* Letterkunde, n. S. 10, 9, Amsterdam, 1947. Selon Mariette, à Dendara (IV, 78 et 80), Chou veille et protège Osiris en son nom de « Horus l'Ancien ». Dans la légende des « yeux du soleil », il y a association de Chou avec le soleil et de Tefnout avec la lune, qui deviennent alors les yeux de Rê [3]. En tant que tels, ils protègent Osiris quand celui-ci prend une forme astrale [4]. Le font-ils en tant que descendants directs d'Isis-Démiurge qui a pris soin de les allaiter comme l'indique ce texte ? Or, Isis « prit homme » (*jr ṯꜥy*) [5], « suscita » (*ḫnp*) [6] sa semence et engendra un héritier [7] — mâle — seul capable de « faire survivre » (*n mrw.t n*) [8] le nom de son père en tant que fils unique. C'est donc bien à Horus, avec tous ses attributs et sous toutes ses formes et noms, de récapituler la lutte contre Seth sous tous ses aspects. Dans ce passage, Isis rappelle la puissance d'Atoum, qui une fois émergé du Noun, extrait de lui-même le premier couple, c'est-à-dire Chou et Tefnout (selon la tradition héliopolitaine). Geb et Nout naissent de cette union. Après cela, Rê ordonne l'insufflation séparant la terre de la voûte céleste. Il inaugurera ensuite son périple, laissant apercevoir une trace de sa luminescence lactée sur le corps arqué de Nout. Née à son tour de Geb et de Nout, mais à la faveur d'un coup de dés libérant cinq jours épagomènes, Isis surgit dans cette période dangereuse avec Osiris, Seth, Nephthys et Horus l'Ancien, au risque d'un déséquilibre de la cosmologie primordiale prônée par le roi des dieux. Afin de rétablir les forces en présence dans leurs droits légitimes, la Grande Magicienne, pour son fils, devra aller quérir, auprès de sa mère, les recettes qui purent guérir le reste de la grande Ennéade (*cf. supra* : pRam. III. B, 23-34). Cela peut représenter la recherche de la participation féminine au lien à l'Âge d'Or. C'est en effet par l'intermédiaire d'une femme que le chaos choisit là de se manifester, ce sera donc dans ce cas — à une autre femme (Nout) abreuvée sans tache, mais ayant conçu en plein risque (les jours épagomènes) — de détenir encore un remède, et cela en elle-même : son lait, accordé comme un sillage dans la nuit à la faveur de la barque de Rê. Ainsi le lait d'une déesse ayant enfanté une autre déesse semble être le seul remède autorisé à sauver un enfant-dieu, de par la théophysiologie qui se révèle à cette époque-charnière. Ce lait du « Temps des Dieux » fera place au lait du « temps des hommes », relayé par celui de son dernier réceptacle, la Mère par excellence ayant mis au monde l'Enfant Divin, modèle royal par définition. Il faut bien noter que le lait d'Isis une fois corrompu ne pouvait plus soigner personne, puisqu'il pouvait rendre malade. Il fallait donc que celle-ci fût également guérie. En cela réside la raison théologique de l'absorption de la médication par la mère (pBerlin 3027. 7, 1-3). Il s'agissait bien d'un affectant *b*ᶜᶜ transmis de la mère à l'enfant au cours d'une pathologie *b*ᶜᶜ provoquée par une puissance Bᶜᶜ aux funestes intentions concernant le jeune Horus, puis d'inspiration séthienne concernant les enfants des hommes. La mère est donc assimilée ici au premier couple divin (dont Tefnout) bénéficiant ainsi du premier lait salvateur issu là d'une Isis-Démiurge, puis, à Isis réhabilitée par la magie solaire à nourrir Horus d'un lait nouveau, conforme à la signature de Rê sur le corps de Nout, mère d'Isis et pour la descendance royale. Chou et Tefnout sont, en quelque sorte les « témoins » de cet épisode. Tefnout en conservera le souvenir sous sa forme féline.

(e) « souchet-*jꜣr* », pluriel *jꜣrw* : *Wb* I, 32, 4 et 5-8 ; F*CD* p. 9 « rushes (joncs) » ; *Alex.* 77.0133, 78.0154, 79.0092 « une plante aquatique » ; *Hannig-Wb* I, 773 « Binsen (jonc) » ; *PtoLex.* p. 34 « reeds (roseaux) » ; *KoptHWb* p. 484 ; Pour l'utilisation du mot dès les Textes des Pyramides, voir : A. BAYOUMI, *Autour du champ des souchets et du champ des offrandes*, Le Caire, 1941, pour la disparition de l'expression *š-jꜣrw*, voir p. 74-75 et 100 ; LORET 1892, n° 29, p. 30 « *Cyperus longus* L » ; « LEFEBVRE 1956, p. 99 « roseaux » ; CHARPENTIER 1981, n° 71, p. 46-47 « *Cyperus longus* L » ; WESTENDORF 1999, II, p. 683 « (Riedgras ?)* (herbe des marais) ». Notons qu'en arabe égyptien, le mot *būs* peut aussi bien désigner le jonc que le roseau (probablement en raison des clôtures : *būs* = *qasab* = *al makānis*), mais pas le souchet long *suʿd*. De même, en copte, le mot ⲁⲣⲱⲟⲩⲓ *B* = ⲁⲣⲉⲓⲟⲩⲉ *A*, correspond bien à « jonc » et à « roseau de marais » (καλάμη), à rapprocher de *ꜥr* (VYCICHL 1983, p. 16). Or, pour Loret (1975, p. 30), le mot désignant la plante marécageuse du Delta appelée 'Champ des Arou' « répond exactement au copte *Arô* qui, dans les *Scalæ* coptico-arabes est rendu par *Saad*, nom arabe de *C. longus* ». Nous conserverons « souchet », en pensant pour ce passage à *Cyperus longus* L. Cette famille de plantes semble avoir un lien avec la poitrine féminine et le lait maternel. Pour les Cyperaceae, *cf. supra* : 4.2.2. Pour le *sein-fleur*, et le *sein-racine*, cf. *supra* 5.2.1 et 5.2.2. Pour Nicolas Lemery (1699, p. 251), « la racine du Cyperus long est particulièrement employée dans les pommades, dans les parfums ». L'intérieur amer et rougeâtre de *Cyperus longus* L. était considéré comme astringent et aromatique (GUIBOURT 1856, p. 592).

(f) *ṯꜣ* dét. (V 1) ou (M 2) « bulboïde-*ṯꜣ* » : *Wb* V, 341,4 - 342,3 ; *Alex.* 77.4879 (« boulette » d'encens), 78.4622 (« boulette » de natron ; aussi « perle », dans « les perles du ménat »), 79.3448 « pion du jeu de 'dames' » ; *Hannig-Wb* I, 37535 « Kügelchen (boulette), Tropfen (goutte) » ; HANNIG 1995, p. 944 « ... 3) klein Knolle (petit bulbe) ≈ *n ḥdw* Zwiebelknolle (bulbe d'oignon) » ; en ce qui concerne l'expression *ṯꜣ n ḥḏw* pour une gousse d'ail, voir BARDINET (1990, p. 120-135) *versus* MEEKS (1993, p. 90-91). BARDINET 1995, p. 447 « gousse ». WESTENDORF 1999, II, p. 683 « 'Kugel' = Bausch ? (boule = bourrelet ?) ». Nous pensons pour notre part que dans un texte médical, le premier terme de cette expression désigne bien une partie renflée d'un végétal donné (*cf.* JEAN, LOYRETTE 2001, p. 554 et note 149). Nous connaissons déjà le rhizome de souchet comestible (*cf. supra* : 6.3.1. *Détermination de la qualité du lait*, pEbers 796. 94, 8-10). Peut-être en avons-nous là une forme bulboïde appartenant à une autre espèce. Les anciens raisonnant alors plus en termes de grosseur et de forme comparées, qu'en termes de texture ou d'histologie. En arabe, nous avons *habb el'azziz* (de *ḥabb*, graine) pour désigner les tubercules rhizomateux de *Cyperus esculentus* et pour lequel nous connaissons l'expression « amandes de terre ». Nous avons également « chataignes d'eau » pour *Eleocharis tuberosa* Schultes. Et encore par exemple *Cyperus rotundus*, restant dans la langue vernaculaire malgache, le « oumine, herbes-oignons » [9], de même que *Fimbrystilis cymosa* R. Br., un autre *Cyperaceae*, s'appelant couramment « herbe-oignon » à La Réunion [10]. Il n'est donc pas invraisemblable que le mot *ṯꜣ* puisse recouvrir plusieurs formations renflées bulboïdes de végétaux différents.

(g) *snb* « souchet-*snb* » : *Wb* IV, 161, 5 ; *Alex.* 79.2613 « une fibre végétale (?) » ; HANNIG 1995, p. 718 « 1,*Gras (herbe) ; 2, Schnur, Leine (cordon, corde) » . Voir la plante *snb* : *Wb* IV, 160, 8-10 « Art Pflanze als Material zu Knoten, zauberkräftige Pflanze aus Buto und Chemmis (espèce de plante utilisée pour faire des nœuds, plante magique de Bouto et de Chemmis) » ; *Alex.* 77.3639, 78.3602 « une plante » ; CHARPENTIER 1981, n° 960, p. 592 « plante fibreuse aromatique » ; HANNIG 1995, p. 718. *PtoLex.* p. 859 ; *KoptHWb* p. 541 ; VYCICHL 1983, p. 200, ⲥⲱⲟⲩⲃⲉⲛ *B*, « herbe ». ČERNÝ (1976, p. 167) compare aussi *sbn*, puis *sbn* « bandage » (*Wb* IV, 89, 12-13). Ce qui nous ramène à un mot *snb* « Binde (bandage) » (*Wb* IV, 160, 11 bis), [hieroglyphs] *snb* « lien » (*Alex.* 77.3640). WESTENDORF 1999, II, p. 683 « *snb*-Faserpflanze* (fibre de plante *snb*) ». Il s'agit en tous cas d'une plante qui se tresse comme un jonc (DAUMAS 1958, p. 484 et note 1), ce qui est tout à fait compatible avec le dét. [hieroglyph] de notre mot. Derchain (pSalt 825, 168-171, n. 88) propose un lien avec l'amulette *ḥḥ*. Cette plante liée à Ouadjet se porte comme pectoral et s'oppose à *swt*, la plante de Haute-Égypte (*Edfou* VI 309,7). Remarquer aussi le très ancien mot [hieroglyphs] *snbt* : *Hannig-Wb* I, 28522 « Papyrusnachen (nacelle de papyrus) ». Il s'agit bien d'une cypéracée pour laquelle nous renvoyons à : KOEMOTH 1994, p. 36-37. Nous savons également que les porteurs d'ombelles ne sont pas étrangers à la poitrine féminine (*cf. supra*).

Cyperus articulatus L.	[hieroglyphs] *snb*	souchet *snb*
Cyperus esculentus L.	[hieroglyphs] *wʿḥ*	rhizome de souchet *wʿḥ*
Cyperus longus L.	[hieroglyphs] *jꜣr*	souchet *jꜣr*
Cyperus papyrus L.	[hieroglyphs] *mḥyt* [hieroglyphs] *mnḥ* [hieroglyphs] *ṯwfy*	papyrus *mḥyt* papyrus *mnḥ* papyrus *ṯwfy*
Cyperus rotundus L.	[hieroglyphs] *gjw* [hieroglyphs] *rdmt*	souchet *gjw* souchet *rdmt*

Tableau 21. Classement possible de Quelques Cyperacées.

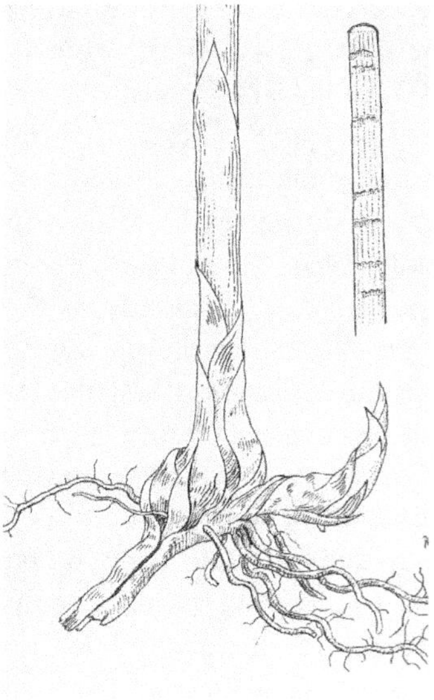

Fig.73. *Cyperus articulatus* L. (KOPPEL 1986, pl. 468).

La tige de cette plante est très rapidement reconnaissable par les irrégularités articuloïdes qui la parcourent, lui donnant ainsi un aspect un peu cordé. L'expression *ṯꜣ n snb* pourrait correspondre à une formation rhizomique bulboïde d'un jeune *Cyperus articulatus* L., végétal attesté depuis l'époque prédynastique (DE VARTAVAN, ASENSI AMORÓS 1997, p. 94). Le rhizome et le tronc sont encore utilisés par les artisans africains ; — cette espèce garde une connotation rituelle [11]. Cette herbe, considérée à Madagascar comme aromatique, est encore utilisée en collier pour son parfum [12]. Le rhizome de cette plante, qui est toujours utilisé en médecine traditionnelle africaine comme antalgique, calmant, anti-oedémateux et bien d'autres choses encore, possède de véritables vertus sédatives et anti-convulsives récemment démontrées [13]. Pour VYCICHL (1983, p. 200), *swbn* pourrait être un ancien causatif **s-wbn*, et *sbn* serait alors l'orthographe de l'Ancien Empire. Or, *wbn* signifie entre autres « déborder » (*Wb* I, 292, 9 - 295, 3), ce qui nous rappelle aussi, fortement, le contexte clinique que nous étudions.

(h) *bkꜣt* « panicule *bkꜣt* » : *Wb* I, 481,15 ; *Alex.* 77.1328 « jeune pousse », 781377 (« embryon » humain) ; HANNIG 1995, p. 263 « 1 - Sproß (bot. surgeon ; pousse ; rejeton) ; Embryon. 2 – ≈ *nt swt* *Blütengriffel der 'Binse' ». Il doit s'agir d'un panicule fourni de fleurs vert pâle.

(i) *swt* « jonc-*swt* » : est la plante héraldique de Haute-Égypte. Pour Lefebvre (1956, p. 99) il s'agit du « jonc *scirpus* ». Helck (*LÄ*, II, 878 « Gräser ») en fait *Juncus maritimus*. Westendorf (1999, II, p. 683) reste sur « Art Binse (une sorte de jonc) ». Hannig (*Hannig-Wb* I, 46208) propose « Pflanze : *sog.* 'Binse' ; * Juncus arabicus ; * Musa ensete ». Nous avons en copte ⲥⲱ *S* « jonc » (*KoptHWb*, p. 175) qui correspondrait à l'alfa (VYCICHL 1983, p.183). Notons que l'*ḥalfā* arabe moderne a été identifié par N. Henein dans un village de Haute-Égypte (2001, p. 112, fig. 97 p. 114 ; 194 394), comme un nom générique correspondant à deux graminées différentes (*Imperata cylindrica* et *Desmostachya bipinnata*) [14]. Pour l'usage des végétaux employés en vannerie, se reporter à : W. WENDRICH, « Basketry », dans P. NICHOLSON, I. SHAW (éd.), 2000, p. 254-255. On a relevé dans les niveaux prédynastiques des oueds de Hiéraconpolis, *Imperata*, *Desmostachya*, *Juncus*, *Phragmites*, *Ceruan* et *Xanthium* [15]. *Imperata*, *Desmostachya*, *Juncus rigidus* et d'autres se retrouvent de nos jours dans les oasis et les rives du Nil [16]. *Juncus rigidus*, *Phragmites* se retrouvent sur les zones côtières [17]. Nous opterons pour *Juncus rigidus* C.A. Mey. attesté depuis le Néolitique (DE VARTAVAN, ASENSI AMORÓS 1997, p. 140-141) probablement appelé « sourcil du soleil » par Pamphile (*Lex.* IV, 52) [18] glosant Dioscoride. Ce dernier (IV, 42) reste assez vague sur cette plante multiple, la graine de l'une d'elles « restreint le corps et le flux rouges des femmes, elle provoque l'urine ». Pour Lemery (1699, p. 392), sa semence « arrête les cours de ventre et les pertes de sang des femmes ».

(j) *šnw n jbt=s*, lit. « ses cheveux au cœur », c'est-à-dire des fibres qui sont à l'intérieur du jonc : « ses fibres internes ».

(k) *ḥm.t-rꜣ* « et ainsi de suite », comme dans « contre tes adversaires, etc. » (*CT* I, 9 c), c'est-à-dire une file d'adversaires différents potentiels non nommés. Cette expression est écrite dans notre texte, à l'encre rouge. Ce fait peut souligner l'importance du Chef de file.

(l) *wzšt(w)* « suintements » : *Wb* I, 358, 1-3 ; *Alex.* 77.1046 « urine », 78.1104 « peut-être aussi : « eau de cale (croupie) », 79.0762 ; *Hannig-Wb* I, 8414 « Urin, Harn (urine) ; Kot (excréments) » ; HANNIG 1995, p. 217 (2) [med] « Ausscheidung (sécrétion, élimination) – krankhafte Absonderung (sécrétion morbide) » ; *KoptHWb* 53 ; VYCICHL 1983, p. 68, ⲓⲱ *SB* « urine ». *CT*, V 93d (T1C sp. 397d) : *wzšw.t* « bilge-water » (FAULKNER 2004, II, p. 25 et note 32 p. 30), « eau de cale » (CARRIER 2004, II, p. 945). Voir le verbe *wzš* (*wsš, wšš.t*) : *Wb* I, 357, 16-20 ; *Hannig-Wb* I, 8408 « harnen, urinieren (uriner) » ; HANNIG 1995, p. 217 [med]. Il s'agit bien de ne pas provoquer de sécrétions (*m jr(w) wzš.t*) d'humeurs putrides et rappelant le poisson avarié comme nous l'indique le pEbers 788. 93, 17-18 décrivant manifestement une contamination (*cf. supra* : 6.3.2, Un « lait mauvais »).

(m) *wšʿw* « brûlures dévorantes » : *cf. supra*. 15.1.1. Les signes fonctionnels. Il s'agit là de très importantes démangeaisons.

(n) *znfw* « sangs ». Un saignottement facile peu distinguer un eczéma d'une maladie de Paget au très sombre pronostic, puisqu'elle évolue tôt ou tard vers le cancer de la glande mammaire, ou de la peau prenant alors la place du mamelon effacé. Cependant, cette affection plutôt rare survient chez les femmes après la quarantaine.

(o) *sꜣw*, litt. « prends garde que » : cet impératif commande bien à la femme d'exercer elle-même une veille afin d'éviter de devenir malade. Si la mère ne pratique pas cette véritable auto surveillance de sa poitrine, sa vie et celle de son enfant peuvent s'en trouver menacées. Ce passage rappelle la sentence : « *sꜣw.tj ḥr sp n mh.t jb* », « garde-toi de la (moindre) occasion de négligence » (Ptahhotep, 154).

(p) (pour …) *ḥꜣty* « voilé au regard » : *Wb* III, 35, 8-12 ; *Alex.* 77.2600, 79.1896 « obscurcissement (du ciel) » ; HANNIG 1995, p. 511 « Bewölkung *d. Himmels* (assombrissement des cieux) », « Trübung (turpidité) ». WESTENDORF 1999, p. 684 « Verschleierung (dissimulation) ». Voir aussi *ḥꜣtjw* : *Alex.* 78.2588 (*) « une catégorie de démons », et 78.2555 (*) *ḥꜣjtjw* ; HANNIG 1995, p. 511, 503 « Art Dämonen ». Dans l'incantation n° 150 des Textes des Sarcophages (B9C), Horus maîtrise ces « Hatiou mangeurs de ba » (*CT* II 254p) et entend Isis dire de lui qu'il est « l'enfant de Rê, la tresse de Rê … » (254r-s) [19]. Cette action est d'abord produite insidieusement. Les effets ne se seront ressentis que plus tard, au moment de constater une maladie une fois développée.

(q) *ḥnmm.t* « personnes » : *Wb* III, 114, 6-13 ; *Alex.* 77.2748, 78.2723, 79.1998 « les gens, les hommes » ; *Hannig-Wb* I, 20956 « Sonnenvolk *von Heliopolis* (peuple du soleil) », « Gläubige (fidèle) » ; HANNIG 1995, p. 540 « … 2. Menschheit (humanité) » ; *KoptHWb*, 374 ;

VYCICHL 1983, p. 302, ϩⲁⲙⲉⲩ *O* « humanité » ou sim. Il s'agit de l'humanité par excellence, le « bon » peuple, l'humain dans sa spécificité. Dans notre contexte, un être cherchant à braver l'obscurité qui est en lui, c'est-à-dire une personne consciente cherchant à discerner ce qui peut aller à l'encontre du bien naturel de l'homme qui n'en prendrait pas garde, qui ne se surveillerait pas. La femme est ici qualifiée de « responsable » de son avenir et de celui de son enfant (*cf. supra*, note o).

Théodynamie. — Dans ce texte, Isis est censée avoir mis au monde Chou et Tefnout, c'est-à-dire le premier couple divin, engendré par Atoum [20]. Comme ce dernier l'a réalisé dans la tradition héliopolitaine pour ses jumeaux, Isis a engendré Horus par manipulation divine grâce à la puissance de la magie, potentiellement victorieuse, comme le reconnaît lui-même « le venin » (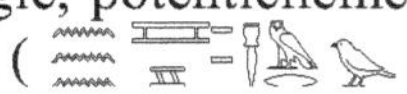 *mw mr*) qui est caché dans le corps d'Isis la magicienne » et qui continue par concéder : « Tu es le fils du dieu issu du Noun » (pBoulaq 6. r° V, 4) [21], reconnaissant ici Horus-démiurge. Ainsi l'on pourrait comprendre que, dans le sein d'Isis comme dans le Noun Primordial, cherchent à s'abriter des forces négatives et des forces positives. Il n'y a donc rien d'étonnant à ce qu'un démon affectant *bʿʿ*, faisant office d'agent pathogène 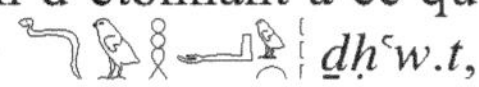 *ḏḥʿw.t*, parasite la poitrine de la déesse mère au point d'en contaminer le lait, donc Horus l'enfant, au cours d'une pathologie *bʿʿ* affectant la mère et l'enfant. Cette conjuration est introduite par un texte mythologique de façon à indiquer tout de suite la famille pathologique de l'affection. Ainsi, les seins de la patiente sont d'emblée assimilés aux seins d'Isis, et cela dans le contexte particulier d'un allaitement des deux premiers jumeaux du monde. En effet, Chou et Tefnout sont de descendance démiurgique directe. Ensuite, le deuxième couple de la création, dont Geb, roi par excellence, voit sa substance commune solaire transiter par le corps de Nout, permanente génitrice de la royauté solaire, et de l'astre qui la parcoure dans cette tradition. En donnant naissance dans des temps troublés, elle semble presque abdiquer au profit d'Isis du titre de mère du roi par excellence. Elle nourrira Isis légitimant ainsi en droite ligne l'aspect solaire d'Horus, baignant dans les mêmes éléments constitutifs de sa chair *in utero*, abreuvé au même lait solaire, autorisant ainsi la nouvelle Mère royale à représenter le Démiurge allaitant les dieux dont il vient et dont il tire sa légitimité. En fait tout se passe comme si la substance même des dieux, issue du lait igné, en perpétuel mouvement, prenait le pas sur leurs représentations. Ici donc, seul le lait compte. Il assure la fluidité de la transmission royale, qui ne doit rencontrer aucun obstacle dans ce cycle perpétuel, et dont Isis assure ici la transmission en lieu et place du Créateur dispensant sa propre substance à ses héritiers. En organisant ainsi le monde, le premier dieu l'expose à tous les potentiels du milieu liquide où il reposait lui-même avant de l'ordonner, les limitant ainsi normalement à une bonne distance, mais en périphérie. Il ne peut éviter la soif des forces négatives présentes dans l'Océan Primordial à chercher à reconquérir l'espace qu'il consacre pourtant au monde créé. De fait, les créatures se sentent cernées. L'environnement est perçu comme instable, en danger imminent, sauf à en rétablir l'équilibre constamment. Pourtant c'est encore du Noun que provient l'abondance, et la crue du Nil sera comprise comme l'ultime force positive capable de nourrir à son tour l'humanité, en composition avec la puissance solaire. Cette double influence semble bien ici persister au sein de la divine mère qui nourrit comme le Nil issu du Noun. Élevée ici au rang de contrepartie féminine du Démiurge, Isis ne pouvait échapper à l'environnement du créateur embrassant non seulement le monde voulu par lui, mais aussi ce qui l'entoure. Aussi, avant son fils, la déesse souffrira des intrusions sournoises et délétères. Elle devra repousser, nous dit le texte, un mort, une morte, et ainsi de suite, c'est-à-dire toute force négative ayant réussi à s'insinuer dans sa poitrine et à gâter son lait, comme ce fut le cas un jour à Chemmis, resituant l'épisode de l'infection d'Horus et l'assimilant ainsi à la première transmission de nourriture divine, faisant de lui l'héritier solaire par excellence. Sa propre chair provenant de la Puissance s'étant elle-même suscitée du Liquide Primordial composé de forces positives et de forces négatives, il n'est pas anormal qu'elle y soit exposée. On peut penser que, replacés dans cette perspective sur un même pied d'égalité, Chou, Tefnout et Horus, ont été confrontés à de semblables influences néfastes provenant d'un environnement comparable. C'est peut-être bien ce que veut nous dire ce passage. Cela explique la double nature, tour à tour bienfaisante ou terrible des divinités. Et par suite, de la dualité de l'esprit humain à la merci de ces influences. Un dieu est capable de changer sa nature profonde, et la mythologie nous enseigne que Seth fit un choix radical, jusqu'à exercer un pouvoir négatif à l'encontre des dieux, puis des hommes. Il rejoint ainsi la cohorte des mauvaises influences, où il est désigné par défaut dans notre texte. Il devient l'agent infectieux par excellence. Les démons nommés comme vecteurs de toutes les maladies accablant les vivants ou tourmentant les morts revenant effrayer les Égyptiens semblent très souvent lui obéir. Ce dieu peut agir de multiples façons, sous des aspects et des noms différents. Il est fortement probable que les pathologies du sein décrites dans les descriptifs où les auteurs ont pris le soin de les rattacher à un épisode mythologique, soient bien dues au même facteur, nommé ou non. L'entité appelée *B*ᶜᶜ possède les caractéristiques, la volonté quasi historique, les raisons théologiques et la puissance nécessaire à une identification avec le frère d'Osiris ravi à la royauté qu'il détenait de Geb. Si ce texte nous laisse deviner la cause politique de ce groupe de maladies, sa symptomatologie maternelle est relativement plus précise, et sa conclusion étonnamment moderne : il faut « surveiller ».

La description des symptômes est encadrée, dans ce texte, des deux mêmes traitements décrivant les deux mêmes exorcismes avec récitation de la confession symptomatique négative conjuratoire après le premier traitement, et finalement application locale de la médication. En effet, le souchet *snb* qui donne à sa chair la santé *snb* (*Edfou* VI. 143, 15-16) est tout à fait indiqué comme matériel de sauvegarde (Rituel de l'Embaumement 8, 8-9) puisqu'elle est celle d'Horus lui même. Au mammissi de Dendara (Sc. XVI) Ouadjit, Dame de Pé, Maîtresse de Dep, déclare : « je te protège ; je fais ta protection magique. Je tresse pour toi le « souchet *snb* » divin pour ta poitrine. Elle donne toute vie et stabilité, toute santé [22]. » De plus, les ingrédients du kyphi sont tous empreints de résonances sacrées.

Commentaire. — Il est hors de doute que des femmes puissent souffrir de crevasses et de gerçures dues à des allaitements pouvant durer trois ans autrefois en Égypte. Ces problèmes peuvent se compliquer d'abcès. De même, l'eczéma des mamelons peut être assez fréquent lors de la grossesse et au début de l'allaitement ; or, cet eczéma peut se surinfecter. L'eczéma surinfecté du mamelon s'accompagne de prurit, de suppurations et de saignements. Aussi, l'abcédation n'est pas rare en dehors de tout traitement, comme à l'occasion d'une mastite.

Dans ce texte, les douleurs en forme de brûlures dévorantes, les suintements et les saignements sont trois signes cliniques mis en évidence. De plus, la galactophorite est signée par l'émission d'un lait mêlé de pus à l'expression du mamelon. Ce liquide laisse une tache jaune sur un tampon d'étoffe blanche (signe de Budin). Les Égyptiens ont dû le percevoir et se servir de ce test diagnostique, finalement, pas si « magique » comme l'examen d'un « lait mauvais » (*cf. infra*, chap. XXVI).

D'autres tumeurs bénignes peuvent également se développer au niveau de la peau (kystes épidermiques ou sébacés), ou sous la peau, c'est-à-dire dans les tissus conjonctivo-adipeux (lipomes, cystostéatonécrose). Comme les abcès aigus du *post partum*, et les abcès froids rétromammaires, rappelons que ce genre de formations ne concerne pas le parenchyme glandulaire lui-même. Des écoulements anormaux (sanglant, séreux, incolore, verdâtre, marron ou noir) peuvent aussi se produire au cours d'autres pathologies (*cf. supra* 15.3.2).

SYMPTOMATOLOGIE			
11c	*m jr(w) wzšt*	« Ne cause pas de suintement ! »	***suppuration***
12a	*m jr(w) wšʿw*	« Ne déclenche pas de brûlures dévorantes ! »	***prurit***
12b	*m jr(w) znf*	« N'occasionne pas de saignements ! »	***saignement du mamelon***
14ab	*rdj / šš*	Aposer la bande sur la lésion (et voir)	***signe de Budin*** ↑
SENTENCE			
12c	*sꜣw r ḥꜣṯy r ḥnmm.t*	« Prends garde au sujet de (ce qui est habituellement) voilé à l'encontre des personnes »	***surveiller, et aussi, détecter***

Tableau 22 : La symptomatologie et sa conclusion en pEbers 811. 95, 7-14.

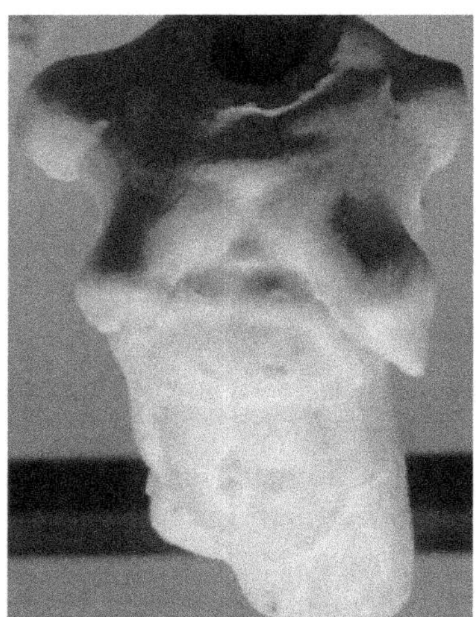

Fig. 74. Sein hypertrophié (Terre cuite de Smyrne, Louvre).

Notes

[1] SPELEERS 1923, I, p. 105 ; FAULKNER 1969, p. 252.
[2] FAULKNER 1973, p. 214 et note 8 p. 215 ; CARRIER 2004, I, p. 672-673.

[3] H. JUNKER, *Die Onurislegende*, Kaiserliche Akademie der Wissenschaften, Phil.hist. Klasse, Denkschriften, 54, 1, Vienne, 1910, p. 153.

[4] J.-Cl. GOYON, « Le cérémonial de glorification d'Osiris du Papyrus du Louvre I. 3079 », *BIFAO* 65, 1967, p. 102-103.

[5] Chr. DESROCHES-NOBLECOURT, *BIFAO* 53, 1953, p. 41, n. 2.

[6] *Wb* III, 291,1 ; HANNIG 1995, p. 603.

[7] A. CHABAS, *Œuvres diverses*, *BiblÉgypt* 9, pl. 2, 1. 16, cité par J.-Cl. GOYON, *op. cit.* 1967, n. 22 p. 111.

[8] GOYON, *op. cit.* 1967, p. 95 et n. 23 p. 111.

[9] J. GUICHARD, *Flore de la réunion*, 2005, fiche 1414.

[10] S. CACERS, *Étude préalable pour le classement en Réserve Naturelle des Iles Eparses*, Mémoire de DESS Sciences et Gestion de l'Environnement Tropical, Université de la Réunion, Saint Denis, 2003, annexe 7.

[11] V. KIMONO, « Produits forestiers non ligneux », *FAO Documentation*, Brazzaville, 1999, fiche x2161f24.

[12] J.-M. LACROIX, *Zomaré*, Diégo-Suarez, 2001, lexique § Mita, réalisé d'après : MISSIONNAIRES CATHOLIQUES, *Lexique des dialectes du nord de Madagascar*, DRATOM (éd.), CNRS-EHESS, Valbonne, 1983.

[13] E. NGO BUM, C. CWA, F. NTCHAPDE, N. NVUNAI, S. SOKENG, V.S. RAKOTONIRINA, A. RAKOTONIRINA, « Effect of the decoction of rhizomes of Cyperus articulatus on bicuculline-, N-methyl-D-aspartate- and strychnine- induced behavioural excitation and convulsions in mice », *Journal of the Cameroon Academy of Science*, Yaoundé, 2 (2), 2002, p. 91-95 ; E. NGO BUM, A. Rakotonirina, S.V. Rakotonirina , P. Herrling, « Effects of Cyperus articulatus compared to effects of anticonvulsant compound on the cortical wedge », *Journal of Ethnopharmacology*, 87 (1), July 2003, p. 27-34 ; E. NGO BUM, *La détermination des propriétés anti-convulsivantes et certains mécanismes d'action des rhizomes du Cyperus articulatus*, Thèse d'État, Université de Yaoundé I, 2004.

[14] Voir aussi : TÄCKHOLM 1974, p. 689-690, 757-758 ; GERMER 1985, p. 202, 224-225 ; Y.J.-L. GOURLAY 1981 ; RYAN, « The misidentification of Ancient Egyptian plant fibers », *VA* 1, 1985, p. 143-149.

[15] BAUM 1988, p. 337.

[16] *Ibid.*, p. 224-226.

[17] *Ibid.*, p. 226-227.

[18] Voir aussi : AMIGUES 2002, p. 354-355.

[19] FAULKNER 1973, I, P130. BARGUET 1986, P. 433 ; CARRIER 2004, I, p. 365.

[20] Voir pour ce dieu : K. MYSLIWIEC, *Studien zum Gott Atum*, I-II, *HÄB* 5 et 8, Hildesheim, 1978-1979.

[21] Y. KOENIG, *Le Papyrus Boulaq 6*, *BdE* 87, Le Caire, 1981, planches p. 52 et 56 ; p. 57 et notes a, b, c ; p. 53 et note b ; p. 124-125 ; et enfin la note d, p. 58 pour une identification d'Horus-démiurge.

[22] DAUMAS 1958, p. 484.

CHAPITRE XXV

LA PATHOLOGIE *B*ꜥꜥ DE LA MÈRE ET DE L'ENFANT

25.1. UNE SYMPTOMATOLOGIE D'HORUS NOURRISSON

Si nous tentons de recueillir les signes présentés par Horus quand il est rendu malade à la suite de son allaitement par Isis dans le contexte de Chemmis, nous pouvons élargir la recherche des signes cliniques à d'autres fragments de papyrus médico-magiques.

Le texte du pmag. Athènes n° 1826 [1] étudié par Hans-Werner Fischer-Elfert nous indique, dans une de ses formules, une exclamation plaintive et très probablement douloureuse d'Horus à sa mère :

25.1.1. pmag. Athènes n° 1826 r° x + 7, 7-8

Comparer avec : pLeiden I 348 r° 12,11 - 13,3.

OdeM 1216, 1-3.

*ky-rꜣ ***ḫ.t꞊j** jn-Ḥrw pwy-ḫrw꞊f n-ꜣst* [2].

Autre formule : « Mon ventre ! » dit Horus. Sa voix vole vers Isis.

Commentaire. — L'expression *ḫ.t꞊j* « Mon ventre ! », est, pour des raisons inhérentes à sa formulation, bien plus précise que les vagissements lancés par un nourrisson souffrant de son abdomen. Ce signe clinique : l'enfant souffre du ventre [3], s'apparente en fait à un diagnostic (*ḏd* « dire » : JEAN 1999, p. 16-25) [4] : l'enfant est atteint au ventre. Le diagnostic est important car il permet de traduire l'étiologie d'origine maternelle dans ce contexte particulier. L'allaitement est bien en cause puisqu'il réalise la voie d'infection digestive pour laquelle l'enfant se plaint. Les sécrétions pathologiques du sein, mêlées au lait ingéré par le nourrisson à chaque tétée, lui transmettent bien un type de maladie aux gravités variables, selon la virulence du germe impliqué. Dans le contexte mythologique de Chemmis, il s'agit d'une infection du sein, suivie d'une altération du lait maternel (*cf. supra*), déclanchant une affection gastro-intestinale du nourrisson accessible au traitement (pBerlin 3027. 7, 3-5).

Si nous reprenons l'ensemble de ces pièces éparses, nous pouvons établir un tableau clinique, regroupant chez le nourrisson une plainte abdominale et laissant supposer une diarrhée accompagnée de troubles cardiovasculaires et d'une atonie dus à une déshydratation. Une dénutrition peut être causée par un refus de téter due au goût trop salé d'un « mauvais lait » contenant du pus. Cela peut mener au marasme, et rester conforme à un aspect d'Horus chétif.

Une enquête étiologique peut montrer des causes contagieuses. La fermentation des résidus de lait provoque une acidité du milieu buccal, jointe à une sécheresse de la bouche due à une pauvreté de la sécrétion salivaire des deux premiers mois de la vie, est propice au développement de *Candida albicans* (*C. tropicalis, parakrusei*...). Notons qu'une candidose peut également entraîner une athrepsie en gênant considérablement la nutrition [5]. La transmission de streptocoques du groupe B à partir d'un abcès du sein [6] ou encore la présence de salmonelles retrouvées dans les selles de l'enfant sont possibles [7]. Le syndrome de nécro-épidermolyse bulleuse aigu staphylococcique du nourrisson nourri au sein par une mère présentant une mastite est plus rare [8].

La pathologie *b*ᶜᶜ peut très bien recouvrir un domaine sénologique aboutissant à quelques-unes de ces maladies et entraîner, du côté enfant, des alertes pédiatriques simples (pBerlin 3027. 7, 3-5 ; pRam. III. B. 20-23) à sévères (pRam. III. B. 23-34).

25.2. Un traitement médical de la mère et par la mère

Si les traitements énoncés dans les pRamesseum III. B (20-23) et de Berlin 3027 (7, 3-5 ; 7,5-6) ne sont effectivement destinés qu'à l'enfant, une des recettes indiquées par le pBerlin 3027 (7, 1-3) est bien prescrite à la mère. Les textes ne nous indiquent pas que l'allaitement est suspendu. En effet, cela n'est pas toujours nécessaire côté valide [9], et aujourd'hui cela est même déconseillé [10]. De plus, dans la mesure où nous savons que certaines médications destinées à l'enfant étaient administrées à la femme (pEbers 272 bis 49. 18-21 ; pBerlin 3027 vs 8, 2-3), et transitaient ainsi par le lait maternel, nous pouvons émettre également l'hypothèse de ce mode de traitement, avant que ne se produisent des effets graves. En fait, le lait de la nourrice est censé transmettre également poison et contrepoison. Nous avons vu qu'un enfant refusant de téter devait y être à nouveau encouragé (*cf supra* : 6.3.3. pRamesseum III B, 10-11). Les auteurs anciens conserveront cette notion. Hippocrate (*Epid.*, VI. 5,15) indique la transmission de la qualité des aliments par le lait de la nourrice. Celse (*De Med.* V, 028, 15D) mentionne le traitement par la nourrice d'un enfant au sein (*lactens puer*) atteint d'une dermatose pustuleuse. Pour Soranos d'Éphèse (II. 10, 80-90), un régime nourrissant donne un lait nutritif. Les caractéristiques des aliments absorbés se retrouvent dans le lait. Il cite les éléments *sucré*, *astringent*, et même les effets de l'alcool (II. 10, 110-115). Il décrit ainsi l'alcoolisme du nourrisson (II. 8, 74-80), qui devient « torpide, engourdi, pris de tremblements, d'apoplexie ou de convulsions ». L'auteur indique que si l'enfant est au sein, il mettra la nourrice à un régime correspondant à la maladie du nourrisson, c'est-à-dire un astringent contre la diarrhée, ou un laxatif contre l'absence de selles. Voir aussi Galien (*Comm. V in Hipp. Ep. V, 35*), et Oribase (*Lib. Inc.* 13 = *Dar.* III, p. 123).

25.2.2. pBerlin 3027. 7, 1-3

Comparer avec : pRam. III. B, 20-23.

*Parallèle // affectant b*ʿʿ.

pRam. III. B, 23-34.

*Parallèle // affectant b*ʿʿ.

(pBerlin 3027. 7, 3-5 ;

pBerlin 3027. 7, 5-6. // *Autres médications*).

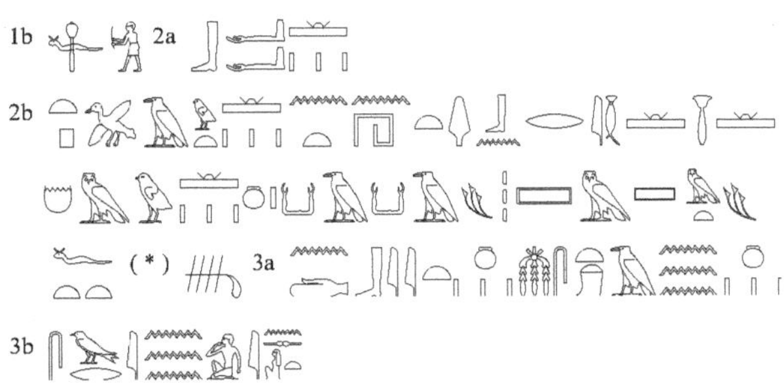

(*) *Signe F37* 𓄭 *utilisé par défaut pour le signe F37a.*

[1b] **Lutter contre la** [2a] **(pathologie) *b*ʿʿ :**

[2b] vésicules *tp*ꜣ*wt* (de latex) (a) de sycomore ; dattes fraîches ;

tourteau *ḥmw* (b) de ricin *k*ꜣ*k*ꜣ (c) ; chanvre *šmšmt* (d) ;

fibres (e) d'épilobium *dbyt* (f) ; lessive *mšt*ꜣ (g).

[2c] (Ce) sera bu par la femme.

Notes. — (a) (+ dét.) *tpꜣwt* / (+ dét.) *tpꜣw* « vésicules *tpꜣw* (de latex) » : *Wb* V, 295, 8-9, 11 ; HANNIG 1995, p. 930. GERMER 1979, 122 et 2002, p. 112, 128, 131 ; CHARPENTIER 1981, n° 1362, p. 800 « écorce ? ». Ce mot est généralement suivi de , de ou encore de / (*Grundriss* V, p. 503, VI, 307), ou de (YAMAZAKI 2003, p. 28). BARDINET (1995, p. 477) « vésicule *tepaout* ».

(b) / « tourteau *ḥmw* » , det. , : *Wb* III, 81,21 ; HANNIG 1995, p. 530 « 1. plante ; 2. partie de plante » ; CHARPENTIER 1981, n° 752, p. 750 ; BARDINET 1995, p. 477 « partie-hemou » ; WESTENDORF 1999, I, p. 442 « *ḥmw* Teile » ; LEITZ 1999, p. 57, ne se prononce pas ; YAMAZAKI 2003, p. 28, ne se prononce pas. Voir le mots *ḥm* : *Alex.* 77.2688 (*) « écraser, presser ». Voir aussi : *ḥꜣm* *Alex.* 77.2594 (*) « presser le vin » ; HANNIG 1995, p. 530 « zermalmen, zerdrücken (broyer, écraser) ; ≈ *jrp* Wein auspressen (presser le vin) » ; ERICHSEN 1954, p. 275, dém. *hm* « égruger, piler » ; *KoptHWb,* p. 566 ; VYCICHL 1983, p. 300, ϩⲱⲙ *S*, ϩⲱⲙⲓ *B* ... « fouler, piler, presser, battre, pressurer ». Voir encore, le mot *ḥmꜣ* : *Alex.* 77.2708 « fouler, piétiner » ; HANNIG 1995, p. 530 « Füße stampfen (fouler au pied), austreten (écraser) ». Notre mot se rapporte à la plante *kꜣkꜣ*, un oléagineux (*cf. infra*, note c). Il doit donc s'agir ici d'une pressure, d'un marc, ou plus vraisemblablement, d'une sorte de « tourteau ».

(c) , plante *kꜣkꜣ* (en pRamesseum III B 3-4) - , plante *kyky* - « (buisson de) ricin *kꜣkꜣ* » : *Wb* V, 109, 2-7 ; *Alex.* 77.4521 (« le ricin », mais aussi comme désignation générale des « buissons ») , 78.4365 « une plante », 79.3216 (une plante, « le ricin (?) ». Aussi « les broussailles ») ; HANNIG 1995, p. 878 « *Rizinuspflanze, *Ricinus communis* » ; VYCICHL 1983, p. 74, ⲕⲓⲕⲓ, ⲕⲩⲕⲓ *S* « ricin » *ḥabb al-ḫirwaʿ* « grains de ricin », *ḫarwaʿ* « ricinus communis » (WISSA WASSEF 1971, p. 407) ; transcrit κίκι (HÉRODOTE II, 94) ; hébreu post biblique *kīkāyōn* « ricin », *šèmen kīk* « huile de ricin ». La Bible de Kittel utilise bien le mot hébreu (Jonas IV, 6-10), cependant le texte copte est fondé sur la LXX (κολοκύνθη). V. LORET, « Le ricin et ses emplois médicinaux dans l'Ancienne Égypte », *Revue de Médecine*, Paris, 22, 1902, p. 687-698, κίκι = « ricin ». CHARPENTIER 1981, n° 1239, p. 744 « une plante bien déterminée s'enflammant facilement ». D. BRENT SANDY, « Egyptian Terms for Castor », *CdE*, 62, 1987, p. 49-52 : *kꜣkꜣ* / κίκι = « ricin ». KOEMOTH 1994, p. 23-26 « buisson de ricin » (*Ricinus communis*). BARDINET 1995, p. 477 « ricin » ; WESTENDORF 1999, I, p. 442 « *kꜣkꜣ*-Pflanze (Rizinus ?) » ; YAMAZAKI 2003, p. 28 « *kꜣkꜣ*-Pflanze ».

Ricinus communis L. est attesté à partir du Néolithique (DE VARTAVAN, ASENSI AMORÓS 1997, p. 223-224). NICHOLSON, SCHAW 2000, p. 391-392. BOULOS II, 2000, p. 44, pl. 10 p. 45, cliché p. 318. Le fruit du croton (*Croton tiglium* L.) cité par Wagner (« Ostraca grecs du lac sacré des temples de Karnak », *BIFAO* 80, 1980, p. 255, n° 8) ne peut être retenu dans la mesure ou ce végétal africain n'est pas attesté en Égypte aux périodes pharaoniques (DE VARTAVAN, ASENSI AMORÓS 1997, p. 75 et 87), même si *Chrozophora* Juss. y réside actuellement (BOULOS II, 2000, p. 41-42). Cette méprise est sans doute due au fait que, par exemple Théophraste (*RP*. I, 10) [11] utilise le mot κροτών pour désigner le ricin, mais ce nom a été employé pour la comparaison de ses graines brillantes, brunes marbrées de gris, ressemblant à des tiques « κροτών » du mouton : *Ixodes ricinus*. Dioscoride utilise κίκι et κροτών (IV, 161) et en donne la raison. Voir aussi : LEMERY, 1699, p. 655 ; CAZIN 1868, p. 914.

Voir maintenant : S.H. AUFRÈRE, *Biblio.flore - ERUV*, IV, p. 160 . GERMER 2008, p. 143-144 ; 332-333.

L'autre nom du ricin est 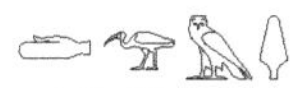, 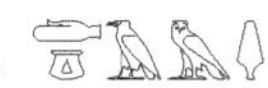 *dgm* , utilisé aussi sous forme d'huile pour les lampes (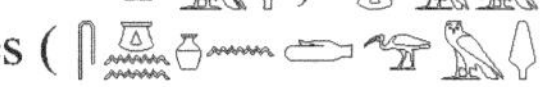 *sgnn n dgm*) : *Wb* V, 500, 9-13 ; *Alex.* 77.5110, 79.3602 « le ricin » ; HANNIG 1995, p. 989-990 « Ricinus communis » ; ce mot à sans doute donné *tqmᶜ* en araméen d'Éléphantine [12] ; ERICHSEN 1954, p. 662, 659, dém. *tgm*, *tkm* « espèce d'huile, fruit dont on fait de l'huile », *tgm krtns* « semence de ricin » ; *KoptHWb,* p. 263 ; VYCICHL 1983, p. 74, les Scalæ connaissent ϫⲓⲥⲙⲓ (ⲥ) (voir : V. LORET, « Les livres III et IV - animaux et végétaux - de la Scala magna de Schams-ar-Riâsah », *ASAE*, Le Caire, 1899, I, p. 56, n° 92, et p. 58, n° 192) ; VYCICHL 1983, p. 227, ϫⲓⲥⲙⲓⲥ, ⲧⲓϭⲙⲉⲥ *S*, ⲧⲉϭⲙⲉⲥ *S* « ricin ». CHARPENTIER 1981, n° 1467, p. 854. Se reporter à l'origine, à : M. RÉVILLOUT, *Revue égyptologique*, 1881, II, p. 79-83. Malgré *Grundriss* (VI, p. 527) et MEEKS (1993, p. 85, n. 90), pour nous, rien ne s'oppose vraiment à ce que la même plante soit nommée différemment dans un même document, surtout si les expressions employées ne le sont pas dans le même descriptif et désignent une partie ou un produit donné du végétal. En l'occurrence, le pEbers (283. 50, 16-21) cite la racine (*mnj.t*) de ricin *kꜣkꜣ*. Et le même Papyrus (251. 47, 15 - 48, 3), cite les racines (*mnw.t*) puis la graine (*prt*) de ricin *dgm*, dont on fait aussi de l'huile (21b). Le recenseur a donc utilisé au moins deux sources littéraires différentes pour ce végétal, c'est-à-dire deux traditions issues, l'une d'un devancier utilisant le mot *kꜣkꜣ*, l'autre d'un devancier utilisant le mot *dgm*. Ceci n'entame en rien l'œuvre médicale historique dont l'exégèse ne peut pas faire exception [13], tout en tenant compte de la spécificité technique [14] que réclame l'interprétation de ce genre littéraire.

Précisons que des traditions distinctes à l'origine peuvent donner des noms différents dans un même document, par exemple dans le très canonique Pentateuque, nous distinguons l'école « sacerdotale » (P) dans le récit de la création (Gn. 1-2,4a) qui coexiste (dès Gn. 2,4b) avec le récit « yahviste » (J) décrivant les débuts de l'humanité (Gn. 2,4b à 4,26). Dans la péricope de la vocation d'Abraham, nous trouvons bout à bout les deux traditions ('J' de Gn. 12,1 à 12,4a, puis 'P' de Gn. 12,4b à 12,5a). D'autres passages du même livre offrent des versions très entremêlées, comme le récit de la promesse et de l'alliance (Gn. 15) où l'on discerne des passages « élohistes » (E) et « yahviste » (J).

Ainsi, la rédaction originale de la très moderne fiche du pEbers 251 est sans doute contemporaine d'une brillante époque. Son auteur aborde de façon inhabituelle un végétal donné, un peu à la façon des futurs encyclopédistes recensant les connaissances (Ebers 123) et ajoutant leurs positions. Cela tranche avec des gloses simplement rajoutées à des textes plus anciens. Il y a donc bien plusieurs mains, plusieurs manières réunies dans ce même et très long papyrus. Le rédacteur final semble respecter plusieurs de ses sources en ne changeant pas certains termes réputés compréhensibles à son époque.

(d) *šmšm*, « chanvre *šmšm.t* » : *Wb* IV, 488, 3-5 ; *Alex.* 77.4199 « une plante, peut-être le cannabis (et : ne doit pas être le sésame) », 79.3014 ; HANNIG 1995, p. 824, « Hanf (chanvre), *Cannabis sativa* » ; CHARPENTIER 1981, n° 114 p. 678 « Chanvre, *Cannabis sativa* (plus probable que sésame) ». Le chanvre ou *Cannabis* L. est attesté aux périodes pharaoniques (DE VARTAVAN, ASENSI AMORÓS 1997, p. 61). Pour Pierre André Matthiole, le *Chanure*, ou *Cannabis* est appelé *Sschedenegi* par les Arabes (1689, p. 532). Mais cette dernière appellation doit venir du perse *šah-dana* « graine de roi », qui donnera *šah-danag* « chanvre » et qui correspond au *aš-šahranag* de Maïmonide (348) au mot *Qinnab* (MEYERHOF 1940, p. 174) provenant lui-même du grec κάνναβις (CHANTRAINE 1968, p. 493) peut-être un emprunt au sumérien *kunibu* « chanvre » (H. HAPP, « Cannabis », *Indogermanische Forschungen*, 68, 1963, p. 99). Le mot arabe actuel est *qenneb* (JOMIER 1976, p. 34). Il est pratiquement impossible de distinguer le chanvre simple du chanvre à drogue par des critères morphologiques. Aussi parle-on de *Cannabis sativa* L. à plus ou moins haute teneur en drogue, c'est-à-dire *chemotype* THC+ (race chimique). Nous parlerons donc simplement du chanvre.

Voir maintenant : S.H. AUFRÈRE, *Biblio.flore - ERUV*, IV, p. 55 ; GERMER 2008, p. 132-133.

(e) *ftt* « fibres » : sorte de ouate de fibres végétales, pouvant également servir à constituer un tampon : JEAN, LOYRETTE 2001, p. 568, note f. Voir aussi : TAKACS 2001, p. 597-599.

(f) pour *dbyt* « épilobium-*dbyt* », dans l'expression *ftt n dbyt* : *Wb* V, 435, 1-2 (l'expression a été mise en 3b) ; EBBELL 1937, p. 10 ; *Grundriss* VI, p. 576 ; GERMER 1979, p. 60 *sq.* ; *Alex.* 79.3545 « une plante » ; HANNIG 1995 p. 974 « Pflanze », ou, « Blume *ftt n* ≈ Faser (fibre) der Pflanze, Charpie der Debyt » ; REYMOND 1976, n° 187 p. 286, démotique *tby* « kind of herb » (voir aussi : D. DEVAUCHELLE, M. PEZIN, « Un papyrus médical démotique », *CdE*, LIII, 105, 1978, p. 65) ; CHARPENTIER 1981, n° 1446 p. 840 « plante non identifiée servant de charpie pour le pansement de blessures » ; WESTENDORF 1999, p. 442 « Lein (lin) » (sur *ftt* , BREASTED 1930, p. 531, et, *CD* p. 99, « lint », charpie). YAMAZAKI 2003, p. 28 ne se prononce pas. Nous savons que cette matière médicale est préparée avec des duvets [15] prélevés au sommet de la plante *dbyt* (pEbers 516. 70, 2-4), peut-être une plante du genre *Epilobium* (JONCKHEERE 1947, p. 65, n. 2) comme *Epilobium hirsutum* L. attestée au moins à partir du Nouvel Empire (DE VARTAVAN, ASENSI AMORÓS 1997, p. 110), et actuellement en Égypte (BOULOS, II, 2000, p. 149, pl. 36 fig. 2), notamment dans le Delta.

(g) *mst3* « lessive *mst3* » : *Wb* II, 151, 1-4. HANNIG 1995, p. 365, *mst3* / *mstj* « Flüssigkeit (liquide) ».

25.2.2. Les vésicules *tp3w* (de latex) de sycomore

Théodynamie. — Par les restes d'une stèle provenant de Deir el Médîna, nous savons que Nout allaite Ramsès II sous la forme d'une déesse-arbre [16]. Nout donne au défunt l'eau du sycomore (*LM*, 59) [17]. Sur la stèle nord de la TT 81 le sycomore est (élevé) par Nout [18]. Au-dessus de l'arbre figurant dans la TT 93, la déesse s'exprime de cette façon : « Paroles dites par le sycomore, Nout. Je suis Nout, élevée et grande à l'horizon... tu te rassasies de (mes) offrandes, tu vis de mon pain, tu bois de ma bière, je fais que tu t'allaites de mon lait, que tu vives et te maintiennes en vie grâce à mes seins, la joie et la santé sont en eux, il (le lait) pénètre en toi en tant que vie et stabilité, comme je l'ai fait pour mon fils aîné... Prend mon pain, prend ma bière, prend mon lait, prend les figues entaillées [19]... » Également d'après ce texte, l'eau donnée au défunt par Nout provient d'Éléphantine (+TT. 216), le lieu d'origine mythique de l'Inondation. La déesse-arbre est associée aux champs des souchets (*LdM* 110 ; TT. 1, 41, 324). Nout exerce ses fonctions en tant que déesse du ciel maternelle et arbre. Nout assure la succession ininterrompue des jours et des nuits en accouchant chaque matin du soleil annoncé par l'hirondelle. Les ''deux sycomores de turquoise'', et d'entre lesquels sort Rê (*CT* II, 388 d-s et 367 a-b) croissent sur les soulèvements de Chou. Dédoublés, ils s'identifient mythiquement à Isis et à Nephthys en symbolisant les prémices de l'aube de la luminosité des astres, à celle, dorée, ineffable (AUFRÈRE 1991, II, p. 499-500). Sur un pectoral de Toutânkhamon, les deux déesses sous leur forme de turquoise, protègent la naissance d'un gros scarabée poussant devant lui le disque solaire encore plongé dans la nuit. Sur un autre bijou funéraire, Nout sous l'aspect d'une femme ailée aux chairs bleu turquoise, accouche et protège le défunt. En ce qui concerne le rôle des deux sycomores dans la naissance du soleil, nous renvoyons à : S.H. AUFRERE 1991, 2, p. 499-500. La déesse-arbre est aussi Nounet, Hathor, ou « La Grande (Thouéris) dont le nom est Nout, qui crée les dieux » (TT. 335) [20], Neith, Isis, Nephthys, Imentet Khefthernebes (la déesse de l'Occident qui est en face de son maître) ou Mâat. Pour Nout-Hathor, Osiris et le sycomore, nous revoyons à : KOEMOTH 1994, p. 203-204. Plus tard, dans le pmag. de Leyde (V), le « sang d'oie d'Égypte » fournira peut-être un équivalent du lait de sycomore [21]. Rappelons que la cuve ou le sarcophage, *mwt*, homophone de « mère », souvent en bois de sycomore, sont assimilés au ventre de Nout (*cf.* JEAN-LOYRETTE 2001, p. 560). Le nom de *Ficus sycomorus*, 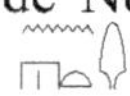 *nht* (féminin en égyptien), est à rapprocher du verbe *nh*, « protéger » et du substantif *nh.t*, « abri » [22]. Selon des voyageurs anciens, le vieux sycomore de Matarieh abritera la Vierge et l'Enfant dans un creux de son tronc (Prosper ALPIN, *PE*, 21).

Identification. — Nous avons réuni les indications des *tpꜣw* dans les tableaux 15-16-17 (*cf. infra*) qui nous montrent que cette substance perle bien 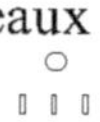 de l'effraction 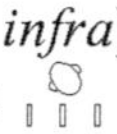 d'un arbre riche en sève. On pourrait dire que comme une offrande (*ꜣw.t*) sur (*tp*) l'arbre de Nout, les ampoules vésiculaires se forment à la suite de griffures naturelles ou provoquées. Elles sont limitées par une membrane de coagula. La sève peut être prélevée vive pour être utilisée fraîche, ou être gardée comme le faisaient les auteurs anciens, dans un vase d'argile 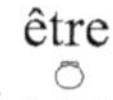 / 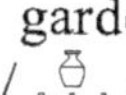 (Dioscoride, I, 143 ; Ibn al-Baytar, n° 509). Plus grosses que des gouttes, les vésicules figées opalescentes pouvaient être transportées dans du papyrus 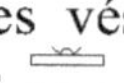, comme cela se fait encore avec du papier dans un laboratoire moderne. Ce latex, est appelée en Égypte : « *laban el gemmēz* » (lait du sycomore) [23]. Pour LEFEBVRE (1956, p. 38), l'expression *tpꜣwt n.t nh.t* équivaudrait à *jrṯt nht* « latex de sycomore ». Si on examine les tableaux comparatifs (*cf. infra* : t. 15-18) afin de mieux situer les pénétrations anatomiques et les indications de tous ces produits, nous voyons que *tpꜣwt nt nht* est toujours donné oralement et à chaque fois dans une configuration en rapport avec les seins par l'intermédiaire des *mtw* (t. 15). Que *tpꜣw ꜥnḫw* et *tpꜣw n wꜥn* restant en rapport avec les *mtw* sont donnés localement (t. 16-17), et enfin que *jrṯt nht* est un lait local utilisé principalement en composition et au niveau de la peau (t. 18). Nous avons donc un produit à usage interne correspondant aux *tpꜣw.t n.t nh.t*, et trois dénominations à usage externe correspondant à *tpꜣw ꜥnḫw*, *tpꜣw n wꜥn* et *jrṯ.t nh.t*. Cela se conçoit bien dans la mesure où les vésicules solidifiées de *tpꜣwt nt nht* pouvaient se transporter dans du papyrus, ou être conservées dans un pot de terre — bien que pas trop longtemps car pour Dioscoride (I, 143), elles se gâtent — alors que les *tpꜣw ꜥnḫw* étaient employés frais, comme probablement les *tpꜣw n wꜥn*, ainsi que le *jrṯt nht* comme le suggère son appellation. Nous sommes donc en présence de deux formes prégaléniques différentes, issues de deux végétaux au moins. Si nous écartons les *tp3w n wꜥn* ou de genévrier (*Juniperus phoenicea* L.), il nous reste un latex liquide et un latex solidifié de *Ficus* sp. (*cf. infra : pharmacognosie*), le lait pour des applications tégumentaires générales, et un constituant de potions internes transitant toujours par le système vasculaire superficiel de la poitrine, afin de s'y fixer et y agir pour le produit vésiculé du *Ficus sycomorus* qui nous intéresse ici.

La sève de sycomore entre aussi dans des recettes d'encres magiques dont les compositions figurent dans deux papyrus gréco-égyptiens (S.H. AUFRÈRE, « Les encres magiques à composants végétaux », *ERUV* II, 2001, p. 374).

Textes	**Expression**	**Voie**	**Pénétration anatomique**	**Organe cible**
M.K. 3027 7, 1-3	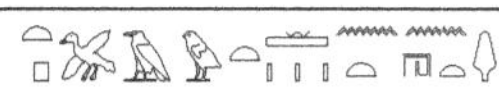 *tp3wt nt nht*	Orale	Indirectement : par la vascularisation des seins (*mtw*).	Sein
Ebers 154 32,17 - 33,1 (sur pBerlin 163c / pEbers 856c)	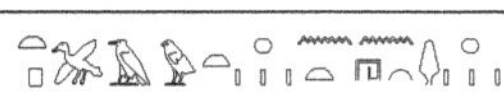 *tp3wt nt nht*	Orale	Par la vascularisation : *mtw* superficielle des seins.	Anus
Ebers 856c 103, 3-5 (sur pBerlin 163c)	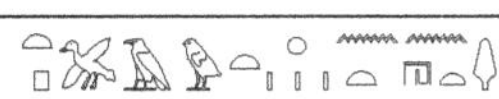 *tp3wt nt nht*	Orale	Par la vascularisation : *mtw* superficielle des seins.	Anus
Méd. Berlin 3038 163c. 15,7 (sur Ebers 856c)	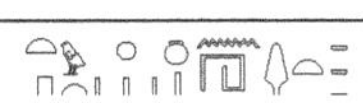 *tp3wt nt nht*	Orale	Par la vascularisation : *mtw* superficielle des seins.	Anus

Tableau 23. Voie, pénétration anatomique et organe cible des *tp3wt nt nht* ou « vésicules (de latex) de sycomore ».

Ebers 640 80, 9-14	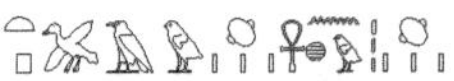 *tp*ꜣ*w* ꜥ*nḫw*	Locale	*mtw*	*mtw*

Tableau 24. Voie, pénétration anatomique et organe cible des vésicules *tp*ꜣ*w* <d'un arbre> (*Ficus* sp. ?).

Ebers 655 82, 4-6	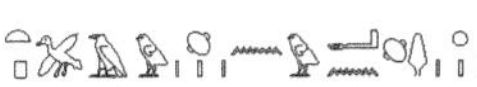 *tp*ꜣ*w n w*ꜥ*n*	Locale	*mtw*	*mtw*
Hearst 124 9, 3-4	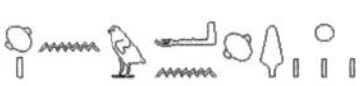 *tp*ꜣ*w n w*ꜥ*n*	Locale	*mtw*	*mtw*

Tableau 25. Voie, pénétration anatomique et organe cible des *tp*ꜣ*w n w*ꜥ*n*.

Textes	Expression	Voie	Pén. anat. et indication	Organe cible
Ebers 501 69, 7-10	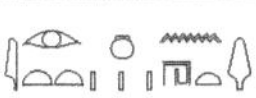 *jrṯt nht*	Locale	Noircir un endroit brûlé	Peau
Ebers 505 69, 13-14 (sur 504. 69, 11-13)	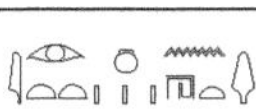 *jrṯt nht*	Locale	Chasser les taches blanches dues à l'endroit brûlé	Peau
Londres 57 15, 11-12 (sur 56. 15, 10-11)	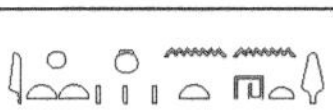 *jrṯt nt nht*	Locale	Chasser les taches blanches dues à l'endroit brûlé	Peau
Ebers 570 74, 3-4	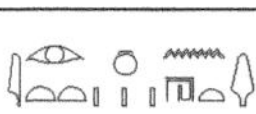 *jrṯt nht*	Locale	Abcès *ḫsd*	Téguments
Ebers 766 91, 5-19 f	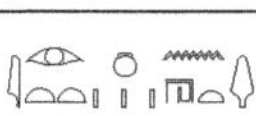 *jrṯt nht*	Locale	Plaie à l'oreille	Téguments
Hearst 38. 3,8	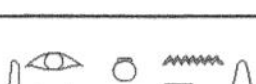 *jrṯt nht*	Locale	Maladie *s*ꜥ*št*	Téguments

Méd. Berlin 3038 89. 8, 1-2	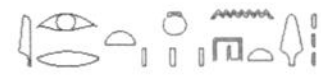 *jrṯt nht*	Locale	Chasser l'ombre d'un dieu, d'un mort / d'une morte	Magie
Hearst 155 10, 16-18	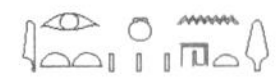 *jrṯt nht*	Locale	Chasser des pilosités	Peau
Médical Copte 38 l. 72	ⲉⲣⲱⲧⲉ ⲛ̄ⲛⲟⲩϩⲉ	Locale	Contre l'impétigo de l'enfant	Peau

Tableau 26. Voie, pénétration anatomique et organe cible du *jrṯt nht* « latex de sycomore ».

Indications historiques. — *Ficus sycomorus*, *Ficus carica* puis *Juniperus phoenicea* sont souvent associés dans les représentations égyptiennes [24]. De fait, *Ficus sycomorus* L., *Ficus carica* L., et autres indéterminés sont bien attestés dans l'Ancienne Égypte (DE VARTAVAN, ASENSI AMORÓS 1997, p. 113-119), comme de nos jours (BOULOS, 1999, I, p. 14-16), et dans le Sahara (P. OZENDA 1958 et 1991, p. 191).

Voir maintenant : S.H. AUFRÈRE, *Biblio.flore - ERUV* IV, p. 148 . GERMER 2008, p. 85-86 ; 264-265.

Bien qu'il ne semble pas que les Égyptiens aient eu autant de problèmes de différentiations que les écrivains postérieurs, nous donnerons ici au minimum quelques indications des deux premières espèces pour les auteurs anciens [25], car, comme le dit Dioscoride (I, 143), « le sycomore est semblable au figuier », formule reprise par Ibn al-Baytar (509), voir aussi Prosper Alpin (*PE* 21). Puis nous citerons d'autres *Ficus* encore, pour des usages plus récents.

Pour Dioscoride et Pline (*HN*, XIII, 56-57 et XXIII, 134), si l'on frappe le tronc du « Figuier d'Égypte » (*Sycomorus*), il fournit beaucoup d'un lait qui peut être utilisé pour ce dernier, en externe, pour ramollir, consolider les plaies, ainsi que pour favoriser la transpiration des dyspeptiques ; en externe et en interne, pour soigner les morsures de serpent, les indurations de la rate, les douleurs d'estomac et les frissons (I, 143). Le lait de « Figuier » (*Ficus*) est utilisé pour combattre les piqûres de scorpion et d'autres animaux venimeux, les morsures de chien, les taches blanches du vitiligo, la lèpre, le prurit et divers ulcères. Il provoque aussi le flux menstruel, et en composition, il est bon contre certains problèmes de la matrice (I, 144).

Ibn al-Baytar (509), au XIIIe siècle, rapporte aussi que l'on incisait l'écorce extérieure du sycomore afin d'en recueillir le suc qui sera desséché, mis en tablettes et conservé dans un vase d'argile. Pour Prosper Alpin, le « sycomore » ou « figuier d'Égypte » réduit les « tumeurs cirrheuses » et peut être utile contre la peste (*PE*, 22).

Olivier de Serres (1600, p. 1350) dit que le lait de « figuier », ses feuilles et son fruit vert servent à amollir et à mûrir les abcès. Il dit plus loin (p. 1373), que le lait de « figuier sauvage » est utilisé contre les verrues. Nicolas Lemery (1699, p. 750) emploie le *Sycomorus*, « espèce de figuier », encore appelé « *Sycomorus Ficus Pharaonis* Bellon » (p. 749 noms et marge), contre les morsures de serpents et comme cicatrisant. Le suc de deux variétés a été utilisé comme vermifuge (*F. Doliara* et *F. anthelminthica*) [26].

En Europe, le suc lactescent des *Ficus* était aussi utilisé contre les verrues et les cors, comme en Afrique, où il reste recommandé aux femmes en couches et où il est encore réputé améliorer la lactation [27], de même que les fruits de *Ficus capensis* (ainsi que les fruits de *F. sur* Forssk.) en compagnie de *Cyperus esculentus* [28] et d'Euphorbiacées. Toujours dans la pharmacopée africaine, la décoction de l'écorce et le latex sont utilisés contre la dysenterie (*F. Sycomorus* L. ssp. *gnaphalocarpa* C.C. Berg. ; *F. sur* Forssk.), la toux (*F. exasperata* Vahl.), les inflammations de la gorge et de la poitrine [29], et enfin, contre les gerçures des mamelons et les mastites (tiges de *F. thonningii* Blume) [30].

Pharmacognosie. — Le latex coagulé de *Ficus* sp. constitue la ficine brute, qui est un mélange de protéases possédant une activité protéolytique voisine de celle de la papaïne localement détersive et cicatrisante [31], elle était aussi utilisée *per os* dans le traitement des troubles dyspeptiques [32]. Au moins le latex du figuier commun utilisé par Dioscoride (*Ficus carica* L.) renferme des furanocoumarines, psolarène et bergaptène provoquant une hyperpigmentation de la peau [33]. Le même latex inhibe les tumeurs mammaires de souris [34]. Le latex du figuier est encore considéré en local comme émollient, et *per os* comme laxatif et pectoral [35].

25.2.3. Le tourteau de ricin *ḥmw nw k3k3*

Théodynamie. — Koemoth (1994, p. 26-28) rapporte les sources des rapports entre Osiris et la plante. Celles-là vont de la TT 157 (XIXe dyn.) avec les buissons de ricins (*ẖw m kjkjw*), à Esna III, 217,24 (fin du Ier siècle apr. J.-C.) : « ... à Osiris, Seigneur du Lac Rouge, qui préside à la Butte-des-plantes *kk.* » L'auteur fait remarquer que dans le premier document, le même verbe est utilisé pour décrire la protection procurée par le sycomore de Nout-Hathor au *ba* d'Osiris perché dans ses branches, et conclut à une forme de la déesse assurant la renaissance du dieu (p. 28). À Dendara (IV, pl. 39, col. 107), ces buissons paraissent jouer le même rôle que les branchages de sycomore à Bousiris. Enfin la stèle du prêtre isiaque Nâref cite Osiris, Isis et Nephthys, mais aussi la « Butte-des-plantes *kk* » où résidait la déesse-lionne Bastet (p. 31).

Pharmacodynamie. — En ce qui concerne le produit *ḥmw nw kꜣkꜣ* « tourteau de ricin », nous pouvons observer (tabl. 6) que trois de ses indications sont en rapport avec la vascularisation superficielle des seins et contiennent à la fois du ricin, du sycomore et des dattes. Sur les trois suivantes en rapport avec le cœur, deux contiennent du ricin, du sycomore, des dattes, deux du souchet et des dattes dont l'une où le sycomore est absent, bien qu'en rapport avec la vascularisation superficielle des seins. Deux autres contiennent ensuite du souchet et des dattes. En résumé, nous avons donc en association avec le tourteau de ricin, dix sur onze médications avec des dattes, cinq sur onze avec du sycomore, et enfin quatre sur onze avec du souchet. Les trois premières formes sont orales. Les trois dernières formes sont locales. Ces associations semblent s'établir logiquement. Notons d'autre part que la feuille de ricin (*dgm*) est associée localement avec le lait d'Isis pour soigner une brûlure d'Horus (pMed. Londres 46. 14, 8-14).

Textes	**Expression**	**Voie**	**Pén. anat. ou indication**	**Organe cible**
pBerlin M.K. 3027 H 7, 1-3	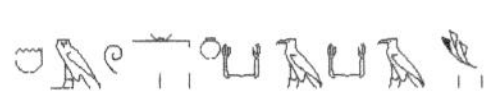 *ḥmw nw kꜣkꜣ*	Orale	Indirectement, par la vascularisation (*mtw*) des seins (dont sycomore et dattes)	Sein
pMéd. Berlin 3038 163c 15, 6-8	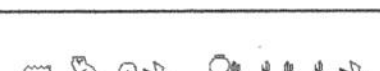 *ḥmw nw kꜣkꜣ*	Orale	Par la vascularisation : *mtw* superficielle des seins (dont sycomore et dattes)	Anus
pEbers 856c 103, 3-5	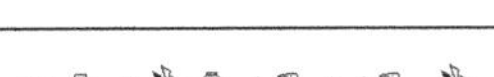 *ḥmw nw kꜣkꜣ*	Orale *filtré*	Par la vascularisation : *mtw* superficielle des seins (dont sycomore et dattes)	Anus
pHearst 82 6, 15-16	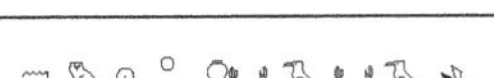 *ḥmw nw kꜣkꜣ*	Orale *filtré*	Chasser la pathologie *ꜥꜣꜥ* (dont sycomore et dattes)	Cœur

pEbers 224 44, 19-22	*ḥmw nw k3k3*	Orale *filtré*	Chasser la pathologie *ꜥ3ꜥ* (dont sycomore, dattes et souchet comestible)	Cœur
Chester Beatty n° VI 18. 6,13 - 7,2	*ḥmw nw k3k3*	Orale	Par la vascularisation : *mtw* superficielle des seins (dont dattes et souchet c.)	Cœur, anus, *mtw*
Ebers 19 6, 2-9	*ḥmw nw k3k3*	Orale *filtré*	Intérieur du corps (dont dattes et souchet c.)	Med. interne
Hearst 62 4, 12-14	*ḥmw nw k3k3*	Orale	Rendre normale l'urine (dont datte et souchet c.)	Vessie
Hearst 103 8,7	*ḥmw nw k3k3*	Locale	Pour calmer les *mtw* localement (dont dattes et baies de genévrier)	*mtw*
Ebers 376 59,21 - 60,1	*ḥmw nw k3k3*	Locale	Larmoiement	Oeil
Londres 10 4, 1-5	*ḥmw nw k3k3*	Locale	Maladie *tmyt* (+ vin de dattes)	Magie

Tableau 27. Voie, pénétration anatomique ou indication et organe cible du *ḥmw nw k3k3* « tourteau de ricin ».

Indications historiques. — Pour Dioscoride (IV, 168), la Paume-Dieu (*Palma Christi*) est appelée Cici (κίκι dans le texte grec), ou croton (κροτών), à cause de sa ressemblance avec une Tique. Cette plante devient grande comme un arbre, de la hauteur d'un petit figuier. Ses feuilles sont comme celles d'un platane. Des graines, on fait une huile nommée κίκινον et *Cicinum* (IIII, CLXIIII) [36], mauvaise à manger, bonne pour les lampes et les emplâtres. Trente de ces grains bien mondés, broyés, et pris en breuvage sont purgatifs et émétiques. Mais cette purgation est trop drastique. Par contre cette préparation nettoie les indurations et autres taches du visage. Les feuilles broyées avec de la griotte sèche font dégonfler les mamelles enflées (tendues) et apaisent les inflammations des yeux et ses tumeurs. Avec du vinaigre, elles soignent les érysipèles. Notons ici un passage d'Ibn al-Awwâm (p. 248), où il dit que Râzî préconisait de ne point faire cuire de la viande sur des charbons de bois de ricin. Cela proviendrait-il de la vieille notion égyptienne du ricin *k3k3* « arbre qui tue » (Admonitions, 13,2 ; pTurin 121,4) ?

Pour Pline l'Ancien (*HN* XIII, § 83), les feuilles fraîches sont bonnes sur les seins, les larmoiements, et bouillies dans du vin pour les inflammations locales.

Pour Ibn al-Baytar (771), au XIIIe siècle, le ricin en interne ou en externe est le meilleur des émollients. Il est aussi considéré comme un fortifiant et un purgatif. Le même auteur signale par ailleurs sa toxicité chez le chien. D'après « *Le Livre des expériences* », la feuille de ricin, crue ou bouillie, est salutaire contre une forme de goutte et les douleurs articulaires. Le ricin est abandonné en Europe pendant tout le Moyen Âge.

Prosper Alpin (*ME*, 277) rapporte au XVIe siècle que les graines nommées *abdelherva* du ricin d'Arabie sont utilisées comme purgatifs. En Angleterre, Turner (*Herbal*, 1568) attribue au ricin une action diminutive de la sécrétion du lait.

Dans son commentaire sur Dioscoride, Pierre André Matthiole (1680, p. 679), dit au XVIIe siècle que les apothicaires appellent sa semence Grain Royal, qu'elle se nomme Cherua en arabe et qu'elle est très utilisée en Égypte. L'auteur signale que « le mal qu'elle fait se corrige, si on la rôtit » et « qu'étant ainsi préparée, elle ne fait pas vomir ». En interne elle sert aux douleurs des jointures, de la goutte, et de la sciatique. Le clystère est bon pour le fondement et la matrice. En externe, elle est bonne pour la galle, les ulcères de la tête, les cicatrices laides et les douleurs d'oreilles. Pour Nicolas Lemery (1699, p. 655), le ricin est un violent purgatif. Il indique que son huile peut s'appeler en latin *oleum ficus infernalis*.

Frezier (*Voyage to the South Seas*, London, 1717, p. 13) rapporte que les habitantes du Cap vert utilisent les feuilles en cataplasme pour réguler la lactation. William (1850) confirme cette observation et ajoute que prises en interne, elles augmentent la lactation.

Cette plante est réutilisée au XIXe siècle, mais on signale des accidents gravissimes après ingestion de graines entières. Soubeiran (1863, I, p. 386) préconise l'huile de ricin pressée à froid comme potion purgative (et *Codex* 1866, après ablation soigneuse et manuelle de l'épisperme). Pour CAZIN (1868, p. 914-915), la semence est considérée en interne comme drastique et son émulsion comme purgative. L'huile a été prescrite aux femmes en couches, ainsi que chez le nouveau-né contre la rétention du méconium (p. 916-917). Les feuilles en cataplasmes sont utilisées contre les ophtalmies, contre les inflammations locales des autres parties du corps, et, pour activer ou provoquer la lactation (p. 918). Le marc contient un vomitif (GUBLER 1868, p. 292). GUBLER encore (p. 292), rapporte que l'application de feuilles de ricin sur les mamelles a des propriétés emménagogues. Pour Flückiger et

Hanbury (1878, p. 325), « les feuilles de la plante, appliquées après décoction sur les mamelles de la femme, passent pour provoquer la sécrétion du lait ».

GILFILLAN professa en son temps les propriétés galactifères du suc exprimé des feuilles de ricin (DORVEAU 1987, p. 1420).

Cette propriété galactogène est encore donnée par un site de Pharmacie d'Officine (2005, fiche : 'ricin') [37]. *Ricinus communis* est encore indiqué par certaines écoles en homéopathie contre la congestion des seins avec montée laiteuse [38]. De nos jours, les cataplasmes de feuilles de ricin sont conseillés au Maroc pour augmenter la sécrétion lactée (SIJELMASSI 1996, p. 201). En Afrique du Nord, les feuilles sont appliquées sur les seins (comme dans l'Île de la Réunion), elles servent aussi à masser les jointures ou mises en cataplasme sur les furoncles. Les feuilles du ricin *ḫarwa*ᶜ sont utilisées en Haute-Égypte sur les brûlures infectées (HENEIN 2001, p. 115). Au Sénégal, les feuilles sont appliquées sur le ventre pendant la grossesse [39]. Au Rwanda, les feuilles sont censées parer aux risques d'avortement [40]. Le jus des feuilles est administré comme fortifiant chez la femme enceinte au Burundi (crête Zaïr-Nil) [41]. Le fruit est utilisé au Bénin pour soigner les ulcères cutanés [42] ; en bain de siège au Togo [43]. Les racines sont utilisées en décoction contre les rhumatismes (BOULOS 1983) [44]. La recette ressemblant le plus au tourteau de ricin utilisé en Égypte pharaonique était encore donnée en interne par les praticiens traditionnels dès les années quatre-vingts dans le Haut-Zaïre [45]. Nous avons cité des exemples pour cette plante restant d'utilisation commune en médecine traditionnelle sur ce continent [46]. L'utilisation cosmétologique de produits bruts référencés comme autrefois en Nubie reste fréquente. Il faut citer les recettes familiales de Madagascar, de Guadeloupe ou de la Martinique (dite huile Karapate). C'est également le cas au Moyen-Orient (produits capillaires, rouge à lèvre, lotions pour la peau) [47]. Les autres législations préconisent en général des produits modifiés, mais il est encore possible de trouver des utilisations tolérées à partir de qualités « techniques » dans le commerce, y compris européen [48]. Il resterait à lister les usages des pays en développement, nous renvoyons à : D. RIBIER, A. ROUZIERE, *La Transformation Artisanale des Plantes à Huile. Expérience et Procédés*, GRET, Ministère de la Coopération, Paris, 1995.

Pour la Pharmacopée Française, Xᵉ édition, révisée en 2005, la graine de ricin figure dans la « Liste des plantes médicinales utilisées traditionnellement en l'état ou sous forme de préparation dont les effets indésirables potentiels sont supérieurs au bénéfice thérapeutique attendu » (p. 49).

Pharmacognosie. — Les graines de ricin comprennent 40 à 60 % de lipides et entre 15 et 20 % de protides. Le ricin contient une lipase et de la vitamine E. L'acide undécylénique du ricin est utilisé comme antimycosique [49]. Les propriétés purgatives drastiques du ricin sont dues à l'acide ricinoléique (= acide (R)-(+)-12-hydroxy-9Z-octadécénoïque) qui altère la membrane intestinale et provoque une perte en eau et en électrolytes (cet acide gras représente 85 à 92 % des lipides totaux). Bien que l'huile de ricin figure encore dans des ouvrages populaires [50], on s'accorde en Europe à en abroger l'utilisation, car elle peut contenir comme nous le savons de la ricine [51]. Isolée par Schultze sous le nom de ricidine, la ricine voit son principe toxique confirmé par Stillmark en 1899. La vigilance est alors accrue, et seule l'huile de ricin inscrite au Codex demeurera encore longtemps utilisée (*Ph. Eur.*, 3e éd.). Il s'agit d'une glycoprotéine toxique [52] de la graine pouvant en contenir de 1 à 10 % (*Ricinus communis, Ricinus sanguineus*). La ricine est bien présente dans le tourteau, mais elle est détruite par simple chauffage (PARIS, HURABIELLE, I, 1981, p. 173). Les propriétés antitumorales de la ricine sont connues depuis un moment [53]. La toxine aide, entre autres, à pénétrer les cellules cancéreuses. La ricine est redoutable, lorsqu'elle est administrée par voie parentérale (BRUNÉTON 1996, p. 283). Cependant, ce produit est faiblement absorbé par le tractus digestif, et son action semble donc beaucoup moins active par voie orale. La mortalité que lui prêtent les ouvrages anciens est en réalité exceptionnelle (BRUNÉTON 1999, p. 146 ; 2001, p. 283-284). La ricine traverserait la barrière placentaire et serait excrétée par le lait maternel [54]. Notons qu'une immunisation progressive à l'égard de cette phytotoxine est possible. Pour les animaux, la sensibilité particulière du chien a été confirmée [55]. En France, la partie protidique du tourteau résiduel n'est pas utilisée pour l'alimentation du bétail [56]. D'autre part, la graine de ricin contient aussi des allergènes [57].

En résumé, les graines de ricin sont réputées potentiellement toxiques, mais cette action normalement très réduite *per os* peut être neutralisée par la chaleur [58]. Il n'y aurait donc pas de cette façon de risque à l'allaitement. La cuisson n'est pas signalée dans nos textes, mais nous avons à faire là à un composant *ḥmw nw k3k3* dont la préparation ne nous a pas été conservée ni encore aucune glose parvenue. Le tourteau était-il chauffé ? ou le marc passé à l'eau bouillante ? probablement ! si l'on en croit Hérodote (*H* II, 94) qui nous dit que les Égyptiens concassent les graines et « les pressent, ou bien les font bouillir après les avoir torréfiées, et recueillent ce qui en découle ». Plus tard, au Ier siècle, Dioscoride (I, 32), sans mentionner le sel, nous parle de l'extraction, ce que confirmera Pline (*HN*. XV, § 25) qui indique que l'on extrait l'huile de *cici* [59], soit par l'eau chaude, soit pour les Égyptiens, à froid, en y mêlant du sel. Les éditeurs des pEbers et Hearst ont ajouté une procédure de filtration aux solutions buvables. Ce qui est un bon principe si l'on sait que les rares accidents rencontrés pouvaient être imputés à ce manque de précaution. Nous savons toutefois que pour purger une personne, les Égyptiens ne redoutaient pas de faire mâcher des graines de ricin pour les faire avaler avec de la bière (pEbers 25. 8, 12-16 ; 251. 47,15 - 48,3).

25.2.4. Le chanvre *šmšmt*

Textes	Expression	Voie	Organe cible
M.K. 3027 H 7, 1-3	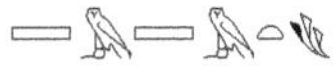 *šmšmt*	Orale	Sein
Ebers 821. 96, 7-8	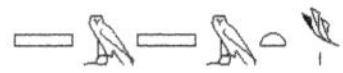 *šmšmt*	Intra-vaginal	Utérus
Berlin 59. 5, 11-12	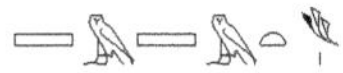 *šmšmt*	Fumigation	Cœur
Berlin 24. 7, 8-9	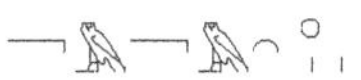 *šmšmt*	Lavement	Anus (antalgique)
Beatty VI 13b 6, 6-8	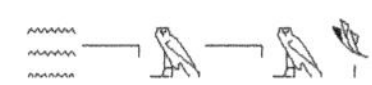 *mw (n) šmšmt*	Lavement	Vessie, anus, articulations
Ram. III A, 26	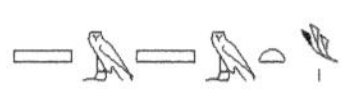 *šmšmt*	Collyre	Yeux
Ebers 618 78, 10-11	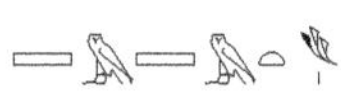 *šmšmt*	Locale	Ongle incarné
Hearst 177 12, 6-7	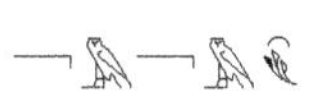 *šmšmt*	Locale	Ongle incarné
Hearst 188 12, 15-16	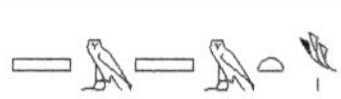 *šmšmt*	Locale	Ongle incarné
Berlin 81 7,8	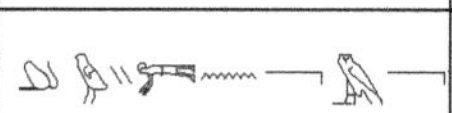 racines *kfꜣw* de *šmšmt*	Locale	Fièvre

Tableau 28. Voie, organe cible et indication du chanvre *šmšmt*.

Indications historiques. — Selon Dioscoride qui en distingue deux sortes (III, 141), le suc frais du chanvre domestique instillé dedans agit contre les otalgies, la racine cuite du chanvre à cordes est bonne localement pour apaiser les inflammations, résorber les tumeurs, et pour faire fondre les nœuds et les duretés des articulations. Voir aussi Pline l'Ancien pour sa culture (*HN*, XIX, 29 ; 63 ; 173-174) [60].

Galien (*O* II, p. 38 : *De Cannabis semine*) met en garde contre l'utilisation du cannabis dans les pâtisseries car cette herbe a « la vertu de blesser le cerveau quand on en prend trop ».

Pour Avicenne, à la fin du Xe siècle, le chanvre agit sur le cerveau et combat les douleurs.

Ibn al-Baytar (1845-1847), au XIIIe siècle, redoute plutôt cette plante.

Pour Martin Mathée (1559, p. 334) au XVIe siècle, il est malavisé de permettre qu'on donne la décoction de la graine de *Chanure* aux enfants épileptiques, ce que confirme Pierre André Matthiole (1689, p. 532). Nicolas Lemery (1699, p. 143) rappelle que la plante est bonne pour les brûlures, les bourdonnements d'oreilles, et que sa semence apaise aussi la toux.

Au XIXe en Égypte, la graine de chanvre cultivée était vendue comme nourrissante et fortifiante sous le nom de *ḥabb at-til*. L'expédition de Bonaparte en Égypte et les médecins britanniques de l'Armée des Indes introduisent grandement cette plante en Europe. Pour Guibourt (1836, II, p. 296), « le chènevis passe pour être légèrement narcotique ; on en fait des émulsions usitées surtout dans les blennorragies inflammatoires ». Moreau de Tour (*Du haschisch et de l'aliénation mentale*, Paris, 1845) décrit l'action du cannabis sur le comportement. Gautier et Baudelaire en décrivent les altérations perceptives [61]. En citant une teinture alcoolique de haschisch appelée *Chatsraky* au Caire, Soubeiran (1863, I, p. 636) rapporte son utilisation dans les douleurs des rhumatismes déformants. D'après Gubler (1868, p. 153), le *Hachisch* aurait rendu service dans le tétanos, le choléra asiatique, la chorée, les convulsions infantiles et signale qu'il a été utilisé en fumigations contre la phthisie. Il en indique une forme *Mapouchari* au Caire, et *Dawames* en Arabie (en électuaire ou en pastilles). Coutinot (*Union Médicale*, Paris, 1856), préconise l'huile de chènevis appliquée chaude sur les seins, en fomentation, en onction, en friction « dans les cas où il faut diminuer la sécrétion laiteuse chez les nourrices ». L'auteur affirme que cela permet de « diminuer toujours, arrêter quelquefois la sécrétion mammaire, remédier sérieusement aux engorgements laiteux et pouvoir prévenir certains accidents inflammatoires consécutifs... ». Il propose ensuite d'associer à cette médication « un révulsif intestinal » (comme dans notre texte du pBerlin 3027. 7, 1-3, avec le ricin). Cazin (1868, p. 272) signale aussi l'utilisation de l'huile de chènevis en interne et en externe contre la galactorrhée. Après avoir expérimenté sur lui-même l'effet de la *cannabine*, l'auteur confirme les utilisations données par Gubler en ajoutant les névralgies, les rhumatismes, le *delirium tremens* et les troubles nerveux (p. 271). Enfin il rappelle entre autres son emploi en obstétrique, et son utilisation dans le choléra au Caire par Villemin.

L'extrait de Cannabis a été prescrit par G. Sée pour calmer les douleurs occasionnées par les gastrites chroniques (LYON 1911, p. 163). Hérail

(1927, p. 460) ajoute la coqueluche, la sédation gastro-intestinale dans les ulcères et les cancers de l'estomac, ainsi que son emploi comme anesthésique local notamment pour les extractions dentaires.

En France, les produits du chanvre sont classés au Tableau B, comme « Stupéfiant » (*Codex* 1949). La plante a été progressivement interdite de 1933 (décret n° 53-241 du 27 mars) à 1955 (décret du 19 novembre 1948). Dans les années soixante, on considérait encore le chanvre comme un bon antispasmodique intestinal mais il était d'utilisation exceptionnelle (L. VARAY, *EMC – Thérapeutique médicale*, 1966, II, p. 1243). Depuis, l'article R 5181 du Code de la Santé Publique en restreint les usages.

Pharmacognosie. — Le tétrahydrocannabinol exerce une action analgésique comparable à celle de la morphine, avec des effets secondaires immédiats relativement peu importants [62]. *Cannabis sativa* L. aurait également des potentialités thérapeutiques antiémétiques (Δ_9-THC) [63], antiglaucomateuses, antiasthmatiques, anticonvulsivantes, spasmolytiques, et orexigènes (cannabinoïdes et analogues structuraux). Enfin un autre constituant, le CBD a été testé dans le traitement de l'épilepsie (BRUNETON 1999, p. 455). Nous retrouverons cette plante dans le chapitre suivant.

25.2.5. L'épilobium *dbyt*

Théodynamie. — Pour les auteurs anciens, l'eau où a séjourné cette racine est donc réputée capable de dompter les bêtes fauves. Cette réputation proviendrait-elle, comme un lointain écho, d'une vieille tradition égyptienne ?

Indications historiques. — Cette Onagracée pouvant atteindre deux mètres de hauteur est remarquable pour son aspect hérissé. Ses très longues capsules libèrent des graines à belle aigrette soyeuse utilisées autrefois pour la fabrication des mèches de lampe. G. BONNIER (1935/3, p. 358) rapporte que pendant le blocus continental, « on avait essayé d'utiliser les longs poils des aigrettes des graines pour remplacer le coton ». Pendant la Grande Guerre, on a également cherché à utiliser les fibres des tiges à la place du Jute. D'autre part, cette plante exceptionnellement mellifère est très recherchée par les abeilles qui se pressent toujours en grand nombre autour de ses fleurs afin de butiner le nectar exsudé par le tissu qui se trouve autour de la base du style.

Selon Théophraste (*HP* IX, 19, 1) elle apaise les hommes, et, prise dans du vin, provoque la gaîté.

Pour Ernoux (1957, p. 112, n. 3) et André (1958, p. 45), l'ὀνοθήρας de Théophraste (*HP* IX, 19,1), Pline (*HN* XXVI, 111), et de Dioscoride (IV, 117) [64], correspond bien à *Epilobium hirsutum* L. — ou à E. *roseum* Schreb.

ou encore à *E. angustifolium* L. André (1985, p. 178-179) a rappelé que cette plante ne pouvait être le Laurier-rose parfois proposé [65], parce que ce dernier avait déjà une notice indiscutable dans Dioscoride (gr. 4,81 : νήριον), et que les habitats des deux plantes sont tout différents dans Dioscoride qui situe le Laurier-rose en bordure de rivière, et l'Onagra plutôt dans des lieux élevés (voir aussi 1972, p. 151, n. 2) [66].

Pour Dioscoride, la racine de l'Onagra guérit les ulcères qui deviennent malins (voir Pline XXVI, 146). De plus, pour cet auteur, cette plante dont la racine sèche sent le vin (voir aussi Galien cité par Mathiole, 1680, p. 429), passe pour calmer les animaux, et même les bêtes sauvages (voir également Pline, *HN* XXIV, 167 ; XXVI, 111).

Tous présents en Afrique du Nord, *Epilobium hirsutum* L. comme *Epilobium tetragonum* L. sont considérés comme ayant des propriétés émollientes, résolutives et astringentes (BONNIER, p. 357) alors que *Epilobium parviflorum* Schreb. Qui, lui, n'est qu'émollient et astringent. De très proches parents comme « le laurier de saint Antoine » *Epilobium spicatum* Lam., et encore « l'épilobe romarin » *Epilobium angustifolium* Lam. [67], sont vulnéraires et astringents (PERROT 1944, 2, p. 1600). D'après Fournier (1948, p. 110-112), tous les Épilobes ont les mêmes propriétés astringentes, émollientes, résolutives et mucilagineuses. La tisane d'épilobe est encore commercialisée en Allemagne et en Russie. Notons qu'une autre « herbe aux ânes » de la même famille, *Œnothera biennis* L., a été utilisée dans les mastodynies et l'eczéma.

Pharmacognosie. — Les Onagracées dont *Epilobium* contiennent 4 à 14 % d'un tanin hydrolysable oligomère, l'œnothéine (B, puis A) [68]. *Epilobium* présente 1 à 2 % de flavonoïdes, dont la myricitrine, la quercitrine et l'isomyricitrine [69]. La myricétine-3-O-β-D-glucuronide d'*Epilobium angustifolium* L. a montré expérimentalement (sur l'œdème de la patte de rat) une activité antiphlogistique très puissante [70]. Citons encore le β-sitostérol et son dérivé le 3-O-glucoside [71]. La racine d'*E. angustifolium* est la plus active en interne dans les colites, les entérites, les diarrhées et dans les crises hémorroïdaires [72].

25.2.6. La lessive *mstꜣ*

Détermination. — En proposant un suffixe *jʿj* [73] « laver », nous pouvons peut-être y discerner une ancienne locution (* *mswt-jʿ* ?), désignant la toilette (*jʿw*) du nouveau-né (*ms*) dans une bassine (*jʿ*), puis, le lavage de son linge *mss* [74] (toilette *jʿw* de naissance *mswt* puis lavage *jʿw* des linges *mssw* / *msstw* – chemise de la mère, et mise de l'enfant ; puis lessives des mises de l'enfant). Voir aussi le mot *msty* [75] « sorte de panier » pouvant contenir également le linge à laver (corbeille à linge). Nous devons nous trouver, là, en amont de la procédure de lavage (*rḫt*) du linge sale (*šꜣmw*) dans le récipient (*šꜣm*), travail à la suite duquel le blanchisseur (*rḫtj*) pouvait jeter l'eau sale (*šmyt*). Il doit ici s'agir d'une lessive propre, c'est-à-dire d'une eau contenant des natrons d'origines végétales (Chénopodiacées). Quelques-unes de ces plantes, brûlées, pouvaient bien servir aux deux usages après récupération des cendres de soude. Celles-ci mêlées à de l'eau pouvaient constituer une lessive (*lixa*) servant à laver le linge ou entrer dans une médication. Nous avons déjà abordé des formulations hypertoniques à base des mêmes végétaux, mais utilisés frais, au sujet de traitements concernant les jambes et la poitrine de la femme (JEAN, LOYRETTE, *Memnonia*, XV, 2004, p. 67-91 ; *ERUV* III, 2005, p. 394-403). Utilisée pure ou diluée d'un tiers (pEbers 272. 49, 17-18), la lessive liquide *mstꜣ*, *msty*, ou *mstꜣny*, comme la lessive *(ms)tꜣ* dite du blanchisseur *rḫtj* [76], ou issue d'un mousseux mélange *šbt* [77] de sa composition, pouvait être prélevée dans une de ses jarres *ḫdw* [78] (pHearst 10. 1, 9-10), ou provenir d'une réserve plus ancienne et dont les restes *ꜣb* [79] (fond de pots) pouvaient bien être malodorants (*jꜣb*). C'est également le cas du dépôt trouble (*tꜣḥ*), une sorte de lie *tꜣḥt* [80] résultant de cette stagnation rendant vivante une lessive minérale de foulon (pBrooklyn § 83). Les moisissures proliférant dans ces derniers milieux basiques apparentent ces médications à celles dont nous avons déjà traité à propos du pEbers 837. 97, 11-12 (JEAN, LOYRETTE 2005, *ERUV* III, 3.4.1. *Pharmacologie comparée*, p. 457-463). De la même façon, il faut bien placer ici l'utilisation, cette fois-ci, de l'eau usée *šꜥmyt* [81] *(nt rḫty)* du blanchisseur (pméd. de Berlin 163e. 15, 9-10; pEbers 856e. 103, 8-11), et de sa concentration *mwt* recueillie sur son pilon-battoir (pméd. de Berlin 59. 5, 11-12). La *mwt* « mère », c'est-à-dire celle qui contient le germe *mwj*, un peu comme dans l'expression française « mère du vinaigre ». Il s'agit là en effet d'une substance concentrée plus ou moins molle selon son degré d'entartrement, qui, une fois grattée sur la surface du bois, est capable de troubler à nouveau une eau très claire. Le trouble ainsi obtenu est de même nature, a les mêmes apparences, odeur et goût que la solution-mère initiale. Cette substance reproduit, en quelque sorte, le même phénomène. Elle doit donc avoir, en théorie, des effets positifs comparables à ceux escomptés et issus des autres matières médicales liquides fournies par le blanchisseur. Celle-là est indiquée contre des troubles cardio-vasculaires dus à des divinités ou des revenants, donc à des êtres pensants.

Tableau 29 : Voie, cible et indication de la lessive *mstꜣ*.			
Textes	**Expression**	**Voie**	**Cible et indication**
M.K. 3027 H 7, 1-3	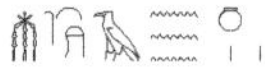	Orale (mère)	Pathologie *bꜥꜥ*
Ebers 824 96,11	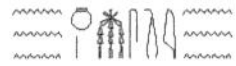	Intra-vaginale	Endométrites
Kahun 25 3, 9-11	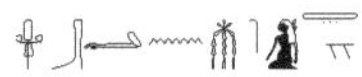 *ꜣb n mstꜣ*	Tampon végétal vulve (chancie)	Conjonctivite en contexte gynécologique
Berlin 75. 7, 2-3	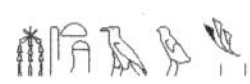	Locale + fumigation	Trismus / *wḫdw*
Hearst 169 11, 11-12	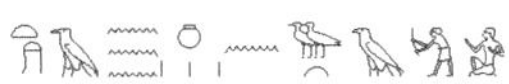 *(ms)tꜣ n rḫtj*	Locale (dont ricin)	Dermatose *tmyt* (sur 168. 11, 10-11)
Ebers 105 25, 13-15	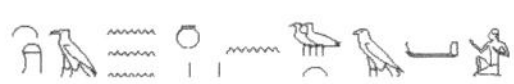 *(ms)tꜣ* du *rḫtj*	Locale	Onguent contre les *wḥꜣw* (sur 104 bis. 25, 12-13)
Ebers 569 74, 2-3	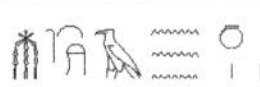	Locale (cuit)	Tuméfaction *šfwt*
Ebers 579 74, 18-19	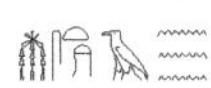	Locale (cuit)	Tuméfaction *šfwt*
Ebers 598 76, 12-14	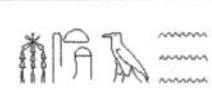	Locale	Hématome superficiel
Ebers 211. 43, 13-15 (+voir Eb. 597)	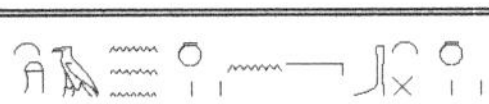 *(ms)tꜣ* du mélange *šbt*	Locale	Affection gastrique
Ebers 93 24, 1-3	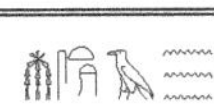	Orale (cuit)	Inflammations
Ebers 181 35, 11-12	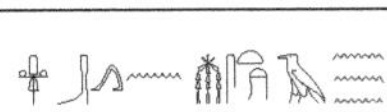 *ꜣb n mstꜣ*	Locale (chancie)	Inflammation du bas-ventre

Ebers 272 49, 17-18	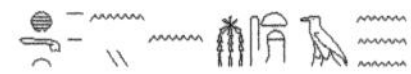 dilution *ḫmt-ny* de *mstꜣ*	Locale / phalus	Pathologie appareil urinaire
Beatty VI, 5 4, 1-10	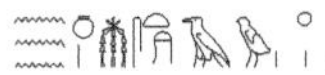	Locale / anus	Fistules / abcès *bnwt*
Beatty VI, 24 7, 8-9	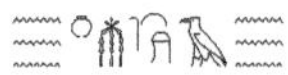	Lavement	Hémorroïdes
Leyde vs. IX,12 - X,5	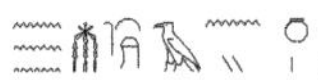	Locale	Épaule douloureuse
Ebers 612 77, 15-17	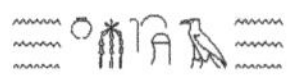	Locale	Genou douloureux
Hearst 247 16, 11-12	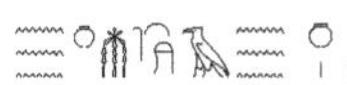	Locale	Genou douloureux
Hearst 217 14, 13-14	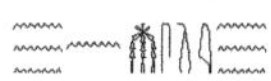	Locale	Fracture osseuse
Hearst 10 1, 9-10	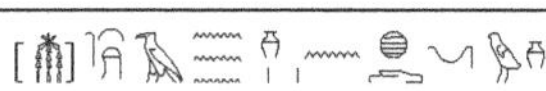 *mstꜣ* de jarre *ẖdw*	Locale	Fracture osseuse
Brooklyn § 98 c	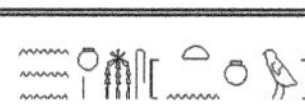	Locale	Morsure de serpent
Brooklyn § 83	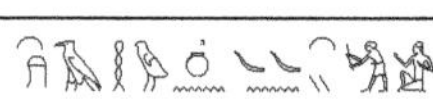 *tꜣḥt* du *rḫtj*	Locale (chancie)	Morsure de serpent
Berlin 101 8, 10-11	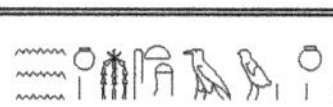	Locale	Contre l'ombre d'un mort

Tableau 29 : Voie, cible et indication de la lessive *mstꜣ*.

Textes	Expression	Voie	Cible et indication
Berlin 163e 15, 9-10	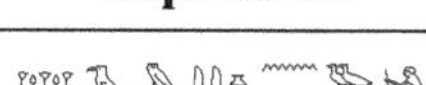 *šʿmyt nt rḫtj*	Locale (cou)	*mtw* du cou postérieur

Ebers 856e 103,8-11	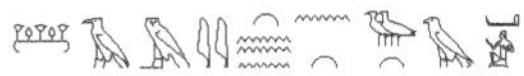 *šꜥmyt nt rḫtj*	Locale (cou postérieur)	*mtw* superficiels des cuisses
Berlin 59 5,11-12	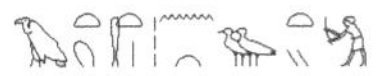 *mwt mḥt nt rḫtj*	Fumigation (dont ricin en 58. 5,9-11)	pathologie ꜥꜣꜥ cardio-vasculaire

Tableau 30 : Voie, cible, indication de l'eau usée de lessive et de sa concentration *mwt*.

Indications historiques. — Pour Dioscoride (V, 93) la lessive de cendre de sarments est très bonne après une chute.

Abulcassis (88) au début du Xe siècle préconise « l'eau de cendre » de sarments de vigne ou de glands de chêne, en remplacement du « médicament égyptien » dans le traitement des abcès.

Maïmonide, à la fin du XIe siècle, cite de la Soude des Foulons (24) et dit que les cendres brûlées de cette plante constituent *al-qaly* (345). Rappelons que le mot français alcali vient du nom arabe *qalī*, désignant le résidu de combustion de la soude végétale (*al-gāsūl*).

Ibn al-Baytar (1061), au XIIIe siècle, reprend les cendres de sarments, localement contre les hémorroïdes et sur les chairs flasques, puis dans des préparations contre la migraine. Les cendres de chêne, à jeun, sont bonnes contre « l'humidité de l'estomac ». Ensuite (2074), il cite « l'eau de cendre » (lessive, en 1858) de rameaux de figuiers, en précisant qu'on laisse macérer pendant quelque temps avant de clarifier. Il cite aussi la soude des foulons (87, 709), *Qaly* (1828).

Olivier de Serres (1600, p. 1356) rapporte que la lessive de cendres de bois de chêne est bonne contre les cirons et gratelles (galle). Moyse Charas (1681, p. 106) indique que des sels se trouvant dans les cendres végétales (diluées), sont « propres pour mortifier les acides, qui excitent les fermentations dans l'estomac ». Nicolas Lemery (1697, p. 389-390), à propos de la « poudre de cendres d'Avicenne », affirme que celles du kali sont apéritives. Le même auteur (1699, p. 198-199), donne les indications de la « cendre gravelée » (*Cinis clavellatus*), c'est-à-dire de la lie de vin séchée puis calcinée au feu. L'auteur signale qu'il en vient par exemple de Bourgogne. La Pologne en fournit une autre sorte, appelée *Potasse*. Elle est fort détersive, résolutive et apéritive, bien que brûlante, elle rentre dans la composition de dépilatoires et dans les fomentations résolutives. Bien diluée (lessive), on en donne par la bouche « pour lever les obstructions, dissoudre les humeurs glaireuses ».

Au XIXe siècle, la distinction est faite entre la cendre obtenue par la combustion des plantes maritimes (donnant du carbonate de soude), et terrestres (donnant du carbonate de potasse). D'après SOUBEIRAN (1863, II, p. 193), les alcalins sont utiles contre les engorgements des viscères, du foie, de la rate, contre les tumeurs strumeuses. GUBLER (1868, p. 330, 397-398) dit que le carbonate de soude est fort usité en lotions, onctions et en bains dans les affections cutanées prurigineuses et squameuses, ainsi que dans l'acné, la goutte et le rhumatisme chronique. On a pu aussi penser que la potasse stimulait la sécrétion lactée (p. 493). Bien qu'administré en interne dans la pneumonie (SOUBEIRAN, *op. cit.*, p. 194), et en Angleterre contre la coqueluche, le carbonate de potasse semble désormais réservé aux pédiluves et aux bains alcalins. À usage externe, les caustiques escarotiques à base de potasse et de chaux comme ceux de FILHOS (*Codex* 1884), puis de Vienne (*Codex* 1908), servaient à détruire les verrues et autres excroissances [82], même sur le col de l'utérus.

Les lessives entrent dans la composition de plusieurs médications traditionnelles africaines utilisées contre les abcès (TRAORÉ 1965, p. 267-268). Les cendres de plantes alcalines comme la soude (*Salsola Kali* L., *S. tetrandra* Forsk.), la salicorne (*Salicornia fruticosa* L.), ou d'autres en Égypte (*Suaeda* Forssk. ex Scop.), servent encore de savon chez les habitants du désert (toutes des Chénopodiacées). Le carbonate de soude (ou cristaux de soude), inscrit au *Codex* 1937, n'y figure plus en 1949. À usage interne et externe, ces produits sont, en gros, remplacés par le bicarbonate de soude.

Pharmacodynamie. — Remarquons que le bicarbonate de soude et l'acide undécylénique du ricin ont été utilisés avec succès dans les années cinquante comme traitement curatif dans les candidoses [83]. On prescrivait simultanément des vitamines du groupe B, que contient *Epilobium*. Le chanvre est analgésique. Au moins quatre des ingrédients proposés par la médication du pBerlin 3027. 7, 1-3 renferment chacune un principe actif utile dans le traitement des moniliases. Dans cette pathologie, la mère et l'enfant doivent être traités simultanément, ce qui est le cas si le traitement est efficace et l'allaitement maintenu. Le maintien au sein évite aussi la dénutrition, facteur d'auto-aggravation chez l'enfant, et la stase et ses complications chez la femme.

25.3. LA PATHOLOGIE *Bꜥꜥ* DE LA MÈRE DANS LE CONTEXTE DE CHEMMIS

Théodynamie du P. M.K. Berlin 3027. 7, 1-3. — Les ingrédients choisis dans cette médecine, sont en rapport avec les divinités que nous avons déjà rencontrées, pour la plupart, dans nos autres textes. Nous avons ainsi : Nout,

Nout-Hathor, Isis et Nephthys pour le sycomore, puis, Osiris, Nout-Hathor, Isis, Nephthys, Bastet, pour le ricin. Ces divinités ne sont certes pas étrangères au contexte de Chemmis. Nous avons déjà évoqué la purification du « nouveau lait » d'Isis définitivement assimilable à un « bon lait » (*cf. supra* : pEbers 811. 95, 7-14, note d).

Enquête étiologique. — Pour les raisons religieuses que nous avons esquissées, les problèmes du sein rencontrés au cours de l'allaitement ne devaient pas pouvoir se concevoir en dehors de l'exemple divin faisant référence. Cette problématique semble avoir poussé le praticien à rassembler un groupe de maladies portant un nom générique. Car il s'agit bien d'un groupe de maladies de la mère et de l'enfant, désigné par le nom de son affectant b^{cc}, et rassemblant en une seule pathologie ce que l'on pourrait appeler « l'atteinte b^{cc} du sein d'Isis ayant provoqué la maladie b^{cc} d'Horus à Chemmis ». Le germe provoquant tous ces désordres est un dénommé B^{cc}.

Enquête épidémiologique. — Un enfant unique (comme Horus) ou des jumeaux (comme Chou et Tefnout) sont bien susceptibles d'être infectés par les mêmes microorganismes. Les germes communs peuvent être transmis par la mère au cours du toucher ou de l'allaitement. Il peut exister un cycle d'infection entre la mère et sa progéniture. La notion épidémiologique est donc pertinente. Toutes ces données sont connues. C'est le lien épidémiologique qui a prévalu dans l'esprit égyptien et poussé à en établir une cause commune générale personnifiée.

Cliniques. — Les symptômes cités dans ces textes par trop fragmentaires laissent cependant deviner différentes phases cliniques que nous avons essayé de rassembler d'une façon un peu cohérente (tableaux 31 et 32). Les femmes ont pu observer sur elles-mêmes tous les problèmes allant d'une dermatose à un abcès. Les médecins ont commencé à en décrire des manifestations symptomatiques. L'engorgement est clairement nommé. Des écoulements anormaux sont signalés. Il est intéressant de rappeler que nous savons depuis 1958 que la mastite est la conséquence d'une stase laiteuse pouvant s'infecter faute d'évacuation [84].

Conclusion. — Le cortège des dieux cités dans les textes que nous venons d'étudier désigne bien le contexte de Pe (pRam. IV. D, II. 4) et de Chemmis (pEbers 811. 95, 7-14) où Isis allaite Horus en compagnie de Nephthys (pRam. III. B, 23-24). Nous trouvons également Nout (pRam. III. B, 23-24), Chou et Tefnout (pEbers 811. 95, 7-14). À propos des théodynamies qui en résultent, nous avons abordé des divinités en rapport avec l'hirondelle comme Hathor, Hedjedjet, Thot, Seth et Bébon (pRam. III. B, 23-24 ; pEbers 809. 95, 3-5), puis Nout-Hathor, Osiris, et Bastet (pBerlin 3027. 7, 1-3). Il est ainsi fort probable que les textes médicaux-magiques traitant de ces problèmes sénologiques, avec des répercussions pédiatriques à la suite de l'allaitement, aient été volontairement placés dans le contexte mythologique de Chemmis afin de bénéficier de la même protection. L'enquête étiologique débouche alors sur une cause d'origine théologique fondamentale en la personnification de Seth et qui peut être comprise comme le tout début des aventures qui suivront. En effet, nous assistons bien là aux premiers rapports problématiques entre Horus et ce dieu se rendant maléfique depuis bien avant la gestation de l'Héritier légitime protégée par Thot. D'autres suivront, mais c'est là une autre histoire.

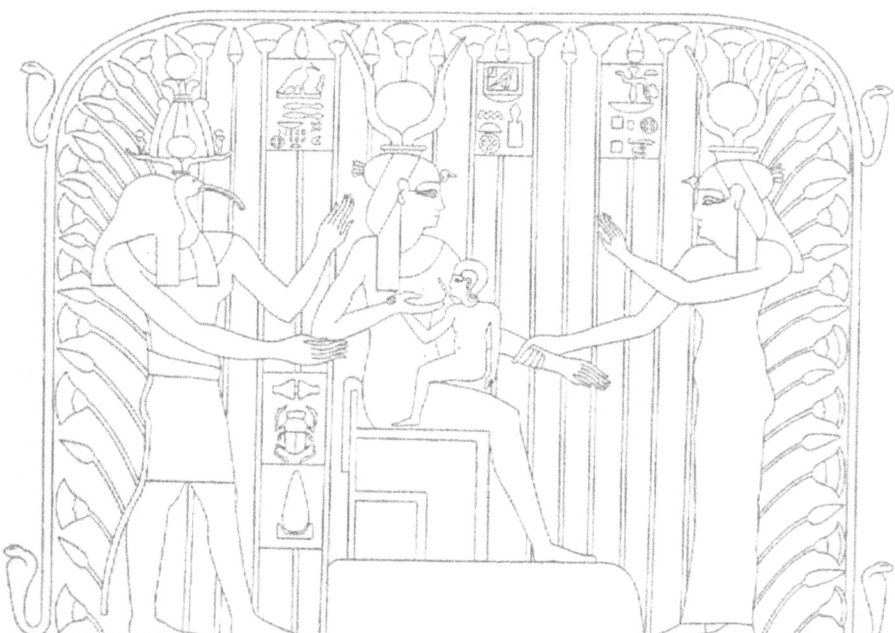

Fig. 75. Le contexte de Chemmis : Isis-Hathor nourrisant Horus dans les marécages assistée ici de Thot et d'Ouadjet (Dendara).

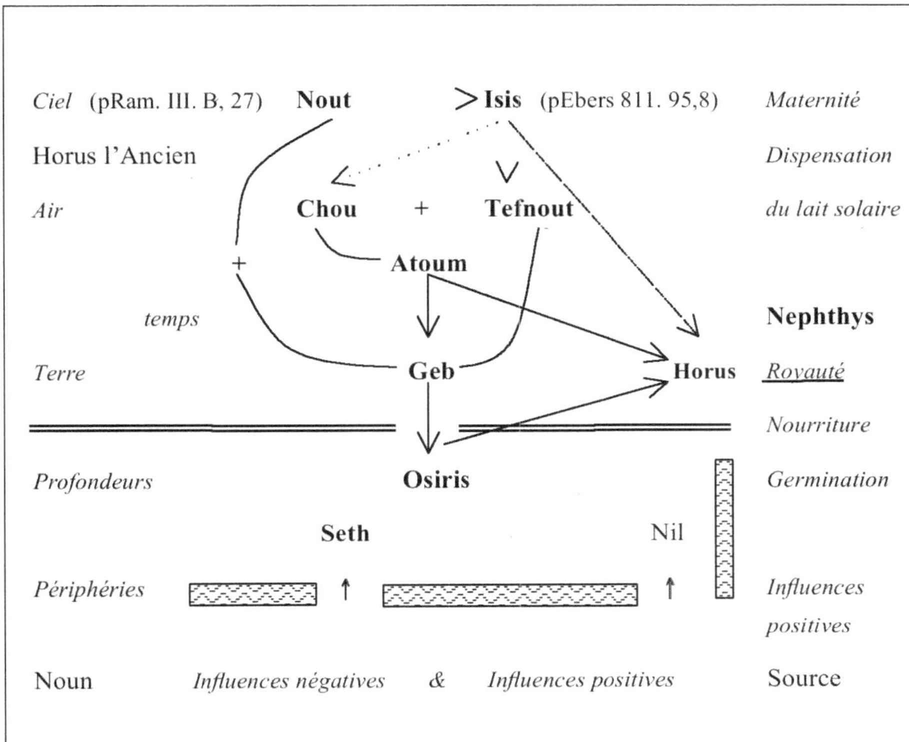

Fig. 76 : Situations des actions divines et de leurs légitimités selon le pRam. III. B, 27 et le pEbers 811. 95,8 (*axe temporel spiroïdal à partir du centre solaire : Atoum → Chou + Tefnout → Geb + Nout → Isis + Osiris … *).

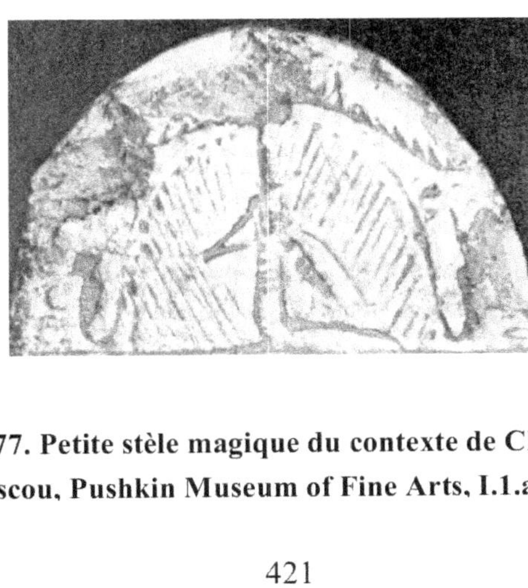

Fig. 77. Petite stèle magique du contexte de Chemmis (Moscou, Pushkin Museum of Fine Arts, I.1.a.4466).

Poitrine féminine		
Bonne santé	**Contexte de Chemmis**	Bonne santé
Bon lait	Isis / Horus	Bon lait
Bonne influence	Médecin	Mauvaise influence
Sein valide	Prescription	Sein malade
Bon lait nourrissant	*Lait thérapeutique*	Mauvais lait
Allaitement physiologique	Traitement	Pathologie *b*ʿʿ de la mère
↓	↓	↓
Croissance normale	Guérison	Pathologie *b*ʿʿ de l'enfant

Tableau 31. Contexte de la pathologie *b*ʿʿ affectant la mère et l'enfant et devenu prétexte de guérison.

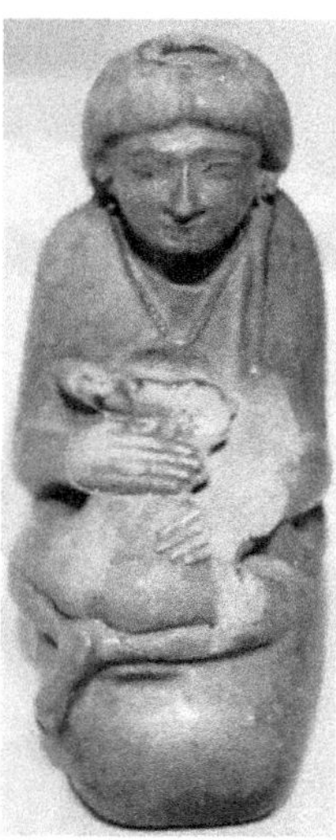

Fig. 78. Vase anthropomorphe (XVIIIe dyn., NY, Brooklyn Museum, 61.9).

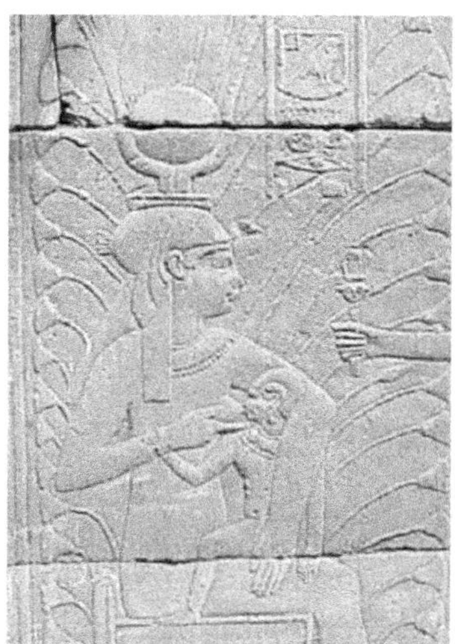

Fig. 79. Le contexte de Chemmis (Temple de Sethy Ier, Abydos).

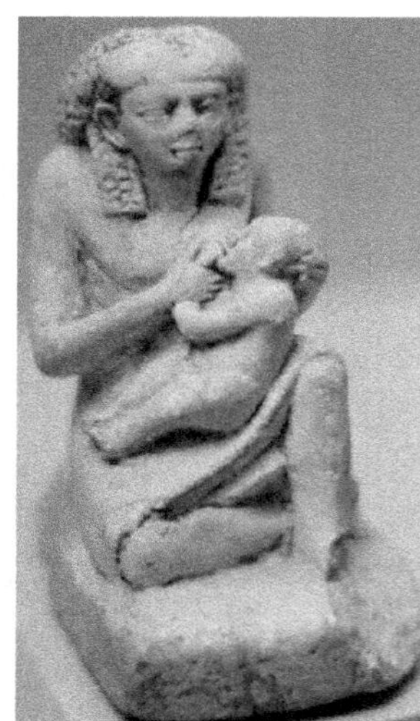

Fig.80. Statuette de nourrice (XIIe dyn., NY, Brooklyn Museum, 51.224).

← *Assimilations* →

Texte	Mère *Données*	*Propositions*	Enfant	*Enquête étiologique*
		— Contexte de Chemmis —		
Ram. IV. D II. 1-4	Sein alternatif Brûlures Traitement	*Crevasses* *staph., candidose*	*(Muguet ?)*	b^{cc}
Ram. IV. D II. 4	Sein	*Tumor, rubor,* *dolor, calor*		b^{cc}
Ebers 809 95, 3-5	Jeune maman Engorgements Traitement	*Engorgement* *mammaire* *(stase)*		b^{cc}
M.K. 3027 7, 1-3	b^{cc} Traitement	*(Stase, inflammation)* *Galactophorite* *pré-suppurative*	Traitement	b^{cc}
Ebers 811 95, 7-14	Post-Partum Douleur du sein Prurit Suppuration Saignement Traitement Surveillance	*(Stase, infection)* *Galactophorite* *suppurative* *(ou)* *Exzéma* *Surinfection*	*Pus dans le lait,* *Lait « salé »,* *Refus de téter*	b^{cc}
Ram. III. B 23-34	B^{cc}, b^{cc} Ayant allaité Constatation Traitement	*Abcédation*	Cœur affaibli Lèvres livides Atonie Traitement	b^{cc}
Athènes 1826 pLeiden I. 348 OdeM 1216, 1-3			Plainte abdominale *(diarrhée ?)*	b^{cc}
M.K. 3027 7, 3-5	b^{cc}		Traitement	b^{cc}

MK 3027 7, 5-6	b^{cc}		Traitement	b^{cc}
pRam. III. B 20-23	b^{cc}		Traitement	b^{cc}
pEbers 877 565, 569, 570, 571 pSmith 39. 13, 3-12 (Soranos, Oribase)		*Chirurgie* *Drainage*		*Applicable*
Tableau 32. Pathologie b^{cc} de la mère et de l'enfant dans le contexte de *Chemmis*.				

Notes

[1] H.-W. FISCHER-ELFERT, « Quelques textes et une vignette du Papyrus magique n° 1826 de la bibliothèque Nationale d'Athènes », dans Y. KOENIG, *La magie en Égypte : à la recherche d'une définition, Actes du Colloque du Louvre organisé les 20 et 30 septembre 2000*, Paris, 2002, p. 167-184.

[2] *Ibid.*, p. 171.

[3] LEFEBVRE 1952, § 35, p. 32. LACAU 1970, § 18 p. 9 ; 57 p. 27 ; 60. 28. C'est bien le sens ici : une atteinte du thorax annihilerait la voix.

[4] Pour le contexte gynécologique, voir également : JEAN, LOYRETTE 2005, 2.3. Diagnostics, pronostics et évolutions (*ERUV* III, p. 380-382).

[5] M.J. HEINIG, J. FRANCIS, D. PAPPAGIANIS, « Mammary candidosis in lactating women », *Journal of Human Lactation*, 1999, 15, p. 281-288.

[6] M.A. RENCH, C.J. BAKER, « Group B streptococcal breast abscess in a mother and mastitis in her infant », *Obstetrics and Gynecology*, 1989, 73 (5Pt 2), p. 875-877.

[7] A.P. GIBB, P.D. WELSBY, « Infantile salmonella gastroenteritis in association with maternal mastitis, *Journal of Infection*, 1983, 6 (2), p. 193-134.

[8] J. RAYMOND, E. BINGEN, N. BRAHIMI, « Staphylococcal scalded skin syndrome in a neonate », *European Journal of Clinical Microbiology and Infectious Diseases*, 1997, 16 (6), p. 453-454.

[9] Sauf contre-indications, comme la prescription de certains médicaments chez la mère, et bien sûr : alcoolisme, tabagisme, tuberculose, hépatite C à PCR positive, HTLV1, VIH, varicelle, herpes ; phenylcetonurie et galaclosémie du côté de l'enfant.

[10] B.R. MARSHALL, J.K. HEPPER, C.C. ZIRBEL, « Sporadic puerperal mastitis. An infection that needs not interrupt lactation », *JAMA*, 233 (13), 29 sept. 1975, p. 1377-1379.

[11] S. AMIGUES (éd.), *THÉOPHRASTE, Recherche sur les plantes*, I, Belles Lettres, Paris, 1988, note 1, p. 99 ; CHANTRAINE 1968, p. 587.

[12] P. GRELOT, « L'huile de ricin à Éléphantine » *Semitica*, 14, 1964, p. 63-70 ; P. GRELOT, *Documents araméens d'Égypte*, Paris, 1972, p. 156 ; J. B. SEGAL, *Aramaic Texts from North Saqqâra*, Londres, 1983, p. 104, note 4.

[13] Pour la critique textuelle, voir par exemple : R. DE VAUX, *Bible et Orient*, Cerf, Paris, 1967, p. 41-57. Voir encore la très accessible *Traduction Œcuménique de la Bible*, I, 1977, p. 31-35.

[14] R.-A. JEAN, *La pharmacopée égyptienne*, II, « La composition des médications », à paraître = H.M.E. 10.

[15] Voir peut-être le mot *f*ʿ et var. : *Alex*. 77.1544 (*) 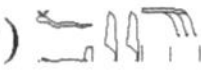 « cheveux » ; HANNIG 1995, p. 305 « Haarlocke (boucle de cheveux) » ; TAKACS 2001, p. 564-565. ERICHSEN 1954, p. 144,4, dém. *f*ʿ*y* « cheveu(x) » ; *KoptHWb,* p. 345 ; VYCICHL 1983, p. 280, ϥⲱ *S*, ϥⲱⲓ *B*, « cheveu(x) ». C'est-à-dire un duvet levant (*fꜣj*) aux extrémités de la plante ?

[16] BAUM 1988, p. 56.

[17] Voir aussi par exemple : LEFEVBRE, *Pétosiris* I p. 125, II texte n° 69,9.

[18] BAUM 1988, p. 31.

[19] *Ibid*., p. 36.

[20] *Ibid*., p. 55.

[21] DUCOURTHIAL 2003, p. 135.

[22] BAUM 1988, p. 36.

[23] *Gemmēz(a)* : JOMIER1976, p. 198 ; W. BOUTROS 2000, p. 295.

[24] BAUM 1988, p. 250-253.

[25] Au sujets de ces imprécisions, voir : S. AMIGUES, « Les plantes associées aux dieux égyptiens dans la littérature gréco-latine », *ERUV* II, 2001, p. 407-410.

[26] PERROT 1943-1944, I, p. 736.

[27] BAUM 1988, p. 37, d'après R. Deschamps du Musée Royal de l'Afrique Centrale de Tervuren.

[28] Voir par ex., entre autres végétaux, les fruits de *Ficus capensis* en compagnie du *Cyperus esculentusou* et d'*Euphorbiacées* : D. TRAORÉ, *Médecine et magie Africaines*, Paris, 1965, p. 358, p. 358-362, 514.

[29] J.M. WATT, M.G. BREYER-BRANDWYCK, *Medicinal and poisonous plants of southern and Eastern Africa*, Edinburg-London, 1962, p. 780.

[30] B. BOULLARD, *Plantes médicinales du monde*, Paris, 2001, p. 230-233. Voir aussi : D. MALGRAS, *Arbres et Arbustes guérisseurs des savanes Maliennes*, Paris, 1992, alphabétique.

[31] BRUNETON 1999, p. 224 et 223.

[32] L. CHEVALIER, C. SEGARRA-CROUZET, *Le vademecum des médicaments à base de plantes*, Paris, 2001, p. 232.

[33] S.T. ZAYNOUN, B.G. AFTIMOS, L. ABI ABI *et al.*, « *Ficus carica* ; Isolation and Quantification of the Photoactive Components », *Contact Dermatitis*, 11, 1984, p. 21-25.

[34] S.B. ULLMAN, G.M. CLARK, K.M. ROAN, « The effects of the fraction R3 of the latex of *Ficus carica* L. on the tissues of mice bearing spontaneous mammary tumors », *Exp Med Surg*, 1952, 10 (4), p. 287-305. Mais la toxicité du produit en injection IV a fait abandonner ce projet.

[35] C. DURAFFOURD, J.-C. LAPRAZ, *Traité de phytothérapie clinique*, Paris, 2002, p. 385.

[36] *Dioscoridis Libri Octo Graece et Latine*, Parisiis, 1549, Liber IIII, Cap. CLXIIII, p. 245.

[37] PharNet.com. Sites concurent : Pharmagest, Directmédica, Celtipharm ... pour commandes à l'officine.

[38] J.-Y. HENRY, C. GRAEMIGER, M. BARRAULT, Institut de Médecine et Sciences Humaines, Genève, Base de Données, 2005, Fiche « *Ricinus communis* ». Autorisation d'emploie du Ricin en Homéopathie, Ordonnance de Suisse – Mise sur le Marché des médicaments homéopathiques, du 22 décembre 2000, D4/C2, p. 27.

[39] J. KERHARO, J.G. ADAM, *La pharmacopée sénégalaise traditionnelle. Plantes médicinales et toxiques*, Paris, 1974, p. 1011.

[40] P.C. RWANGABO, *La médecine traditionnelle au Rwanda*, Paris, 1993, p. 258.

[41] M. BAERTS, J. LEHMANN, *Guérisseurs et plantes médicinales de la région crête Zaïre-Nil au Burundi,* Musée Royal de l'Afrique Centrale, Tervuren, 1989, p. 214.

[42] E. ADJANOHOUN, V. ZDJAKIDJE, M.R.A. AHYI, *Contribution aux études ethnobotaniques et floristiques en République populaire du Bénin*, ACCT, Paris, 1989, fiche H(013).

[43] E. ADJANOHOUN, M.R.A. AHYI, L. AKE ASSI, *Contribution aux études ethnobotaniques et floristique au Togo*, ACCT, Paris, 1986, fiche H(094).

[44] L. BOULOS, *Medicinal plants of North Africa*, Algonac, Michigan, 1983, p. 1-286.

[45] B. WOME, *Recherches ethnopharmacognosiques sur les plantes médicinales utilisées en médecine traditionnelle à Kisangani (Haut-Zaïre),* Thèse de Doctorat, U.L.B., Faculté des Sciences, Bruxelles, 1985, p. 561.

[46] A. SOFOWORA, *Plantes médicinales et médecine traditionnelle d'Afrique*, Paris, 1996, tableau 10 p. 270 et tableau 11 p. 271.

[47] Groupes : Dead Sea Cosmetics, SPA Cosmetics, Ahava.

[48] Groupe OliSud.

[49] MYCODÉCYL ® des Laboratoires Tonipharm. TURBODIET ® gel dermique, des Laboratoires Arkomedika. Ou sous forme de dérivés : PAPS ® poudre locale, des Laboratoires Richard ; KLORANE ® shampoing antipelliculaire à l'extrait de capucine (VIDAL 2005).

[50] Par exemple : J. VALNET, *Phytothérapie*, Paris, 2003, p. 542-543.

[51] La ricine est composée de deux chaînes peptidiques reliées par un pont disulfure : la chaîne B qui permet à la toxine de se fixer à la paroi cellulaire et la chaîne A, responsable des propriétés toxiques, capables d'inhiber la synthèse des

protéines, entraînant ainsi la mort cellulaire. Notons que la coupure du pont disulfure entraîne l'inactivation de la ricine (par chauffage). Voir à aussi à ce sujet : P.V. LEMLEY, P. AMATIDES, D.C. WRIGHT, « Identification and characterization of a monoclonal antibody that neutralizes ricin toxicity in vivo and in vitro », *Hybridoma*, 1994, 13, p. 417-421.

52 D.R. FRANZ, N.K. JAAX, « Ricin Toxin », *Medical Aspect of Chemical and Biological Warfare*, p. 631-642.

53 Voir par exemple : M. MOSINGER, « The clastogenic and blastogenic effects exercised by ricin on the reticuloendothelial system and the lymphoid and myeloid tissues ; their theoretic and possible therapeutic value in cancerology », *Bull Acad Natl Med*, 135 (3-4)Jan 23-30, 1951, p. 70-74, jusqu'à : L.B. ZOU, J.B. ZHAN, « Purification and anti-cancer activity of ricin », *Zhejiang Da Xue Xue Bao Yi Xue Ban*, Mai 2005, 34 (3), p. 217-219.

54 M. WINDHOLZ, *The Merck Index, an encyclopedia of chemicals, drugs and biologicals*, 10 ème édition, 1983, p. 1067.

55 J.C. ALBRETSEN, S.M. GWALTNEY-BRANT, S.A. KHAN, « Evaluation of Castor Bean Toxicosis in Dogs : 98 Cases », *J Am Anim Hosp Assoc*, 36, 2000, p. 229-233. NB : « castor bean » est le nom anglo-saxon des graines de ricin, « castor oil » pour son huile.

56 Communication de Mme G. EGRON, École Nationale Vétérinaire de Lyon, 2001. En Suisse, il est également jugé impropre à cet usage (Circ. Com. Ext. du 01. 04.2005, ch. 2306, p. 4).

57 V. JANSSEN, M. MORREN, A. DOOM-GOOSSENS, H. DEGREEF, « Protein contact dermatitis : myth or reality », *Brit J Derm*, 132, 1995, p. 1-6.

58 Certains pays d'Amérique du Sud demandent à la communauté internationale plus d'objectivité dans la mesure où selon eux le principe de précaution peut être dépassé par un label de traitement spécifique de la denrée, un peu comme pour le colza. L'huile est traditionnellement alimentaire en Nubie. D'autres pays comme l'Éthiopie ont obtenu des mesures spécifiques (W. KIENE, M. LATHAM, *Programme Alimentaire Mondial, Évaluation du Projet Éthiopie '2488'(Elarg.3)*, Rome, 26 mai 1997, p. 7).

59 Un procédé moderne consiste lui aussi à isoler la toxine par macération du tourteau dans de l'eau salée avant précipitation (PERROT 1933-1944, II, p. 1207). Dans l'industrie pharmaceutique, l'huile est obtenue par pression à froid des graines privées de leur tégument (GORIS, LIOT, 1942, I, p. 396-397). L'huile alimentaire est obtenue en Chine, après torréfaction des graines, ou, après ébullition (PERROT 1933-1944, II, p. 1210).

60 PLINE L'ANCIEN, *Histoire Naturelle*, ed. J. ANDRÉ, Les Belles Lettres, 2003, XIX, § 29, p. 34 ; § 63, p. 48 ; § 173-174, p. 90.

61 Voir : C. BAUDELAIRE, *Les paradis artificiels*, Garnier-Flammarion, Paris, 1966, Ch. III, p. 47-48, Ch. IV, p. 177. Pour une étude en Égypte, voir : SAMI-ALI, *Le haschisch en Égypte. Essai d'anthropologie psychanalytique*, Paris, 1971 et 1988.

62 I.D. MENG, « An analgesia circuit activated by cannabinoids », *Nature*, 24 sept. 1998, p. 381-383 ; W. HAMANN ET P.P. DI VADI, « Analgesic effect of the canna-

binoid analogue nabilone is not mediated by opioid receptors », *Lancet*, 13 février 1999, p. 24 et 560.

[63] Antivomitif commercialisé aux États-Unis sous le nom de Marinol®.

[64] DIOSCORIDE : IV, 117 p. 231 de l'éd. gréco-latine de 1549 ; IV, 103 p. 402 de l'éd. de Mathée, 1559 ; IV, 113 p. 429 de l'éd. de Matthiole, 1680.

[65] Voir par exemple : W.H.S. JONES, *Pline, Natural History*, t. VII, London, 1956, p. 525 : *onothuris*, *onothhera* (= *Nerium oleander* L.). Sans doute par confusion entre les νήριον / *nerium* « Laurier-rose », et χαμαί + νήριον / *Chamænerion* « petit Laurier-rose ». Voir aussi, d'après Meyerhof (1940, p. 52) pour laurier-rose, le persan *ḫūrahrag* = *ḫarzahrag*, « poison de l'âne » (de *ḫar* « âne » et *zahra* « poison »), ce qui est juste vis-à-vis de la toxicologie (BRUNETON 2001, p. 131-136). Le même auteur dit aussi que l'arabe *diflā* est une transcription de δάφνη, et *rūdūd* (de *ar-rūdūd*) une corruption pour le Laurier-rose ῥοδοδάφνη. Et peut-être aussi parce que son fruit est un long follicule plein de graines poilues aigrettées.

[66] Même classement dans Lemery (1699, p. 185 : CHAMÆNERION / *Chamænerion epilobium* / *Antoniana*, *Sancti Antonii herba maxima* Gef. hort. ap. / *Onagra*. Et, p. 529 : NERIUM / *Nerium sive Oleander* Ger. ... / RHODODENDRUM Dod. / ... Laurier-Rose).

[67] À ne pas confondre avec *Epibolium angustifolium* L. correspondant à *Epibolium spicatum* Lam. (BONNIER 1935, 3, p. 356-361).

[68] B. DUCREY, A. MARSTON, S. GOHRING, R.W. HARTMANN, K. HOSTETTMANN, « Inhibition of 5 alpha-reductase and aromatase by the ellagitannins oenothein B from Epilobium species », *Planta Med*, 63, 1997, p. 111-114.

[69] B. DUCREY, J.L. Wolfender, A. Marston, K. Hostettmann, « Analysis of flavonol glycosides of thirteen epilobium species (onagraceae) by LC-UV and thermospray LC-MS », *Phytochemistry*, 38, 1995, p. 129-137.

[70] A. HIERMANN, M. REIDLINGER, H. JUAN, W. SAMETZ, « Isolation of the antiphlogistic principle from Epilobium angustifolium », *Planta Med*, 57, 1991, p. 357-360. A. HIERMANN, H.W. SCHRAMM, S. LAUFER, « Anti-inflammatory activity of myricetin-3-O-β-D-glucuronide and related compounds », *Inflamm Res*, 47, 1998, p. 421-427.

[71] A. HIERMANN, K. MAYR, « Die Untersuchung. potentieller. Wirkstoffe in Epilobium-Arten. 3. Mitteilung : Über das Vor-. kommer yon fl-Sitosterolderivaten in *Epilobium augustifolium* L. und *Epilobium Parviflorium* Schreb. », *Sci Pharm*, 53, 1985, p. 39-44.

[72] U. BONI, G. PATRI, *Scoprire, riconoscere, usare le erbe*, Milano, 2000, p. 724.

[73] *Wb* I, 39, 2-17 ; *Alex.* 77.0155, 78.0181 « laver », 79.0104 (*Mw n jʿ* « eau de lavage ») ; *Hannig-Wb* I, 950 « waschen, reinigen (laver, nettoyer) », et dérivés. « Laver » un enfant, ou un roi (pWescar 10, 11 ;10, 19 ; 11, 2 : A.M. BLACKMAN, p. 13-14).

[74] *Wb* II, 149,8 ; JANSEN, § 60 p. 259-264 ; *Alex.* 78.1863, 79.1358 « chemise, tunique » ; HANNIG 1995, p. 364 « Tunika, Ghalabiya ». Voir aussi 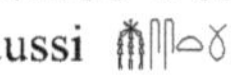 *msst* : HANNIG 1995, p. 364 « Ghalabiya ». Cette mise peut être faite de lin fin (*mss n pꜣq*)

et être bénéfique pour la déesse au moment de l'accouchement (*Dendara* VI, 95, 12-13).

[75] *Wb* II, 151, 5-8 ; JANSEN, § 151 p. 403-406 ; *Alex.* 77.1879, « corbeille, panier », 79. 1361 « sac » ; HANNIG 1995, p. 365 ; comparer aussi le copte (*cf. supra* : 1.1.1. Le thorax, en tant que « corbeille du cœur »).

[76] *Wb* II, 448, 9-11 ; *Alex.* 77.2414, 78.2428 « blanchisseur » ; *Hannig-Wb* I, 18261 « Wäscher » ; ERICHSEN 1954, p. 253, dém. *rḫty* « laveur » ; *KoptHWb,* p. 172 ; VYCICHL 1983, p. 180, ⲣⲁϩⲧ *S*, ⲣϧⲁⲧ *B*, « blanchisseur », c'est-à-dire le « foulon » ⲣⲱϩⲧ, ⲣⲁϧⲓⲧⲏⲥ *B*, celui qui bat le linge : de ⲣⲱϩⲧ *S*, ⲣⲱϧⲧ *B*, 1. « battre », pour le « laver » ⲣⲱϩⲉ *S*, ⲣⲱϧⲓ *B*, ⲣⲱϩⲉ *A*. Voir aussi peut-être le titre *ˁȝ(?) n rḫtj* (*Alex.* 77.2414). NB : nous employons le signe (G50) pour le duel apparent *rḫty* seul disponible (pour G237).

[77] *Wb* IV, 437, 10-11 ; 12-15 ; 438,1 ; *Alex.* 78.4078 (« mélange », et, spécialement « mélange fermenté, trempe » de brasserie) ; HANNIG 1995, p. 812, *šbt* (*šbb*, *šbbt*) « Maische ? (moût, trempe) ». Mot provenant de *šby* : *Wb* IV, 436, 4-14 ; *Alex.* 77.4134 « mélanger » ; *Hannig-Wb* I, 32484 « mischen (mélanger) » ; ERICHSEN 1954, p. 497, dém. *šb* « mélanger, transformer, changer » ; *KoptHWb,* p. 303-305 ; VYCICHL 1983, p. 256, ϣⲓⲃⲉ *S*, ϣⲓⲃⲓ *B*, ϣⲃ- *S*, ϣⲃⲧ *S*, « changer, transformer, séparer ». Voir également les mots : *šbn* « mélanger, mêler » (et *šbn* « varié, mélangé ») ; *šbb* « mélanger » ; et enfin *šbšb* « mélanger ».

[78] G.A. REISNER, *The Hearst Medical Papyrus*, Leipzig, 1905, p. 36 « a jar ». Voir le mot *ḥd* : *Alex.* 78.3171 (*) (« un objet de nature inconnue ; peut-être un récipient » ; comparer au copte ϩⲁⲧ / OSING, *JEA* 64, p. 189) ; HANNIG 1995, p. 628. Voir aussi le mot , *hȝṯs* : *Wb* II, 482, 8-9 « Art Krug (sorte de cruche ou de jarre) » ; *Alex.* 77.2480 « un vase » ; HANNIG 1995, p. 488 ; *KoptHWb*, p. 400. VYCICHL 1983, p. 317, ϩⲁⲧⲥ, ϩⲟⲧⲥ *S* (« nom d'un récipient » pour du vin, du vinaigre, des herbes, des olives, du poisson salé...). Ce mot d'origine cultuel a dû être utilisé par les gens du peuple avant de survivre en copte pour un vase d'utilisation journalière. Le bassin métallique pour la toilette peut se nommer en égyptien local *tešt* (HENEIN 2001, p. 208).

[79] *Hannig-Wb* I, 130 *ȝbj* (*jȝb*) « aufhören *zu tun* (arrêter), anhalten (s'arrêter, durer), verweilen (demeurer, rester), Pause einlegen (faire une pause) » ; WESTENDORF 1999, p. 417, 494, 577 (« Abgestandenes (produit passé, gâté) » : *ȝbj* « verweillen, sich trennen (se séparer) »).

[80] *Wb* V, 233,12 - 234,3 ; *Alex.* 77.4730 « dépôt, lie » ; HANNIG 1995, p. 915 « Bodensatz (dépôt, lie), Hefe (levure) ». Voir le mot *tȝḥ* : *Wb* V, 233, 9-10 ; *Alex.* 77.4729 « troubler », 78.4514 (« troubler » l'eau) ; HANNIG 1995, p. 915 (sur *WB.*) « eintauchen, versinken, eingetaucht werden (être plongé) ». Dém. *tyḫ* « rincer » ; *KoptHWb* p. 257 ; VYCICHL 1983, p. 226, ⲧⲱϩ *S*, ⲑⲟϩ *B*, (« mélanger, troubler » et « être mélangé, troublé ») ». SAUNERON 1989, p. 113, « lie de foulon ». C'est-à-dire, d'une eau de lessive vivante.

[81] *Wb* IV, 411,5 ; *Alex.* 77.4086 « eau de lessive » ; HANNIG 1995, p. 803 « Schmutzwasser *des Wäschers* (eau sale du blanchisseur) ». Voir le mot *šȝmw* : *Wb* IV, 411,4 ; *Alex.* 77.4085 « vêtements sales, lessive » ; HANNIG 1995, p. 803 « schmutzige Wäsche (linge sale) » ; *KoptHWb*, p. 314 ;

VYCICHL 1983, p. 263, ϣⲱⲙ *S*, ϣⲟⲟⲙ *B*, « laver des vêtements ». Couramment graphié , ce mot désignant l'eau de lessive contenue avec le linge dans la lessiveuse *šꜣmw*, adopte le déterminatif dans le pBerlin (163e. 15, 9-10), peut-être pour indiquer qu'elle pouvait également être gardée à cet effet.

[82] SOUBEIRAN 1863, II, p. 180-181 ; GORIS, ALIOT, 1942, II, p. 1808-1809 ; DORVAULT 1987, p. 284-285.

[83] R. DEBRÉ, P. ROYER, « Bouche et glandes salivaires », *E.M.C. - Pédiatrie*, Paris, mise à jour 1956, I, p. 335 b.

[84] M. GUNTHER, « Discussion on the breast in pregnancy and lactation », *Proceedings of the Royal Society of Medicine*, 1958, 51 (Section of General practice), p. 305-309. Pour la sénologie et la pédiatrie, voir tous les items possibles dans : ELSEVIER (éd.) emc-consult@ / Gynécologie-Obstétrique / Pédiatrie, Mises à jours 2006 de la classique E.M.C (http://ww.emc-consulte.com).

CHAPITRE XXVI

TRAITEMENT CHIRURGICAL

26.1. Les possibilités chirurgicales

La puissance chirurgicale d'une époque donnée est conditionnée par les connaissances anatomiques et physiologiques, biologiques, la finesse de la clinique médico-chirurgicale, les moyens complémentaires de diagnostic, et, bien entendu, de l'instrumentation et de la pharmacopée disponibles.

En ce qui concerne les deux premiers termes, nous puiserons notre argumentation dans les textes égyptiens qui nous sont parvenus, c'est-à-dire principalement dans le pSmith, hélas incomplet, le pEbers, les pméd. Berlin et Ramesseum et d'autres encore. Pour les instruments, nous compterons sur la muséologie et, dans une moindre mesure, sur quelques monuments, comme, par exemple, le célèbre bas-relief du temple de Kôm-Ombo. Pour les médicaments, nous connaissons déjà un certain nombre de ressources puisées dans les mondes animaux, végétaux et minéraux. Il faudra aussi essayer de déduire quelles pouvaient être les drogues pouvant participer à une certaine forme de sédation, voir à une insensibilisation.

26.1.1. Les techniques opératoires

Le geste pragmatique du chirurgien égyptien est issu d'une indication réfléchie et codifiée, comme nous l'avons déjà montré en abordant l'analyse de quelques cas décrits dans certains papyrus médicaux et chirurgicaux. Ainsi, les instruments sont choisis et adaptés pour une intervention donnée. Ils sont utilisés consécutivement au cours des différents temps opératoires. Les minéraux avec lesquels sont réalisés ces instruments, silex et cuivre, participent également à l'enracinement historique et à la valeur mythologique de l'arsenal thérapeutique de cette époque.

Nous n'envisagerons pas ici de décrire toutes les techniques opératoires mises en œuvre par nos ancêtres égyptiens, mais dans le cadre de la cure chirurgicale des abcès du sein, il faut bien mentionner les actes consistant à 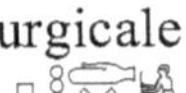 « inciser » et à 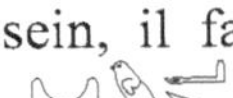 *ḏwꜥ* « débrider ». Il peut être utile de 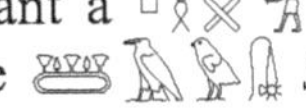 *šꜣw* « cautériser » avec une 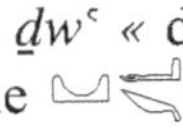 *ḏwꜥ* « lame-cautère » (pEbers 109, 11-18 ; 108, 8-9). Ensuite il faut mettre en place un drainage, par exemple à l'aide de 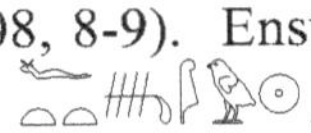 *ftt šw* « tampons fibreux secs » (pSmith

9,1 - 10,3), d'un segment de roseau, littéralement, d'une *śd* « queue » (pEbers 74, 4-9) et encore signaler l'utilisation de mèches faites de *śtp n ḥ3tjw* « charpie d'étoffe » en gynécologie (pKahun 12. 2,7-11). Il faut aussi rappeler l'habitude de *jdr* « suturer » les plaies cutanées avec une aiguille *mśśbt* « aiguille à coudre » (pSmith 47. 16,16 - 17,15) et du *nḏ* « fil » de [1] *mḥj* « lin » (*Linum usitatissimum* L.). Le drain peut donc être fixé à la peau.

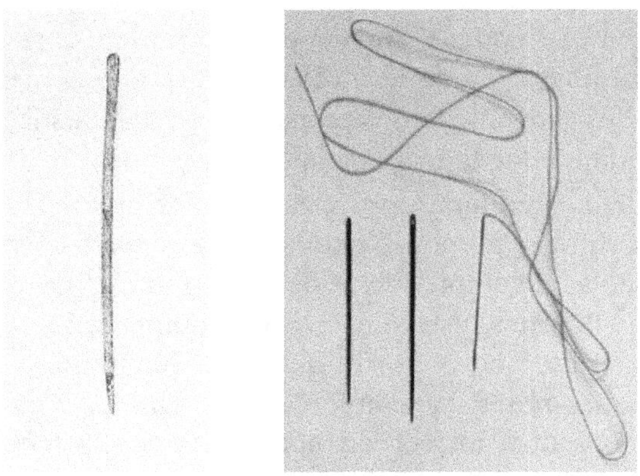

Fig. 81. Aiguilles à chas (Louvre E 16575) et aiguille moderne montée.

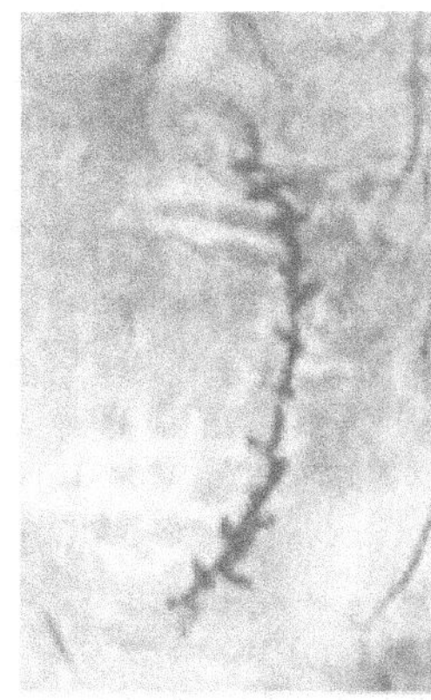

Fig. 82. Sutures de momie (Musée égyptien, Le Caire).

Il faudrait également décrire les gestes de circoncision, indiquer les traitements des fractures et des luxations, signaler plusieurs cas possibles d'amputations (fig. 83) et ne pas oublier les trépanations.

Aussi nous ne donnerons dans ce travail que quelques indications accompagnées de quelques techniques opératoires figurant dans le pEbers (Tableau 33).

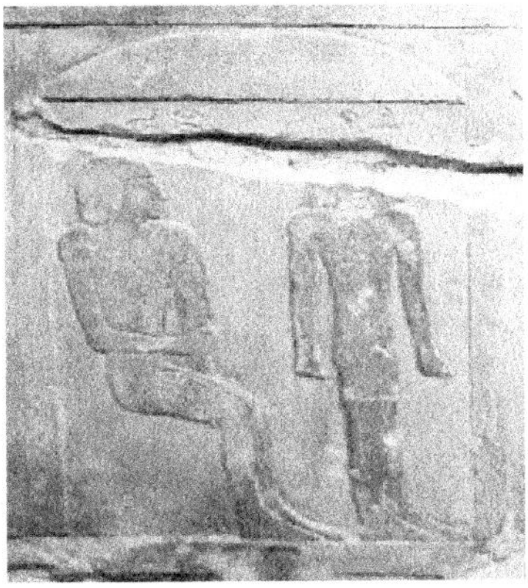

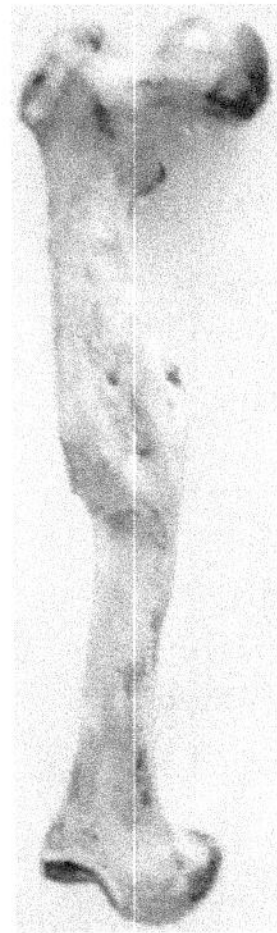

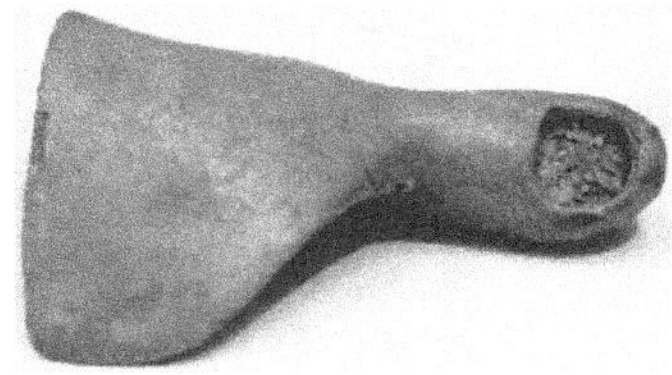

Fig. 85. Gros orteil prothétique (British Museum, EA. 29996).

Fig. 83. Un cas possible d'amputation (Sarcophage, MMA, New York).

Fig. 84. Fracture et consolidation d'un fémur montrant un cal vicieux et un raccourcissement (British Museum, EA 37340).

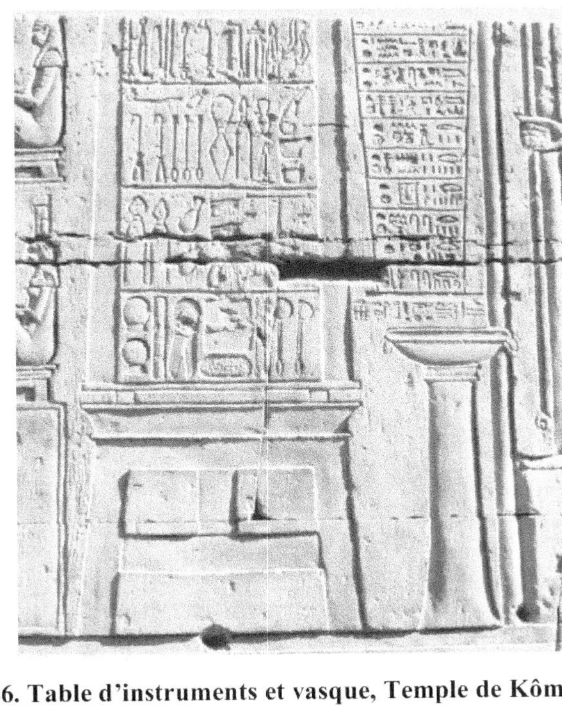

Fig. 86. Table d'instruments et vasque, Temple de Kôm-Ombo.

Tableau 33. Quelques indications et techniques opératoires du Papyrus Ebers.		
• Cautérisation transcurrente - *et traitement secondaire.*	Ebers 863. 106, 2-7	Hygroma chronique, ou lipome, ou fibrome.
	Ebers 864. 106, 7-13	Hernie épigastrique non compliquée, ou hernie ombilicale.
• Lancette chauffée au feu - *et traitement secondaire.*	Ebers 872. 108, 3-9	Kyste hématique musculaire.
• Paracentèse au cautère - *transfixiant le péritoine pariétal* - *et traitement secondaire.*	Ebers 865. 106, 13-17	Ascite.
• Incision.	Ebers 870. 107, 4-16	Furoncle.
• Incision et pansement.	Ebers 866. 106, 17 - 107, 1	Tuméfaction abdominale molle, ou lipome.
	Ebers 867. 107, 1-5	Lipome.
	Ebers 868. 107, 5-9	Abcès froid fistulisé, abcès tuberculeux, ou mycotiques.
• Incision avec curetage.	Ebers 869. 107, 9-14	Abcès froid, ou athérome.
• Incision prudente - avec curetage, - pansement, - et immobilisation ?	Ebers 871. 107, 16 - 108, 3	Phlegmon des gaines tendineuses, ou synovite tuberculeuse.
• Un acte complexe : a) pansement compressif b) et en cas d'échec : . incision avec le couteau *dś*, . curetage avec l'instrument *hnw*, ou, immobilisation avec une ligature de cuir, . dissection avec le couteau *š3ś*, . curetage avec une curette jetable.	Ebers 875. 109, 2-11	Tumeur saillante, tumeur à logettes multiples, ou kyste hydatique.
• Cure médicale et magie.	Ebers 873. 108,9-17	Arthrite aiguë, ou lymphangite filarienne.

• Aucun traitement.	Ebers 874. 108,17 - 109,2	Gangrène, ou fasciite nécrosante, ou bubon pesteux compliqué.

Tableau 33. Quelques indications et techniques opératoires du Papyrus Ebers.

26.1.2. Les instruments chirurgicaux

Parmi les objets détenus par le médecin, outre des papyrus recopiés et annotés par lui-même, ainsi que divers pots, mortiers et ingrédients servant à préparer les remèdes un peu à la manière de nos médecins propharmaciens, le praticien devait disposer de quelques instruments. Un bas-relief du temple de Kôm-Ombo représente une table sur laquelle sont disposés des instruments dont certains sont reconnaissables, avec d'autres objets comme une balance, des coupelles, des sachets de médicaments, une éponge et des bandages. Une vasque de purification est disposée à proximité (fig. 86).

Pour les périodes plus anciennes, il faudra tenter une corrélation entre ce que disent les textes et ce que livrent les chantiers de fouilles. Encore cette identification n'est-elle pas toujours aisée.

Cependant la forme même des instruments qui nous sont parvenus ne nous est pas étrangère. On reconnaît au premier coup d'œil les *ṯ3yt* « pincettes ». Des sondes, des stylets et des curettes presque semblables sont encore utilisés aujourd'hui. Les différentes sortes de couteaux peuvent être difficile à distinguer, car les mots qui les désignent se terminent tous par le même déterminatif (T30), seul le couteau-rasoir dispose d'un signe (U37) qui lui est propre. Au sujet des lames, nous aurons d'abord la très coupante lame de silex avec le couteau *dś*, ensuite les lames de cuivre *ḥmtj* ou de métaux cuivreux (bronze), avec par exemple, outre le couteau générique *dś* ou *ds*, le rasoir *mḫˁqt*, le couteau *dg3*, le couteau *š3ś*, le couteau *ḫpt*, le couteau *ḥśbt*, et d'autres encore comme les couteaux *sft* et *dmt*. Il faut ajouter à cette liste des bistouris-cautères *ḏwˁ* et *ḥmm*.

Le bistouri *dg3* est bien différencié ; il rappelle un peu, par l'aspect de sa lame, notre bistouri à lame interchangeable. Le bistouri tardif est très proche du bistouri moderne à lame fixe. La thermo-coagulation et le traitement au cautère sont des classiques ; ils bénéficient, depuis pas si longtemps, de techniques nouvelles. En revanche, l'utilisation du « couteau avec écarteur » pouvait laisser interrogateur, nous avons proposé de voir en cet instrument un écarteur à pansement prolongé d'une palette ou d'une lame et dont le nom pourrait avoir la même étymologie que les pincettes, servant elles aussi à enlever quelque chose d'indésirable. Les instruments « à usage unique », comme certaines lames de silex ou de jonc, stylets de bois ou plumes, segments de roseau, épines et autres curettes végétales, paraissent plus inattendus ; — c'est pourtant bien naturel. De même, l'ouate végétale (le coton fera son apparition plus tard), les pansements composites absorbants, la charpie, les compresses, les bandes adhésives, peut-être des sortes d'agrafes, les bandes et les bandelettes de lin peuvent ne pas surprendre dans le pays des momies !

Pour l'instrumentation chirurgicale en Égypte et son utilisation, nous renvoyons à : Richard-Alain JEAN, *À propos des objets égyptiens conservés au Musée d'Histoire de la Médecine*, Paris, 1999.

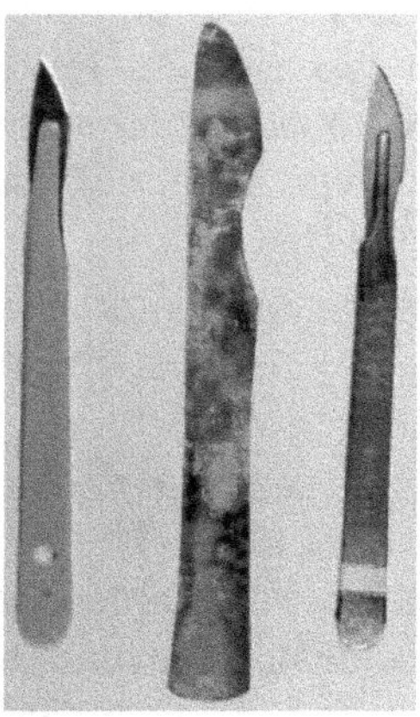

Fig. 87. Bistouris :

a) Usage unique moderne.
b) MHM 89.46.2 ancien.
c) Métallique moderne.

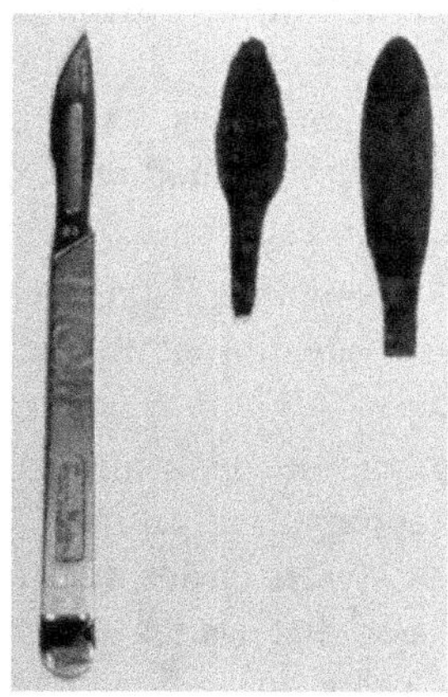

Fig. 88.

a) Bistouri métallique monté moderne.
b) Lames anciennes (Louvre N 2175 ; sni).

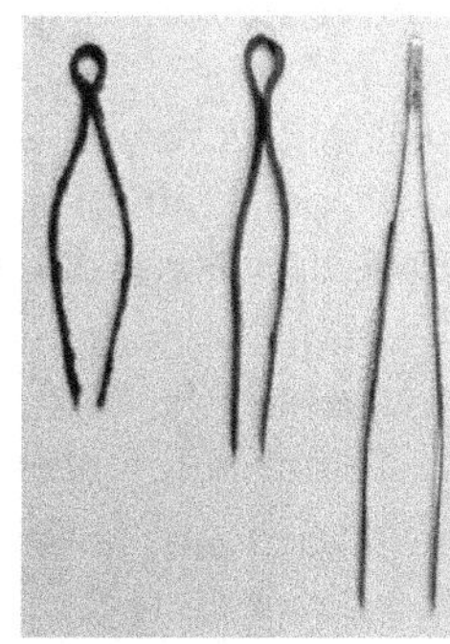

Fig. 89.

a) Pincettes anciennes.
b) Pincettes anciennes (Louvre AF 522 ; 6855).
c) Pincettes modernes.

26.1.3. Les drogues

Pour les juifs et les chrétiens croyants, la première anesthésie de l'histoire remonte à la torpeur administrée par Dieu à Adam (*Gn* 2,21) afin d'extraire son côté, refermer la plaie opératoire, et en « bâtir » la femme (*Gn* 2,22). Cette mise en sommeil transitoire n'en représente pas moins un geste « humaniste » de la divinité à l'égard de sa création. Il faudra cependant un certain temps à l'homme pour comprendre et apporter à ses congénères la même insensibilisation passagère à l'aide de l'arsenal naturel qui l'entoure.

Les composés volatiles. — L'alchimie du Moyen Âge résulte d'un héritage antique dont les théâtres opératoires se situaient originellement en Égypte, en Mésopotamie, probablement aussi en Asie. Elle sera transmise par les Grecs, les Perses et enfin les Arabes. Car, en effet, pour les produits issus de l'alchimie en Occident à partir des collationnements réunis à Alexandrie au IXe siècle, il faut attendre, par exemple, les relectures d'Albertus Magnus (1183-1280) ou de Theophraste Bombast von Hahenhein dit Paracelse (1493-1541) qui décrit en particulier « une agréable essence avec une odeur plaisante » résultant de l'action de l'Huile de Vitriol (acide sulfurique) sur la *quinta essentia* (alcool), c'est-à-dire du « doux vitriol » ou Éther. Notons toutefois que le « doux vitriol » était déjà connu du Catalan Lullius (1232-1315) et que la synthèse de « l'essence douce de vitriol » est énoncée par l'apothicaire allemand Valerius Cordus en 1540 [2].

L'alcool. — L'alcool est sans doute le premier extrait modifié de plante utilisé afin d'obtenir un engourdissement général plus ou moins profond. Il pouvait être obtenu en Égypte par la fermentation du raisin et de différents autres végétaux afin d'obtenir les vins correspondants, et aussi des bières plus ou moins fortes à base de pains de céréales.

Les alcools, *aqua ardens* (alcool à 60°) et *aqua vitae* (alcool à 90°) étaient utilisés à Salerne.

Les extraits végétaux. — Certains effets ont dû être recherchés par l'inhalation de substances végétales à l'aide d'éponges imprégnées. Une éponge figure bien sur un des plateaux chirurgicaux du temple de Kôm-Ombo (fig. 102). Quelques potions ont également dû être données *per os* à des fins d'insensibilisation.

Parmi les plantes disponibles à différentes époques en Égypte et dont nous avons déjà parlé, on peut noter le chanvre (*Cannabis sativa* L.), la mandragore (*Mandragora officinalis* L.) et la myrrhe (*Commiphora*), auxquelles il faut ajouter des Papaveraceae avec le pavot (*Papaver somniferum* L.) et le coquelicot (*Papaver rhoeas* L.), des Solanacées comme la morelle noire (*Solanum nigrum* L.) et la jusquiame (*Hyoscyamus niger*), puis de certaines laitues (*Lactuca virosa* L. et *Lactuca sativa* L.).

Le chanvre, *Cannabis sativa* L., que nous avons étudié plus en détail dans le chapitre précédant (25.2.4.), possède — rappelons-le ici — du tétrahydrocannabinol qui exerce une action analgésique comparable à celle de la morphine, avec des effets secondaires peu importants quand il est correctement utilisé [3]. Cette plante serait encore par exemple anti-émétiques (Δ_9-THC) [4]. Enfin un autre constituant, le CBD, a été testé dans le traitement de l'épilepsie [5]. Parmi les Solanacées [6], la jusquiame et la mandragore contiennent des parasympatholytiques comme l'atropine (jusquiame), l'hyoscyamine (jusquiame, mandragore), deux fois plus active que l'atropine dont elle possède l'ensemble des propriétés (mais plus toxique), la scopolamine (jusquiame, mandragore), qui exerce une action sédative centrale plus marquée que l'atropine et provoque une amnésie particulièrement utile en anesthésie. Cette dernière substance s'oppose également à une dépression respiratoire provoquée par les morphinomimétiques du pavot. La morphine (parmi les alcaloïdes totaux du pavot) possède une puissante action analgésique accompagnée d'effets euphorisants et anxiolytiques [7]. La myrrhe avec *Commiphora myrrha* Engl., C. *opobalsamum* Engl., C. Jacq., contient du furanoeudesma-1,3-diene qui a une action analgésique proche de celle de la morphine [8]. Le latex de la laitue vireuse (*Lactuca virosa* L.) [9] contient de l'hyoscyamine et du lactucarium dont des lactones sesquiterpéniques du groupe des guaïanolides lui donnant son amertume [10].

Court historique. — Hippocrate préconise l'hellébore avant les réductions de fractures (*Fract* III, 546). Des « atténuants », sans les nommer, pouvaient être prescrits après réductions des luxations (*Art* IV, 81).

La pythie de Delphes provoquait des transes à l'aide de chanvre. Hérodote relate comment les Scythes induisaient un état stuporeux en inhalant des vapeurs de chanvre.

Celse dit que le jus d'opium était utilisé comme calmant depuis la guerre de Troie et ordonnait au début du Ier siècle des pilules d'un mélange d'opium, de jusquiame et de mandragore prises avec du vin (*De medicina*).

Pour Dioscoride au Ier siècle, on donne un verre de décocte d'écorce de racine de mandragore cuite dans du vin doux et réduite au tiers de son volume contre les insomnies, les douleurs intolérables ainsi qu'à ceux que l'on veut insensibiliser en vue d'une incision ou d'une cautérisation au fer (IV, 75). Non cuite (3 mines pour 1 metretes de vin doux), on en donne trois verres pour que les personnes devant être opérées tombent dans un profond sommeil. Il indique le Morion ou « mandragore mâle » en *per os* ou en inhalation avant les amputations et les accouchements. Pline l'Ancien (HN XXV, 149-150) résume Dioscoride (II, 236-237 grec) et précise que 1 cyathe (0, 45 l) de vin de mandragore entraîne une action soporifique et engourdit la sensibilité. Il recommande également cette prise avant les ponctions et les incisions.

Galien qui séjourna à Alexandrie puis soigna les traumatismes des gladiateurs préconisait en grand connaisseur de la traumatologie la mandragore et l'alcool avant toute chirurgie.

Avicenne recommandait le cannabis et reconnaissait l'opium comme le plus puissant des stupéfiants surtout pris avec de l'alcool.

Diverses sources établies entre les IXe et le XIIe siècles, décrivent l'usage d'éponges soporifiques. Elles seront reprises par Nicolas de Salerne.

Les recherches du médecin et alchimiste Arnaud de Villeneuve (1238-1310) aboutirent à des conclusions intéressantes. Il préconisait un mélange d'opium, de jusquiame et de mandragore noire. Cette potion est enrichie par des jus de laitue, de lierre, de mûre, d'oseille et de ciguë par le dominicain Théodore de Lucce (1210-1298) et présentée en éponge imprégnée et réduite en poudre pour la confection d'une tisane nasale. Cette forme sera utilisée de cette façon au Mont-Cassin [11]. (Voir encore les recommandations de Jean Canapé à Lyon en 1538 [12].)

Les éponges de sucs de solanacées seront réutilisées par Dauriol à Toulouse en 1847 [13] et notamment pour réduire la douleur de l'ablation des tumeurs du sein. Des tradipraticiens africains font encore de même.

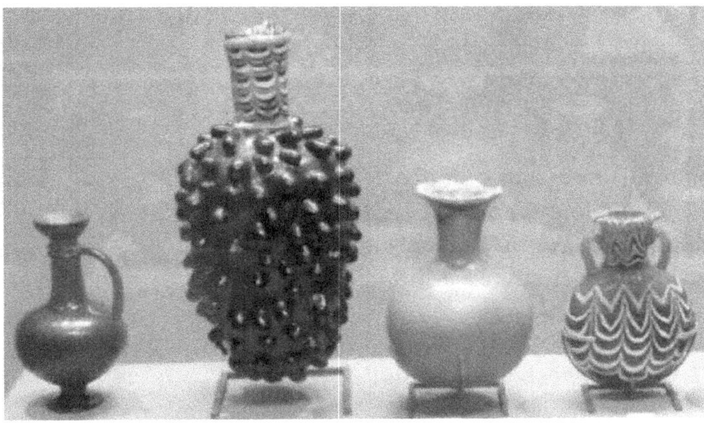

Fig. 90. Flaconnages à cols étroits pouvant avoir contenus des extraits aromatiques ou des potions insensiblisantes (Louvre).

26.1.4. Les moyens physiques

Dans une scène de circoncision égyptienne de Saqqâra (mastaba d'Ânkhmahor), l'opérateur applique un tampon sur la partie à opérer pour obtenir une sédation locale : peut-être une faible cryo-anesthésie obtenue avec un mélange de « pierre de Memphis » (DIOSCORIDE, V, 158) et de vinaigre dégageant de l'acide carbonique (PLINE, *HN*, XXVI, 7). Cette anesthésie de surface pourrait bien être doublée par l'introduction d'une préparation dans le sillon balanopréputial comme peut aussi le suggérer un autre exemple figurant sur une paroi du temple de Mout à Karnak.

Pour Hippocrate « de deux douleurs, la plus forte obscurcit l'autre » (*Aph* 2e sect. 46). Ainsi il suggère une stimulation douloureuse à distance du site opératoire afin d'oublier l'intensité de celle qui est provoquée par le geste du chirurgien. Il indique aussi la chaleur qui « amortit les douleurs, calme (...) les malaises (...). Elle est particulièrement utile dans les fractures, surtout ouvertes » (*Aph* 5e sect. 541). Par contre, c'est le froid qui doit être utilisé en cas de lésions fermées, avec un engourdissement salutaire provoqué par « d'abondantes affusions d'eau froide » (*Aph* 5e sect. 543).

Aristote signale la compression externe des artères jugulaires.

La saignée a aussi été utilisée et de façon dangereuse.

Ambroise Paré utilisera la compression des nerfs.

La vitesse du chirurgien est considérée comme un atout majeur.

Malgré ces procédés, jusqu'au XIXe siècle, la douleur en Occident sera considérée comme nécessaire pour guérir, et les interventions demeureront rares en raison de la mortalité importante quelles entraînent.

Nous renvoyons aux ouvrages spécialisés concernant les pionniers de l'anesthésie moderne que sont Davy, Long, Morton, Jackson et Wells et aux techniques diffusées notamment par Liston, Jobert de Lamballe, Malgaigne et Charrière entre les années 1846 à 1847.

26.2. LA CHIRURGIE EN GYNÉCOLOGIE

La chirurgie en gynécologie devait se limiter aux époques anciennes en Égypte au domaine d'application de ce que nous appelons aujourd'hui la « petite chirurgie ». Aussi, pouvait-elle être constituée des gestes généraux pratiqués en surface et intéresser les jambes, la vulve et la poitrine.

26.2.1. Les gestes généraux

Les physiothérapies. — Les physiothérapies pouvaient consister à faire pratiquer des séances d'héliothérapie et d'hydrothérapie.

Il est possible que les ulcères variqueux des jambes féminines aient pu bénéficier d'héliothérapie au pays des adorateurs du soleil.

L'hydrothérapie a été utilisée en raison des vertus bienfaisantes accordées au Nil, à son limon, puis à quelques sources thermales. Nous renvoyons à notre article : JEAN, LOYRETTE, *ERUV* III, Gynécologie - I, 3.2. pKahun 7. 1, 23-25, p. 406-429.

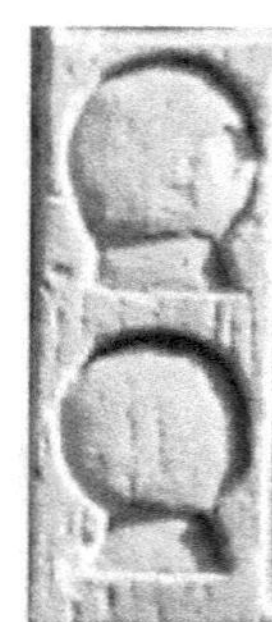

Fig. 91.

Dans la pratique la plus courante, il faut citer l'utilisation des compresses froides indiquées par exemple dans le traitement du stade présuppuratif des mastites aiguës, ou, des compresses chaudes par exemple dans le traitement des engorgements mammaires, des lymphangites aiguës de la poitrine, ou comme procédé de mûrissement d'un abcès du sein. On pouvait aussi appliquer des argiles tiédies et de la graisse enrichie d'extraits de saule. Cela rappelle l'utilisation moderne de l'Antiphlogistine.

Les révultions-dérivations. — Les révultions-dérivations pouvaient sans doute être représentées par des frictions, des sortes de sinapisations, peut-être des vésications, et sûrement par l'application de ventouses (fig. 91. Bas-relief du temple de Kôm-Ombo).

Les saignées. — Les saignées ne semblent pas avoir eu un grand succès en Égypte ancienne, il faudra probablement attendre la Basse époque pour en certifier l'utilisation courante. Leurs effets ont pu être ravageurs, à des époques postérieures moins empreintes de sagesse. (Pour les sangsues, nous renvoyons à notre addendum p. 461-468.)

Les cautérisations. — Des cautérisations pouvaient être entreprises, mais pas, à notre connaissance, dans les domaines de la gynécologie basse. En revanche elles étaient prescrites et pratiquées sur la poitrine. Elle pouvaient être pratiquées avec le  cautère *ḏ3* (pSmith 39. 13, 3-12).

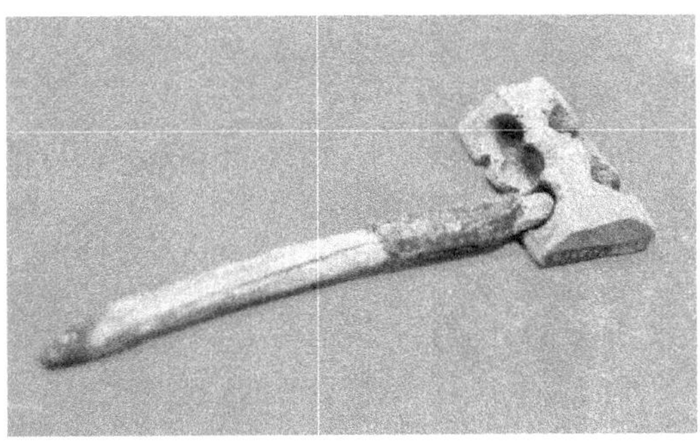

Fig. 92. Bâton à feu et bloc de bois à plusieurs cavités, (Louvre, E 14515 2).

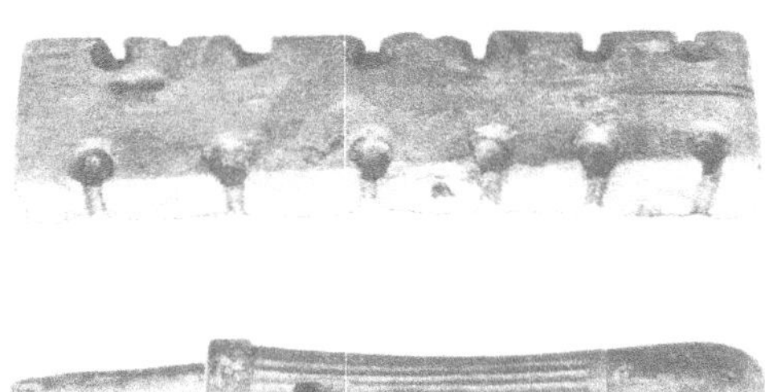

Fig. 93. Bâton à feu et bloc de bois à plusieurs cavités, (Musée égyptien du Caire, 585aa).

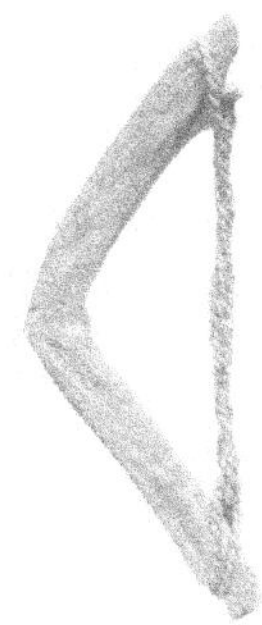

Fig. 94. Archet (Hanovre, Kestner Museum, 1935.200.103).

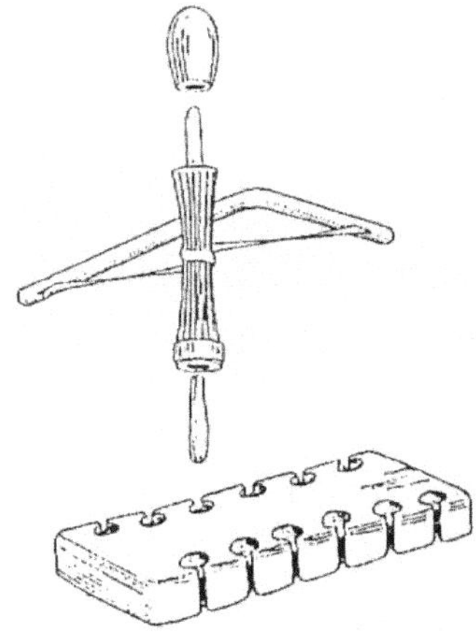

Fig. 95. Briquet à friction complet (d'après Reeves).

26.2.2. Les opérations basses

La colpotomie postérieure. — La colpotomie précoce postérieure pour collection suppurée pelvienne n'était probablement pas pratiquée. Les chirurgiens devaient sagement laisser s'effectuer l'ouverture naturelle dans une cavité naturelle comme le vagin (30/95), le rectum (28/95), la vessie (18/95) [14], dans l'utérus ou encore à la peau. Ils pouvaient essayer de calmer la patiente et la recommander aux déesses guérisseuses. Dans ces conditions, un nombre non négligeable de femmes pouvaient en réchapper, sans préjuger ici des problèmes secondaires comme parfois des fistulisations. En revanche, une ouverture dans le péritoine est mortelle, mais rare en raison de la constitution d'une barrière d'adhérences protectrices. La nature fait bien les choses et la prudence s'imposait encore aux praticiens des époques préaseptiques. — Il est quelquefois urgent de ne rien faire.

Cependant, avant que nous ayons pu intervenir, nous avons pu voir une vieille matrone du Wadi Fira inciser rapidement une telle formation et à l'aide d'une sorte de flèche brûlée, glissant sur un hémi-tube en bois graissé lui servant à la fois de guide et de spéculum. La femme a poussé un cri, le pus a coulé abondamment et un écheveau de filasse fraîche de *keke* (une sorte d'acacia) a simplement été poussée dans le vagin préalablement rincé au lait de chèvre. La femme s'en est ensuite bien portée.

L'incision d'une bartholinite. — L'incision des abcès de la glande de Bartholin pouvait sans doute se faire au point le plus saillant, dans le sillon déplissé entre la grande et la petite lèvre. Après l'évacuation du pus, un drainage par l'introduction d'une lame de lin fin et contention par un pansement approprié était à la portée du spécialiste, puis de notre matrone dont nous venons d'indiquer les mérites ancestraux.

Les pansements vaginaux. — Parmi les actes chirurgicaux pratiqués en gynécologie par les anciens médecins égyptiens, nous avons déjà évoqué les pansements vaginaux : JEAN, LOYRETTE, *ERUV* III, Gynécologie - I, 3.3. pKahun 12. 2, 7-11, p. 429-456.

Ils ont pour but :

- de protéger les parois vaginales ou le col utérin des souillures venues de l'extérieur,
- de maintenir les médicaments au contact des parois vaginales et du col,
- de soutenir et d'immobiliser l'utérus en redressant la cavité vaginale,
- de réaliser, si nécessaire, une compression hémostatique.

Il nécessite normalement un spéculum, une pince à pansement longue et des tampons pour le méchage. Il s'exécute en position gynécologique après injection vaginale. Le pansement doit s'arrêter en deçà de l'orifice vulvaire.

Dans notre exemple, la charpie d'étoffe (*śtp n ḥ3tjw*) était imprégnée de myrrhe (*ʿntyw*) et d'une crème képhiroïde (*mhwy*) de grade 2.

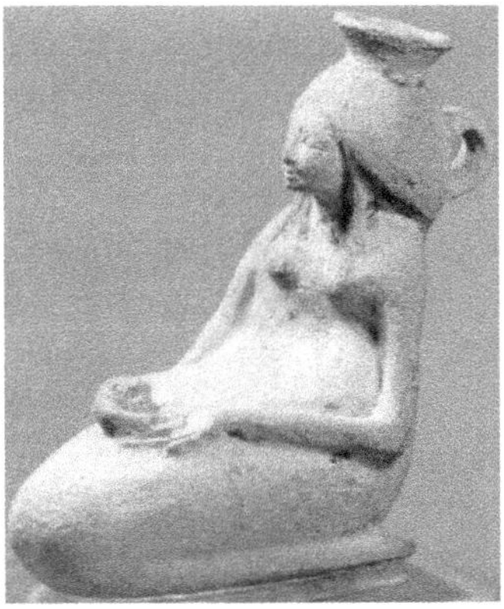

Fig. 96. Vase anthropomorphe (Louvre AF 1660).

Les pessaires. — Nous avons également déjà indiqué l'utilisation des pessaires, dont certains pouvaient être médicamenteux.

Ils ont pour but de réaliser une contention de l'utérus dévié ou prolabé en maintenant l'organe en place.

Ils nécessitent des soins ultérieurs afin de limiter l'irritation du vagin. Les injections vaginales quotidiennes ou biquotidiennes de solutions alcalines étaient à la portée des Égyptiennes qui pouvaient employer des solutions douces de natron, ou encore mieux, de soudes végétales issues de Chénopodiacées (JEAN, LOYRETTE, *ERUV* III, Gynécologie - I, 3.1. pRam. III A 7-8, p. 382-406).

Les injections, les irrigations et les douches vaginales. — Les injections, les irrigations et les douches vaginales sont connues depuis la nuit des temps. Les femmes de cette époque devaient s'y appliquer avec attention.

Leurs indications devaient être, à cette époque, autant hygiéniques que thérapeutiques, voire anticonceptionnelles (JEAN, LOYRETTE, *ERUV* II, 2001, p. 537-592).

Elles devaient pouvoir être prescrites dans les états inflammatoires, congestifs ou hémorragiques des organes génitaux internes. Elles devaient aussi être utilisées pour débarrasser la cavité vaginale des produits normaux ou pathologiques issus de ses parois, du col ou de la cavité utérine.

Les mêmes solutions alcalines ont dû être utilisées, ainsi que du sel de mer, de l'alun ou des astringents végétaux. Nous pensons que l'eau était bouillie et tiédie. En revanche nous ne savons pas si une pression était mise en œuvre. Elle aurait cependant pu être obtenue, en se servant d'une vessie de chèvre ou de femelle de bouquetin.

Les injections vaginales devaient être prises en décubitus dorsal, le siège surélevé sur un bassin de façon à ce que le liquide atteigne et baigne le col et les culs-de-sac vaginaux.

La corne 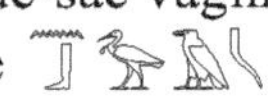 *nbꜣ* (fig. 38), certains coquillages effilés (fig. 39) et tout un arsenal de récipients adaptés, pouvaient être manipulés par la femme elle-même ou assistée de quelques aides féminines (Vase en terre cuite, Louvre AF 1660 ; fig. 96).

Le cathétérisme évacuateur de la vessie. — Le cathétérisme évacuateur de la vessie chez la femme étant plus aisé que chez l'homme, il est très probable qu'il fut pratiqué à l'aide de courtes sondes végétales, ou constituées d'une plume de vautour femelle, ou encore métalliques.

Les lavements. — Les lavements pouvaient être évacuateurs, purgatifs, médicamenteux, voir aussi thermiques et alimentaires. Il ne nous est cependant encore parvenu aucun texte hiéroglyphique décrivant les deux dernières formes.

26. 3. LES COMPLICATIONS MAMMAIRES

D'étiologies différentes mais pouvant aboutir aux mêmes complications septiques, les crevasses du mamelon et l'engorgement mammaire sont des problèmes assez couramment rencontrés.

Les textes médicaux égyptiens exposent assez bien ces problèmes. (*cf. supra*).

26.3.1. Les crevasses du mamelon

Les crevasses, fissures ou gerçures du mamelon peuvent apparaître dès les premiers jours de l'allaitement. Ils peuvent constituer le point de départ de complications septiques.

Les primipares sont les plus exposées. La fragilité de la peau, certains vices de conformation du mamelon, un défaut de propreté du sein ou des mains et enfin la succion elle-même sont des facteurs favorisants.

Les ulcérations peuvent siéger sur le mamelon, soit à son extrémité, soit, le plus souvent, à son union avec l'aréole. Ils peuvent aussi se situer sur l'aréole même, en fissure. À la base du mamelon, une fissure prend la forme d'un croissant et l'enserre plus ou moins complètement. La lésion peut gagner en profondeur jusqu'à provoquer la perte du mamelon qui tombe comme si on l'avait amputé à sa base (pEbers 808. 95,1b).

La symptomatologie se résume à des douleurs pouvant être vives et parfois accompagnées d'un saignement au moment de la tétée.

On peut les prévenir en les rinçant à l'eau tiède bicarbonatée avant et après la tétée. Ne pas oublier de sécher. Bien traitées, c'est-à-dire désinfectées, séchées et protégées par un linge fin, les crevasses peuvent guérir en quelques jours.

Par contre, d'autres lésions plus profondes ne cicatrisent qu'au bout de plusieurs semaines et peuvent nécessiter une levée de quelques jours de la tétée du côté atteint. Faute de quoi un réflexe inhibiteur diminuera en conséquence la quantité de lait.

Dans tous les cas il faut éviter qu'un mélange de salive et de vieux lait ne stagne dans les plis cutanés car les germes provenant de la peau du sein, des régions avoisinantes, des aisselles, des mains et souvent de la bouche même du nourrisson, prolifèrent et peuvent ainsi mener à des complications septiques comme la lymphangite aiguë et la mastite aiguë.

26.3.2. L'engorgement mammaire

Comme nous l'avons déjà indiqué dans les chapitres précédents, l'engorgement mammaire, le plus souvent transitoire, peut parfois se prolonger et prédisposer aux complications septiques.

On pouvait essayer de le calmer à l'aide de chaleur humide, de douches chaudes, de poser des compresses chaudes avant la tétée afin de favoriser l'excrétion du lait. Les Égyptiens pouvaient appliquer une formulation tiède contenant de l'argile blanche, du saule et de la graisse. On peut utiliser aujourd'hui des cataplasmes tièdes d'Antiphlogistine.

Effectuer aussi une vidange manuelle douce.

26.4. LES COMPLICATIONS SEPTIQUES

Le lait étant stérile à son émission, l'infection est toujours d'origine exogène. Les crevasses et l'engorgement mammaires en sont les causes. Ces complications sont, en gros, deux fois plus fréquentes chez la primipare et se raréfient ensuite.

Les mastites affectent tout de même près de 20 % des femmes sur une durée de six mois [15]. Notons simplement que les dénominations cliniques utilisées ici ne recouvrent pas toujours complètement les concordances internationales d'inspiration anglo-saxonnes et cela dans le souci de mieux correspondre aux données historiques.

26.4.1. La lymphangite aiguë du sein ou mastite inflammatoire

La lymphangite aiguë débute brutalement entre le 5e et le 10e jours des suites de couche. Elle est marquée par un soudain clocher thermique (40°), accompagné de frissons et d'une céphalée intense. Le signe de Budin est négatif (*cf. infra* : 26.4.2).

On peut en distinguer facilement deux variétés cliniques :

- Dans la première forme, on observe un placard lymphangitique, rouge et luisant qui part du mamelon et s'étale en éventail le plus souvent du côté externe du sein. Les traînées de lymphangite tronculaires gagnent l'aisselle. La peau est chaude et douloureuse au toucher. Il n'y a pas d'infiltration profonde. Il existe une adénopathie axillaire importante et douloureuse correspondante.

- Dans la deuxième forme, il n'existe aucun signe local sauf une sensibilité à la palpation. Cette lymphangite est en réalité profonde et peut également évoluer vers une mastite.

Il reste à calmer la patiente. On peut appliquer localement des compresses humides froides fréquemment renouvelées et pulvériser d'eau boriquée chaude deux fois par jour, des cataplasmes à l'Antiphlogistine. Aujourd'hui le traitement ne repose que sur des anti-inflammatoires, des antalgiques et des anti-pyrétiques. L'allaitement peut être poursuivi.

Dans les deux cas, tout peut assez rapidement rentrer dans l'ordre en 24 H ou 48 H. L'abcès lymphangitique est rare.

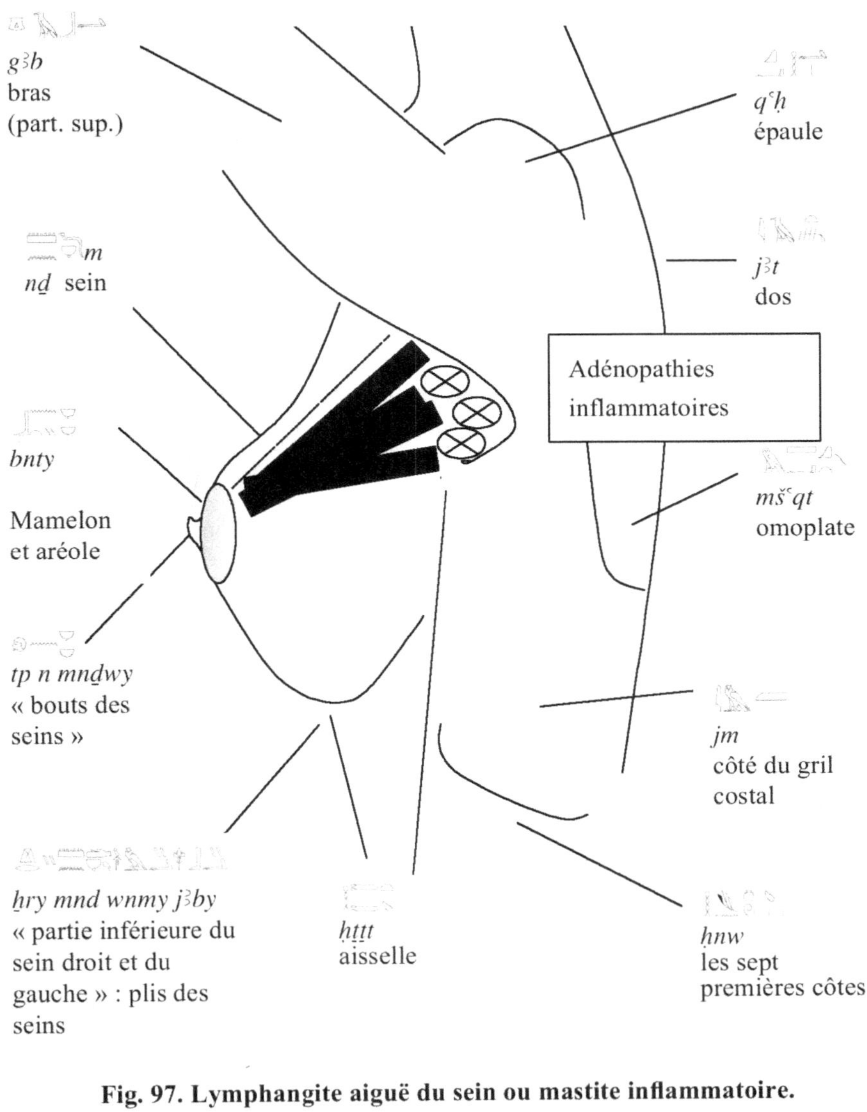

Fig. 97. Lymphangite aiguë du sein ou mastite inflammatoire.

26.4.2. Les abcès du sein

Aristote et Pline l'Ancien croyaient que les abcès du sein étaient produits par un poil avalé. Nous avons vu que les Égyptiens avaient fait les liens entre les ulcérations pouvant provoquer la chute du mamelon, les abcès du sein et l'engorgement, puis probablement aussi à propos de la contamination mère/enfant. Contrairement aux auteurs classiques ces derniers n'en étaient donc pas si loin (*cf. supra* : chapitres XVII à XXV).

La mastite aiguë se constitue donc à partir des lésions érosives du mamelon et l'infection se propage par la voie canaliculaire vers les 10e-15e jours et parfois plus tardivement.

• Dans un premier temps, les signes fonctionnels sont assez frustes et limités à une sensation de tension douloureuse du sein qui est augmentée par la succion ou les mouvements du bras. Les signes généraux montrent un fébricule (38°-38,5°) sans altération de l'état général. Cela peut correspondre à une mastite (ou galactophorite) infectieuse.

La galactophorite est signée par l'émission d'un lait mêlé de pus à l'expression du mamelon. Ce liquide laisse une tache jaune sur un tampon d'étoffe blanche (signe de Budin). Les Égyptiens ont pu le percevoir (pEbers 811. 95, 7-14). Nous avons déjà indiqué l'examen d'un « lait mauvais » (*cf. supra* : 6.3.2. P Ebers 788. 93, 17-18).

L'allaitement doit être interrompu du côté infecté, mais le lait doit continuer à être prélevé durant la phase de galactophorite et le stade présuppuratif de la phase d'atteinte lobulaire. Le sein doit être maintenu au frais en renouvelant des compresses humides (faute de glace).

Les choses peuvent encore parfois rentrer dans l'ordre.

De nos jours, c'est le moment de passer à un traitement antibiotique après identification et antibiogramme. Il faut continuer la vidange mammaire.

• Dans un deuxième temps, les douleurs augmentent nettement, la fièvre s'élève (39°-39,5°), le pouls s'accélère, le faciès est pâle et tiré.

La palpation perçoit un noyau de 3-4 cm à contour irrégulier. La douleur est vive à la pression.

L'émission de lait vicié persiste.

De nos jours, un traitement associant des antibiotiques, de la glace ou des compresses à l'Antiphlogistine peut encore stopper l'infection à ce stade.

• Dans un troisième temps, les douleurs deviennent insupportables, pulsatiles et s'accompagnent d'insomnies. La température augmente (40°) ou devient oscillante. Le sein est rouge, dur, sensible et chaud. Nous sommes alors en présence d'un abcès du sein en phase collectée.

Le traitement chirurgical s'impose car il n'est pas hors de portée des Anciens. L'enfant peut continuer à téter l'autre sein.

• En dehors de tout traitement, si l'abcès reste abandonné à lui-même, la fluctuation devient de plus en plus nette et de plus en plus superficielle. La peau finit par prendre une teinte rouge violacée, s'amincie et se perfore laissant s'échapper une quantité considérable de pus et de lait altéré. Une fois l'abcès ouvert, la suppuration persiste très longtemps. Il se produit en outre des fistules interminables. Les récidives peuvent produire jusqu'à une vingtaine d'abcès sur un même sein. Cette pathologie est très éprouvante.

Parfois, au lieu de s'ouvrir à l'extérieur, l'abcès fuse sous la peau et donne naissance à une collection prémammaire plus ou moins étendue. D'autres fois, il se fraye un passage vers les parties profondes en rétromammaire et constitue un « abcès en bouton de chemise » [16].

• Il faut encore signaler les abcès du sein pendant la grossesse. Ils n'étaient pas rares bien que moins fréquents naturellement que pendant l'état puerpéral. Ils peuvent se manifester à la suite d'une contusion du sein ou d'une gerçure ou d'une crevasse infectée. La symptomatologie est la même.

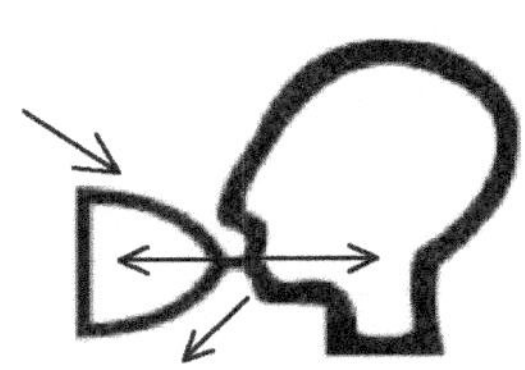

Fig. 98. Contamination enfant/mère, mère/enfant, les germes peuvent aussi provenir de la peau (staphylocoques) Signe D149 (selon *JSesh*) modifié.

mnḏ **sein :**

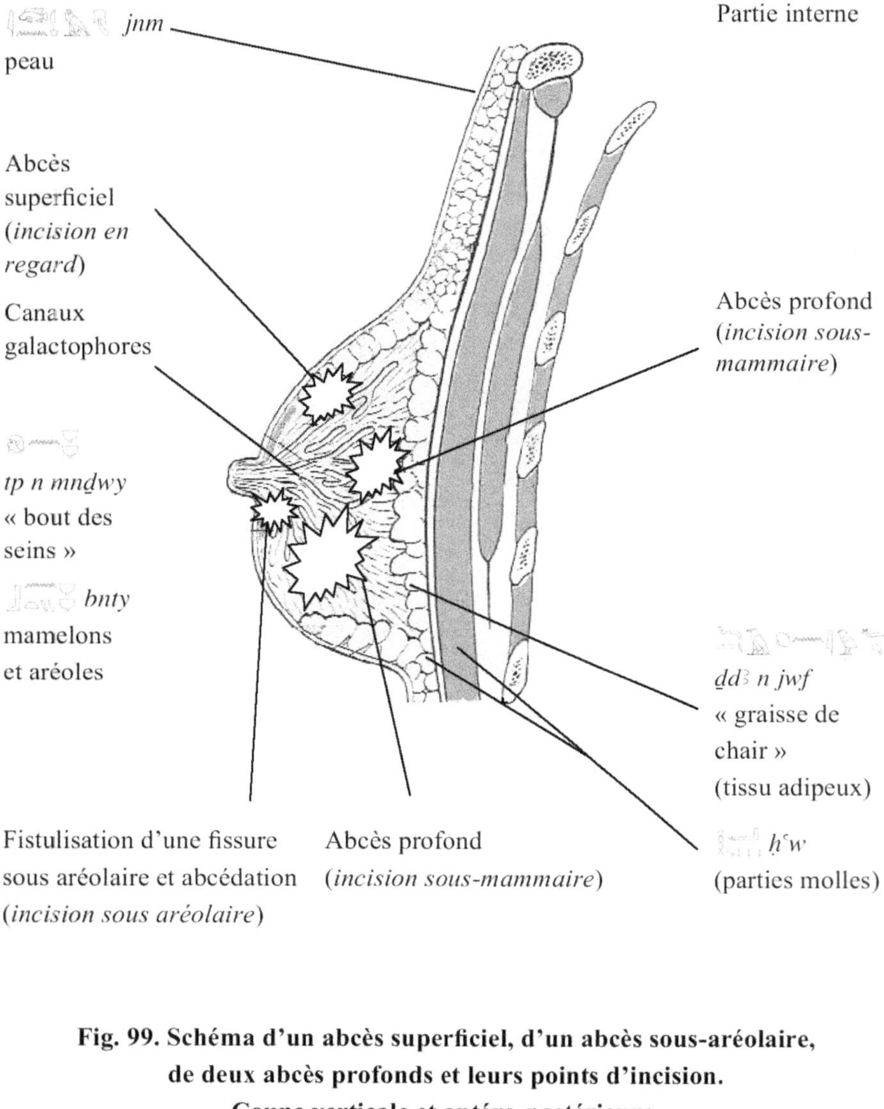

Fig. 99. Schéma d'un abcès superficiel, d'un abcès sous-aréolaire, de deux abcès profonds et leurs points d'incision. Coupe verticale et antéro-postérieure.

26.5. La cure chirurgicale de l'abcès du sein

Les Anciens ne possédant pas notre arsenal thérapeutique, les évolutions successives des complications septiques pouvaient aboutir à la phase d'atteinte lobulaire et nécessiter la cure chirurgicale de l'abcès du sein. Cette intervention était à la portée des médecins égyptiens.

Il faut déjà commencer un traitement résolutif. N'inciser que lorsque le pus est parfaitement collecté, c'est-à-dire dès que, cliniquement, le bloc d'induration inflammatoire commence à se limiter dans la glande et dès que, en son centre, la fluctuation apparaît d'une façon plus ou moins nettement perçue. Entretemps, interrompre l'allaitement du côté malade. Recueillir et jeter le lait vicié. Appliquer des compresses humides chaudes alcoolisées ou de l'Antiphlogistine, ou de l'Osmogel. Immobiliser le sein avec un pansement compressif modérément serré. Donner des calmants. La couverture antibiotique sera appropriée aux germes découverts et à leur sensibilité.

Les abcès sont plus souvent superficiels que profonds, mais ils sont très souvent multiples, en foyers successifs. Nous avons dû parfois intervenir en brousse sur des malheureuses atteintes de formes multiples, cloisonnées, compliquées de fusées purulentes localisées dans les tissus cellulaires paraglandulaire pré- et/ou rétro-mammaire, le sein « nageant sur le pus ». Les praticiens égyptiens ont certainement dû se trouver dans des situations analogues et essayer de les résoudre.

Bien entendu nous ne décrirons ici qu'une technique simple à la portée des anciens actes campagnards ou de brousses africaines qui ont l'avantage pour nous de les supposer très accessibles aux chirurgiens pharaoniques.

Ainsi certaines composantes sont volontairement passées sous silence (radiologie, écouvillonnages pour détermination de germes et antibiogramme, antibiothérapie ....)[17].

26.5.1. La préparation de la femme

La préparation locale. — Les Égyptiens avaient à leur disposition une quantité de liquides pouvant servir à laver, déterger et désinfecter le site opératoire. Nous ne citerons ici que des saponines et natrons végétaux, des solutions de natron minéral, de sels métalliques (cuivre, zinc, plomb, argent ...), vins et bières de plusieurs forces alcooliques.

S'il n'était pas encore question d'antisepsie, du moins pouvait-il être question d'une certaine « pureté » dont l'expérience a pu consacrer l'utilité. La patiente étant pour l'occasion hissée à un rang inhabituel, probablement pas si éloigné de celui du soignant qui pouvait être un « prêtre pur ». Cette pureté étant atteinte et consacrée par tout un rituel. L'asepsie telle que nous la concevons maintenant dans les blocs opératoires a « consacré » un certain nombre d'habitudes gestuelles et comportementales totalement étrangères à un observateur extérieur et inexpérimenté. Il s'agit bien d'un véritable « rituel ». En effet, cette « sacralisation du geste » correspond bien à une impérieuse nécessité si l'on ne veut pas risquer l'infection. Cette « grand messe » chirurgicale réglée ressemble en fait à un « ritualisme objectif ». Ce « ballet » est le fruit d'observations successives et d'expériences biologiques. Il serait tout à fait possible que des observations analogues eussent amené des sortes de gestuelles et autres pratiques, certes empiriques, mais « efficaces ». Le simple fait d'être propre, de se laver les mains, de nettoyer le site opératoire et de faire attention aux instruments s'avère fort utile. D'autres attitudes peuvent compléter le dispositif, et apparaître comme « magiques ».

Selon les Égyptiens, la peau devait peut-être être ointe ensuite d'une huile parfumée pouvant elle aussi posséder quelques propriétés antiseptiques.

L'insensibilisation. — Les seuils de la douleur étant différents, il n'est pas impossible que certains des produits cités plus haut aient pu entraîner une insensibilisation compatible avec ce type d'intervention. Nous avons pu constater des disparités extraordinaires entre par exemple les personnels coopérants et les indigènes africains n'ayant cessé de vivre en brousse. Nous pourrions dire que les premiers sont beaucoup plus « douillets ». Les paysans locaux sont pour leur part très endurants. Il est ainsi possible de leur administrer des dosages moins massifs et de mieux les réveiller. Leur sensibilité aux antibiotiques est également accrue. Les anciens Égyptiens, à l'image des fellahs isolés, des Soudanais et des autres populations éloignées, se comportaient probablement de cette façon. Les extraits de plantes pouvaient être administrés *per os*, ou inhalés, par exemple, à l'aide d'éponges d'Alexandrie soporifiques. Nous avons déjà indiqué que du vinaigre versé sur une pierre de Memphis dégage de l'acide carbonique et produit du froid.

Bien que, dans beaucoup d'endroits, cette intervention et autres comparables aient pu être effectuées sans gros moyens d'insensibilisation, de nos jours, l'anesthésie générale courte et labile est préférable, par exemple avec de la kétamine IM (5 mg/kg). Pour les petits abcès superficiels, il reste possible de vaporiser du chlorure d'éthyle sur la zone à inciser, cet anesthésique ayant un effet immédiat par le froid.

26.5.2. Les instruments

Le plateau chirurgical minimal ne devait pas être si différent que celui encore préconisé aujourd'hui dans le cadre des gestes médico-chirurgicaux en situation d'isolement (MSF, 1989) :

Dans les dispensaires africains éloignés, l'opérateur utilise une boîte très simple seulement constituée d'un bistouri et d'un pince, ou parfois, d'un manche de bistouri pourvu d'une lame à usage unique et d'une pince courbe sans griffe de Kelly, avec pour le drainage, une lame de caoutchouc réservée dans un tube de pyrex bouché avec un coton cardé, ou, une lame ondulée contenue dans un blistère. Des gants stériles, un désinfectant (cétrimide à 40%), un antiseptique (chlorhexidine gluconate à 20 %), ou d'autres comme de la Bétadine, et des moyens de pansement, complètent, toute la panoplie.

Le médecin égyptien pouvait sortir de sa trousse chirurgicale des instruments correspondant aux mêmes usages, c'est-à-dire :

- Le bistouri *dgꜣ* du prêtre pur (Jean, 1999, p. 43-47),
- un couteau *dś* ou une lame de silex à usage unique,
- ou une lame végétale à usage unique (Jean, 1999, p. 34-37).
- Une pince *ṯꜣyt* sans griffe (Jean, 1999, p 63-65).
- Une lame cautère *ḏwꜥ* pour hémostase.
- Un drain *śd* (pEbers 74, 4-9), un tampons sec *ftt šw* (pSmith 28. 9,18 - 10,3), ainsi que de la charpie d'étoffe *śtp n ḥꜣtjw* fine pour méchage jusqu'à la peau (Jean, 1999, p 29). Nous n'avons pas conservé de texte nous indiquant que la solution de drainage pouvait être fixée à la peau par une suture *jdr* réalisée avec une aiguille *mśśbt* et un fil de lin *mḥw*, mais cela aurait très bien pu techniquement se pratiquer (Jean, 1999, p 18-19).
- Charpie à pansement (Jean, Loyrette, 2005, p. 430-431) et des bandes *ꜣjrw* de lin pour la contention (Jean, 1999, p 20-21).

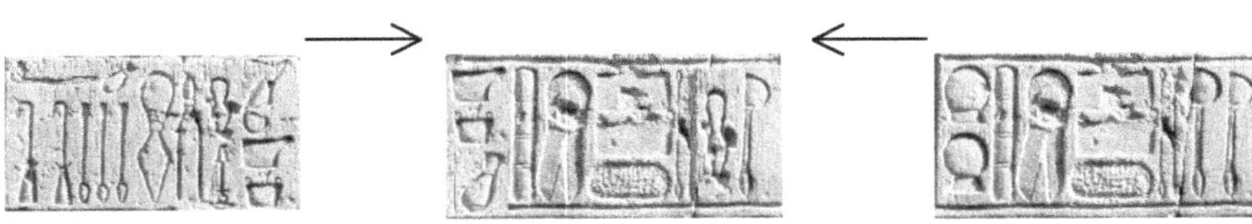

Fig. 100. Synthèse d'un nouveau plateau chirurgical formé de plusieurs objets empruntés à la table du temple de Kôm-Ombo (*cf. fig.* 86 et 102).

« Cure d'un abcès commun, et du sein »	Médecins Sans Frontières 1989	Époque pharaonique
Anesthésiques	Kétamine IM ou chlorure d'éthyle (froid)	Extraits de plantes *per os*, ou éponges soporifiques, ou Pierre de Memphis et vinaire (acide carbonique / froid)
Antiseptiques	Solution de chlorhexidine cétrimide	Solution de natron, de sels métalliques, vins, bières…
Instruments	Manche de bistouri stérile	Bistouri *dgꜣ* du prêtre pur
	Lame à usage unique stérile	Couteau *dś*, ou lame de silex à usage unique, lame végétale
	Pince courbe sans griffe stérile	Pince *ṯꜣyt* sans griffe
Accessoires	Gants stériles	– (mais les mains soignées d'un prêtre pur)
	Lame ondulée stérile et gut serti de fixation à la peau	Drain *śd*, tampon sec *ftt šw* charpie d'étoffe *śtp n ḥꜥtjw* fine pour méchage jusqu'à la peau, aiguille *mśśbt*, fil de lin
	Gaze, pansement, bande stériles	Charpie à pansement bandes *ꜣjrw* de lin

Tableau 34 : Plateaux chirurgicaux comparés.

26.5.3. La technique opératoire

• Antisepsie (aujourd'hui en France : Bétadine)

• Incision (de 1 à 3 cm) au niveau de la fluctuation.

- Incision radiaire en regard pour les abcès superficiels (pour éviter de sectionner les gros canaux galactophores).

- Incision périaréolaire pour les abcès situés à proximité de l'aréole.

- Incision sous-mammaire pour les abcès profonds, à foyers multiples ou en cas de paramastite profonde.
- Si l'abcès est très volumineux ou en clapier, on peut pratiquer une contre-ouverture.

• Exploration

- Exploration douce au doigt,
- Exploration à la pince pour débrider.
- Bien effondrer les adhérences pouvant créer de nouvelles cavités avec le doigt ou la pince.
- Le pus doit être évacué.

• Lavage

- Lavage abondant de la plaie avec du sérum physiologique ou de l'eau bouillie.
- Déterger (cétrimide), antisepsie (chlorhexidine) ou équivalents.
- Débarrasser les pourtours immédiats de la plaie opératoire des restes septiques.

• Drainage

- Drainage aussi large que possible avec une lame ondulée ou un drain équivalent (Silastic)
- Fixation à la peau ou non avec un gros catgut sur une des berges.
- Vérifier les pourtours immédiats de la plaie opératoire et éliminer les restes septiques résiduels ou provenant des drains.
- Placer des compresses entre les parties externes des drains pour diriger l'évacuation.

• En cas d'incision sous-mammaire pour intervention complexe :

Incision sous-mammaire pour les abcès profonds, à foyers multiple ou en cas de paramastite profonde. L'incision doit être franche, plus longue et se prolonger si nécessaire en dehors (en direction de l'aisselle). Pratiquer dans ce cas une hémostase des artérioles sous-cutanées. Le sein relevé, faire ensuite un repérage au doigt des diverses collections suppurées et les inciser séparément de façon radiaire. Explorer chaque cavité. Effondrer les cloisonnements jusqu'aux plans sous-cutanés si besoin. Placer un drain par cavité. Fixations à la peau dans le sillon sous-mammaire.

• Faire un pansement épais (pansement américain occlusif) et bien maintenu par un bandage autour du thorax et maintenu par des bretelles.

• En dehors de l'utilisation d'un champ opératoire large imperméable non tissé, débarrasser les pourtours au large des restes septiques (sillons intermammaires, aisselles, nombril…).

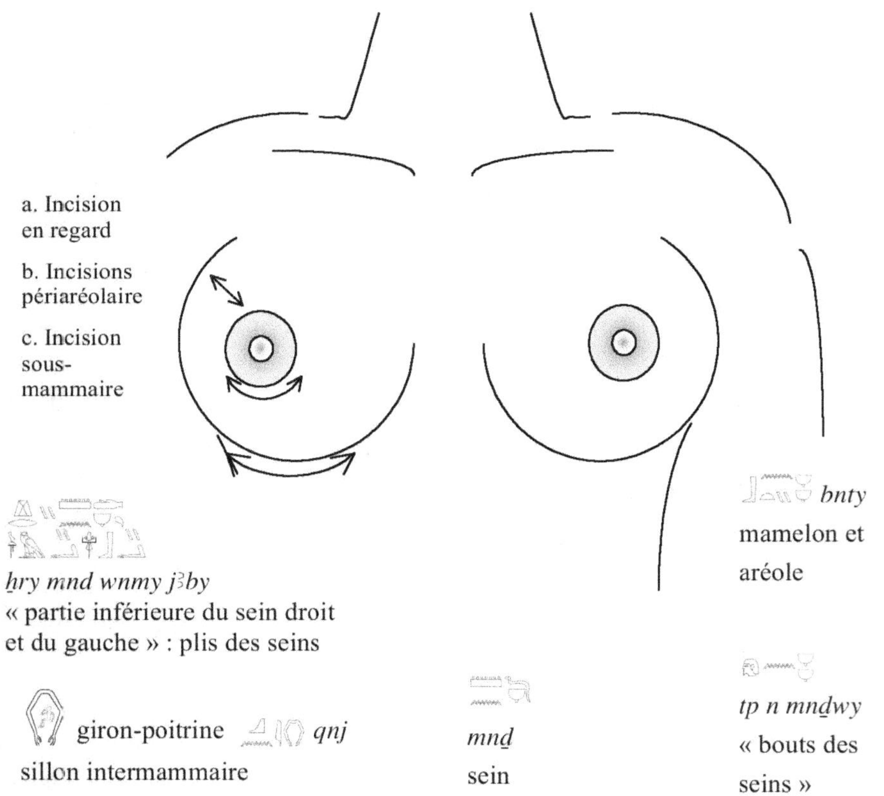

Fig. 101. Incisions des abcès superficiels, sous aréolaire et des abcès profonds.

26.5.4. Les suites opératoires

- Renouveler le pansement chaque jour.
- Cesser les applications humides souvent contre l'avis de l'entourage et prescrire à la place une pommade antiseptique à base de sulfate de zinc ou de sulfate de cuivre pour le voisinage de la plaie.
- Vider la glande opérée chaque jour par expression douce.
- Exprimer ou aspirer le lait de l'autre sein, lui appliquer un bandage un peu serré.
- En dehors d'une surveillance bactériologique sérieuse il faut maintenir le relais de la lactation par une nourrice.
- Sédation de la douleur.
- Couverture antibiotique appropriée.
- Régime équilibré riche en éléments reconstituants.
- Dépister l'apparition d'un autre abcès postérieur, ce n'est pas rare.
- Mobiliser progressivement le drain à partir du 2e ou du 3e jour. Le tirer quand le pansement est bien sec.
- Le comblement de la plaie doit s'effectuer de la profondeur vers la superficie. La guider éventuellement avec des mèches mollement tassées imprégnées d'un antiseptique.
- Veiller à ne pas enlever les drains trop tôt.
- Surveiller la température.
- Déconseiller les bains jusqu'à parfaite cicatrisation. Préconiser des ondoiements à la douchette ou au broc.

26.6. LES LÉSIONS SUPERFICIELLES

Au niveau de l'aréole on peut observer de petits abcès tubéreux développés aux dépens des glandes sébacées. Ils forment une bosselure bleuâtre, tendue, lisse et grosse comme un petit pois ou une noisette.

Les petites collections purulentes cutanées doivent être ouvertes à l'aide d'une simple pointe de bistouri.

Certaines lésions positionnées sur la poitrine (pSmith 13, 3-12) ont pu aussi être cautérisées avec un cautère *ḏꜣ* (JEAN, 1999, p. 60).

L'allaitement doit être interrompu du côté opéré jusqu'à guérison.

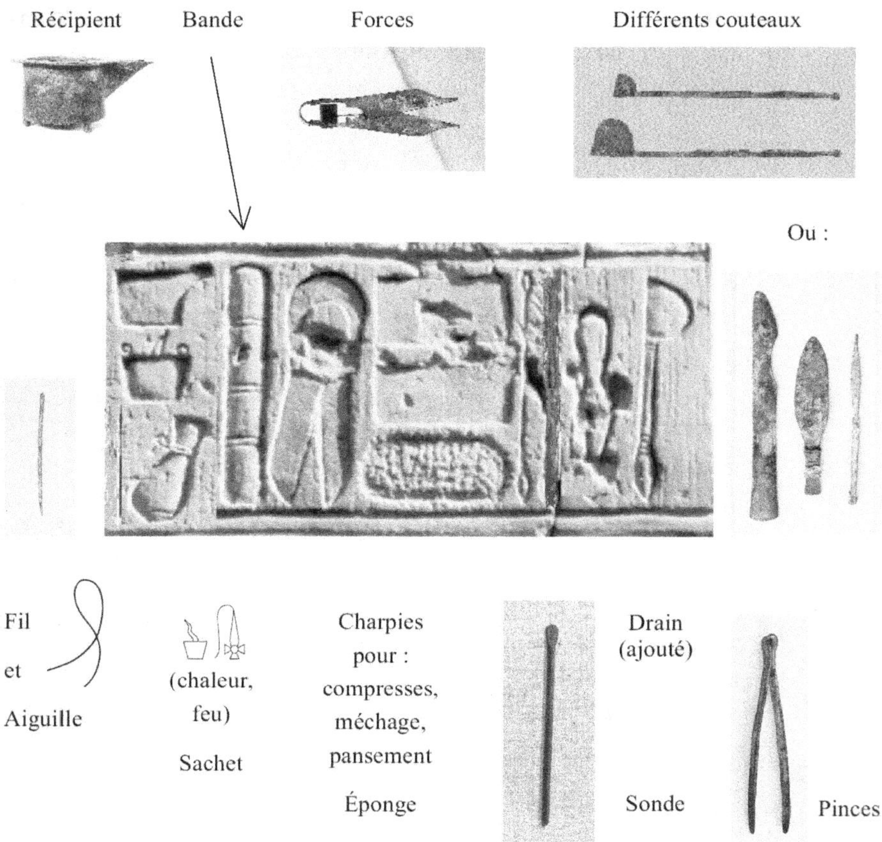

Fig. 102. Plateau proximal de la table de Kôm-Ombo modifié par le report d'objets figurant véritablement sur les deux plateaux moyens (*cf. fig.* 100) et compléments externes pour former un nouveau plateau nécessaire à la cure chirurgicale d'un abcès du sein.

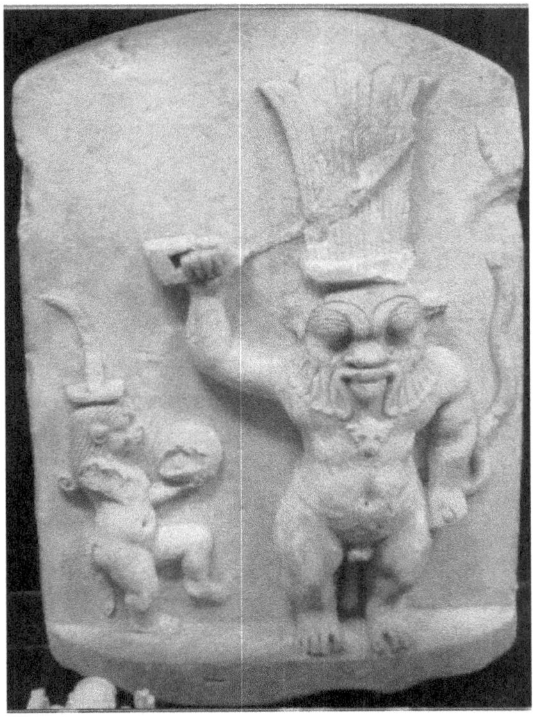

Fig. 103. Bès brandissant un couteau afin de lutter contre le mal et accompagné de sa compagne Béset jouant du tambourin et portant une flamme (Louvre, E 11138).

Notes

[1] Mot hiéroglyphique auquel on devrait ajouter, sous le double yod (F4), un signe représentant une ligature végétale (M21/F37b).

[2] Voir par ex. pour tout cela : M.-L. BAUR, *Recherches sur l'histoire de l'anesthésie avant 1846*, Leiden, 1927.

[3] I.D. MENG, *Nature*, 24 sept. 1998, p. 381-383 ; W. HAMANN, P. di VADI, *Lancet*, 13 février 1999, p. 24 et 560 ; J. BRUNETON, *Plantes toxiques. Végétaux dangereux pour l'Homme et les animaux*, Paris, 2001, p. 226-231.

[4] Antivomitif commercialisé aux États-Unis sous le nom de Marinol®.

[5] BRUNETON 1999, p. 455.

[6] J. BRUNETON, *op. cit.* 2001, p. 481-518 ; ID., *Pharmacognosie. Phytochimie. Plantes médicinales*, Paris, 1999, p. 811-832.

[7] *Ibid.*, p. 924-948. J. BRUNETON, *op. cit.* 2001, p. 397-403.

[8] P. DOLARA, *Phytotherapy Research* 10, 1996, p. 81-83 ; J. BRUNETON, *op. cit.* 1999, p. 581.

[9] F. GONZALEZ, A. VALENDON, *Int J crude Drug Res*, 1986, 24, p. 154-166.

[10] Voir aussi par exemple : M.E. MULLINS, B.Z. HOROWITZ, « The Case of the Salad Shooters : intravenous Injection of Wild Lettuce Extract », *Vet Hum Toxicol*, 1998, 40, p. 290-291.

[11] K. SUDHOFF, « Zu den Schlafschwämmen der Borgognoni », *Archiv f. Gesch. d. Med.* XIII, 1921, p. 127-128.

[12] J. CANAPÉ, *Le guidon en Français pour les Barbiers et chirurgiens*, à Lyon, 1538, p. 208 (de l'édition de 1550).

[13] DAURIOL, *Journal Médico-chirurgical de Toulouse*, Toulouse, 1847.

[14] P. DELBET, dans J.-L. FAURE, A. SIREDEY, *Traité de gynécologie médico-chirurgicale*, Doin, Paris, 1913, p. 589.

[15] J.R. KINLAY, D.L. O'CONNELL, S. KINLAY, « Risk factors for mastitis in breast-feeding women : results of a prospectiv cohort study », *Austr N ZJ Pub Health* 2001, 25, p. 11-120.

[16] Voir par ex. à ce sujet : P. BAR, A. BRINDEAU, J. CHAMBRELENT, *La pratique de l'art des accouchements*, Paris, 1907, I, p.

ADDENDUM SUR LA SANGSUE

Contrairement à une notion bien répandue, nous ne savons pas si des sangsues [1] médicinales [2] ont été utilisées pour les saignées en Égypte aux époques pharaoniques. En effet, aucun texte ne semble faire allusion à cet usage. Le seul élément avancé pour ces dires concerne une interprétation d'une peinture thébaine de la XVIIIe dyn. (TT 56 d'Ouserhat) [3]. Or la scène représente en réalité une jeune recrue se faisant tailler les cheveux à la manière caractéristique des armées et pour laquelle les mèches supérieures humidifiées sont maintenues levées pendant l'opération. Une vasque d'eau est disposée à cet effet au pied du barbier. Assis à l'ombre, d'autres jeunes soldats attendent leur tour. De plus, les vers étaient plutôt considérés comme des êtres primordiaux malfaisants se nourrissant des vivants et des morts (*ḥfȝw* ; *CT*, V, 33b ; VI, 346a-d ... ; *LM*, 35), ce qui est, bien entendu, impardonnable pour un esprit égyptien [4] qui pensait également que les serpents étaient des annélides (*CT*, III, 24a-b) [5]. Parmi eux, les vers intestinaux femelles par exemple (*ḥfȝt*, *fnt*, *ḥśbt*, *ḏdft*), ou non (*bṯw*), et les sangsues, qui devaient être perçues, elles, comme particulièrement voraces. Des Annélides d'eau pourraient bien être citées deux fois dans les papyrus médicaux. Une fois en comparaison dans le pSmith, et une fois pour provoquer un effet malfaisant dans le pEbers. Une formulation magique du pEbers (474. 67, 3-4) utilise en effet le ver *ʿnʿrt* [6] frit afin de dévaster la chevelure d'une femme détestée ! Son antidote semble être un anneau large de ver solitaire (*wʿwjt*) opposant un blanc nacré creux au rouge foncé plein (P. Ebers 461, 66, 1-2), le ver creux affamé pouvant être censé capable d'engloutir le ver plein et d'en annuler ainsi l'effet destructeur. Un « ver de sang lié » (pSmith 5,18c-19), c'est-à-dire un long caillot sanguin issu du nez et de l'oropharynx est comparé à un « ver *ʿnʿrt* vivant dans l'eau » dans une glose du le P. Smith décrivant une fracture de la chambre du nez (Cas n° 12, glose C, 6, 1-3). Cette apparence de ver gorgé de sang peut faire penser à un Annélide de la sous-classe des Hirudinées, donc une sangsue, et probablement à un parasite capable de pénétrer dans l'oropharynx des bovins et des hommes buvant l'eau des citernes et des mares et dont les médecins égyptiens ont dû constater les effets néfastes, tout comme bien plus tard les praticiens de la campagne d'Égypte [7]. La localisation du ver de sang et la situation du parasite devant parfois être extirpé à la pince par le médecin dans les mêmes endroits anatomiques, en favorisent aussi le rapprochement. Il est intéressant de rappeler ici que le mot arabe *ʿalaq*, une appellation de la « sangsue » [8], désigne également un « caillot de sang », une « chose suspendue », nom verbal de « s'accrocher » *ʿalaqa*. Il s'agit probablement de *Limnatis nilotica* Savigny [9] dont les jeunes, vides, doivent avoir l'épaisseur d'un crin de cheval selon Larrey et qui une fois gorgés de sang sont régurgités par les bestiaux et poursuivent leur croissance dans les mêmes eaux [10]. Hippocrate et Aristote ne font pas mention des sangsues. D'après Hérodote (II, 68), des sangsues (βδέλλα) [11] s'attachent même aux muqueuses de la gueule du crocodile qui s'en fait débarrasser par un oiseau, le trochile (*Pluvianus aegyptius*). Il pourrait bien s'agir là d'une sangsue à trompe évaginable (*Rhynchobdellidae*), *Ozobranchus* de Quatrefage, 1852 [12] (ou *Lophobdella Quatrefagesi*) [13], voire d'une espèce africaine de *Placobdella* ? [14] (aucune n'est utilisable en médecine) [15].

Un passage biblique (Proverbes XXX, 15-16) se fait l'écho réactif de l'horreur que l'on devait avoir vis-à-vis de cet animal. D'après Sydney H. Aufrère, l'insatiabilité de la sangsue (hébreu *ʿalouqah*) et de ses filles renvoie également à une passion féminine jamais assouvie et dont la conséquence est traduite sans façon dans la Vulgate (XXX, 16a) avec l'association « *infernus et os vulvae* » (l'enfer et l'entrée de la vulve). On trouvera une savante exégèse de ce passage commenté par Chénouté dans : S.H. AUFRÈRE, « Une comparaison du démon à la sangsue chez Chénouté (ms. Ifao Copte 1, f9v33-10r12) », dans B. BAKHOUCHE, P. LE MOIGNE (éd.), *« Dieu parle la langue des hommes ». Étude sur la transmission des textes religieux (Ier millénaire)*, Histoire du texte biblique, 8, Lausanne, 2007, p. 165-178. La similitude des mots hébreux et arabes concernant la sangsue renvoie bien à une racine verbale sémitique et dont le sens est en effet à rapprocher du nom d'un démon-vampire appelé *ʿAulaq* en araméen [16]. Réputée s'enivrer du sang des nouveau-nés, la *Lîlîth* de la Bible (*Is.* XXXIV,14 ; voir *Jb.* XVIII, 15 ; puis, du Talmud et du Zohar) est à l'origine un démon femelle dévorateur sumérien puis babylonien, *Lîlîtû*, à la sexualité débridée. Voir aussi la *Lîllaqa* du récit de *Gilgamesh*. Toutes ces démones sont à rapprocher. La sangsue pouvait donc bien représenter pour les anciens une fille [17] d'un grand serpent femelle assoiffé de sang et dangereuse au point de ne pas l'employer vivante (pEbers 474. 67, 3-4). De fait vers et sangsues garderont une certaine connotation diabolique (Jonas, IV,7 ; Marc IX, 43 et 47 ; *Avesta* IX ; Pline, *HN*, XX,44). Nous avons déjà parlé de la sangsue qualifiée de « dragon » dans plusieurs idiomes d'Afrique du nord. Chez les Pygmées Aka de la forêt centrafricaine, « rêver de sangsues signifie qu'un sorcier est en train d'attaquer le dormeur » [18]. Chez les Nyamwézi, peuple de langue bantoue habitant le centre du Tanganyika et vivant entre Tabora (ancienne Kazeh) et le lac Victoria, dans la région appelée Unymawesi (« Pays de la lune »), Burton nous indique que « les lacs et les rivières contiennent des sangsues que les indigènes regardent comme habitées par des esprits, et qui par ce motif sont inviolables » [19].

Cependant, certaines espèces de sangsues ont pu être utilisées un temps à des fins médicinales à Alexandrie sous l'influence des écrits de médecins grecs comme Nicandre (*Thériaque*, 930) qui dut en parler le premier (il s'agissait d'auteurs qui en connaissaient aussi les méfaits [20]), puis latins comme Pline (*HN*, XXXII, 42 § 122). Dioscoride ne parle que de la façon de s'en débarrasser (VI, 32). Galien les dédaigne aussi. Oribase, lui, en décrit bien l'usage d'après Antyllus et Ménémaque (VII, 21-22). Tous ces éléments, positifs et négatifs, seront repris par les Arabes et enrichis avec, par exemple, Avicenne (*Canon de la médecine*, XXIII), Abulcasis (*Chirurgie*, LXXXXIX) puis Ibn al-Baytar (*Traité des simples*, n° 1582). Mais ensuite, selon Prosper Alpin au XVIe siècle (*La médecine égyptienne*, p. 112) les sangsues n'étaient pas utilisées en Égypte. Stationné sur le Nil, à Louqsor en 1831, faute de trouver des sangsues locales, le docteur Angelin dut les remplacer par l'application de ventouses [21]. Au tout début du XXe siècle à Damanhour, l'application de sangsues semble s'effectuer dans des cas désespérés, et quand toutes les autres médecines ont échoué [22]. Seuls peut-être dans de grandes villes, des prescripteurs influencés par les médecines arabe, turque ou européennes, en auraient fait un usage modéré et même parfois avec des animaux importés à grands frais, avant d'en exporter d'autres, mais peut-être, moins appropriés [23]. Les traditions paysannes égyptiennes ne paraissent pas non plus en mentionner l'habitude jusqu'à aujourd'hui [24]. Il semble bien en tous les cas que les médecins arabes n'utilisèrent jamais l'hirudothérapie d'une manière aussi frénétique que leurs confrères européens à certaines époques comme au XIXe siècle sur les indications de Broussais. Par exemple, chez la femme, des sangsues pouvaient êtres appliquées sur la face interne des cuisses et au voisinage du col utérin en cas de dysménorrhées et dans l'éclampsie [25]. Après ces excès, cette thérapeutique fut abandonnée. Les sangsues disparaissent du *Codex* entre 1937 et 1938. De nos jours, les sangsues médicinales retrouvent un regain d'intérêt en microchirurgie, en rhumatologie, voire dans d'autres spécialités [26]. On utilise des sangsues issues d'élevages occidentaux et dont le pedigree est sérieusement attesté [27] et les contrôles biologiques faits pour en assurer l'innocuité infectieuse. Enfin, les applications ne se font qu'avec des sujets « à usage unique » et désinfectés [28].

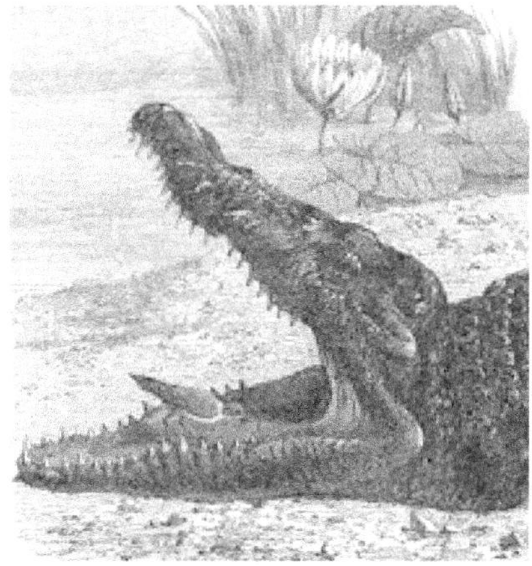

(Fig. 104 : Crocodile et pluvier d'Égypte. (Dessin J. M. COOK, 1876 - *Popular Natural History*.)

Notes

[1] Notre mot français dérive du latin *sanguisuga* (PLAUTE, CICERON, HORACE, PLINE). Les sangsues sont des Annélides, classe des Achètes assimilés à la famille des Hirudinées. Dans les années soixante on décrivait déjà plus de 300 espèces réparties en 4 ordres et subdivisés en 127 genres (P.P. GRASSE, R.A. POISSON, O. TUZET, *Précis de zoologie*, Paris, I, 1961, p. 309-319). Elles avoisineraient aujourd'hui plus de 650 espèces (NCBI : wwwtax.cgi?name=Hirudinea). Pour les espèces les plus importantes, on peut maintenant consulter : J. EUZÉBY, *Grand dictionnaire illustré de parasitologie médicale et vétérinaire*, Paris, 2008, p. 217, 394, et, par ordre alphabétique. Pour les Hirudinées strictement « sanguivores » des vertébrés nous avons principalement : *Hirudo, Haementeria, Poecilobdella, Haemadipsidae, Theromyzon tessulatum, Piscicola, Pontobdella, Branchellion*. Parmi les Hirudinées « prédatrices », *Haemopis sanguisuga*, dite aussi à tort « sangsue noire du cheval » et malgré sa dénomination, n'est pas « sanguivore » car sa bouche ne peut pas percer la peau. Elle se nourrit de vers.

[2] Très peu d'espèces sont utilisables en médecine, même si en principe, toutes les sangsues qui s'attaquent à l'homme, à l'exception de celles qui provoqueraient des lésions profondes, pourraient très théoriquement être utilisées. Ainsi, pratiquement, on n'a recours qu'à des Hirudinées. Les plus courantes en France sont *Hirudo medicinalis* L. (grise) et *Hirudo officinalis* M-T. (verte) qui n'en est qu'une variété (ordre des Gnathobdelliformes). Distribution géographique d'*Hirundo medicinalis* L. (et variantes) : Îles britanniques, Scandinavie méridionale, Europe continentale à l'ouest de l'Oural et en Turquie occidentale (S.F. CRAIG, D.A. THONEY, N. SCHLAGER, J.E. TRUMPEY, *Grzimek's Animal Life Encyclopedia*, New York, 2004, II, p. 80-81). À certaines époques consommatrices où les sangsues vinrent à manquer en Europe, des sujets crus comparables ont été importés d'Afrique du Nord, puis, avec plus de succès, d'Asie Mineure (80 millions en 1927). En Égypte on trouvait *Limnatis Nilotica* S. En Afrique du Nord on a pu aussi utiliser *Hirudo*

Troctina Johannson (Truite, ou encore « Dragon d'Alger »), et encore dans le genre *Limnatis* M-T, l'espèce *myseomelas* H. (Sahara). On a pu trouver, mêlées aux sangsues du commerce, des « sangsues bâtardes » (*Haemopis, Nephellis, Aulastone* ...). Or, elles ne sont pas organisées pour entamer la peau des mammifères et ne peuvent être d'aucune efficacité (P.L. COTTEREAU, *Notes sur les sangsues qui sont livrées pour le commerce*, Paris, 1846, p. 2-3). De plus, les autres genres de sangsues sont considérées seulement comme des parasites et peuvent même parfois générer des accidents mortels chez l'homme et l'animal (E. BRUMPT, *Précis de parasitologie*, Paris, 1949, II, p. 1045-1056). BRUMPT à donné en son temps une liste des parasites rencontrés dans le tube digestif de la simple sangsue médicinale avec la durée de viabilité de chacun d'eux : bacille de Koch, 60 jours ; bacille d'Eberth, 7 jours ; bacille paratyphique, 3 mois ; bacille du rouget du porc, 10 jours ; bactéridie charbonneuse, 10-14 jours ; virus du typhus exanthématique, 2 jours ; virus de la peste porcine, 20 jours ; virus de la variole aviaire, 4-20 jours ; spirochète de la fièvre récurrente, 4-20 jours ; spirochète aviaire, 7 jours ; tréponème de l'ictère hémorragique, 7-19 jours ; *trypanosoma brucei*, 1-3 jours ; *trypanosoma equiperdum*, 4 jours ... autres trypanosomes (R.N. MORY, D. MINDELL, D.A. BLOOM, « The Leech and the Physician : Biology, Etymology, and Medical Practice with Hirudinea medicinalis », *World J Surg*, 24, 2000, p. 878-883), des microorganismes vecteurs de la syphilis, de l'érysipèle (P. SCAPS, « Le commerce des annélides », *Bull Soc Zool Fr*, 129, 1-2, 2004, 37-48), des fièvres puerpérales (RICARIMPEX ®, Dossier scientifique, 2004) ... et aussi le virus de l'hépatite B, *Borrelia*, des hématozoaires du paludisme, de *Cryptobia* et d'hémogrégarines (voir aussi : S.L. ADAMS, « The medicinal leech : A page of the annelids of internal médicine », *Ann Int Med*, 109, 1988, p. 399) ... *Serratia marcescens* et *Vibrio fluvialis* (I.S. WHITAKER, B. ELMIYEH, « *Hirudo medicinalis* : the need for prophylactic antibiotics », *Plast Reconstr Surg*, 112, 4, 2003, p. 1185-1186), *Aeromonas hydrophila, Aeromonas sobria, et Aeromonas caviae* (symbiotes Gram-). Même à utilisation médicinale, les sangsues « exotiques » ont bien entendu infiniment plus de chances de véhiculer un très grand nombre de germes pathogènes (certains sont propres au animaux mais assez voisins de ceux transmis ou atteignant l'homme). D'où peut-être aussi la prudence expérimentale et ancestrale des médecins des pays chauds et surtout de leurs devanciers démunis de moyens antibiotiques appropriés.

[3] Pour un cliché, voir par exemple : Osiris.net/tombes/nobles/ous56/ouserhat 56_01.htm : vue tb070.

[4] P. VERNUS, J. YOYOTTE, *Bestiaire des pharaons*, Paris, 2005, p. 339. Les sangsues s'attaquent aussi à des animaux très importants dans la théologie égyptienne. Mûrie a trouvé des sangsues dans le fond des fosses nasales d'un hippopotame tué sur la rivière Aye, tributaire du Nil Blanc (R. BLANCHARD, « Description de quelques hirudinées asiatiques », *Mém Soc Zool Fr*, Lille, 1896, p. 319-320). Nous reparlerons du crocodile et des tortues.

[5] Autrement dit, pour les anciens Égyptiens, les serpents étaient de grand vers et les vers étaient des petits serpents. Les Textes des Sarcophages sont très clairs à ce sujet en parlant des serpents pourvus d'anneaux (*CT* III, 24a-b ; 61h-i ; 101a-b ; 115e-f ; 116e-117a ; 120b-c ...).

[6] *Wb* I, 191, 15 ; *Hannig-Wb* II,1 - 5306 « Blut-Gerinnsel » (caillot de sang) ; NUNN, 1996, p. 217 « unidentified worm » (ver non identifié) ; LEFEBVRE, 1956,

p. 50, « (ver)-ânâret », « ver de marais » ; BARDINET 1995, p. 319 et 503 « ver-ânârt » ; WESTENDORF, 1999, II, p. 630 et « Wasserwurm » (ver d'eau), voir aussi II, p. 722.

[7] Par exemple, avalée avec l'eau, *Limnatis Nilotica* peut se fixer dans le pharynx, sur les amygdales, les cordes vocales, la cavité nasale ou buccale et même oculaire. Au cours d'une baignade, certaines peuvent attaquer les muqueuses vulvovaginale et uréthrale. Le Musée du Val-de-Grâce possède une *Limnatis nilotica* provenant du pharynx d'un soldat, entré pour cette raison à l'Hôpital militaire de Constantine, en 1880. Malgré des tentatives réitérées, M. Laveran ne put parvenir à extirper le parasite, qui causait d'abondantes hémorragies et qui se détacha spontanément au bout d'un mois (R. BLANCHARD, « Courte notice sur les hirudinées », *Bull. Soc Zool Fr,* Paris, 1891, XVI, p. 221). Sa présence dans les fosses nasales d'un nourrisson peut déterminer de très sévères anémies (F. CHEIKH-ROUHOU, M. BESBES, F. MAKNI, M. CHAABOUNI, A. AYADI, « *Limnatis nilotica,* Cause d'anémie sévère chez un nourrisson », *Médecine tropicale*, 60, 1, 2000, p. 100-101).

[8] Voir par exemple le *Dictionnaire d'Histoire Naturelle,* Paris, 1822, II, p. 238 ; F. CUVIER, *Dictionnaire d'Histoire Naturelle*, Paris, 1827, XLVII, p. 257 (*alak*). Voir aussi *aléqa, alétha, alag.*

[9] *Limnatis Nilotica* Savigny (*Bdella nilotica* Savigny, 1822), sangsue commune en Afrique du Nord (BLANCHARD, 1908 ; SEURAT 1922 ; AUTRUM, 1939). Elle aurait disparu d'Égypte (Selon les travaux de N.A. EL SHIMY et Col., 1987-2000 ; voir par exemple : N.A. EL SHIMY, *Ecological and biological studies on freshwater Hirudinea*, Ph.D. Thesis, Univ. Assiut, 1987 ; M.A. HUSSEIN, R. KINZELBACH, N.A. EL SHIMY, « The life cycles of three freshwater leeches (Hirudinea) from Egypt », *Bull Fac Sci, Univ Assiut*, XVII, Assiut, 1988, p. 45-60 ; N. A. EL SHIMY, « Checklist of freshwater leeches (Hirudinea) in Egypt », *Bull Fac Sci Assiut Univ*, Assiut, 1990, XIX, 1990, p. 27-34). Voir également pour cet animal : R. BEN AHMED, S. TEKAYA, H. HARRATH, « Étude préliminaire des Hirudinés en Tunisie : Description et systématique (Clitellata, Hirudinea) », *Bull Soc Zool Fr*, Paris, 2008, 133 (1-3), p. 81-95.

[10] P. MÉGNIN, « Sangsues d'Algérie et de Tunisie ayant séjourné plus d'un mois dans la bouche de Bœufs et de chevaux », *Bull Soc Zool Fr,* Paris, 1891, XVI, p. 222.

[11] Le mot grec désigne bien l'action de « sucer » (CHANTRAINE, 1968, p. 171 et 180).

[12] H. HARANT, P.-P. GRASSÉ, *op. cit.*, 1959, V, p. 562 et 580, fig. 418 p. 579.

[13] A. DECHAMBRE, L. LEREBOULLET, *Dictionnaire Encyclopédique des Sciences Médicales*, Paris, 1864, p. 137. Voir aussi : *Bulletin de la société de Zoologie*, vol. 24, Lille, 1899, p. 236 (séance du 12 décembre 1899) ; J.A. THOMSON, *Outlines of Zoologie*, New York, 1930, p. 244.

[14] En effet, en Afrique, plusieurs exemplaires de *Placobdella* sp. ont été trouvés aussi bien sur des substrats aquatiques que sur des reptiles : crocodiles, tortues d'eau (I. PAPERNA, H. STEINITZ, « Infestation des poissons par des Annélides : Hirudinés », *Parasites, infections et maladies du poisson en Afrique*, Doc. FAO, CPCA-T7, Rome, 1982, p. 109). Il s'agit aussi pour un saurien d'Amérique du Nord, *Alligator mississipiensis*, de *P. multilineata* (T. WANG, R.W. DAVIES, « The morpho-

logy of *Placobdella multilineata* (Hirudinoidea : Glossiphoniidae) a parasite of Crocodilia », *Canadian Journal of Zoology*, 63, 3, 1985, p. 550-551), et de *P. papillifera* (F.L. FRYE, *Reptile care : an atlas of diseases and treatments*, Neptune City, 1991, p. 637). Puis en Asie, pour *Crocodylus siamensi*, de *P. ornata* (H. KHOA, « Placobdella ornata : the parasites of crocodile and the treatment measures », *Vinh Hiep crocodile farm at Nha Trang*, 13, 1, 2006, p. 60-65). Et encore, de *P. costata* pour la tortue d'eau douce *Emys orbicularis*, ce genre de sangsue étant commun en Afrique du Nord (R. BEN AHMED, communication personnelle, septembre 2009). Une de ces espèces de sangsues, mais d'origine africaine, n'a-t-elle pas pu atteindre *Crocodylus niloticus Laurenti* quand il était encore présent dans la Vallée du Nil, le Fayoum et dans le Delta Égyptien ?

[15] En effet, « il n'y a point de vraie sangsues, *Hirudo* L., dans les eaux vives qui battent la tête des îles. Il en existe en Égypte, mais c'est seulement dans les puits, dans les bassins fermés, et généralement dans les eaux tranquilles » (GEOFFROY SAINT-HILAIRE, « Description des reptiles », *Description de l'Égypte, Histoire Naturelle*, I, Paris, 1809, p. 200). Le même auteur ajoute que « le bec des petits pluviers seroit trop foible pour entamer, pour les dilacérer, et pour les amener au point qu'elles puissent lui être profitable comme nourriture » (p. 204). Il leur préfère alors les cousins capables de tapisser la surface du palais d'un crocodile observé mort (p. 202). Cependant, Hérodote parle aussi de ce moustique qu'il nomme, dans le même livre, κώνωψ (II, 95) et qu'il différencie bien de la sangsue qu'il nomme βδέλλα (II, 68). Des observations modernes confirment la position d'Hérodote (H. B. COTT, « Scientific results of an inquiry into the ecology and economic status of the Nile Crocodile '*Crocodilus niloticus*' in Uganda and Northern Rhodesia », *Trans of the Zool Soc of London*, 29, part. 4, avril 1961). D'autres observations ont été faites au Sénégal. En réalité l'oiseau prélève des débris de viande et des vers de toutes sortes dont parfois des sangsues et des insectes. D'après Raja Ben Ahmed, les placobdelles se trouvent généralement sur les téguments externes des tortues et des crocodiles (communication personnelle, septembre 2009).

[16] Nom provenant très probablement du verbe sémitique *'aulaq* « mâcher » : C. BROCKELMANN, *Grundriss der vergleichenden Grammatik der semitischen Sprachen*, Berlin, 1908, I, p. 344 ('aulak).

[17] Les sangsues n'abandonnent pas leur progéniture. Les cocons restent sur l'animal. Chez les Glossiphoniidae, après éclosion, c'est par la ventouse postérieure que les jeunes restent attachés à leur porteuse et pour une durée de quelques semaines (*Glossiphonia*, *Hemiclepsis*) à quelques mois (2 à 3 pour *Theromyzon tessulatum*). Plusieurs jeunes peuvent aussi émerger d'une poche ventrale de leur porteuse, comme *Marsupiobdella africanus*. Les sangsues « filles » sont alors bien visibles (H. HARANT, P.-P. GRASSÉ, « Classe des annélides achètes ou Hirudinées ou Sangsues », dans P.-P. GRASSÉ (éd.), *Traité de Zoologie. Anatomie, Systématique, Biologie*, Paris, 1959, V, p. 559, et fig. 408 p. 575).

[18] J. M. C. THOMAS, S. BAHUCHET, A. EPELBOIN, *Encyclopédie des Pygmées Aka, II, Dictionnaire Éthnographique Aka-Français*, fascicule 6, SELAF 410, Paris, 2004, p. 260.

[19] Capitaine BURTON, « Voyage aux grands lacs de l'Afrique Occidentale, 1857-1859 », dans E. CHARTON (éd.), *Le Tour du Monde - Nouveau Journal des Voyages*,

Paris, 1860, p. 305.

[20] J.-M. JACQUES, « A propos des sangsues : Nicandre de Colophon, Galien, Aétius d'Amida, et le baron Dominique-Jean Larrey », dans V. BOUDON-MILLOT, A. GUARDASOLE, C. MAGDELAINE (éd.), *La science médicale antique. Nouveaux regards. Études réunies en l'honneur de Jacques Jouanna*, Paris, 2008, p. 275-287.

[21] ANGELIN, « Le choléra morbus en Haute-Égypte en 1831 — Rapport du docteur ANGELIN à bord du navire le LUXOR - Rapport du bâtiment Le Luxor », *Annales Maritimes*, du 4 octobre 1831, p. 3 (Rapport transmis par Frédérique Sultana, octobre 2006).

[22] Dans le risque de perdre un œil en raison d'une ophtalmie purulente par exemple, l'oculiste laisse la place au barbier qui pose une sangsue, mais le mal ne fait qu'empirer sous ce traitement (Ch. VIAL, « Panorama de la société égyptienne d'après trois autobiographies », *Annales islamologiques*, 15, Le Caire, 1979, p. 378-379).

[23] Pour les périodes situées en dehors d'une véritable mode occasionnée par une forte demande d'exportation de la part des pays européens ne trouvant plus de sangsues médicinales chez eux et après l'approbation du vice-roi pour ce commerce.

[24] Voir par exemple les techniques de saignées pratiquées dans les campagnes égyptiennes au XIXe et au XXe siècle et rapportées par : W.S. BLACKMAN, *Les Fellahs de la Haute-Égypte*, Paris, 1948, p. 181-182 ; N.H. HENEIN, *Mari Girgis, Village de Haute-Égypte*, Le Caire, 2001, p. 213-214 ; P. DU BOURGUET (Communication personnelle, décembre 1979).

[25] Et cela malgré certaines recommandations pourtant déjà bien connues : L. VITET, *Traité de la sangsue médicinale*, Paris, 1809, p. 557-558.

[26] Dossiers RICARIMPEX ®, 2004-2009.

[27] Animaux d'origine européenne pour la France et les pays limitrophes. Des animaux d'origine turque du nord sont utilisés dans une société suisse. Ces sociétés exportent dans le Moyen-Orient, en Afrique du Nord et en Amérique du Nord.

[28] Par exemple, une décontamination extérieure : les sangsues sont plongées dixsecondes dans une solution de chlorhexidine au 1/5000e, après deux rinçages dans l'eau pure, elles sont remises dans l'eau distillée (S. MALASSI, *Monographie sur les sangsues*, Documents de référence — Histoire et art pharmaceutique, Ordre des Pharmaciens, Paris, 2005, p. 15).

CONCLUSION

Nous ne pouvions conclure ce volume sans insister encore sur l'importance de la sénologie dans l'Égypte ancienne. En effet, nous avons pu constater que cette partie de la médecine consacrée à la femme était très profondément ancrée dans la mythologie. Nous en avons déjà décrit les phases les plus importantes et situé le contexte horien qui font pratiquement de cette discipline une spécialité connexe spécifique à la mère et à l'enfant. Ainsi nous voyons que dans l'exercice pharaonique, cette partie de la gynécologie recouvre un peu de pédiatrie, ce qui est bien légitime. Nous retrouverons cette approche en obstétrique. Ces principes démontrent, s'il le fallait encore, une certaine pré-modernité dans l'approche clinique, même si l'abord physiopathologique reste, il ne faut pas le nier, très dépendant de la théologie. À cet égard, il faut bien comprendre que la pensée médicale de ces époques lointaines se trouvait tout empreinte d'une recherche ontologique et qui commençait juste de se fixer par l'écriture. Il était alors important de constituer des supports solides de réflexion eux-mêmes axés sur un substrat oral et d'en définir des points de repères importants. Ainsi les liens charnels familiaux ont-ils à la fois servi la politique, la religion et la science. La parentalité a profité de la descendance, la religion de la légitimité et la science de l'observation de toutes ces choses. La curiosité naturaliste des Anciens les a de plus poussés à chercher à en savoir davantage quitte à traduire les résultats visibles en conclusions invisibles, orientés en cela par les besoins de la propagande royale. Certaines analogies on pu se dégager facilement comme par exemple les notions conflictuelles débouchant sur des rapports avec des entités « ennemies » aussi bien capables d'entamer le pouvoir en place, donc de menacer la hiérarchie et de provoquer sa disparitions faisant entrer le peuple dans des suites d'incertitudes dangereuses, et, rapportées à l'individu, les mêmes entités « ennemies » capables d'entamer le corps, donc de menacer la santé, et de provoquer la mort faisant entrer la personne dans l'incertitude de son éternité même. Les rapports sujet / souverain se déclinant alors de la même façon, pourrait-on dire, que les rapports enfants / mère, et cela, dès la conception. Le pharaon est la « mère du peuple » comme le démiurge, dieu ou déesse, nous l'avons vu, est la « mère des hommes ». Le nourrissage s'effectue bien par la dispensation du Nil ou du lait. Nous avons pu aussi étudier dans cet ouvrage la proximité du sang glorieux et du lait maternel. Durant cette période, la protection est, bien entendu, un atout majeur. Nous avons souvent évoqué le contexte de Chemmis. En ce temps-là, pourrait-on écrire en paraphrasant la Bible, « l'Humanité était encore enfant ». Il est donc bien concevable qu'au millénaire de la fixation des écritures l'homme se représente encore très filialement proche de la divinité et de son représentant terrestre. Le dieu ayant eu à subir les mêmes vicissitudes que l'homme s'apprête à rencontrer, il sera réputé, de par sa force triomphale, le plus apte à les aider à les surmonter. C'est tout bonnement le début de la notion expérimentale qui servira à son tour la médecine. Les apprentissages de cette lutte pour la conservation de la royauté et de la vie se confondront encore longtemps mais nous avons déjà, à plusieurs reprises, signalé que les soignants s'émanciperont en réalité très souvent des canons officiels et nous en avons montré des traces dans la documentation papyrologique. Ainsi les traitements proposés, loin de se limiter aux seuls critères théologiques, même s'ils en sont dans un premier temps inspirés, prennent très vite le prétexte d'avoir été prescrits par la divinité, ou, pour soigner cette même divinité, pour en assurer l'efficacité, et, dans un deuxième temps, en perpétuer un usage plus répandu. Par exemple dans notre étude, Isis, la Mère Divine, se réclame de l'enseignement de Rê, de Nout et de ses puéricultrices. Elle devient donc doctoresse et pharmacienne. Les praticiens s'empareront peu à peu de ces habitudes de transmission des connaissances, les enrichiront et, à leur tour, les enseigneront, il est vrai, à l'ombre des temples. La pratique journalière faisant le reste, à charge des Maîtres en activité de montrer à leurs Disciples, sur le terrain, comment appliquer et traduire leurs connaissances au plus près des Mères dont nous soulignons ici les primautés par des lettres majuscules en ce sens que, la « Médecine Pharaonique » doit son nom et ses usages propres, à la manifestation qu'elle soutient d'un très haut respect du Malade, ce qui est dû au fait que ce dernier est vraiment assimilé à la divinité souffrante, soit Horus-Enfant ou Isis-Mère. Il est alors possible de présenter la « Sénologie Pharaonique » comme fondatrice d'une médecine où la proximité mère-enfant est majorée par la proximité déesse-enfant-dieu, luttant pour le maintien de la vie humaine et du monde cosmique, et participant d'une manière étonnamment moderne à la notion même de « respect du malade » créant ainsi les fondements de la déontologie. Les grandes religions reprendront en leurs temps les « principes de charité » puisés à la source de l'une de ses plus anciennes représentations.

INDEX THÉMATIQUE

ANATOMIE

PHYSIOLOGIE

MEDECINE

Clinique

PATHOLOGIE

PHARMACIE

Produits humains

Produits animaux

Microorganismes

Produits biologiques

Produits végétaux

Produits minéraux

Produits chimiques

MUMIOLOGIE

CHIRURGIE

THÉODYNAMIE

NOMS COMMUNS ET PLANTES SYMBOLIQUES

NOMS LATINS DES PLANTES ÉVOQUÉES

ABRÉVIATIONS – BIBLIOGRAPHIE

ABDELRAZZAQ = Abdelrazzaq Muhammad Ibn Hamadush, *Révélation des énigmes dans l'exposition des drogues et des plantes*, ≈ 1717, éd. L. Leclerc, Beyrout-Paris, 1866.

Alex + n° = D. Meeks, *Année Lexicographique*, tome 1 (1977) ; tome 2 (1978) ; tome 3 (1979), Paris, 1980-1982.

ALI B. RIDWAN = 'Ali B. Ridwan, *Le livre de la méthode du Médecin*, I, Introduction – Thérapeutique, éd. D. GRAND'HENRY, Éditions de l'Université Catholique de Louvain-la-Neuve, Louvain-la-Neuve, 1979.

ALI B. RIDWAN = 'Ali B. Ridwan, *Le livre de la méthode du Médecin*, II, Diagnostic, éd. D. GRAND'HENRY, Éditions de l'Université Catholique de Louvain-la-Neuve, Louvain-la-Neuve, 1984.

AL GHAFIQUI = Al Ghafiqui Mohammad ibn Qassoûm ibn Aslam, *al-Morchid fi 'l-Kohhl, ou, Le guide de l'occuliste*, ed. M. MEYERHOF, Barcelone, 1933.

ALPIN, *Histoire Naturelle* [1980] = Prosper Alpin, *Histoire Naturelle de l'Égypte*, par Prosper ALPIN, 1581-1584, éd. R. de Fenoyl et S. Sauneron (Coll. des Voyageurs de l'Ifao 20), Le Caire, 1980.

ALPIN, *Médecine* [1980] = Prosper Alpin, *La Médecine des Égyptiens*, 1581-1584, éd. R. de Fenoyl et M. Desdames (Coll. des Voyageurs de l'Ifao 21), Le Caire, 1980.

ALPIN, *Plantes* [1980] = Prosper Alpin, *Plantes d'Égypte*, 1581-1584, éd. R. de Fenoyl et M. Desdames (Coll. des Voyageurs de l'Ifao 22), Le Caire, 1980.

ANATI 1997 = E. Anati, *L'art rupestre dans le monde ; l'imaginaire de la préhistoire*, Paris, 1997.

ANCH = S. Schoske, B. Kreißl, R. Germer, « *ANCH* » *Blumen für das Leben, Pflanzen im alten Ägypten*, München, 1992.

ANDORLINI 2004 = I. Andorlini *Testi medici su papiro. Atti del Seminario di studio (Firenze, 3-4 giugno 2002)*, Istituto Papirologico « G. Vitelli », Florence, 2004.

ANDREWS 1994 = C. Andrews, *Amulets of Ancient Egypt*, Austin (Tx), 1994.

ARISTOTE, nom du livre, éditeur :

PA = P. Louis, Paris, 1956 – *De partibus animalium.*

GA = P. Louis, Paris, 1961 – *De generatione animalium.*

HA = P. Louis, Paris, 1964-68 – *Historia animalium* ; J. Bertier, *Histoire des animaux*, Gallimard, Paris, 1994.

AUFRÈRE 1991 = S. H. Aufrère, *L'Univers minéral dans la pensée égyptienne* (BdE 105/1-2), Le Caire, 1991.

AUFRÈRE 2007 = S. H. Aufrère, *Thot Hermès l'Egyptien. De l'infiniment grand à l'infiniment petit*, Coll. Kubaba, L'Harmattan, Paris, 2007.

AUFRÈRE, *Biblio. Flore* = *ERUV* IV.

AVICENNE, *Poème de la médecine* = ed. H. JAHIER, A. NOUREDDINE, *Avicenne, Poème de la médecine*, Paris, Les Belles Lettres, 1956.

BARDINET 1990 = Th. Bardinet, *Dents et mâchoires dans les représentations religieuses et la pratique médicale de l'Égypte ancienne* (Studia Pohl : Series Maior 15), Editrice Pontificio Istituto Biblico, Roma, 1990.

BARDINET 1995 = Th. Bardinet, *Les Papyrus médicaux de l'Égypte Pharaonique*, Fayard, Paris, 1995.

BARDINET 2008 = Th. Bardinet, *Relations économiques et pressions militaires en Méditerranée Orientale et en Libye au temps des pharaons*, Cybèle, Paris, 2008.

BARGUET 1967 = P. Barguet, *Le livre des morts des Anciens Égyptiens* (LAPO 1), Cerf, Paris, 1967.

BARGUET 1986 = P. Barguet, *Les Textes des Sarcophages égyptiens du Moyen Empire* (LAPO 12), Cerf, Paris, 1986.

BARNS 1956 = J.W.B. Barns, *Five Ramesseum papyri,* The Griffith Institute of the University Press, Oxford, 1956.

BAUM 1988 = N. Baum, *Arbres et arbustes* (OLA 31), Peeters, Leuven, 1988.

BD = E. W. Budge, *The Book of the Dead*, London, 1898.

BEAUX 1990 = N. Beaux, *Le cabinet de curiosités de Thoutmosis III* (OLA 36), Peeters, Leuven, 1990.

B*ECT* = A. de Buck, *The Egyptian Coffin Text*, The university of Chicago Oriental Institute Publications, Chicago :

(34) *CT* I, *spells* 1-75, 1935 ; (49) *CT* II, *spells* 76-163, 1938 ; (64) *CT* III, *spells* 164-267, 1947 ; (67) *CT* IV, *spells* 268-354, 1951 ; (73) *CT CT* I *CT* V, *spells* 355-471, 1954 ; (81) *CT* VI, *spells* 472-786(787), 1956 ; (87) *CT* VII, *spells* 787-1185, 1961.

BERGER-EL-NAGGAR, LECLANT, MATHIEU, PIERRE-CROISIAU 2001 = Berger-El-Naggar, Leclant, Mathieu, Pierre-Croisiau, *Les textes de la pyramide de Pépy 1er* (MIFAO 118, 1-2), Le Caire, 2001.

Belegst = A. Herman, H. Grapow, *Wörterbuch der Ägyptischen Sprache : Die Belegstellen*, 5 vol., Akademie Verlag, Berlin, 1982.

BLACHÈRE 1976 = R. Blachère, *Éléments de l'arabe classique*, Paris, 1976

BONNET 1952 = H. Bonnet, *Reallexikon der ägyptischen Religionsgeschichte*, Berlin, 1952.

BOULOS + vol + année = L. Boulos, *Flora of Egypt*, Al Hadara Publishing, Cairo, 1999-2005.

BOUTROS 1996 = W. Boutros, *Lexique pratique des chantiers de fouilles et de restauration*, Le Caire, 1996.

BOUTROS 2000 = W. Boutros, *Lexique franco-égyptien, le parler du Caire*, Le Caire, 2000.

BORGHOUTS 1980 = J.F. Borghouts, « Magie », *LÄ*, III, col. 1137-1151.

BREASTED 1930 = J.H. Breasted, *The Edwin Smith Surgical Papyrus, Published in Facsimile and Hieroglyphic Transliteration with Translation and Commentary in two volumes* by James Henry BREASTED, *Oriental Institute Publication*, vol. 3-4, University of Chicago Press, Chicago, 1930.

B*TS* = P. Barguet, *Textes des Sarcophages du Moyen Empire*, Paris, 1986.

BUCHER 1932 = P. Bucher, *Les textes des tombes de Thoutmosis III et d'Aménophis II* (MIFAO 60), Le Caire, 1932.

BUDGE 1898 = E.A.W. Budge, *The Book of the Dead. The Chapters of coming forth by day*, I : *Text*, II : *Translation*, III : *Vocabulary*, London, 1898.

BUDGE 1911 = E.A.W. Budge, *A Hieroglyphic Vocabulary to the Book of the Dead*, New York, 1911.

BULTÉ 1991 = J. Bulté, *Talismans Egyptiens d'heureuse maternité*, CNRS, Paris, 1991.

Cat. IFAO 1983 = *Catalogue de la fonte hiéroglyphique de l'imprimerie de l'I.F.A.O.*, Le Caire, 1983.

CAZIN 1868 = F.-J. Cazin, *Traité pratique et raisonné des Plantes Médicinales indigènes*, Paris, 1868.

CELSE [1859] = Aurelius Cornelius Celse, *De medicina*, éd. C. DAREMBERG, texte latin, Leipzig, 1859.

CELSE [1876] = Aurelius Cornelius Celse, *Traité de médecine*, éd. A. VEDRENES, texte latin et français, Paris, 1876.

ČERNÝ 1976 = J. Černý, *Coptic Etymological Dictionary*, Cambridge University Press, Cambridge, 1976.

CHANTRAINE = P. Chantraine, *Dictionnaire étymologique de la langue grecque*, Klincksieck, Paris, 2 vol., 1968-1980.

Moyse CHARAS 1676 = Moyse Charas, *Pharmacopée Royale Galénique et Chymique*, chez l'Auteur, Paris, 1676.

Moyse CHARAS 1681 = Moyse Charas, *Pharmacopée Royale Galénique et Chymique*, chez Laurent d'Houry, Paris, I & II, 1681.

Moyse CHARAS 1685 = Moyse Charas, *Theriaque d'Andromacus*, chez Laurent d'Houry, Paris, 1685.

CHARPENTIER 1981 = G. Charpentier, *Recueil de matériaux épigraphiques relatifs à la botanique de l'Égypte antique*, Paris, 1981.

CHASSINAT 1921 = É. Chassinat, *Un papyrus médical copte* (MIFAO 32), Le Caire, 1921.

CHASSINAT 1921 = É. Chassinat, *Le papyrus magique copte n° 42573 du Musée Égyptien du Caire* (Bibliothèque d'Études Coptes IV), Le Caire, 1955.

COCKBURN [A. et E.] 1998 = A. Cockburn, E. Cockburn, A. Reyman, *Mummies, Disease & Ancient Cultures*, Cambridge, seconde édition, 1998.

Codex + année = *Codex Medicamentarius Gallicus*, 1638 (1re éd.) - 1972 (9e éd.), et, *Pharm. Franç.* = *Pharmacopœa Gallica* : ensemble des éditions successives du *Codex* (terme usité depuis 1908).

COHN 1977 = M.M. Cohn, *Nouveau Dictionnaire Hébreu-Français*, Larousse, Paris, 1977.

COLLIER, QUIRKE 2004 = M. Collier, S. Quirke, *The UCL Lahun Papyri : Religious, Literary, Legal, Mathematical and Medical*, Oxford, 2004, p. 58-64.

CORTEGGIANI 2007 = J.-P. Corteggiani, *L'Égypte ancienne et ses dieux*, Paris, 2007.

CRUM 1939 = W.E. Crum, *Coptic Dictionary*, At the Clarendon Press, Oxford, 1939.

CT = *Textes des Sarcophages*. Voir : DE BUCK, 1935-1961 ; F*ECT* = FAULKNER 1973-1978 ; B*TS* = BARGUET 1986 ; *CT*WI = D. VAN DER PLAS, J.-F. BORGHOUTS 1998 ; *DCT* = VAN DER MOLEN 2000 ; C*TS* = CARRIER 2004.

C*TS* = C. Carrier, *Textes des Sarcophages du Moyen Empire Egyptien*, I-II-III, Paris, 2004.

*CT*WI = D. van der Plas, J.-F. Borghouts, *Coffin Texts Word Index*, Publications Interuniversitaires de Recherches Egyptologiques Informatisées, VI, Utrecht – Paris, 1998 + CDROM 2000.

DARBY, GHALIOUNGUI, GRIVETTI = W.J. Darby, P. Ghalioungui, L. Grivetti, *Food : The Gift of Osiris*, I-II, London – New York – San Francisco, 1977.

DASEN, 2004 = V. Dasen (éd.), *Naissance et petite enfance dans l'Antiquité*, Actes du colloque de Fribourg, 28 novembre – 1er décembre 2001 (Orbis Biblicus et Orientalis 203), Fribourg, 2004.

DAUMAS 1958 = F. Daumas, *Les mammisis des temples égyptiens*, Paris, 1958.

D*CT* = R. van der Molen, *A Hieroglyphic Dictionary of Egyptian Coffin Texts* (PdÄ XV), Brill, Leiden-Boston-Köln 2000.

DE BUCK 1935-1961 = A. de Buck, *The Egyptian Coffin Text*, The University of Chicago Oriental Institute Publications, Chicago :

(34) *CT* I, *spells* 1-75, 1935 ; (49) *CT* II, *spells* 76-163, 1938 ; (64) *CT* III, *spells* 164-267, 1947 ; (67) *CT* IV, *spells* 268-354, 1951 ; (73) *CT CT* I *CT* V, *spells* 355-471, 1954 ; (81) *CT* VI, *spells* 472-786(787), 1956 ; (87) *CT* VII, *spells* 787-1185, 1961.

DE KAZIMIRSKI = A. De Kazimirski, *Dictionnaire arabe-français*, I-II, Beyrouth, 1860.

DELPORTE 1993 = H. Delporte, *L'image de la femme dans l'art préhistorique*, Paris, 1993.

DE VARTAVAN 1999 = Chr. de Vartavan, *Hidden Fields of Tutankhamun*, Londres, 1999.

DE VARTAVAN, ASENSI AMORÓS 1997 = Chr. de Vartavan, V. Asensi Amorós, *Codex des restes végétaux de l'Égypte ancienne*, Londres, 1997.

DIDEROT, D., et J. LE ROND D'ALEMBERT, *Encyclopédie* = D. Diderot, J. le Rond d'Alembert, *Encyclopédie ou Dictionnaire Raisonné des Arts et des Métiers*, tomes I à 17, Paris, 1751-1765.

DIOSCORIDE [1549] = Dioscoride d'Anazarbe, *Dioscoridis Libri Octo Graece et Latine,* (Dioscoride d'Anazarbe, *De la matière médicinale*), éd. Arnold Birckman à Paris, 1549.

DIOSCORIDE [1559] = Dioscoride d'Anazarbe, *De la matière médicinale*, éd. Martin Mathée. Chez Thibault à Lyon, 1559.

DIOSCORIDE [1579] = Dioscoride d'Anazarbe, *De la matière médicinale*, éd. Pierre André Mathiole. Chez Guillaume Rouillé à Lyon, 1579.

DIOSCORIDE [1679] = Dioscoride d'Anazarbe, *De la matière médicinale*, éd. Pierre André Mathiole. Chez Guillaume Rouillé à Lyon, 1679.

DIOSCORIDE [1680] = Dioscoride d'Anazarbe, *De la matière médicinale*, éd. Pierre André Mathiole, trad. Antoine du Pinet. Chez Jean-Baptiste de Ville à Lyon, 1680.

DIOSCORIDE [1958] = Dioscoride d'Anazarbe *Pedanii Dioscoridis Anazarbei, De materia medica*, Greek, éd. Max WELLMAN, Weidman Verlag, Berlin, (1906-1914) reprint : 1958.

DORVAULT + année = F. Dorvault, *L'officine*. Vigot, Paris, 1844 (1re éd.), 1987 (22e éd.).

DrogenWB = H. Grapow, H. Von Deines, *Wörterbuch der ägyptischen Drogennamen* : *Grundriss* = H. Grapow, H. Von Deines, W. Westendorf, *Grundriss der Medizin der Alten Ägypter,* (transcription, traduction et commentaires), 8 vol., Akademie Verlag, Berlin, 1954-1963, plus Ergänzungen, Berlin, 1973 (vol. 6, 1959).

DUCROS 1930 = M.A.H. Ducros, *Essai sur le droguier populaire arabe de l'inspectorat des pharmacies du Caire* (Mémoire de l'Institut d'Egypte XV), Le Caire, 1930.

EDEL 1970 = E. Edel, *Die Felsengräber der Qubbet el Hawa bei Assuan*, II, Topfaufschiften, 1.2, Wiesbaden, 1970.

EBBELL 1937 = B. Ebbell, *The Papyrus Ebers. The Greatest Egyptian Medical Document*, Levin & Munksgaard, Copenhague, 1937.

E.M.C. + spécialité + auteur (s) + n° + année = *Encyclopédie Médico-Chirurgicale*, Éditions Scientifiques et Médicales Elsevier SAS, Paris.

ERICHSEN 1954 = W. Erichsen, *Demotisches Glossar, Kopenhagen*, 1954.

ERUV I = S. H. Aufrère (éd.), *Encyclopédie religieuse de l'Univers végétal*, Montpellier, 1999.

ERUV II = S. H. Aufrère (éd.), *Encyclopédie religieuse de l'Univers végétal*, Montpellier, 2001.

ERUV III = S. H. Aufrère (éd.), *Encyclopédie religieuse de l'Univers végétal*, Montpellier, 2005.

ERUV IV = S. H. Aufrère (avec la coll. de Chr. Vartavan et de V. Asensí Amóros), *Encyclopédie religieuse de l'Univers végétal*, Montpellier, 2005.

FAULKNER 1962 = R.O. Faulkner, *A Concise Dictionary*, Oxford, (1962) rep. 1981.

FAULKNER 1972 = R.O. Faulkner, *The Egyptian book of th dead*, New York, 1972.

FAULKNER 1973-1978 = R.O. Faulkner, *The Ancient Egyptian Coffin Texts*, Warminster :

Vol. I, *Spells* 1-354, 1973 ; Vol. II, *Spells* 355-787, 1977 ; Vol. III, *Spells* 788-1185 & index, 1978.

FAULKNER, GOELET 1998 = R.O. Faulkner, O. Goelet, *The Egyptian book of the dead*, San Francisco, 1998.

F*CD* = R.O. Faulkner, *A Concise Dictionary*, Oxford, 1962 (reprint 1981).

F*ECT* = R.O. Faulkner, *The Ancient Egyptian Coffin Texts*, Warminster :

Vol. I, *spells* 1-354, 1973 ; Vol. II, *spells* 355-787, 1977 ; Vol. III, *spells* 788-1185 & index, 1978.

FENEUILLE 2008 = S. Feneuille, *Paroles d'éternité*, CNRS, Paris, 2008.

FÖRSTER 2002 = H. Förster, *Wörterburch der griechischen Wörter in den koptischen dokumentarischen Texten*, Berlin – New York, 2002.

GALIEN, *nom du livre, nom de l'éditeur* :

C. DAREMBERG, *Œuvres anatomiques, physiologique et médicales de Galien,* Baillière, Paris, vol. I-II, 1854 - 1856.

P. DE LACY, *Corpus Medicorum Graecorum*, Leipzig, 1992 - *De semine* = DE LACY 1992.

Y. GAROFALO, Milan, 1991 - *De anatomicis administrationibus* = GAROFALO.

C.G. KÜHN, *C. Galeni opera omnia*, Leipzig, 1821-1833 :

– *De anatomicis administrationibus* = KÜHN, II.

– *De foetus formatione* = KÜHN IV.

– *De compositione medicamentorum per genenera* = KÜHN XIII.

– *De semine* = KÜHN IV.

– *De uteri dissectione* = KÜHN II.

D. NICKEL, *Corpus Medicorum Graecorum*, Berlin, 1971 – *De uteri dissectione* = NICKEL.

GHALIOUNGUI 1987 = P. Ghalioungui, *The Ebers Papyrus. A New English Translation, Commentaries and Glossaries,* Le Caire, 1987.

GARDINER 1915, = A.H. GARDINER, « Magic », *Hasting's Encyclopaedia of Religion and Ethics*, VIII, London, 1915, p. 262-269.

GARDINER 1935 = A.H. Gardiner, *Hieratic Papyri in the British Museum, Third Series, Chester Beatty gift*, I et II, London, 1935.

GARDINER, *AEO* = A.H. Gardiner, *Ancient Egyptian Onomastica* I-III, Oxford, 1947.

GARDINER 1948 = A.H. Gardiner, *The Wilbour Papyrus* II, Oxford, 1948.

GARDINER 1955 = A.H. Gardiner, *The Ramesseum Papyri*, The Griffith Institute, University Press, Oxford, 1955, pl. 15-17.

GERMER 1979 = R. Germer, *Untersuchung über Arzneimittelpflanzen im Alten Ägypten*, Hamburg, 1979.

GERMER 1985 = R. Germer, *Flora des pharaonischen Ägypten* (SDAIK 14), Mainz am Rhein, 1985.

GERMER 2002 = R. Germer, *Die Heilpflanzen der Ägypter*, Artemis & Winkler, Düsseldorf/Zürich, 2002.

GERMER 2008 = R. Germer, *Handbuch der altägyptischen Heilpflanzen*, Harrassowitz Verlag, Wiesbaden, 2008.

G*LVC* = N. Guilhou, *La vieillesse des dieux*, Montpellier, 1989.

GOFFART 2000, C. Goffart, *H MAIEUTIKH, l'obstétrique et le vocabulaire du grec ancien*, Wasseiges, Aix-en-Provence, 2000.

GOYON 1972 = G. Goyon, *Rituels funéraires de l'Ancienne Égypte*, Cerf, Paris, 1972.

GRANDET, MATHIEU 1997 = P. Grandet, B. Mathieu, *Cours d'égyptien hiéroglyphique*, Paris, 1997.

GRIFFITH 1898 = F. L. GRIFFITH, *Hieratic Papyri from Kahun and Gurob*, B. Quaritch, Londres, 1898, p. 5-11, pl. V-VI.

GRMEK, GOUREVITCH, 1998 = M. Grmek, D. Gourevitch, *Les maladies dans l'art antique*, Paris, 1998.

Grundriss = H. Grapow, H. Von Deines, W. Westendorf, *Grundriss der Medizin der Alten Ägypter,* (transcription, traduction et commentaires), 8 vol., Akademie Verlag, Berlin, 1954-1963, plus Ergänzungen, Berlin, 1973.

GUBLER 1868 = A. Gubler, *Commentaires Thérapeutiques du Codex Medicamentarius*, Baillière, Paris, 1868.

GUIBOURT 1836 = N.-J.-B.-G. Guibourt, *Histoire abrégée des drogues simples*, tomes I-II, Paris, 1836.

GUILHOU 1989 = N. Guilhou, *La vieillesse des dieux*, Montpellier, 1989.

HAMMURAPPI = *Le Code de Hammurapi*, éd. A. Finet (LAPO 6), Cerf, Paris, 1973 (reprint 2004).

HANNIG 1995 = R. Hannig 1995, *Grosses Handwörterburch Ägyptisch-Deutsch*, Verlag Philipp von Zabern, Mainz, 1995.

HENEIN 2001 = N.H. Henein, *Mari Girgis, Village de Haute-Égypte*, Le Caire, 2001.

Hieroglyphica = N. Grimal, J. Hallof, D. van der Plas, *Hieroglyphica - Sign List*, Utrecht - Paris, 2000.

HÉROPHILE = Hérophile, éd. H. VON STADEN, *The art of Medicine in Early Alexandria*, Cambridge, 1989.

HIPPOCRATE, *opera* = Hippocrate, *Hippocratis coi medicorum omnium facile principis, opera, quod addidimus commentaria Ioan Marinelli,* 2e Édition, Francisci Lenii & Orlandi Iadrae, Vincentiae, 1610.

-partie I : HIPPOCRATE, *Aph* = Hippocrate, *Aphorismes* : éd. C.V. Daremberg, *Hippocrate*, Charpentier, Paris, 1844, « Aphorismes », p. 328-378, 529.

HIPPOCRATE + *nom du livre* = E. Littré (éd.), *Œuvres complètes d'Hippocrate*, vol. I-XX, Paris, 1839-1861.

HIPPOCRATE, *De generatione*, éd. R. JOLY, Les Belles Lettres, Paris, 1970.

HIPPOCRATE, *De virginibus morbis*, éd. C. BONNET-CADIHAC, *Hist Phil Life Sci*, 15, 1993.

HIPPOCRATE, *Nature de la femme*, éd. F. BOURBON, Les Belles Lettres, Paris, 2008.

HORNUNG 1986 = E. Hornung, *Les Dieux de l'Égypte. Le Un et le Multiple*, Paris, 1986.

IBN AL-AWWÂM = Ibn al-Awwâm, *Le livre de l'agriculture,* 1061-1147, éd. J.-J. Clément-Mullet revue et corrigée par M. El Faïz, Réédition *in* « Thesaurus », Actes Sud, Paris, 2000.

IBN AL-BAYTAR = Ibn al-Baytar, *Traité des simples*, 1240-1248, éd. L. Leclerc, 1877, reprint : Institut du monde arabe, 3 vol, Paris.

InvHierInf., 1988 = *Inventaire des signes hiéroglyphiques en vue de leur saisie informatique*, « Informatique et Égyptologie », 2 (MAIBL VIII), Paris, 1988.

IVERSEN 1939 = E. Iversen, *Papyrus Carlsberg n° 8, with Some Remarks on the Egyptian Origin of Some Popular Birth Prognoses* (Det Kongelige danske Videnskabernes Selskab, Historisk-filologiske Meddelelser, vol. 26, n° 5), E. Munksgaard, Copenhagen, 1939.

JEAN 1988 = R.-A. Jean, *Écriture hiéroglyphique, système informatique et maniabilité*, Vème Congrès International d'Égyptologie, Le Caire, 1988.

JEAN 1999 = R.-A. Jean, *À propos des objets égyptiens conservés au Musée d'Histoire de la Médecine*, Université Paris V, Paris, 1999.

JEAN, LOYRETTE 2001 = R.-A. Jean, A.-M. Loyrette, « À propos des textes médicaux des Papyrus du Ramesseum n°s III et IV, I : la contraception », dans S.H. Aufrère (éd.), *Encyclopédie religieuse de l'Univers végétal* (*ERUV* II), *OrMonsp* XI, Montpellier, 2001 : 1) « La reproduction », p. 537-564 ; 2) « La contraception », p. 564-592.

JEAN, LOYRETTE 2005 = R.-A. Jean, A.-M. Loyrette, « À propos des textes médicaux des Papyrus du Ramesseum n°s III et IV, II : la gynécologie (1) », dans S.H. Aufrère (éd.), *Encyclopédie religieuse de l'Univers végétal* (*ERUV* III), *OrMonsp* XV, Montpellier, 2005, p. 351-487.

JOMIER 1976 = J. Jomier, *Lexique pratique Français-Arabe*, Le Caire, 1976.

JONCKHEERE 1944 = Fr. Jonckheere, *Une maladie égyptienne, l'hématurie parasitaire*, FERE, Bruxelle, 1944.

JONCKHEERE 1947 = Fr. Jonckheere, *Le papyrus médical Chester Beatty* (La médecine égyptienne n° 2), Fond. Égypt. Reine Élisabeth, Bruxelles, 1947.

JONCKHEERE 1953 = Fr. Jonckheere, « L'Ostracon médical du Louvre », dans *Festschrift du Prof. P. Diepgen* (Sudhoffs Archiv, Bd. 37, Hf. 3/4), novembre 1953.

JONCKHEERE 1955 = Fr. Jonckheere, « La durée de la gestation dans les textes égyptiens », *CdE* 59, Bruxelles, 1955, p. 19-45.

KAZIMIRSKI 1860 = A. De Biberstein Kazimirski, *Dictionnaire Arabe-Français*, 2 vol., Librairie du Liban, Beyrouth, 1860.

KASSER 1964 = R. Kasser, *Compléments au dictionnaire copte de Crum*, Le Caire, 1964.

KEIMER 1924 = L. Keimer, *Die Gartenpflanzen im Alten Ägypten*, Hamburg-Berlin, 1924.

KEIMER 1984 = L. Keimer, *Die Gartenpflanzen im Alten Ägypten*, Band II, herausgegeben von R. GERMER (Sonderschrift 13), Deutsches Archäologisches Institut Kairo, Mainz, 1984.

KOEMOTH 1994 = P. *Koemoth, Osiris et les arbres, Contribution à l'étude des arbres sacrés de l'Egypte ancienne* (Aegyptiaca Leodiensia 3), Liège, 1994.

KOENIG 1994 = Y. Koenig, *Magie et magiciens dans l'Égypte Ancienne*, Paris, 1994.

KoptHWb = W. Westendorf, *Koptisches Handwörterbuch bearbeitet auf Grund des Koptisches Handwörterbuchs von Wilhelm Spiegelberg*, 9 fasc., Heidelberg, 1965-1977.

Kyphi = *Kyphi, Bulletin du Cercle Lyonnais d'Egyptologie Victor Loret*, Lyon, 1998-

LÄ = *Lexicon der Ägyptologie*, tomes I à VI et VII (index), Wiesbaden, 1976-1986.

LABAT 1951 = R. Labat, *Traité akkadien de diagnostics et pronostics médicaux*, Paris-Leyde, 1951.

LABAT 1976 = R. Labat, *Manuel d'Épigraphie Akkadienne*, P. Geuthner, Paris, 1976.

LACAU 1954 = P. Lacau, *Sur le système hiéroglyphique*, Le Caire, 1954.

LACAU 1970 = P. Lacau , *Les noms des parties du corps en égyptien et en sémitique*, AIBL, Imp. Nat., Paris, 1970.

LANZONE 1881-1885 = R.V. Lanzone, *Dizionario di mitologia egizia*, Turin, 1881-1885.

LdM = *Livre des Morts*. Voir : BUDGE 1898 ; BUDGE 1911 ; BARGUET 1967 ; FAULKNER 1972 ; FAULKNER, GOELET 1998.

LEFEBVRE 1949 = G. Lefebvre, *Romans et contes égyptiens de l'époque pharaonique*, A. Maisonnneuve, Paris, 1952.

LEFEBVRE 1952 = G. Lefebvre, *Tableau des parties du corps humain mentionnées par les Égyptiens*, Le Caire, 1952.

LEFEBVRE 1956 = G. Lefebvre, *Essai sur la Médecine égyptienne*, PUF, Paris, 1956.

LEFEBVRE 1958 = G. Lefebvre, « Observations sur le papyrus Ramesseum V », *BIFAO* 57, 1958, p. 173-182.

LEITZ 1999 = C. Leitz, *Magical and Medical Papyri of the New Kingdon* (Hieratic Papyri in the British Museum VII), London, 1999.

LE QUELLEC 1993 = J.-L. Le Quellec, *Symbolisme et art rupestre au Sahara*, Paris, 1993.

LE QUELLEC 1998 = J.-L. Le Quellec, *Art rupestre et préhistoire du Sahara*, Paris, 1998.

LE QUELLEC, DE FLERS 2005 = J.-L. Le Quellec, P. de Flers, P. de Flers, *Peintures et gravures d'avant les pharaons, du Sahara au Nil*, Paris, 2005.

LEMERY 1699 = Nicolas Lemery, *Traité Universel des drogues Simples*, Chez Laurent d'Houry, Paris, 1699.

LEMERY 1764 = Nicolas Lemery, *Pharmacopée Universelle*, Chez de Saint & Saillant, Jean-Thomas Herissant, Nyon, Savoye, Laurent d'Houry, Didot, Paris, 1764.

LEVI 1887 = S. Levi, *Vocabolario Geroglifico Copto Ebraico*, Torino, 1887.

LEXA 1925 = F. Lexa, *La magie dans l'Égypte antique, de l'ancien empire jusqu'à l'epoque copte*, I et II, Paris, 1925.

LGG = Chr. Leitz (éd.), *Lexicon der ägyptischen Götter und Götterbezeichnungen*, Louvain, 2002-2003.

LitanSol. = *La Litanie du Soleil.* Voir : NAVILLE 1875, PIANKOFF 1964.

LORET 1892 = V. Loret, *La flore pharaonique d'après les documents hiéroglyphiques*, Paris, 1892 : reprint Georg Olms Verlag, Hildeheim – New York, 1975.

LORTET, GAILLARD, + vol. = Dr. Lortet, M.C. Gaillard, *La faune momifiée de l'Ancienne Egypte*, I-IV, Lyon, 1903-1908.

RLF = Gargilius Martialis, *Les remèdes tirés des légumes et des fruits*, éd. B. MAIRE, Les Belles Lettres, Paris, 2002.

LUCAS 1989 = A. Lucas, *Ancient Egyptian Materials and Industries*, 4e éd. révisée par J.R. Harris, London, 1989.

LVC = *Livre de la Vache Céleste.* Voir : G*LVC* = N. Guilhou, *La vieillesse des dieux*, Montpellier, 1989.

LYON 1911 = G. Lyon, *Traité élémentaire de clinique thérapeutique*, Paris, 1911.

MAÏMONIDE, éd. M. MEYERHOF, 1940 = Maïmonide, *L'explication des noms de drogues*, éd. M. MEYERHOF, *Un Glossaire de matière médicale composé par Maïmonide* (MIFAO 41), Le Caire, 1940.

MALAISE, WINAND = M. Malaise, J. Winand, *Grammaire raisonnée de l'égyptien classique* (AegLeod 6), Liège, 1999.

MANNICHE 1989 = L. Manniche, *An Ancient Egyptian Herbal*, British Museum Press, London, 1989.

O. MARUCCHI, *Le Papyrus magique du Vatican, Monumenta papyracea aegyptia Bibliothecae Vaticanae*, 36, Roma, 1891 : éd. A. ERMAN, *ZÄS* 31, 1893, p. 119.

MASSART 1954 = A. Massart, « The Leiden Magical Papyrus I 343 + I 345 » (= *OMRO*, Supplément 34), Leiden, 1954.

MARTIN MATHEE 1559 = DIOSCORIDE [1559] = Dioscoride d'Anazarbe, *De la matière médicinale*, éd. Martin Mathee, Chez Thibault à Lyon, 1559.

MATHIEU 1996 = B. Mathieu, *La poésie amoureuse de l'Égypte Ancienne. Recherches sur un genre littéraire au Nouveol Empire* (BdE 115), Le Caire, 1996.

ANDRÉ MATHIOLE 1679 = DIOSCORIDE [1679] = Dioscoride d'Anazarbe, *De la matière médicinale*, éd. André Mathiole, Chez Guill Roville à Lyon, 1679.

ANDRÉ MATHIOLE 1680 = DIOSCORIDE [1680] = Dioscoride d'Anazarbe, *De la matière médicinale*, éd. André Mathiole, tarduction du latin par le Docteur Antoine Du Pinet, Chez Jean-Baptiste de Ville à Lyon, 1680.

MAUVAIS-JARVIS, SCHAISON, TOURAINE 1997 = P. Mauvais-Jarvis, G. Schaison, P. Touraine, *Médecine de la reproduction, gynécologie endocrinienne*, Flammarion, Paris, 3e éd., 1997.

MEEKS 1994 = D. Meeks, « Catalogue des signes hiéroglyphiques », VIe Congrès International d'Égyptologie, Turin, 1994.

MEEKS 2004 = D. Meeks, *Les architraves du temple d'Esna* (Paléographie hiéroglyphique 1), Le Caire, 2004.

MEEKS, FAVARD-MEEKS 1993 = D. Meeks, Chr. Favard-Meeks, *La vie quotidienne des dieux égyptiens*, Paris, 1993.

MEEKS 2006 = D. Meeks, *Mythes et légendes du Delta d'après le Papyrus Brooklyn 47.218.94* (MIFAO 125), Le Caire, 2006.

MELAERT, MOOREN = H. Melaert, L. Mooren, *Le rôle et le statut de la femme en Égypte hellénistique romaine et byzantine, Actes du colloque international, Bruxelles – Leuven, 27-29 novembre 1997* (Studia Hellenistica 37), Leuven, 2002.

MINAULT-GOUT 2002 = A. Minault-Gout, *Carnet de pierre*, Paris, 2002.

MONTET 1925 = P. Montet, *Scènes de la vie privée dans les tombeaux égyptiens de l'Ancien Empire*, Strasbourg, 1925.

Muk. = A. Erman, *Zaubersprüche für Muntter und Kind aus dem Papyrus 3027 des Berliner Museums, APAW*, Berlin, 1901.

NAVILLE 1875 = E. Naville, *La Litanie du Soleil*, Leipzig, 1875.

NICHOLSON, SHAW = P. T. Nicholson, I. Shaw, *Ancient Egyptian Materials and Technology*, Cambridge, 2000.

OMLIN, 1973 = J.A. Omlin, *Der Papyrus 55001, und seine Saririsch-erotischen Zeichnungen und Inschriften* (Catalogo del Museo Egizio di Torino, vol. III), Torino, 1973.

OPSOMER 1989 = C. Opsomer, *Index de la pharmacopée latine du Ier au Xe siècle*, vol. I, vol. II, Hildesheim, 1989.

ORIBASE = Oribase, éd. U.C. BUSSEMAKER, C. DAREMBERG, *Œuvre d'Oribase*, Baillière, Paris, vol. I-VI, 1851-1876.

OSING, ROSATI, 1998 = J. Osing, G. Rosati, *Papiri geroglifici e ieratici da Tebtynis*, Florence, 1998.

OZENDA = P. Ozenda, *Flore et végétation du Sahara*, CNRS, Paris, 1991.

p + nom = Papyrus + titre (pEbers =Papyrus Ebers).

PAULLINI = F. Paullini, *Neu Vermehrte heilsame Dreckapotheke*, Francfort, 1697 et 1699.

Pharm. Franç. = Pharmacopœa Gallica : ensemble des éditions successives du *Codex* (terme usité depuis 1908), et, *Codex* + année (= *Codex Medicamentarius Gallicus*).

PIANKOFF 1964 = A. Piankoff, *The Litany of the Re*, New York, 1964.

Plantes = THÉOPHRASTE, *Recherche sur les plantes*, Livres I-VI, éd. S. Amigues, tomes I-II, Belles Lettres, Paris, 1989.

PLEYTE, F. ROSSI + n°, année = W. Pleyte, F. Rossi, *Le Papyrus de Turin*, Leiden, I, 1869, II, 1876 : éd. A. ERMAN, *ZÄS* 31, 1893, p. 123.

PERRROT 1944 = E. Perrot, *Matières premières usuelles du règne végétal*, Masson, Paris, 1944.

PETRIE 1914 = W.M.F. Petrie, *Amulets*, London, 1914.

Poids = D. Valbelle, *Catalogue des poids à inscriptions hiératiques de Deir el-Médineh*, n° 5001-5423, Le Caire, 1977.

Pierre POMET 1694 = Pierre Pomet, *Histoire Générale des Drogues*, Chez Jean-Baptiste Loyson & Augustin Pillon, Paris, 1694.

PLINE L'ANCIEN, *HN* = , Pline l'Ancien, *Histoire Naturelle* + Livre + éditeur, Les Belles Lettres, Paris + date.

PLINE L'ANCIEN, *HN*, XXXIII = Pline l'Ancien, *Histoire Naturelle*, éd. H. Zehnacker, Les Belles Lettres, Paris, 2003.

PORTER-MOSS = B. Porter, R.L.B. Moss, *Topographical Bibliography of Ancient Egyptian Hieroglyphic Texts, Reliefs and Paintings*, Oxford, 1934-1979 et réédition 1994.

POSENER 1976 = G. Posener, *L'enseignement loyaliste : sagesse égyptienne du Moyen Empire* (Centre de Recherches d'Histoire et de Philologie de la IVe section de l'École Pratique des Hautes Études orientales, 5), Droz, Genève, 1976, p. 144-

POSENER, SAUNERON, YOYOTTE 1959 = G. Posener, S. Sauneron, J. Yoyotte, *Dictionnaire de la civilisation égyptienne*, Paris, 1959.

PtoLex = P. Wilson, *A ptolemaic lexikon* (OLA 78), Peeters, Leuven, 1997.

Pyr. = *Textes des Pyramides*. Voir : MASPERO 1894, SETHE 1908-1922, SETHE 1935-1962, SPELEERS 1923, FAULKNER 1969, BERGER-EL NAGGAR, LECLANT, MATHIEU, PIERRE-CROISIAU 2001, FENEUILLE 2008.

Pyr. Pépy 1er = BERGER-EL NAGGAR, LECLANT, MATHIEU, PIERRE-CROISIAU, *Les textes de la pyramide de Pépy 1er* (MIFAO 118, 1-2), Le Caire, 2001.

REIG 1983 = D. Reig, *Dictionnaire arabe-français et français-arabe*, Paris, 1983.

REISNER 1905 = G.A. Reisner, *The Hearst Medical Papyrus ; Hieratic Text in 17 Facsimile Plates in Collotype with Introduction and Vocabulary*, University of California Publications, Egyptian Archaeology, vol. 1, J.C. Hinrichs'sche Buchhandlung, Leipzig, 1905.

REISNER 1906 = G.A. Reisner, *Amulets* (CGC), I, 1906.

REISNER 1958 = G.A. Reisner, *Amulets* (CGC), II, 1958.

RITNER 1989 = R. Ritner, « Horus on the Crocodiles », *Yale Egyptological Studies*, 3, Religion and Philosophy in Ancient Egypt, New Haven, 1989, p. 103-104.

RUFUS D'EPHÈSE = C. Daremberg, E. Ruel (éd.), *Œuvres de Rufus d'Ephèse*, Baillière, Paris, 1879.

SANDER-TRENEL 1979 = N.P. Sander, L. Trenel, *Dictionnaire Hébreu-Français*, Slatkine, Genève, 1979.

SAUNERON 1952 = S. Sauneron, *Rituel de l'embaumement*, Le Caire, 1952.

SAUNERON 1970 = S. Sauneron, *Le Papyrus Magique Illustré de Brooklyn*, New York, 1970.

SAUNERON 1989 = S. Sauneron, *Un traité Égyptien d'Ophiologie*, Le Caire, 1989.

SAVY 1942 = P. Savy, *Traité de thérapeutique clinique*, Paris, tomes I, II, III, 1942.

SERRES 1600 = Olivier de Serres, *Le théatre d'agriculture et mesnage des champs*, Paris, 1600. Réédition dans « Thesaurus », Actes Sud, Paris, 1996.

SETHE 1908-1922 = K Sethe, *Die altägyptischen Pyramidentexte*, Leipzig, 1908-1922.

SETHE 1935-1962 = K Sethe, *Übersetzung und Kommentar zu den altägyptischen Pyramidentexte*, Leipzig, 1935-1962.

SIJELMASSI 1996 = A. Sijelmassi, *Les plantes médicinales du Maroc*, Casablanca, 1996.

SORANOS, *M.F.* + L. et cap. = Soranos d'Éphèse, *Maladies des femmes*, éd. P. Burguière, D. Gourevitch, Y. Malinas, Les Belles Lettres, Paris, L. I - 1988, L. II – 1990, L. III – 1994, L. IV – 2000.

SORANOS = Soranos d'Éphèse, éd. F.J. Hergott, *Traité des maladies des femmes*, Berger-Levrault, Nancy, 1895.

SOUBERAN 1863 = E. Souberan, *Traité de pharmacie théorique et pratique*, Paris, 1863.

SPELEERS 1923 = L. Speleers, *Les Textes des Pyramides Égyptiennes*, I & II, Bruxelles, 1923.

SPIEGELBERG 1921 = W. SPIEGELBERG, *Koptisches Handwörterbuch*, Heidelberg, 1921.

TÄCKHOLM = V. Täckholm, *Students'Flora of Egypt*, Beirut, 1974.

TRAORÉ 1965 = D. Traoré, *Médecine et Magie Africaine*, Paris, 1965.

TRIGGER et coll. 1983 = B.G. Trigger, B.J. Kemp, D. O'Connor, A.B. Lloyd, *Ancient Egypt*, Londres, 1983.

TRINQUET 1973 = J. Trinquet, éd., *La Bible*, Seuil, Paris, 1973.

Urk. I = K. Sethe, *Urkunden des alten Reichs*, Leipzig, 1932-1933.

Urk. IV = K. Sethe, *Urkunden der 18 Dynastie*, Leipzig, 1906-1909.

Urk. VII = K. Sethe, *Historisch-biographische Urkunden des mittleren Reichs*, Leipzig, 1935.

ValPhon = Fr. Daumas et coll. *Valeurs phonétiques des signes hiéroglyphiques d'époque gréco-romaine*, Montpellier, 1988.

VAN DER MOLEN 2000 = R. Van Der Molen, *A Hieroglyphic Dictionary of Egyptian Coffin Texts*, PdÄ XV, Brill, Leiden-Boston-Köln, 2000.

VANDIER 1962 = J. Vandier, *Le Papyrus Jumilhac*, CNRS, Paris, 1962.

VANDIER D'ABBADIE 1959 = J. Vandier d'Abbadie, Catalogue des ostraca figurés de Deir el-Médineh n° 2734 à 3053, Le Caire, 1959.

VERNUS 1992 = P. Vernus, *Chants d'amour de l'Egypte antique*, Imprimerie Nationale Editions, Paris, 1992.

VERNUS 1993 = P. Vernus, *Affaires et scandales sous les Ramsès*, Pygmalion, Paris, 1993.

VERNUS, YOYOTTE 2005 = P. VERNUS, J. Yoyotte, *Bestiaire des pharaons*, Paris, 2005.

VIREY, J.J., *Traité de pharmacie théorique et pratique*, Paris, 1811.

VYCICHL 1983 = W. Vycichl, *Dictionnaire étymologique de la langue copte*, Peeters, Leuven, 1983.

WALKER 1996 = J. Walker, *Studies in Ancient Egyptian Anatomical Terminology* (The Australian Centre for Egyptology, Study 4), Aris and Phillips Ltd., Warminster, 1996.

Wb = A. HERMAN, H. GRAPOW, *Wörterbuch der Ägyptischen Sprache*, 6 vol., Akademie Verlag, Berlin, 1957.

WESTENDORF 1966 = W. Westendorf, *Papyrus Edwin Smith. Ein medizinisches Lehrbuch aus dem Alten Ägypter* (Hubers Klassiker der Medizin und Naturwissenschaften, vol. 9), Hans Huber, Bern-Stuttgart, 1966.

WESTENDORF 1975 = W. Westendorf, « Ein fragment des wiederendeckten medizinischen Papyrus Rubensohn (P. Berlin 10456) », in *Festschrift zum 150 jähringen Bestehen des Berliner Ägyptischen Museums*, Staatliche Museen zu Berlin, Mitteilungen aus der Ägyptischen Sammlung, vol. 8 , Akademie-Verlag, Berlin, 1975, p. 247-254.

WESTENDORF 1999 = W. Westendorf, *Handbuch der altägyptischen Medizin*, 2 vol., Brill, Leiden, 1999.

WISSA WASSEF 1971 = C. Wissa Wassef, *Pratique rituelles et alimentaires des Coptes*, Le Caire, 1971.

WRESZINSKI 1909-1913 + n° vol. = W. Wreszinski, *Die Medizin der alten Aegypter* ; vol. 1 : *Der grosse medizinische Papyrus des Berliner Museums (Pap. Berlin 3038)* ; vol 2 : *Der Londoner medizinische Papyrus (Britisch Museum n° 10059) und der Papyrus Hearst in Transkription, Übersetzung und Kommentar mit Facsimile des Londoner Papyrus* ; vol. 3 : *Der Papyrus Ebers*, Teil 1 ; J.C. Hinrichs'sche Buchhandlung, Leipzig, 1909-1913.

YAMAZAKI 2003 = N. Yamazaki, *Zaubersprüche für Mutter und Kind, Papyrus Berlin 3027* (Achet-Verlag, Schriften zur Ägyptologie 2), Berlin, 2003.

FIGURES ET TABLEAUX

(© Richard-Alain JEAN)

TABLEAUX

TABLE

PREMIÈRE PARTIE

DEUXIÈME PARTIE

TROISIÈME PARTIE

QUATRIÈME PARTIE

L'HARMATTAN, ITALIA
Via Degli Artisti 15 ; 10124 Torino

L'HARMATTAN HONGRIE
Könyvesbolt ; Kossuth L. u. 14-16
1053 Budapest

L'HARMATTAN BURKINA FASO
Rue 15.167 Route du Pô Patte d'oie
12 BP 226
Ouagadougou 12
(00226) 76 59 79 86

ESPACE L'HARMATTAN KINSHASA
Faculté des Sciences Sociales,
Politiques et Administratives
BP243, KIN XI ; Université de Kinshasa

L'HARMATTAN GUINÉE
Almamya Rue KA 028
En face du restaurant le cèdre
OKB agency BP 3470 Conakry
(00224) 60 20 85 08
harmattanguinee@yahoo.fr

L'HARMATTAN CÔTE D'IVOIRE
M. Etien N'dah Ahmon
Résidence Karl / cité des arts
Abidjan-Cocody 03 BP 1588 Abidjan 03
(00225) 05 77 87 31

L'HARMATTAN MAURITANIE
Espace El Kettab du livre francophone
N° 472 avenue Palais des Congrès
BP 316 Nouakchott
(00222) 63 25 980

L'HARMATTAN CAMEROUN
BP 11486
(00237) 458 67 00
(00237) 976 61 66
harmattancam@yahoo.fr

632805 - Décembre 2015
Achevé d'imprimer par

1livre.com
du rêve à la réalité !

www.ingramcontent.com/pod-product-compliance
Lightning Source LLC
LaVergne TN
LVHW021132061026
849535LV00002B/216
* 9 7 8 2 2 9 6 1 3 0 9 6 8 *